Lernwelten

Didaktik und Bildungsverständnis

Pädagogik in der Pflege- und Therapieausbildung

LERNWELTEN

Didaktik und Bildungsverständnis

Pädagogik in der Pflege- und Therapieausbildung

hpsmedia

CIP-Kurztitelaufnahme der Deutschen Bibliothek: Lernwelten: Didaktik und Bildungsverständnis – Pädagogik in der Pflege- und Therapieausbildung

Die Deutsche Bibliothek verzeichnet diese Publikation in der deutschen Nationalbiografie. Detaillierte bibliografische Angaben sind im Internet unter http://dnb.d-nb.de abrufbar.

1. Auflage 2011
hpsmedia, Hungen

hpsmedia
Reihe Pflegewissenschaft
An den Hafergärten 9
35410 Hungen
www.pflege-wissenschaft.info

Layout&Satz: *hpsmedia*
Herstellung und Druck:
Books on Demand GmbH, Norderstedt
ISBN 978-3-9814259-0-1

INHALT

Vorwort

Die Anzahl der vorliegenden pflege- und gesundheitsdidaktischen Theorien, Modelle und Begriffe wirft zunehmend die Frage nach einer Strukturierung und Diskussion der Disziplinen auf. Zudem ist der Ausbau didaktischen Wissens vor dem Hintergrund der Entwicklungen in der Pflege- und Gesundheitsausbildung und Hochschulbildung, der wachsenden und sich verändernden Qualifikationsanforderungen Pflegender und Therapeuten sowie der Lehrerbildung für diese Berufsfelder dringlich. Unter anderem benötigen die pflegerischen und therapeutischen Disziplinen als notwendige Basis empirisches Wissen über das Lernen und Lehren in der Ausbildung.

Auf welches Wissen greifen Lehrende zurück, wenn sie unterrichten? Woran orientieren sie sich? Wie gelangt neues didaktisches Wissen in die Unterrichtspraxis?

Dies sind nur einige Fragen und Problemstellungen, mit denen sich die Pädagogik (nicht nur) in der Pflege beschäftigt. Ihr Anliegen ist nicht die Propagierung einer neuen Didaktik, sondern die kritische Reflexion dessen, was in der Pflege geschieht. Didaktik schreibt ja nicht vor, wie man sich in Ausbildungssituationen verhalten soll, aber sie gibt Orientierungen, mit deren Hilfe das eigene Handeln überprüft und ggf. geändert werden kann.

Das vorliegende Buch unternimmt den Versuch, die Landschaft der Gesundheitsbildung zu kartieren. Es stellt in gesammelter Form Beiträge aus unterschiedlichen Disziplinen vor: Neben dem Schwerpunkt Pflege sind Beiträge aus Physiotherapie, Ergotherapie und Hebammenwesen versammelt. Die Autor/-innen selbst stammen aus ebenso unterschiedlichen Bereichen: Von Hochschule bis Fachschule sind historisch eher getrennte Bereiche vertreten. Die Beiträge stammen aus dem gesamten deutschsprachigen Raum: Deutschland, Österreich und der Schweiz. Die zentralen Anliegen aber zeigen: Nicht nur die Diskussionen und Herausforderungen in den verschiedenen Ländern, sondern auch in den unterschiedlichen Disziplinen sind gleich. So ist das Buch dann auch ein Plädoyer für Internationalisierung und Interdisziplinarität der Disziplinen.

Die Beiträge sind die gesammelte Darstellung des Kongresses Lernwelten 2010: Didaktik und Bildungsverständnis – Pädagogik der Gesundheitsprofessionen. Sie stellen den aktuellen Stand der Diskussion zum gegenwärtigen Stand dar.

Ich wünsche dem Buch eine breite Aufnahme – nicht nur in der Fachöffentlichkeit. Jedem, der sich mit Pflege und therapeutischen Berufen beschäftigt und kritischen Fragen in den Handlungsfeldern nicht ausweichen möchte, sei die Lektüre des Buches empfohlen.

Prof. Dr. **Andreas Lauterbach**

Pflegedidaktisch relevante empirische Forschung

Stand und Notwendigkeiten

Ingrid Darmann-Finck

In dem Beitrag erfolgt eine Sichtung und kritische Bewertung der im deutschsprachigen und internationalen Raum vorfindbaren pflegedidaktisch relevanten empirischen Forschung. Die auf der Basis einer systematischen Literaturrecherche gesichteten Studien werden der Unterrichtswirksamkeitsforschung und dem Konzept „Lernen" einerseits bzw. der interpretativen Unterrichtsforschung und dem Konzept „Bildung" andererseits zugeordnet. Während Pflegeunterrichtsforschung im deutschsprachigen Raum bislang generell kaum vorhanden ist und diesbezüglich auch noch keine Methodendiskussion existiert, wird international stark auf Evidenzbasierung der Pflegeausbildung und damit auf Wirksamkeitsstudien abgehoben. Zwar muss die Forschung grundsätzlich sowohl im Bereich der Wirksamkeitsforschung als auch der interpretativen Unterrichtsforschung ausgebaut werden. Aus bildungstheoretischer Sicht sollte die interpretative Unterrichtsforschung aber zunächst Vorrang haben, da es derzeit noch an wesentlichen Erkenntnissen über die Struktur des Pflegeunterrichts und der sich darin ereignenden Lern- und Bildungsprozesse sowie der Bildungsgänge der Pflegeauszubildenden mangelt.

Bisher ist der Korpus an pflegedidaktisch relevanter Forschung im deutschsprachigen Raum noch äußerst bescheiden. Ziel dieses Beitrags ist es, die bisher vorliegende Forschung hinsichtlich der ihr zugrundeliegenden Paradigmen zu analysieren, bezogen auf ihren Beitrag zur Weiterentwicklung des Pflegeunterrichts zu bewerten und daraus Schlussfolgerungen für die nächsten Forschungsaufgaben zu ziehen. Wissenschaftliche Bezugsdisziplin für Pflegelehrer ist die (Pflege-)Didaktik. Während die Pflegedidaktik normative Konzepte vom idealen Unterricht entwickelt, liefert die Unterrichtsforschung ein Bild von der Realität des Unterrichts. In beiden Wissenschaftsgebieten lassen sich zwei Paradigmen unterscheiden, „Lernen" und „Bildung". Diese beiden Paradigmen werden zunächst aus der Perspektive der Didaktik gekennzeichnet und anschließend die damit korrespondierenden Forschungsrichtungen (Unterrichtswirksamkeitsforschung und interpretative Unterrichtsforschung) mit ihren Erkenntnispotenzialen und -grenzen erörtert. Die national und international vorhandene pflegedidaktisch relevante Forschung wird im Anschluss diesen beiden Forschungsrichtungen zugeordnet und kritisch bewertet.

1. ZUM GEGENSTAND DER (PFLEGE-) DIDAKTIK

Didaktik ist die Wissenschaft vom Lehren und Lernen, die Fachdidaktik fokussiert das fachbezogene oder in der Berufsbildung das fachrichtungsbezogene Lehren und Lernen (Hericks/Kunze 2004). Pflegedidaktische Modelle sind wissenschaftlich begründete Handlungs- und Reflexionstheorien für Lehrende. Sie beinhalten wissenschaftlich begründete Vorstellungen darüber, wie Unterricht idealerweise sein sollte. Bei den pflegedidaktischen Modellen lassen sich die bildungstheoretisch (Wittneben, Greb, Ertl-Schmuck, Darmann-Finck) von den stärker lehr-lerntheoretisch begründeten Modellen (Schwarz-Govaers, Fichtmüller/Walter) unterscheiden. Sie orientieren sich an zwei unterschiedlichen Leitbegriffen, nämlich Lernen und Bildung.

Als **Lernen** wird ein Vorgang bezeichnet, der beim Lernenden zu einer Verhaltensänderung führt (Weidenmann 1989, 996). Diese Verhaltensänderung wird auf bestimmte z. B. vom Lehrer arrangierte Erfahrungen zurückgeführt. Der Zusammenhang von „Erfahrung" und „Veränderung" wird von den Lerntheorien jeweils unterschiedlich konkretisiert, derzeit werden vor allem kognitive, konstruktivistische oder subjektwissenschaftliche Lerntheorien zugrunde gelegt. Die pflegedidaktischen Modelle, die sich dem Leitbegriff des Lernens zuordnen lassen, ermitteln z. B. Ansatzpunkte zur Veränderung von subjektiven Theorien (Schwarz-Govaers 2005) oder für das „Pflege gestalten lernen in der Pflegepraxis" (Fichtmüller/Walter 2007).

Klafki (1993, 52) definiert **Bildung** als den selbsttätig erarbeiteten und personal verantworteten Zusammenhang der drei Grundfähigkeiten der Selbstbestimmungs-, Mitbestimmungs- und Solidaritätsfähigkeit. Inkludiert ist damit die emanzipatorische Intention, dass das Subjekt zunehmend dazu in der Lage ist, sich von inneren und äußeren Herrschafts- und Abhängigkeitsverhältnissen zu befreien. Konstitutiv für Bildungsprozesse ist der Wunsch des Lernenden, etwas zu lernen, wobei dieser Wunsch aus der Wahrnehmung eines für den Lernenden bedeutungsvollen Wissens- oder Könnensdefizits resultiert. Der Bildung geht folglich ein Selbstwahrnehmungsprozess auf Seiten des Subjekts voraus. Nicht der Lehrende bestimmt, welches Bildungsziel angestrebt wird, sondern Bildungsziele werden von den Lernenden selbst gefunden. Die Bildungstheoretiker sind sich einig, dass der Bildungsprozess eine Öffnung der Lernenden für Neues, ein Einlassen darauf voraussetzt (Koller 2009, 93 ff.). Horkheimer formuliert, dass Bildung „einzig in der Hingabe an die Sache" (Horkheimer 1952/1985, 415, zit. nach Koller 2009, 100) entsteht und es darum geht, „sich an ein Anderes, Objektives ganz und gar (zu) verlieren" (ebd.). Andererseits muss das Subjekt aber in einer dialektischen Bewegung aktiv am Erhalt der eigenen Identität arbeiten, was sowohl bedeuten kann, dass eigene vorhandene Vorstellungen gewahrt als auch alte überwunden werden. Diesen dialektischen Prozess beschreibt Klafki als bildende Wechselwirkung zwischen Ich und Welt. Lehrende sind vor die Herausforderung gestellt, zwar einerseits bestimmte Inhalte weiterzugeben und damit auf Anpassung hinzuwirken, aber andererseits die Entwicklung zur Mündigkeit zu ermöglichen und das bedeutet, auf ein vorgegebenes Ergebnis ggf. zu verzichten bzw. die Perspektiven und Bildungsinteressen der Lernenden zuungunsten der eigenen Planung aufzugreifen. Den bildungstheoretisch fundierten pflegedidaktischen Modellen zufolge geht Bildung aus der Auseinandersetzung mit ausgewählten Bildungsgütern hervor. Die Modelle stellen Kategorien bereit, anhand derer bildungsermöglichende Inhalte ausgewählt werden können, z. B. weist Wittneben (2003) dem handlungsorientierten und darüber hinausgehend dem kommunikativen Pflegebegriff, Ertl-Schmuck (2000) dem subjektorientierten Pflegehandeln besondere Bildungsrelevanz zu. In der Interaktionistischen Pflegedidaktik (Darmann-Finck 2010) und der Bildungsgangdidaktik wird außerdem die Herstellung von Bedingungen Intergenerationeller Kommunikation (Meyer 2008) als unabdingbar für die Ermöglichung von Bildung angesehen. Diese Form der didaktischen Interaktion und Kooperation beruht auf einer Ethik der *„wechselseitigen Anerkennung* der Lehrer durch die Schüler und der Schüler durch die Lehrer in ihrer Andersartigkeit" (Meyer 2008, 133, Hervorhebung i. Original). Der Lehrende muss demnach, ungeachtet der in der Schule natürlich tatsächlich bestehenden Asymmetrie, bei den Lernenden bereits Mündigkeit unterstellen und ihnen Freiräume eröffnen, ihre eigene Welt und ihr eigenes Selbst zu konstruieren (ebd.).

Gemeinsam ist den (pflege-)didaktischen Modellen, dass sie normative Kategorien anbieten, die Lehrern bei der Gestaltung und Reflexion eines entweder bildungsermöglichenden oder lernförderlichen Angebots eine Orientierung geben können. Aus der Perspektive der bildungstheoretischen Didaktik ist das Lernen von bestimmten Gegenständen (z. B. pflegewissenschaftlichen Inhalten) zwar notwendig, aber nicht ausreichend. Bildung beinhaltet auch Lernen, aber Lernen nicht Bildung.

2. ZUM GEGENSTAND EMPIRISCHER FORSCHUNG

Im Unterschied zu den pflegedidaktischen Modellen richtet sich die Unterrichtsforschung auf die Beschreibung, Analyse und Evaluation der Unterrichtswirklichkeit. Aus ihren Ergebnissen lassen sich nicht unmittelbar Schlussfolgerungen für die Unterrichtsgestaltung ableiten, da hierfür außerdem Überlegungen zu den Zielen von Schule und Ausbildung maßgeblich sind. Bei der Forschung rund um das Lehren und Lernen in der Schule lassen sich zwei Richtungen differenzieren, nämlich die Unterrichtswirksamkeitsforschung und die interpretative Unterrichtsforschung.

2.1 UNTERRICHTSWIRKSAMKEITSFORSCHUNG

Die Unterrichtswirksamkeitsforschung beschäftigt sich mit der Frage, welche schulischen und außerschulischen Faktoren den Unterrichtserfolg beeinflussen (Kiel 2009, 773). Unterrichtsgestaltung und Unterrichtserfolg werden dabei in einer kausalen Beziehung stehend gesehen. Wie die verschiedenen Faktoren für Erfolg und Misserfolg in Zusammenhang stehen, wird anhand von verschiedenen Wirkungsmodellen abgebildet, wovon das bekannteste das Angebot-Nutzungs-Modell von Helmke (2004) ist. Ein weiteres, etwas komplexeres Modell ist das Systemische Rahmenmodell von Reusser/Pauli (2003) (Abb. 1). Wie beim Angebots-Nutzungs-Modell wird der schulische Unterricht als Angebot interpretiert, dessen Wirksamkeit nicht nur von der Qualität des Angebots, sondern auch von der Qualität der Nutzung durch die Schüler abhängig ist (Helmke 2004, 41 ff.). Das Lehrangebot wird u. a. geprägt von der Person des Lehrers, seiner professionellen Expertise, seinen Werten und Einstellungen, die Nutzung durch die Lernenden wird durch deren kognitive, motivationale, soziale und affektive Dispositionen und Fähigkeiten beeinflusst (Kiel 2009, 774). Die Stützsysteme repräsentieren externe Faktoren auf der Meso- und Makroebene, die auf die Struktur des Angebots bzw. der Nutzung einwirken, beispielsweise finden sich auf Angebotsseite die Merkmale der Einzelschule (Mesoebene) und das System der Lehrerbildung (Makroebene). Aus der Wechselwirkung von Angebot und Nutzung resultieren schließlich die „Mehrdimensionalen Bildungswirkungen", wie Kompetenzen, motivationale Orientierungen, Interesse, generalisierbare Einstellungen und Fähigkeiten (Reusser/Pauli 2003). Auf der Grundlage solcher Ursache-Wirkungsmodelle werden in der quantitativen Forschung Hypothesen hinsichtlich der Wirksamkeit beispielsweise bestimmter Unterrichtsmerk-

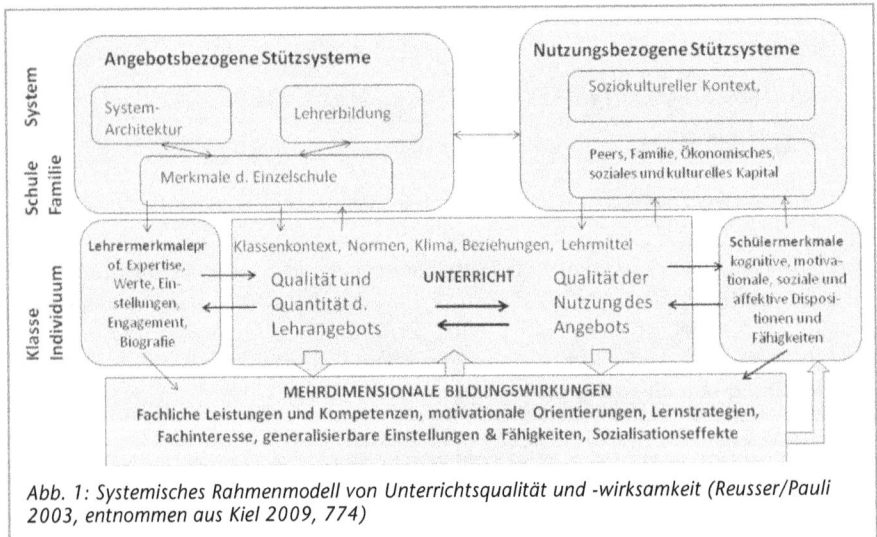

Abb. 1: Systemisches Rahmenmodell von Unterrichtsqualität und -wirksamkeit (Reusser/Pauli 2003, entnommen aus Kiel 2009, 774)

male auf die Kompetenzentwicklung der Schüler aufgestellt. Der methodische Königsweg einer solchen produktorientierten Forschung ist das (Feld-)Experiment (Kromrey 1995, 329). Die zur Disposition stehen Merkmale des Unterrichts werden bei einer Experimentalgruppe angewendet, bei einer in allen Merkmalen äquivalenten Kontrollgruppe dagegen nicht. Vor Anwendung der Methode und danach wird die Ausprägung der angestrebten Zielvariablen überprüft. Ein Effekt der Merkmale kann dann angenommen werden, wenn die Zielvariable vor Anwendung in beiden Gruppen etwa gleichermaßen ausgeprägt ist, danach aber Unterschiede festgestellt werden.

Auf der Basis dieses Forschungsparadigmas wurden eine Reihe von gesicherten Faktoren identifiziert, die das Lernen von Schülern zu befördern vermögen. Eine bereits im Handbook of Research on Teaching (1986) und im Handbook of Educational Psychology (1996) publizierte und auch bei Helmke (2004) und Kiel (2009) abgedruckte, nach wie vor aktuelle Tabelle nennt 21 effektive Lehrerverhaltensweisen. Um ein Beispiel zu nennen: Für das Lernen der Schüler hat sich ein Frageverhalten des Lehrers als günstig erwiesen, bei dem

- Fragen in einer angemessenen Schwierigkeitszone zwischen Unter- und Überforderung fallen,

- es eine ausgewogene Mischung von „low-level" und „high-level"-Fragen gibt,

- sowohl eindeutig beantwortbare als auch mehrdeutige Fragen vorgesehen werden,

- nach der Frage mindestens drei Sekunden Zeit verbleibt, bis die Frage weitergereicht wird,

- alle Schüler gleichermaßen in Frage-Antwort-Sequenzen einbezogen werden

- Schüler bei schwierigen Fragen ermuntert werden, Nachfragen zu stellen oder Hilfe zu erbitten (Kiel 2009, 777).

Der Gewinn der Unterrichtswirksamkeitsforschung besteht darin, dass Unterrichtsmethoden oder Lehrerverhaltensweisen identifiziert werden, anhand derer ein definiertes Lernziel besser als mit anderen Methoden und Verhaltensweisen erreicht werden kann. Lehrer können auf der Grundlage der Ergebnisse beispielsweise ihre Fragetechnik überprüfen und vorbereitend „high level"-Fragen entwerfen, die deskriptiven Studien zufolge im Unterricht unterrepräsentiert sind.[1]

Davon abgesehen, dass die Erkenntnisse der Unterrichtswirkungsforschung, die als gesichert angesehen werden können, für Lehrer oftmals nicht unbedingt überraschend sind, ist eine wesentliche Begrenzung dieser Forschungsrichtung darin zu sehen, dass die Anpassung an vorgegebene Lernziele fokussiert und damit zwar Lernen, nicht aber Bildung berührt wird (Gruschka 2009). Das Ergebnis von Bildungsprozessen kann im Unterschied zu Lernprozessen per Definition nicht im Einzelnen festgelegt und über-

---

[1] Dubs (1995, 90) nennt ein Verhältnis von 80% Fakten- und Erinnerungsfragen zu 20% Denkfragen.

prüft werden, weil beispielsweise eine stärkere Beteiligung der Schüler an der Steuerung des Unterrichtsgeschehens, wie es für einen bildungsermöglichenden Unterricht charakteristisch ist, zu ganz unterschiedlichen Ergebnissen führen kann.

Neben der inhaltlichen Konzentration auf das Lernen als Untersuchungsgegenstand, lassen sich noch weitere Beschränkungen der Unterrichtswirksamkeitsforschung festhalten:

- Die unterlegten Wirkungsmodelle erwecken den Eindruck, als ob sich Unterricht anhand von wenigen Faktoren beschreiben, systematisieren und durch Einhaltung relativ einfacher Regeln optimieren ließe (Gruschka 2009, 108). Tatsächlich ist Unterricht aber ein äußerst komplexes und multidimensionales soziales Geschehen, an dem 25-30 Subjekte mit ihren jeweiligen Lernbiografien beteiligt sind, und in dem pro Unterrichtsstunde Hunderte von aufeinander bezogenen Interaktionen zum Teil gleichzeitig stattfinden. Schüler sind außerdem nicht nur Nutzer, sondern auch Ko-Produzenten von Unterricht. Allein das vermehrte Stellen von „high level"-Fragen beispielsweise muss deshalb keinesfalls automatisch eine Verbesserung des Unterrichts zur Folge haben. Die Wirkungsmodelle liefern nur wenig Anhaltspunkte, um das komplexe Unterrichtsgefüge in seiner Struktur zu verstehen und die auf dieser Grundlage generierten Forschungsergebnisse können daher kaum dazu beitragen, Unterricht substanziell zu verbessern.

- Die Wirkungsstudien untersuchen nur solche Zusammenhänge, die sich forschungstechnisch gut untersuchen lassen. Als Effekte von Lernprozessen gelten die von den Lernenden erzielten Kompetenzen. Um den Grad der Kompetenzerreichung überprüfen zu können, müssen Messinstrumente eingesetzt werden, die die testtheoretischen Gütekriterien der Objektivität, Reliabilität und Validität erfüllen müssen, um zu methodisch belastbaren Ergebnissen zu führen. Je komplexer aber eine Kompetenz, desto schwieriger ist die Entwicklung eines solchen Messinstruments, so dass den meisten Untersuchungen Kompetenzmodelle zugrunde liegen, die gut operationalisierbar sind, aber dafür häufig nicht allen Dimensionen der Kompetenz tatsächlich gerecht werden.[2] Darüber hinaus werden ohnehin nur die Kompetenzen erfasst, die überhaupt gemessen werden können. Schwierig ist Kompetenzmessung beispielsweise bei Haltungen. Dies hat zur Folge, dass Erkenntnisse nur für eine sehr schmale Spannbreite an Kompetenzen vorliegen.

- Wirksamkeitsstudien sagen kaum etwas darüber aus, warum eine bestimmte Verhaltensweise wirksam ist oder nicht. Diese Informationen sind aber von hoher Bedeutung, um die Dynamik von Unterricht zu verstehen und Unterricht weiterentwickeln zu können.

---

[2] Dies gilt beispielsweise für die der PISA-Studie zugrundeliegenden Kompetenzmodelle.

2.2 INTERPRETATIVE UNTERRICHTSFORSCHUNG

Forschungsgegenstand der interpretativen bzw. rekonstruktiven Unterrichtsforschung sind „die Interaktionsprozesse in Unterrichtssituationen im Hinblick auf die soziale Konstruktion von Unterrichtsalltag (und Lernen)" (Krummheuer/Naujok 1999, 16). Interpretative oder rekonstruktive Unterrichtsforschung setzt sich zum Ziel, Handlungsmuster zu beschreiben und immanente Handlungslogiken bzw. Deutungsmuster zu identifizieren. Diese Strukturen sind den Akteuren selbst i.d.R. nicht bewusst, prägen aber dennoch ihr Handeln. Werden diese Strukturen aufgedeckt, ermöglicht dies einen bewussteren Umgang mit ihnen. Während in der Unterrichtswirksamkeitsforschung bereits gemeint wird zu wissen, anhand welcher Faktoren sich Unterricht beschreiben lässt, sollen diese Faktoren und ihre Wechselwirkungen in der interpretativen Forschung erst entdeckt werden. Das Datenmaterial besteht größtenteils aus Video- oder Audioaufzeichnungen von „natürlichem" Unterrichtsgeschehen und dessen Transkription. Breidenstein (2002) unterscheidet drei Forschungstraditionen mit ihren jeweiligen theoretischen Bezügen, nämlich erstens die gesprächsanalytische Untersuchung der Unterrichtskommunikation im Rahmen mikrosoziologischer Studien, zweitens die fallrekonstruktive Analyse der Strukturen des Lehrerhandelns und drittens die fachdidaktisch motivierte Interpretation von Unterricht. Er kritisiert, dass der Schwerpunkt der Studien bislang vor allem auf dem Lehrerhandeln und dem lehrerzentrierten Unterrichtsgespräch lag und fordert Analysen zu den kommunikativen Strukturen unterschiedlicher Unterrichtsformen oder -stile und Untersuchungen zur Schülerperspektive auf den Unterricht (Breidenstein 2002).

Ein prominentes Beispiel soziolinguistischer Forschung ist die konversationsanalytische Studie „Learning lessons" des US-amerikanischen Unterrichtsforschers Mehan (1979): Mehan (1979, 50 ff.) stellte etwa fest, dass Lehrer-Schüler-Gespräche häufig in Form des Dreischritts Initiation-Reply-Evaluation (I-R-E), also Lehrerfrage-Schülerantwort-Lehrerbewertung, strukturiert sind und darüber von Lehrern gelenkt und gesteuert werden. Die Sequenzen können auch aus mehr als drei Äußerungen bestehen, etwa wenn nicht gleich eine geeignete Erwiderung erfolgt. Sie werden so lange ausgedehnt, bis eine Symmetrie von Lehrerinitiative und Schülererwiderung hergestellt ist. Mit der Bewertung der Antwort hinsichtlich ihres Wahrheitsgehalts durch den Lehrer unterscheidet sich die schulische Kommunikation etwa von der Kommunikation im privaten Bereich. Während der Lehrer die Antwort schon kennt und mit seiner Bewertung den weiteren Gesprächsverlauf steuert, wird der Fragende im privaten Bereich allenfalls eine Rückmeldung dazu geben, ob sein Informationsbedarf gedeckt ist. In mathematikdidaktischen Studien wurde als Beispiel für eine spezifische Form des Dreischritts das „Trichtermuster" (Bauersfeld 1983) entdeckt, das dann zum Einsatz kommt, wenn auf eine Frage des Lehrers hin erwartete Schülerantworten ausbleiben. Daraufhin stellt der Lehrer die Frage immer enger, bis schließlich die Antwort bereits in der Frage enthalten ist. Diese und ähnliche Muster dominieren nach Erkenntnis des Fachdidaktikers Bauersfeld den Unterricht und unterbinden Bildungs- und Lernprozesse der Schüler (ebd.).

Trotz der unterschiedlichen Fragestellungen und Methoden schält sich ein zentraler Befund der rekonstruktiven Unterrichtsforschung heraus: Lehrer sind, selbst wenn sie innovativen Unterricht intendieren, überwiegend bestrebt, ihre inhaltliche und methodische Planung zweckrational durchzusetzen. Die den Unterrichtsgegenständen impliziten und in der Unterrichtsinteraktion immer wieder aufscheinenden Widersprüche und Differenzen hinsichtlich der Deutung des Unterrichtsgegenstands, die Ausgangspunkt für Bildungsprozesse der Schüler sein könnten, werden von Lehrern in den Unterrichtsgesprächen eliminiert und abgewehrt. Dieser Befund lässt sich wesentlich auf die Struktur von Schule und Unterricht zurückführen, wonach Inhalte und Rahmenbedingungen vorgegeben sind und wenige Freiräume bestehen, um Bildungsprozesse der Schüler zuzulassen.

Bislang gibt es kaum Forschung zu den Anlässen, Voraussetzungen, Prozessen und Ergebnissen von Bildung im Unterricht. Die meisten didaktischen Modelle beruhen in erster Linie auf theoretischen Überlegungen. Das besondere Potenzial der interpretativen Unterrichtsforschung liegt darin, die in der Unterrichtsrealität beobachtbaren Bildungsprozesse der beteiligten Akteure in der Wechselwirkung zwischen Ich und Unterrichtsgegenstand zunächst empirisch zu erschließen und dadurch die didaktischen Modelle empirisch aufzufüllen und ggf. zu erweitern. Durch das Prinzip der Offenheit des Forschungsgegenstands (Kleining 1995, 233 ff.) ist die interpretative Unterrichtsforschung hervorragend in der Lage, sich dem Bildungsprozess der Lernenden mit seiner Ergebnisoffenheit anzuschmiegen, wobei interpretative Verfahren natürlich auch genutzt werden können, um die Struktur von Lernprozessen zu studieren. Ggf. könnten im Anschluss die gefundenen Kategorien in weiteren Studien in ihrer quantitativen Ausprägung untersucht werden.

Im Gegensatz zur Unterrichtswirksamkeitsforschung liegt der interpretativen Unterrichtsforschung kein Wirkungsmodell, sondern das theoretische Modell des symbolischen Interaktionismus zu Grunde, demzufolge den Handlungen und Interaktionen der Akteure stets Interpretationen der Handlungen und Interaktionen der anderen Akteure und eine darauf folgende Auswahl aus einem größeren Spektrum von Handlungsmöglichkeiten vorausgehen. Dies gilt bereits für dyadische Beziehungen, potenziert sich aber bei „systemisch-vernetzten" Interaktionen (Combe/Kolbe 2004, 834), wie sie im schulischen Unterricht vorzufinden sind. Sowohl Lehrer als auch Schüler können im unterrichtlichen Handeln aus einer Fülle von Handlungsmöglichkeiten schöpfen, was zur Folge hat, dass das Handeln von Lehrern extrem zukunftsoffen und von einer systematischen Unsicherheit gekennzeichnet ist. Combe/Kolbe (2004, 835) sind der Ansicht, dass „erst wenn die Krisenhaftigkeit der Handlungspraxis (...) als Normalfall akzeptiert wird, (...) die Bedingungen schärfer in den Blick kommen (können), die es möglich erscheinen lassen, diesen Beruf professionell auszuüben". Die interpretative Unterrichtsforschung liefert einen Einblick in diese Komplexität, Multidimensionalität und Krisenhaftigkeit.

Die Ergebnisse der interpretativen Unterrichtsforschung bieten Lehrern außerdem Anknüpfungspunkte für die Reflexion von bildungs- und lernabträglichen Handlungsroutinen. Die blitzschnellen Urteile, die Lehrer fällen müssen, um Lernenden beispielsweise in einer Unterrichtsinteraktion einen auf ihren Lernstand passenden Impuls geben zu können, basieren auf erfahrungsgestütztem, praktischem Handlungswissen. Dieses Handlungswissen ermöglicht es den Lehrern, die Interaktionssituationen bereits unter Lösungsgesichtspunkten mit verschiedenen Handlungsoptionen wahrzunehmen. Lehrer speichern das Handlungswissen in Form von kategorialen Wahrnehmungsmustern, die im Verlauf der beruflichen Sozialisation entwickelt werden. Das Erfahrungswissen ist um „Fälle" herum organisiert, dabei wird auch wissenschaftliches Regelwissen integriert (Combe/Kolbe 2004, 839). Um nun das Können von Lehrern weiterzuent- wickeln, ist eine Veränderung der Wahrnehmungsmuster von Bedeutung. Die Ver- änderung muss wie der Aufbau solcher Muster durch eine Auseinandersetzung mit Fällen, sprich mit authentischen Unterrichtssituationen angeregt werden. Durch das „Lernen am Fall" kommen die damit verbundenen „szenischen Bilder" ins Bewusstsein, können reflektiert und weiterentwickelt und erneut in das Erfahrungswissen integriert werden (Kolbe/Combe 2004, 872 f.). Indem die interpretative Unterrichtsforschung am Fall ansetzt, kann sie zum einen die Methoden angeben, anhand derer Fälle durch- gearbeitet werden können und zum anderen kann bereits das Rezipieren der in For- schungsberichten geschilderten Fälle einen Bewusstwerdungs- und Reflexionsprozess auslösen, jedenfalls dann, wenn sich der lesende Lehrer in einen kasuistischen Raum begibt und für sich Handlungsalternativen im Wechsel zwischen Ideal und Wirklichkeit durchspielt (ebd.).

Die Ergebnisse der interpretativen Unterrichtsforschung sind allerdings in ihrer Reich- weite begrenzt. Außerdem können Aussagen zur Ausprägung von Phänomenen ebenso wenig getätigt werden wie Aussagen über die Stärke von Zusammenhängen bzw. Unterschieden oder über die Wahrscheinlichkeit des Eintretens von Effekten.

3. STAND DER PFLEGEDIDAKTISCH RELEVANTEN EMPIRISCHEN FORSCHUNG IM DEUTSCH- SPRACHIGEN RAUM

Die im deutschsprachigen Raum vorliegenden Studien werden im Folgenden anhand der beiden beschriebenen Forschungsrichtungen dargestellt. Da die Anzahl an pfle- gedidaktisch relevanten empirischen Studien gering ist, werden zum Teil auch For- schungsgegenstände aufgegriffen, die über den Fokus Unterricht hinausgehen und sich in das Forschungsgebiet der Schulforschung einordnen lassen.

Quantitative Forschung wurde bisher in den deutschsprachigen Ländern vornehmlich im Zusammenhang mit der Evaluation von Curricula oder von Strukturreformen der Pflegebildung (integrierte, integrative, generalistische Modelle, grundständige und duale Studiengänge) durchgeführt. Bei diesen Forschungsvorhaben wird bezogen auf das Wirkungsmodell von Reusser/Pauli (2003) der Zusammenhang zwischen dem Faktor Systemarchitektur (hier: Pflegebildungssystem) und der Kompetenzentwicklung der Auszubildenden untersucht. Außerdem gibt es Studien, in denen einzelne Bildungsangebote und methodische Innovationen hinsichtlich verschiedener Kriterien, darunter auch der Kompetenzentwicklung der Teilnehmer, evaluiert wurden (z. B. die Einführung mediengestützter, problemorientierter Lernumgebungen durch Bergjan 2007).

Die meisten dieser Forschungsvorhaben sind Modellversuche. Bei der Modellversuchsforschung stehen die Weiterentwicklung des Programms und die Überprüfung der Projektziele im Mittelpunkt. Die Ergebnisse lassen sich aufgrund der Singularität der Modellversuche kaum synthetisieren, vergleichen oder übertragen. Die Modellversuchsforschung erfüllt außerdem oftmals nicht die methodischen Standards der empirischen Sozialforschung. Beispielsweise wird in den Modellversuchen in der Regel eine Vielzahl von Reformen zugleich realisiert, so dass die Effekte kaum auf eine bestimmte Variable zurückgeführt werden können. Außerdem werden die Gruppen nicht zufällig zusammengesetzt, sondern die Ausbildungsbewerber entscheiden sich zumindest teilweise gezielt für ein bestimmtes Bildungsangebot. Schließlich erfolgt die Ergebnisevaluation in der Regel anhand von subjektiven Selbst- und Fremdbeurteilungen des Kompetenzerwerbs der Auszubildenden, zum Teil im Vergleich mit Auszubildenden traditioneller Bildungsangebote. Eher selten werden Instrumente eingesetzt, um die Kompetenzen der Auszubildenden direkt zu messen. Und auch wenn Kompetenzmessinstrumente verwendet werden, sind sie bislang methodisch noch wenig ausgereift sowohl was die Datenerhebung als auch die Datenauswertung anbetrifft (Darmann-Finck/Glissmann 2010). Aufgrund der methodischen Schwächen der wissenschaftlichen Evaluation ist auch der Befund der vergleichenden Synopse von 42 evaluierten Modellprojekten von Stöver/Schmitt/Bomball/Schwanke/Görres (2009), wonach die ModellversuchsteilnehmerInnen ansatzweise über höhere Handlungskompetenzen verfügen als traditionell ausgebildete Pflegende, aber zugleich ein Entwicklungsbedarf bei der Ausprägung von Handlungsroutinen und spezialisiertem Wissen zu verzeichnen ist, zwar ein Hinweis auf einen möglichen Trend, aber letztlich kein wissenschaftlicher Beleg. Beispielsweise kann weder mit Sicherheit behauptet werden, dass die Absolventen tatsächlich über höhere Kompetenzen und geringere Handlungsroutinen verfügen oder ob dieses nur der subjektive Eindruck der Befragten ist, noch dass diese Ergebnisse sicher auf die Strukturreformen zurückgeführt werden können.

Wenig ausgeprägt sind auch deskriptive Studien, beispielsweise zur Verbreitung von Unterrichtsmethoden. Reiber (2010) führte anhand einer Dokumentenanalyse der von Studierenden angefertigten Unterrichtsverlaufsprotokolle eine quantitative Untersuchung der verwendeten Unterrichtsmethoden durch. Korrelationsstudien sucht man bislang vergebens.

Der **interpretativen Unterrichtsforschung** lassen sich lediglich drei Studien zuordnen, nämlich die Studie zur Interaktion im Pflegeunterricht von Darmann (2006b) bzw. Darmann-Finck (2010), die Studie zum Lehren und Lernen von Pflege von Fichtmüller/Walter (2007) (wobei sich diese nur teilweise auf den Unterricht bezieht) und die Studie zu Formen von Gruppeninteraktion beim Problemorientierten Lernen von Darmann (2006a).

Bezieht man über die enge Perspektive der interpretativen Unterrichtsforschung hinaus noch die das Feld der qualitativen Schulforschung konstituierenden Forschungsgegenstände Schüler, Lehrer sowie Schulkultur und Schulentwicklung ein, so lassen sich einige weitere qualitative Studien identifizieren.

In drei Studien wurden Daten zu den subjektiven Sichtweisen von Schülern anhand von qualitativen Interviews erhoben. Kersting (2002) ermittelte Umgangsformen von Pflegelernenden mit dem Widerspruch von Anspruch und Wirklichkeit in der Pflege, Schwarz-Govaers (2005) untersuchte die subjektiven Theorien von Pflegelernenden bezogen auf deren Pflegeverständnis und die Veränderung der subjektiven Theorien durch die Auseinandersetzung mit wissenschaftlichen Pflegetheorien im Verlauf der Ausbildung und Kirchhof (2007) informelle Lernprozesse und deren Beitrag zur beruflichen Kompetenzentwicklung von Pflegenden.

Nur eine (kleine) Studie widmete sich bislang den Lehrern. Glissmann (2009) ging am Beispiel des Unterrichtsgegenstands „Beratung" der Frage nach, wie der Anspruch einer pflegewissenschaftlichen Fundierung von Unterrichtsinhalten von Seiten der Pflegelehrenden umgesetzt wird.

Studien zur Schulkultur und Schulentwicklung liegen nicht vor.

Zusammenfassend kann festgehalten werden, dass Unterrichtsforschung und darüber hinaus Schulforschung welcher Couleur auch immer im Feld der Pflegebildung in den deutschsprachigen Ländern bislang kaum vorhanden ist. Bis auf die Modellversuchsforschung, die in größerem Umfang durchgeführt wird, aber stark durch die Projektziele geprägt ist und der Pflegedidaktik nur wenig Erkenntnispotenzial bietet, liegen fast nur noch Studien in Form von Qualifikationsarbeiten vor. Diese beinhalten zwar weiterführende Erkenntnisse, sind jedoch durch die bescheidenen Ressourcen in ihrer Reichweite sehr beschränkt und lassen sich außerdem mengenmäßig an wenigen Fingern abzählen.

4. STAND DER PFLEGEDIDAKTISCH RELEVANTEN FORSCHUNG INTERNATIONAL

Im anglophilen Sprachraum ist der Begriff der Didaktik kaum gebräuchlich, in pflegewissenschaftlichen Publikationen werden mit „didactic methods" lehrerzentrierte, wissensvermittelnde Unterrichtsstrategien bezeichnet. Geisteswissenschaftliche Ansätze der Begründung und Reflexion von Bildungsangeboten lassen sich kaum finden. Der Fokus liegt stattdessen auf methodischen Entscheidungen, die sich zunehmend auf die

Forschungsergebnisse der empirischen Lehr-Lernforschung stützen sollen. Viele Länder realisieren mittlerweile eine Steuerung ihrer Ausbildungsprogramme anhand von Outcomes bzw. Kompetenzen. Dafür werden nationale Kompetenzrahmen entwickelt, die Grundlage sowohl für die Planung von Ausbildungsprogrammen als auch für die kontinuierliche Kompetenzüberprüfung von ausgebildeten professionellen Pflegekräften sein sollen (z. B. für Großbritannien: Homepage des Nursing and Midwifery Council; Murrells/Robinsohn/Griffiths 2009).

Analog zum Konzept der Outcomeorientierung wird in den internationalen Fachzeitschriften vehement der Anspruch erhoben, dass nicht nur die Pflegepraxis, sondern auch die Pflegeausbildung auf dem besten, aktuell verfügbaren Wissen hinsichtlich der Wirksamkeit von verschiedenen Gestaltungsmomenten der Studienprogramme gründen sollte (Ferguson 2005; Tanner 2004; Diekelmann/Ironside 2002; Tilley/Runciman/Hockey 1997). Dieser Anspruch scheitert allerdings gegenwärtig noch daran, dass zu wenig Wirksamkeitsstudien vorliegen und die vorhandenen Studien oftmals auf kleinen Samples und interpretativen Verfahren beruhen, so dass Schlussfolgerungen hinsichtlich der generellen Wirksamkeit der pädagogischen Interventionen nur bedingt abgeleitet werden können. Meta-Analysen der Ergebnisse der bislang existierenden vielen kleinen Studien sind wegen der Unterschiedlichkeit der verwendeten Forschungsansätze kaum möglich. Systematische Literaturreviews werden aber als sinnvoll eingeschätzt, weil sie dazu beitragen, glaubwürdige Studien einerseits und Forschungslücken andererseits zu identifizieren. Defizite bestehen Literaturreviews zufolge beispielsweise in der Überprüfung der Wirksamkeit von Methoden zur Förderung von „critical thinking" (Adams 1999) oder von „communication skills" (Chant/Jenkinson/Randle/Russell/Webb 2002). Insbesondere werden experimentelle und quasi-experimentelle, kontrolliert randomisierte Studien gefordert (Ferguson 2005). Dabei wird eingeräumt, dass kontrolliert randomisierte Studien aufgrund der Komplexität von Lehr-/Lernsituationen und der nur bedingten Standardisierbarkeit pädagogischer Interventionen nicht immer realisiert werden können. Von mehreren Autoren wird ein pluralistisches forschungsmethodisches Vorgehen unter Einbeziehung der gesamten Bandbreite an Forschungsmethoden beider Paradigmen (empirisch-analytisch und interpretativ) befürwortet und die Weiterentwicklung der Forschungsmethoden unter Beachtung der Besonderheiten des Feldes der Pflegebildung eingefordert (Diekelmann/Ironside 2002). Manche Autoren stellen auch in Rechnung, dass in der pädagogischen Praxis die Evidenz hinsichtlich der effektivsten Lehr-/Lernstrategie an die Anforderungen des individuellen Lerners anzupassen ist (Ferguson 2005; Tilley/Runciman/Hockey 1997).

Exemplarisch für diese Forschungsausrichtung sei auf das Review von Brunero/Lamont/Coates (2010) zur Ausbildung von Empathie verwiesen. Die Autoren identifizieren durch Datenbankrecherche 17 Studien, die den Einschlusskriterien entsprechen und die in der Zeit zwischen 1976 und 2009 durchgeführt wurden. Die Studien wurden entsprechend der ihnen zugrundeliegenden Forschungsdesigns dem Paradigma der Evidenzbasierung folgend in eine Rangfolge gebracht („levels of evidence"). Bei zwei der Studien handelte es sich um kontrolliert randomisierte Studien, 14 Studien waren zwar nicht randomisiert, basierten aber auch auf einem Kontrollgruppendesign, nur bei einer Studie war dies nicht der Fall. Letztlich kommen die Autoren zu dem Schluss, dass in 11 der 17 Studien „experiental learning styles" verwendet wurden und in 8 der 11 Studien von einem statistisch signifikanten positiven Ergebnis hinsichtlich der Förderung von Empathie berichtet wird. Unter „experiental learning styles" fassen die Autoren das Rollenspiel und fallbasierte Lehr-Lernarrangements, die u.a. Patientensimulationen und problemorientiertes Lernen beinhalten. Die Autoren diskutieren vor allem methodische Probleme bei der Messung des Outcomes (Empathie). Darüber hinaus lässt ein Blick auf die aufgelisteten Studien auch Zweifel an der Qualität anderer Elemente des Forschungsdesigns aufkommen, beispielsweise wenn Interventionen nur über eine Dauer von drei Stunden angelegt sind oder das Sample nur aus wenigen Teilnehmern besteht. Letztlich lassen diese methodischen Einschränkungen den Schluss zu, dass keine Evidenz für die Wirksamkeit von bestimmten Unterrichtsmethoden zur Förderung von Empathie vorliegt (ebd.). Die Autoren geben außerdem zu bedenken, dass bislang noch nicht geklärt ist, ob bzw. inwieweit sich Empathie überhaupt gezielt fördern lässt oder ob es sich nicht vielmehr um eine Charaktereigenschaft handelt, die nur bedingt verändert werden kann (ebd., 72).

Mit der Steuerung des Pflegebildungssystems anhand von Kompetenzrahmen und der Präferenz für eine evidenzbasierte Pflegeausbildung steht im angloamerikanischen Raum das Paradigma „Lernen" im Mittelpunkt. Bildung im Sinne kritisch-reflexiver Identitätsbildung mit Entwicklung eines eigenen Selbst- und Weltverständnisses ist in diesem Konzept nicht vorgesehen. Selbst das Ausbildungsziel der umfassenden beruflichen Handlungskompetenz wird verfehlt, weil es sich bei den in den Kompetenzrahmen beschriebenen Kompetenzen eher um Performanzen handelt und nicht um das Potenzial einer Person, in immer neuen beruflichen und privaten Situationen adäquate Handlungen hervorzubringen. Damit gehen wichtige Kompetenzen verloren, wie eine vertiefte Begründungsfähigkeit von pflegerischen Entscheidungen auf der Basis fundierten Fachwissens oder kritisches Reflexionsvermögen (Watson 2002). Die teilweise simple Übertragung des Ansatzes der Evidenzbasierung auf die Pflegebildung lässt ein mangelndes Verständnis von der Komplexität und Multidimensionalität von Unterricht erkennen. Theoretisch wäre zwar die Anwendung eines experimentellen Studiendesigns möglich, praktisch lassen sich aber systematische Fehler nur schwerlich vermeiden, beispielsweise bei der Zusammensetzung der Untersuchungsgruppen, der Standardisierung der Interventionen oder der Kontrolle der weiteren Untersuchungsbedingungen (meistens unterscheidet sich das Lernangebot eben nicht nur bezüglich der Intervention). Dieses Problem macht darauf aufmerksam, dass die Spezifika des Forschungsgegenstands eine Weiterentwicklung der quantitativen Methoden und komplexe Studiendesigns erfordern, die qualitative und quantitative Ansätze verknüpfen. Am Beispiel des Reviews zur Ausbildung von Empathie lässt sich außerdem zeigen, dass grundlegende Erkenntnisse darüber fehlen, wie bestimmte Kompetenzen empirisch überhaupt entwickelt werden, so dass es derzeit noch verfrüht ist, die Wirksamkeit bestimmter Unterrichtsmethoden zu messen, zumal die vorhandenen Messinstrumente noch unzureichend sind.

5. FAZIT: NÄCHSTE SCHRITTE

Gegenwärtig fehlen die finanziellen Ressourcen, um überhaupt eine ernstzunehmende pflegedidaktisch relevante Forschung zu etablieren. Grundsätzlich sollten zukünftig beide Forschungsrichtungen mit ihren Leitbegriffen „Lernen" und „Bildung" gefördert werden, weil beide einen Beitrag zur Weiterentwicklung des Pflegeunterrichts zu leisten vermögen. Dabei sind zukünftig auch Studiendesigns zu konzipieren, die beide Forschungsansätze sinnvoll kombinieren. Aus bildungstheoretischer Sicht sollte aber die interpretative Unterrichtsforschung zunächst Vorrang haben, da es derzeit noch an wesentlichen Erkenntnissen über die Struktur von Pflegeunterricht und der sich darin ereignenden Lern- und Bildungsprozesse sowie über die individuellen Bildungsgänge der Pflegeauszubildenden oder den Aufbau bestimmter Kompetenzen mangelt. Erst wenn entsprechende Erkenntnisse vorliegen, können sinnvolle quantitative Studiendesigns konzipiert werden. Aus Sicht der Verfasserin sollten folgende Forschungsaufgaben prioritär aufgenommen werden:

- Untersucht werden sollten unterrichtliche Interaktionsprozesse im Rahmen unterschiedlicher Sozialformen und Methoden mit dem Fokus, wie Bildung ge- und misslingt. Dabei interessiert, wie Lernende mit verschiedenen Unterrichtsgegenständen, darunter auch solchen, denen aus Sicht der bildungstheoretisch fundierten didaktischen Modelle ein besonderes Bildungspotenzial zugewiesen wird, interagieren. Gelingende Bildungsprozesse sollten entdeckt, unter Zuhilfenahme unterschiedlicher Methoden rekonstruiert und begünstigende wie behindernde Bedingungen identifiziert werden.

- Auch die Perspektive der Schüler auf Lern- und Bildungsangebote wurde bislang noch weitgehend vernachlässigt. Wie Schüler mit bestimmten Unterrichtsgegenständen und Methoden interagieren, ist stark von der individuellen Lebens- und Lerngeschichte abhängig. Um beispielsweise Hinweise darüber zu erhalten, welche Problemlagen für die Schüler tatsächlich Anlass für Bildungsprozesse sind und wie sich ihr Selbst- und Weltverständnis im Verlauf der Ausbildung weiterentwickelt, könnte die bildungstheoretische Biografieforschung für die Pflegedidaktik fruchtbar gemacht werden (Koller 2005). Damit könnte etwa erhellt werden, wie die Fähigkeit zur Empathie auch unter Berücksichtigung der Sozialisationsprozesse vor, durch und neben dem Beruf aufgebaut wird. Auf dieser Grundlage ließen sich dann gut begründete pflegedidaktische Konzepte zur Förderung von Empathie entwickeln.

- Bislang fehlen qualitativ hochwertige Instrumente zur Messung der bei den Lernenden erreichten Kompetenzen als Voraussetzung für Wirksamkeitsstudien. Bevor

Wirksamkeitsstudien durchgeführt werden können, sind daher zunächst pflegespezifische Kompetenzmodelle zu entwickeln und darauf aufbauend Messinstrumente zu konzipieren. Die Kompetenzmodelle sollten sowohl die Dimension der Kompetenz als Disposition als auch der Kompetenz als Performanz aufnehmen, sie sollten außerdem nicht nur theoretisch, sondern auch empirisch fundiert sein und fachdidaktisch reflektiert und legitimiert werden (Darmann-Finck/Glissmann 2010).

Darüber hinaus gibt es noch zahlreiche Forschungslücken, die gefüllt werden wollen, wie beispielsweise im Bereich der Lehrer- (und Praxisanleiter-)forschung oder der Schulkultur- und Schulentwicklungsforschung.

LITERATUR

Adams, B. L.: Nursing education for critical thinking: An integrative review. Journal of Nursing Education, 38, 1999, 111-119

Bauersfeld, H.: Kommunikationsverläufe im Mathematikunterricht. Diskutiert am Beispiel des „Trichtermusters". Ehlich, K.; Rehbein, J. (Hrsg.): Kommunikation in Schule und Hochschule. Tübingen, Narr, 1983, 21-28

Bergjan, M.: Mediengestütztes, problemorientiertes Lernen in der Ausbildung von Pflegeberufen. Osnabrück 2007. Online im Internet: http://deposit.ddb.de/cgi-bin/dokserv?idn=989833488&dok_var=d1&dok_ext=pdf&filename=989833488.pdf in der Version vom 21.09.2010

Breidenstein, G.: Interpretative Unterrichtsforschung – eine Zwischenbilanz und einige Zwischenfragen. Breidenstein, G.; Combe, A.; Helsper, W.; Stelmaszyk, B. (Hrsg.): Forum Qualitative Forschung 2. Interpretative Unterrichts- und Schulbegleitforschung. Opladen, Leske+Budrich, 2002, 11-27

Brunero, S.; Lamont, S.; Coates, M.: A review of empathy education in nursing. Nursing Inquiry 17 (1), 2010, 65-74

Chant, S.; Jenkinson, T.; Randle, J.; Russell, G.; Webb, C.: Communication skills training in health care: A review. Nurse Education Today, 22, 2002, 189-202

Combe, A.; Kolbe, F.-U.: Lehrerprofessionalität: Wissen, Können, Handeln. Helsper, W.; Böhme, J. (Hrsg.): Handbuch der Schulforschung. Wiesbaden, VS, 2004, 833-851

Darmann-Finck, I.: Interaktion im Pflegeunterricht. Frankfurt/Main, Peter Lang, 2010

Darmann-Finck, I.; Glissmann, G.: Kompetenzdiagnostik im Berufsfeld Pflege. Erscheint in: Pflege 2010

Darmann, I.: Zur Wirksamkeit und zu den Wirkhintergründen des problemorientierten Lernens in der Pflegeaus-, -fort- und -weiterbildung. Zeitschrift für die Berufs- und Wirtschaftspädagogik 103 (1), 2006a, 59-74

Darmann, I.: „Und es wird immer so empfohlen" – Bildungskonzepte und Pflegekompetenz. Pflege 19 (3), 2006b, 188-196

Diekelmann, N.; Ironside P.M.: Developing a science of nursing education: Innovation with research. Journal of Nursing Education 41 (9), 2002, 379-380

Ertl-Schmuck, R.: Pflegedidaktik unter subjekttheoretischer Perspektive. Frankfurt/Main, Mabuse, 2000

Ferguson, L.: Evidence-Based Nursing Education: Myth or Reality? Journal of Nursing Education 44 (3), 2005, 107-115

Fichtmüller, F.; Walter, A.: Pflegen lernen. Empirische Begriffs- und Theoriebildung zum Wirkgefüge von Lernen und Lehren beruflichen Pflegehandelns. Osnabrück, V&R unipress, 2007

Glissmann, G.: Wissenschaftlich fundierte Pflegeausbildung zwischen Anspruch und Wirklichkeit: Eine qualitative Studie. Pflegewissenschaft 11 (2), 2009, 69-80

Gruschka, A.: Die Zukunft Allgemeiner Didaktik vor der Gegenwärtigkeit empirischer Unterrichtsforschung. Arnold, K.-H.; Blömeke, S.; Messner, R.; Schlömerkemper, J. (Hrsg.): Allgemeine Didaktik und Lehr-Lernforschung. Bad Heilbrunn, Klinkhardt, 2009, 93-120

Helmke, A.: Unterrichtsqualität erfassen, bewerten, verbessern. Seelze, Kallmeyer, 2. Auflage, 2004

Hericks, U.; Kunze, I. unter Mitarbeit von M. A. Meyer: Forschung zu Didaktik und Curriculum. Helsper, W.; Böhme, J. (Hrsg.): Handbuch der Schulforschung. Wiesbaden, VS, 2004, 721-752

Horkheimer, M.: Begriff der Bildung. In: Ders.: Gesammelte Schriften. Bd. 8. Frankfurt/Main, Fischer, 1952, 1985, 409-419

Kersting, K.: Berufsbildung zwischen Anspruch und Wirklichkeit. Eine Studie zur moralischen Desensibilisierung. Bern, Huber, 2002

Kiel, E.: Unterrichtsforschung. Tippelt, R.; Schmidt, B. (Hrsg.): Handbuch Bildungsforschung. Wiesbaden, VS, 2., überarb. und erw. Auflage, 2009, 773-790

Kirchhof, S.: Informelles Lernen und Kompetenzentwicklung für und in beruflichen Werdegängen. Dargestellt am Beispiel einer qualitativ-explorativen Studie zu informellen Lernprozessen Pflegender und ihrer pädagogisch-didaktischen Implikationen für die Aus- und Weiterbildung. Münster, Waxmann, 2007

Klafki, W.: Neue Studien zur Bildungstheorie und Didaktik. Zeitgemäße Allgemeinbildung und kritisch-konstruktive Didaktik. Weinheim, Basel, Beltz, 3. Auflage, 1993

Kleining, G.: Lehrbuch Entdeckende Sozialforschung. Weinheim, Beltz, PsychologieVerlagsUnion, 1995

Kolbe, F.-U.; Combe, A.: Lehrerbildung. Helsper, W.; Böhme, J. (Hrsg.): Handbuch der Schulforschung. Wiesbaden, VS, 2004, 853-877

Koller, H.-C.: Grundbegriffe, Theorien und Methoden der Erziehungswissenschaft. Eine Einführung. Stuttgart, Kohlhammer. 4. Auflage, 2009

Koller, H.-C.: Bildung und Biographie. Zur Bedeutung der bildungstheoretisch fundierten Biographieforschung für die Bildungsgangforschung. Schenk, B. (Hrsg.): Bausteine einer Bildungsgangtheorie. Wiesbaden, VS, 2005, 47-66

Kromrey, H.: Evaluation. Empirische Konzepte zur Bewertung von Handlungsprogrammen und die Schwierigkeiten ihrer Realisierung. Zeitschrift für Staats- und Europawissenschaften 15 (4), 1995, 313-336

Krummheuer, G.; Naujok, N.: Grundlagen und Beispiele interpretativer Unterrichtsforschung. Opladen, Leske+Budrich, 1999

Mehan, H.: Learning Lessons. Cambridge, MA/London, Harvard University Press, 1979

Meyer, M. A.: Unterrichtsplanung aus der Perspektive der Bildungsgangforschung. In: Meyer, M. A.; Hellekamps, S.; Prenzel, M. (Hrsg.): Perspektiven der Didaktik. Wiesbaden, VS Verlag für Sozialwissenschaften, 2008, S. 117-137

Murrells, T.; Robinson, S.; Griffiths, P.: Assessing competence in nursing. Nursing Management, 16 (4), 2009, 18-19

Reiber, K.: Empirische Befunde zur Unterrichtskultur in der Pflegeausbildung. bildungsforschung 7 (1), 2010, 118-131

Reusser, K.; Pauli, C.: Mathematikunterricht in der Schweiz und in sechs weiteren Ländern. Bericht mit Videobeispielen über die Ergebnisse einer internationalen und schweizerischen Video-Unterrichtsstudie. CD-ROM des pädagogischen Instituts der Universität Zürich, 2003

Schwarz-Govaers, R.: Subjektive Theorien als Basis von Wissen und Handeln. Ansätze zu einem handlungstheoretisch fundierten Pflegedidaktikmodell. Bern, Huber, 2005

Stöver, M.; Schmitt, S.; Bomball, J.; Schwanke, A.; Görres, S.: Qualitätskriterien für Best Practice in der Pflegeausbildung – Synopse evaluierter Modellprojekte – Abschließender Projektbericht. 2009. Online im Internet: http://www.ipp.uni-bremen.de/downloads/abteilung3/abschlussbericht_best_practice.pdf in der Version vom 21.09.10

Tanner, C. A.: Nursing education research: Investing in our future. Journal of Nursing Education 43 (3), 2004, 99-100

Tilley, S.; Runciman, P.; Hockey, L.: Research-based nursing education: understanding and personal accounts. International Journal of Nursing Studies 34 (2), 1997, 111-118

Weidenmann, B.: Lernen – Lerntheorie. Lenzen, D. (Hrsg.): Pädagogische Grundbegriffe. Reinbek bei Hamburg, Rowohlt, 1989, 996-1010

Watson, R.: Clinical competence: Starship Enterprise or Straitjacket? Nurse EducationToday 22 (6), 2002, 476-480

Wittneben, K.: Pflegekonzepte in der Weiterbildung für Pflegelehrerinnen und Pflegelehrer. Leitlinien einer kritisch-konstruktiven Pflegelernfelddidaktik. Frankfurt/Main, Lang, 2003

Vor- und Nachteile von dualen Ausbildungssystemen

Konzeption von Praktika im Rahmen von (Aus-)Bildungsprozessen in der Gesundheits- und Krankenpflege

Franz Hofmann

Anlässlich der Diskussion um die Verbesserung der Ausbildungsqualität enthält der folgende Beitrag Überlegungen im Hinblick auf Vor- und Nachteile dualer Ausbildungssysteme und die Frage nach Rahmenbedingungen, die nachhaltige Lernprozesse in Praktika im Rahmen dieser Form des (Aus-)Bildungsprozesses gewährleisten.Vorab ist es jedoch notwendig zu betonen, dass die Existenz unterschiedlicher Varianten der Konzeption von Praktika in dualen Ausbildungssystemen eine abstrakte, d. h. von der konkreten Praxis losgelöste Beantwortung der Frage nicht möglich macht. In diesem Zusammenhang ist eine Vorstellung der unterschiedlichen Varianten der Implementierung von Praxiserfahrungen im Betrieb notwendig, bevor dessen Vor- und Nachteile beleuchtet und Vorschläge hinsichtlich geeigneter Rahmenbedingungen ausgesprochen werden können. Was duale Ausbildung aus der SchülerInnenperspektive bedeutet, welche Varianten der Realisierung von dualen Systemen etabliert sind und welche Vor- und Nachteile von dualen Ausbildungssystemen sich rekapitulierend ableiten lassen, wird im folgenden Verlauf des Beitrags abgehandelt.

1. EINFÜHRUNG IN DIE THEMATIK

Vorab sei folgende begriffliche Festlegung getroffen:

Eine duale Ausbildung meint einen reziproken, sich ergänzenden Bezug zwischen einer schulischen Ausbildung einerseits und einer betrieblichen Ausbildung andererseits. In diesem System stehen den PraktikantInnen drei Lernquellen zur Verfügung. Während sie in der Schule von einem theoretischen Wissen (Handlungswissen) profitieren können, bietet ihnen der Betrieb reichlich Möglichkeit für praktische Erfahrungen und ein „Berufsmodell" in der Person der Praxisanleiterin/des Praxisanleiters. Mit dem Abschluss der Ausbildung sollen die SchülerInnen dazu befähigt sein, wichtige Aufgaben im Ausbildungsbereich (hier im Pflegebereich) möglichst professionell zu realisieren. Ihnen werden in dualen Formen der Ausbildung anspruchsvolle Lernleistungen abverlangt, denn sie explorieren in diesem Kontext unter anderem auch, wie kompatibel in der

Schule gelerntes Wissen mit der Beobachtung am Modell ist, aber auch inwiefern die eigenen Erfahrungen mit dem theoretischen „Schulwissen" bzw. mit dem praktischen Handeln der Praxisanleiter/innen übereinstimmen. Ein Problem ist gegeben, wenn SchülerInnen feststellen müssen, dass die genannte und erwartete Kompatibilität nicht gegeben ist und sie dadurch mit starken Widersprüchen (Schulwissen vs. Praxiswissen), Widerständen oder Ähnlichem konfrontiert sind. Eine Reaktion der SchülerInnen darauf wird durch die Konsequenzerwartung (positiver Abschluss des Praktikums) beeinflusst, gerade wenn ihr Praktikum durch die jeweiligen Betreuungspersonen beurteilt wird oder sie gar eine negative Beurteilung fürchten müssen.

2. DIVERSE VARIANTEN, DIE IN EINEM DUALEN AUSBILDUNGSSYSTEMEN ZU FINDEN SIND

Die Analyse der Realisierung jeweiliger Varianten der Konzeption von Praktika in dualen Ausbildungssystemen ist für die Ermittlung von Vor- und Nachteilen von zentraler Bedeutung. Unter dieser Perspektive betrachtet unterscheiden sich Praktika zumindest im Hinblick auf folgende Merkmale:

* Separation vs. Integration (curriculare und kommunikative Ebene)
* Induktion vs. Deduktion (lernpsychologische Ebene)
* geblockt vs. kontinuierlich (zeitliche Ebene)
* Gruppen- vs. Einzelpersonenpraktikum (Ebene der Sozialform).

2.1 SEPARATION VS. INTEGRATION

Das Merkmal „Separation vs. Integration" charakterisiert in der dualen Ausbildung die curriculare Kohärenz zwischen Schule und Betrieb, in dem das Praktikum stattfindet. Während bei der Variante der Separation eine strikte Trennung im Hinblick auf Lernprozesse in Schule und Betrieb besteht, zielt Integration auf eine Verknüpfung der in beiden Institutionen ablaufenden Lernprozesse ab. Die Variante der Separation lässt sich anhand eines Beispiels verdeutlichen, das in der Praxis zu häufig zu beobachten ist: Begrüßungen von PraxisbetreuerInnen mit den Worten „Vergesst einmal alles, was Ihr in Eurer Ausbildung gelernt habt" oder „Jetzt werdet Ihr einmal sehen, wie die Arbeit wirklich läuft" stellen ein sog. worst-case-Szenario dar, was einer Degradierung der Bedeutsamkeit schulischer Ausbildung und einer Ignoranz grundlegenden Theoriewissens entspricht. Oft ist auch eine mangelnde Wertschätzung zwischen TheoretikerInnen und Praxisanleiter/innen zu beobachten. Obschon die duale Ausbildung eine Ergänzung von Theorie und Praxis beinhalten soll, wird bei der Separation wenig bis keine

Kooperation der für die Lernprozesse auf beiden Seiten verantwortlichen Personen im Hinblick auf das Curriculum deutlich. Es existieren mehr oder minder starke Auffassungsunterschiede über professionelles Handeln in der Praxis. Gerade die Ansicht über die professionelle Pflege kann hier als Beispiel angeführt werden. Für das fachgerechte Anlegen eines Verbandes beispielsweise, wie es den SchülerInnen in der Ausbildungsschule theoretisch beigebracht wird, ist in der Praxis oftmals nicht ausreichend Zeit. Spätestens dann, wenn die Betreuungspersonen die SchülerInnen darauf hinweisen, aus Zeitmangel auf die professionelle Legetechnik zu verzichten und stattdessen eine andere Technik anzuwenden (die möglicherweise im Unterricht als obsolet beschrieben wurde), hinterfragen sie den Sinn des schulischen Bildungsinhaltes. Häufig sind SchülerInnen bezüglich der Theorie-Praxis-Verzahnung dann weitgehend auf sich selbst gestellt und müssen den Bezug zum in der Schule Gelernten von sich aus einfordern und möglicherweise in Kauf nehmen, damit eine Konfrontation mit den Praxisanleiter/innen und Widerstände zu provozieren. Demgegenüber weist die Integration im dualen System eine hohe reziproke Wertschätzung der für die Lernprozesse in beiden Institutionen Verantwortlichen auf und es findet eine Kooperation im Hinblick auf das Curriculum und seine Inhalte und Ziele statt. Es ist in einem solchen Fall den für die Lernprozesse Verantwortlichen möglich, konstruktive Diskussionen über professionelles Handeln in einzelnen praktischen Situationen zu führen. Ebenfalls charakteristisch ist für diese Variante, dass die PraxisbetreuerInnen auf eine Theorie-Praxis-Verzahnung hohen Wert legen und die PraktikantInnen dazu animieren, stets eine Verknüpfung zwischen den beiden Lerninhalten herzustellen. Im Zuge dessen ist in einer praktischen Situation die an die SchülerInnen gerichtete Frage ausreichend, was dazu in der Bildungseinrichtung gelernt worden ist. Ein intensiver Austausch zwischen den Lehrpersonen der ausbildenden Institution und den Praxisanleiter/innen in der Klinik ist vor allem vor und nach dem Praktikum von grundlegender Bedeutung. Gesprächsanlässe sind die Vorbereitung des Praktikums, das Feedback und die Reflexion der praktischen Ausbildungseinheit, aber auch personen- und erfahrungsbezogene Informationen. Entscheidend ist, dass die PraxisbetreuerInnen als offizielle Mitglieder der schulischen Lehrkörper anerkannt werden und an wichtigen Entscheidungen, beispielsweise das Curriculum betreffend, beteiligt sind.

2.2 INDUKTION VS. DEDUKTION

Ob Praktika im dualen Ausbildungssystem auf induktive oder deduktive Weise geplant sind, betrifft die prinzipielle Frage nach der temporären Abfolge der theoriebezogenen und praxisbezogenen Ausbildungseinheiten. Werden zuerst Erfahrungen im Betrieb gesammelt (Explorationsmodus), bevor die SchülerInnen eine theoretische Fundierung in der Schule erhalten, die anschließend als Basis im weiteren Praktikum eingesetzt werden kann, wird dieses Vorgehen als induktiv bezeichnet. Die deduktive Variante bietet den SchülerInnen primär ein theoretisches Fundament an Wissen durch die

Ausbildung in der Schule, bevor sie ihre erworbenen Kenntnisse praktisch im Betrieb einsetzen können. Welche dieser beiden Formen sich letztendlich für eine Klasse oder Gruppe als besser erweist, ist aus lernpsychologischer Sicht am sog. „grünen Tisch" nicht entscheidbar. Die Entscheidung dieser Frage hängt u. a. von den individuellen Dispositionen der Schüler/innen ab. Sowohl der induktive als auch der deduktive Zugang kann bei bestimmten SchülerInnen bedeutsame Lernerfahrungen stimulieren. Beispielsweise eignet sich bei SchülerInnen,

- die über umfangreiches domänenspezifisches Vorwissen verfügen,

- die eine hohe Erfolgszuversicht besitzen und

- bei denen ein intuitiver Verarbeitungsmodus dominiert,

ein induktives Vorgehen bzw. eine offene Form des Lernens besser.

Der deduktive Zugang wird bei SchülerInnen angezeigt sein,

- welche eine hohe Misserfolgsangst aufweisen,

- die über geringes bzw. nicht aktualisiertes Vorwissen verfügen,

- die ihr Vorwissen, obwohl es eine wichtige berufspraktische Bedeutung hätte, implizit abwerten, weil sie ihm nicht annähernd die Bedeutung eines „Schulwissens" beimessen können,

- bei denen das spontane Handeln sowie die Realisierung von Gedankengängen durch die dominierende kognitive Planung, durch präzise Analysen und durch sorgfältiges Abschätzen von Auswirkungen zumeist gehemmt werden.

Bestünde für die SchülerInnen eine Wahlmöglichkeit zwischen diesen beiden Varianten, so würden sich sehr wahrscheinlich die Dispositionen der jeweiligen Personen hinsichtlich der beiden Zugänge auch im Wahlverhalten widerspiegeln. Erfolgszuversichtliche Personen bevorzugen mit hoher Wahrscheinlichkeit eher eine Form des offenen Lernens, während misserfolgsängstliche eher den Unterricht durch Vorträge und primär die Aneignung von Theoriewissen präferieren würden, bevor sie sich auf ein Praktikum einlassen können.

2.3 GEBLOCKTES LERNEN VS. KONTINUIERLICHES LERNEN

Varianten von Praktika in dualen Ausbildungssystemen weisen außerdem Unterschiede bezüglich der Platzierungen der schulischen und praktischen Lerneinheiten auf. Es können beispielsweise die gesetzlich notwendigen Praktikumsstunden als „am Stück" abzuleisten vorgesehen sein (ein einziges Praktikum während einer längeren Ausbildung); es gibt aber auch Curricula, in denen mehrere kürzere Praktika geschickt positioniert (d. h. geschickt mit der theoriebezogenen Ausbildung verzahnt) sind. Duale Ausbildungssysteme, die ein einziges Praktikum vorsehen (d. h. die auf geblocktes Lernen setzen), laufen eher Gefahr, die Lernenden zu einer Art „Hürdendenken" zu verleiten als Curricula, in denen ein häufigerer Wechsel zwischen theoriebezogenem und praktischem Lernen vorgesehen ist und die auch im Hinblick auf die zu erbringenden Prüfungsleistungen integrativ konzipiert sind (weniger Zwischenprüfungen, damit Lernende einen bestimmten Stoff und deren praktische Ausführung nicht gleich nach einer solchen Zwischenprüfung „abhaken" können, was häufig zu beobachten ist und im Gegenzug mehr kontinuierliches Lernen, etwa mit einer umfangreicheren Prüfung als Abschluss eines längeren Lernweges mit häufigerem Wechseln zwischen Schule und Betrieb).

Generell ist zu dieser Frage festzuhalten, dass die Gefahr besteht, dass große Blockungen eine Hürdenmentalität begünstigen, die eine geringere Nachhaltigkeit des Gelernten bewirkt. Gedächtnispsychologisch ist eine Form des kontinuierlichen (praktischen) Lernens einem massierten Lernen vorzuziehen.

2.4 PRAKTIKUM IN DER GRUPPE VS. PRAKTIKUM ALS EINZELPERSON

Dass Peer-Groups einen wichtigen Einfluss auf die Sozialisation haben – in einer bestimmten Lebensphase sogar einen ganz entscheidenden – ist ein Faktum. Jedoch gerät dieses Faktum im Bereich des Lernens oftmals in Vergessenheit. Gerade in diesem Kontext des berufspraktischen Lernens können SchülerInnen bzw. PraktikantInnen durch ihre gleichaltrigen KollegInnen stark profitieren. Bezogen auf die Absolvierung von Praktika kann darauf verwiesen werden, dass das Lernen in einer Peer-Gruppe einige Vorteile mit sich bringt, die von den LernerInnen genutzt werden können. Sie bekommen beispielsweise auf diesem Weg die Möglichkeit, von ihren MitpraktikantInnen Rückmeldungen hinsichtlich ihrer eigenen praktischen Aktivitäten zu erhalten – zusätzlich zu den Rückmeldungen, die durch den/die Praxisanleiter/in gegeben werden.

Ein Praktikum in einer Gruppe hat des Weiteren den Vorteil, dass die KollegInnen im Fall von motivationalen Einbrüchen oder auch beim Auftreten von Schwellenängsten unterstützend erlebt werden können. Sie können bei Misserfolgen Hilfestellungen geben, zur Formierung von Lerngruppen bei Prüfungsvorbereitungen dienen, durch ein Gemeinschaftsgefühl Sicherheit ermöglichen und durch Erfahrungsaustausch aufzeigen, dass sie mit ähnlichen oder gar gleichen Problemen bzw. Situationen konfrontiert sind und ihre diesbezüglichen individuellen Lösungsstrategien vorstellen. Gerade im Pflegebereich können erste Kontakte mit schweren Krankheiten, mit sensiblen Tätigkeiten (z. B. das Waschen von Personen eines anderen Geschlechts) oder Konfrontationen mit dem Tod Ängste und Unsicherheiten hervorrufen. Diese Aufgaben sind dann leichter zu bewältigen, wenn die jeweiligen Personen Unterstützung bzw. Beistand von KollegInnen erhalten.

Wie schon zu Beginn (Integration vs. Separation) angesprochen, treten in der Realität auch häufig Probleme hinsichtlich der Kompatibilität von Schulwissen und Praxiswissen auf, mit denen sich die Lernenden auseinandersetzen müssen. In diesen Situationen können sich Gespräche innerhalb der Peer-Gruppe als hilfreich erweisen. Es können gemeinsam Strategien hinsichtlich des Umgangs mit dieser Inkompatibilität entwickelt werden und es eröffnet sich – quasi in solidarischer Manier – die Möglichkeit, als Gruppe diesen wichtigen Bezug zwischen Praxis- und Schulwissen einzufordern.

Auch im Hinblick auf die Diskussion von berufsethischen Problemen, die im Zuge der Absolvierung von Praktika aufkommen können, erweist sich die Konstellation einer Peer-Gruppe als günstig(er), um Diskussionen mit den Praxisanleiter/innen führen zu können: Mehrere an solchen Diskussionen beteiligte Personen tragen auch mehrere unterschiedliche Perspektiven und Lösungsansätze bei, als wenn solche Diskussionen nur in Dyaden geführt würden.

3. RESÜMEE

Wenn es um die Analyse von Vor- und Nachteilen der Konzeption von Praktika in einer dualen Ausbildung bzw. um die Verbesserung der Ausbildungsqualität geht, müssen folgende vier Aspekte ermittelt werden:

- Erstens ist es notwendig zu hinterfragen, wie gut Schule und Betrieb miteinander kooperieren, inwieweit PraxisbetreuerInnen in das Schulgeschehen involviert sind und wie es um die Bereitschaft steht, Schul- und Praxisbildung miteinander zu verknüpfen.

- Zweitens kommt der Frage, in welchem Ausmaß bei der Gestaltung der schulischen und betrieblichen Ausbildung auf die individuellen Lernbedürfnisse der SchülerInnen eingegangen wird, eine besondere Bedeutung zu.

- Auch der Aspekt, wie kontinuierlich die schulische und die praktische Ausbildung aufeinander bezogen werden können, ist wichtig; kontinuierliches Lernen erweist sich in aller Regel als qualitätsvoller als massiertes Lernen.

- Und nicht zu vernachlässigen ist das soziale Setting, im Rahmen dessen Lernen in Praktika stattfindet. Das praktische Lernen in einer Gruppe von Gleichaltrigen birgt Vorteile gegenüber dyadischen Formen.

Somit kann auf die in diesem Beitrag zentrale Frage, wie Praktika in dualen Ausbildungssystemen konzipiert sein sollen, folgende Antwort gegeben werden (vgl. Tab. 1):

Ein duales System ist qualitätsvoll (hat Vorteile), wenn ...	Ein duales System ist mangelhaft (hat Nachteile), wenn ...
... gemeinsame Verantwortlichkeit von Lehrpersonen und PraxisbetreuerInnen gelebt wird (Kooperation im Curriculum)	... PraktikantInnen das Gefühl haben, ungelegen zu kommen, unerwünscht zu sein oder ihre Schule verunglimpft wird;
... PraxisanleiterInnen individuelle Lernbedürfnisse wertschätzen (Individualisierung als PK-Prinzip)	... eine Abfertigungsmentalität gelebt wird, die manchen PraktikantInnen durchaus gelegen kommt
... schulisches und betriebliches Lernen kontinuierlich parallel gehen und beide Institutionen auf Erfahrungen aus dem jeweils anderen Bereich Bezug nehmen; (möglichst kontinuierliche Verzahnung)	... Praktika zeitlich so geplant sind, dass sie leicht im Sinne des Hürdendenkens oder „Scheine-Sammelns" persolviert werden können (auch das kommt manchen SchülerInnen gelegen!)
... die peer-Gruppe als Ressource für persönliche Entwicklung zur Verfügung steht (Feedback, Lernen im Diskurs)	... eher nur die Betreuungsperson als Reflexions- und Diskussionspartner zur Verfügung steht.

Tab. 1: Überblick über Vor- und Nachteile der Konzeption von Praktika in dualen Ausbildungssystemen)

LITERATUR

Abels, H.: Einführung in die Soziologie: Band 2: Die Individuen in ihrer Gesellschaft (4. Aufl.). VS, Wiesbaden, 2009

Altrichter, H. & Hascher, T.: Lernprozesse in Praktika. Journal für Lehrerinnen- und Lehrerbildung. (1) 2005, 4-7

Bartoschek, U. & Greubel, A.: Nachrangigkeit und Gleichwertigkeit – Zur Verhältnisbestimmung von schulischer und dualer Berufsausbildung. Pflegepädagogik (10) 2002, 184-187

Gieseke, M.: Ein Lernbegleitbuch zur Sicherung der praktischen Pflegeausbildung. Pflegewissenschaft (09) 2009, 478-486

Kästner, M.: Peer-Education – ein sozialpädagogischer Arbeitsansatz. In M. Nörber (Hrsg.). Peer Education. Bildung und Erziehung von Gleichaltrigen durch Gleichaltrige, Beltz, Weinheim, 2003, 50-64

Landwehr, N.: Der dritte Lernort und seine Bedeutung für ein transferwirksames Lernen. Pflegepädagogik (12) 2003, 254-263

Rauner, F.: Moderne Berufsbilder als Dreh- und Angelpunkt für die Organisation gesellschaftlicher Arbeit und die Gestaltung beruflicher Bildungsgänge. Pflegewissenschaft (3) 2010, 141-148

Bildungsverständnis und „Wirklichkeiten" von Studierenden und Dozierenden

Ein Werkstatt- und Erfahrungsbericht des BScN, Winterthur: zhaw

Lilli Mühlherr

2006 starteten auch in der deutschsprachigen Schweiz die ersten Bachelor-Studiengänge in Pflege auf Fachhochschulebene. Das erforderte curricular, organisatorisch wie unterrichtspraktisch ein Umdenken von eng verzahnten Curricula hin zur konsequenten Modularisierung, damit die geforderte Flexibilität und Internationalität Bologna konform eingelöst werden konnte. Dem Artikel sind grundlegende Gedanken zu dieser Thematik gewidmet. Darüber hinaus gehen Fokusgruppen-Interviews dem Bildungsverständnis von Dozierenden und Studierenden nach und zeichnen ein ausgewähltes Bild ihrer „Wirklichkeiten". Gegenwärtig wird dieses Bild noch von einer Polemik zur Akademisierung der Pflege überschattet. Zunehmend wird jedoch auch ein Mehrwert für die Pflegepraxis deutlich.

1. ÜBERBLICK UND AUSGANGSLAGE ZUR KONZEPTION DES STUDIENGANGS BScN

Im Überblick präsentiert sich meine Betrachtung wie folgt

(1) Zunächst wird die Ausgangslage zur Konzeption des Bachelor-Studiengangs Pflege am Departement Gesundheit der Zürcher Hochschule für angewandte Wissenschaften (zhaw) Winterthur skizziert, mit der ich 2006 hauptverantwortlich beschäftigt war.

(2) Dann sollen Basisbezugspunkte des Bildungsverständnisses des Departements Gesundheit dargestellt werden. Dabei wird unter „Bildungsverständnis" hier primär das pädagogische Konzept verstanden, mit dessen Ausarbeitung ich ebenfalls 2006 für die Bachelor-Studiengänge Ergotherapie, Physiotherapie und Pflege beauftragt worden war. Ergänzt wird dieser Teil mit curricularen Überlegungen zur Konzeption des BScN.

(3) Dann folgen Fragestellung und methodische Angaben zur Erfassung von „Wirklichkeiten".

(4) Anschließend geht es um ausgewählte Fragen dessen, was man als „Wirklichkeit" bezeichnen könnte: Gemeint sind Überzeugungen, Erfahrungen und Aussagen von Studierenden und Dozierenden, die sich mit der Umsetzung unseres Bildungsverständnisses und anderer „Wirklichkeiten" konfrontiert sehen.

(5) Am Schluss folgen eine Diskussion und ein Fazit zu ausgewählten Punkten.

AUSGANGSLAGE: VORGABEN ZUR KONZEPTION DES STUDIENGANGS BScN

2006 starteten in der deutschsprachigen Schweiz die ersten Bachelor-Studiengänge in Pflege auf Ebene Fachhochschule, an der zhaw gemeinsam mit denjenigen der Ergotherapie und Physiotherapie. Die Hebammen sollten zwei Jahre später dazu stoßen. In unserem Kontext hieß das zudem, dass Monate zuvor unser neues Departement Gesundheit gegründet und in eine der größten Mehrsparten- Hochschulen der Schweiz integriert worden war. Wir sahen uns zunächst einer Vielzahl von Vorgaben gegenüber, von denen einige hier erwähnt werden:

- Dreijährige, grundständige Studiengänge, d.h. also mit integrierten Praktika, die mit 180 ECTS sowohl den Bachelor-Degree als auch Berufsbefähigung und generalistische Ausrichtung garantieren sollten.

- Die Studiengänge sollten Bologna-kompatibel sein, d.h. z. B. modular aufgebaut werden, Mobilität, Internationalität und Forschungskompetenz ermöglichen.

- Das Departement Gesundheit legte fest, dass gemeinsame Themen der Gesundheitsberufe des Departements bestimmt und dass interprofessionelle Angebote ausgearbeitet werden sollten (Bsp. Krise und Coping, Englisch, Wissenschaftliches Arbeiten etc.).

- Für die Pflege hieß es zusätzlich, EU-Kompatibilität und Angleichung an die andern Fachhochschul- (FH-)Studiengänge der deutschsprachigen sowie der italienisch- und französischsprachigen Schweiz sicherzustellen.

- Zudem sollte sich der Studiengang explizit von einem anderen Pflegestudiengang distanzieren, der in der Deutschschweizer Bildungslandschaft als Nachfolge für die Diplomniveau II-Bildungsgänge auf Ebene Höhere Fachschule (HF) konzipiert worden war.

Zur Erläuterung: In der Schweiz war beschlossen worden, Pflegestudiengänge sowohl auf Tertiär-Niveau A wie B anzusiedeln, d.h. zu 90-95% auf Ebene HF und nur zu 5-10% auf Ebene FH. Der französische sprechende Teil der Schweiz beschränkte sich auf die Ebene FH und verzichtete auf die Ebene HF – ein Umstand, der auch heute noch zu Kontroversen führt (EVD 2010).

Für die Pflege FH der zhaw wurde aufgrund dieser Vorgaben ein Numerus Clausus von 90 Studierenden pro Jahr definiert.

2. BILDUNGSVERSTÄNDNIS DES DEPARTEMENTS GESUNDHEIT DER ZHAW FÜR DIE BACHE-LOR-STUDIENGÄNGE (PÄDAGOGISCHES KONZEPT) UND CURRICULARE ÜBER-LEGUNGEN FÜR DEN BScN

Bei der Formulierung eines pädagogischen Konzepts für alle Studiengänge des Departements Gesundheit war wichtig, dass es nicht nur für die Pflege, sondern auch für die anderen Gesundheitsberufe relevant war. Zudem sollte es das an Fachhochschulen Spezifische aufgreifen, was auch hieß, alle relevanten Grundlagendokumente einzubeziehen, wie gesetzliche Grundlagen, Policy der zhaw, Vorgaben der Konferenz der Fachhochschulen usw.

Im Überblick zeigt es sich so:

(1) Verständnis des Menschen und Grundkonzeption zur konstruktiven Gestaltung von Lernprozessen,

(2) Pädagogische Aspekte zur Gestaltung von Lernprozessen an Fachhochschulen,

(3) Schwerpunkte zur Gestaltung von Lernprozessen in den Studiengängen Gesundheit der zhaw,

(4) Didaktische Gesichtspunkte zur Unterstützung von Lernprozessen im theoretischen wie berufspraktischen Teil,

(5) Fazit und Entscheidungen für die Pflege.

Im Folgenden wird eine auf wenige Punkte beschränkte Variante dieses Bildungsverständnisses wiedergegeben.

2.1 VERSTÄNDNIS DES MENSCHEN UND GRUNDKONZEPTION ZUR KONSTRUKTIVEN GESTALTUNG VON LERNPROZESSEN

Das Menschenbild betont drei Aspekte, die sich in verschiedenen philosophischen oder pädagogischen Ansätzen finden lassen und zentrale Grundkomponenten für professionelles Handeln in Gesundheitsberufen darstellen, d.h.:

• das Verständnis des Menschen als individuelles und gleichzeitig soziales Wesen,

• die Annahme der Entwicklungsfähigkeit des Menschen und damit die Absage an deterministische Menschenbilder,

• eine ganzheitliche Sichtweise des Menschen, respektive die Absage an reduktionistische Verständnisse.

2.2 PÄDAGOGISCHE ASPEKTE ZUR GESTALTUNG VON LERNPROZESSEN AN FACHHOCHSCHULEN

Die zentrale Aufgabe von Fachhochschulen (FH) besteht darin, durch praxisorientierte Diplomstudien auf berufliche Tätigkeiten vorzubereiten, welche die Anwendung wissenschaftlicher Erkenntnisse und Methoden erfordern (FHSG, Art. 3f.).

Auf der Bachelor-Stufe befähigt die FH zu selbständiger beruflicher Tätigkeit nach den neuesten Erkenntnissen von Wissenschaft und Praxis, zur Entwicklung und Anwendung von Methoden der Problemlösung, zur Wahrnehmung sozialer Verantwortung und einem ganzheitlichen, fachübergreifenden Denken und Handeln (FHSG, Art. 4).

Die Konferenz der Fachhochschulen der Schweiz (KFH 20042: 10ff) betont zudem folgende Ausrichtung und Kompetenzorientierungen:

Die Studiengänge an Fachhochschulen sind generalistisch ausgerichtet und fördern übergeordnet folgende Kompetenzen, die für die jeweiligen Berufe/Fachbereiche zu konkretisieren sind:

- **Fachkompetenzen** (z. B. verschiedene Arten des Wissens, kognitive Fähigkeiten),
- **Methodenkompetenzen** (z. B. Fähigkeit, Fachwissen gezielt bei der Lösung beruflichen Aufgaben umzusetzen),
- **Sozialkompetenzen** (z. B. Fähigkeit zur Gestaltung von Beziehungen),
- **Selbstkompetenzen** (z. B. Fähigkeit, die eigene Person in die berufliche Tätigkeit einzubringen).

Einbezogen wurden ferner die Policy des Lehrens und Lernens der zhaw wie auch der (FHSV 2005, Art. 16cbis), welche u.a. die Vorgabe zur Berücksichtigung des Gender-Aspektes betont.

2.3 SCHWERPUNKTE ZUR GESTALTUNG VON LERNPROZESSEN IN STUDIENGÄNGEN GESUNDHEIT DER ZHAW

In Ergänzung zu bereits erwähnten Gesichtspunkten wird in Studiengängen Gesundheit auch auf fundiertes, Evidenz-basiertes natur- und sozialwissenschaftliches Wissen Wert gelegt, auf ein hohes Maß an Problemlösungsfähigkeit in sozialen Kontexten und die Entwicklung psychosozialer und transkultureller Kompetenzen.

2.4 DIDAKTISCHE GESICHTSPUNKTE ZUR UNTERSTÜTZUNG VON LERNPROZESSEN IM THEORETISCHEN WIE BERUFSPRAKTISCHEN TEIL DES STUDIENGANGS

Didaktisch steht vor allem die Erkenntnis von Meyer (2004, S. 11) im Vordergrund, der betont, dass es keinen Unterricht gibt, der „an sich" gut ist. Vielmehr sei zu fragen, für wen, für welche Fächer, für welche Ziele und Inhalte. Und auch dies: „Was guter Unterricht ist, kann grundsätzlich nicht aus den Ergebnissen der empirischen Unterrichtsforschung abgeleitet werden" (ebd.: 12).

Aus der Vielzahl empirischer Versuche zur Erfassung guten Unterrichts formulierte er einen Kriterienmix, der in seiner Kombination bedeutsam ist (ebd.: 18f.):

1. Klare Strukturierung (Prozess-, Ziel- und Inhaltsklarheit; Rollenklarheit, Absprache von Regeln, Ritualen, Freiräumen).

2. Hoher Anteil echter Lernzeit (gutes Zeitmanagement, Pünktlichkeit, Auslagerung unnötiger organisatorischer Aspekte).

3. Lernförderndes Klima (gegenseitiger Respekt, Verlässlichkeit, Verantwortlichkeit, Gerechtigkeit).

4. Inhaltliche Klarheit (Verständlichkeit).

5. Sinnstiftende Kommunikation (Mitbeteiligung, Gesprächskultur).

6. Methodenvielfalt.

7. Individuelles Fördern.

8. Intelligentes Üben (Bewusstmachen von Lernstrategien, gezielte Hilfestellungen).

9. Transparente Leistungserwartungen (klare Erwartungen und Rückmeldungen zu Lernerfolgen).

10. Vorbereitete Umgebung (Ordnung, funktionale Einrichtung).

Meyer (ebd.: 18) betont, dass der Lernerfolg letztlich durch ein gemeinsames Geschehen von Studierenden und Dozierenden zustande kommt, das auch von Wertschätzung getragen sein soll. Das bedeutet z. B. Überprüfung des eigenen Verhaltens, sich der Notwendigkeit eigenen Lernens bewusst zu bleiben und ein Lehrverständnis zu haben oder zu entwickeln, dessen primäres Ziel es ist, Lernen zu ermöglichen.

2.5 FAZIT, ENTSCHEIDUNGEN UND MASSNAHMEN FÜR DEN BScN

Überblickt man die einzelnen Vorgaben, wird wohl deutlich, dass für die Konzeption eines solchen Bildungsganges mit zeitlichen Ressourcen, die unter jedem Minimum lagen, Entscheide nötig waren, die sich nicht mit Prozessen einer ausgedehnten Curriculum-Entwicklung decken konnten.

Ohne „aus der Not eine Tugend machen zu wollen", fragte und frage ich mich, was wirklich auf der curricularen Ebene festgelegt werden und was vielleicht sogar besser auf der Ebene der eigentlichen Umsetzung liegen sollte? Dazu drei Punkte, die nicht gegen eine sorgfältige Curriculumentwicklung zielen, vielmehr auf die aktuelle Situation, die empirische Erfassbarkeit und die Frage nach dem Konkretisierungsgrad:

(1) So halte ich etwa die **Zieldimensionen bei Darmann** – nämlich wissenschaftsbasiertes Regelwissen, Erfassen von Perspektiven und Deutungen anhand einer Situation sowie Konfrontation mit gesellschaftlichen Widersprüchen – für sehr wesentlich (Darmann 2005:333 und Darmann in Olbrich 2009). Aber sind diese wirklich curricular festzulegen? So weit ich sehe, wären sie nur in einem aufwändigen empirischen Prozess zu eruieren. Können diese Zieldimensionen nicht auch durch modulverantwortliche Lehrende eingelöst werden, vorausgesetzt, sie verfügen über eine pflegewissenschaftliche und pflegedidaktische Ausbildung, haben ihr Fachgebiet sowohl theoretisch wie durch Erfahrungen durchdrungen und bewegen sich aktuell in der Praxis, so dass sie auf der Ebene der Modulgestaltung und des Unterrichts aktuelle, zentrale, inhaltliche Fragen stellen und diese problemorientiert sowie kritisch aufbereiten können?

(2) Zum zweiten ist die Frage zu stellen, welche Lernfelder, Handlungssituationen sowie Schlüsselprobleme empirisch zu ermitteln wären? Wir bewegen uns in einer Zeit, in der Kurzlebigkeit jedes Konzeptes tägliches Programm ist, in der rasante gesellschaftliche, gesundheitspolitische usw. Veränderungen den praktischen Handlungsvollzug der Pflege jeden Tag neu formieren. Damit verbunden ist auch die Forderung, flexibel auf diese Herausforderungen reagieren zu können – sowohl in der direkten Pflege als auch im Unterricht.

Was also soll mit welchen Kriterien empirisch erfasst und festgelegt werden, damit diesen laufenden Veränderungen begegnet werden kann?

(3) Bachelor-Programme haben die Vorgabe, Bologna-kompatibel zu sein, was unter anderem heißt, sie müssen modular aufgebaut sein, sowie Mobilität und Internationalität garantieren und damit Incoming und Outgoing von Dozierenden und Studierenden ermöglichen.

Dazu sehe ich keine andere Variante, als diese Module wirklich konsequent als abgeschlossene Einheiten zu konzipieren – die wohl einem als sinnvoll erachteten Aufbau folgen, gleichzeitig aber auch unterrichtet oder als Gaststudierende besucht werden können, ohne dass man den ganzen Studiengang durchlaufen, respektive durchblicken muss.

Ein curriculares Grundlagenkonzept, das nach genau vorgezeichneten, sich gegenseitig bedingenden Schritten zu durchlaufen ist, dürfte sich als wenig geeignet erweisen, sollten all die genannten Forderungen erfüllt werden. Konkret bedeutet das zweierlei: zum einen ist trotz konsequenter Modularisierung ein sich progressiv entwickelnder, inhaltlicher Aufbau herzustellen, zum andern ist aber gleichzeitig der Vernetzungsgrad der einzelnen Module untereinander sorgfältig zu überprüfen – respektive ist der Diskurs der Modulverantwortlichen zu fördern.

Im Überblick orientierte sich die Konzeption des BScN an folgenden Basisbezugspunkten:

1. **Verzicht** auf einen **hohen curricular festgelegten Systematisierungsgrad und konsequente Modulkonzeption.**

   – Modulkonzeption als abgeschlossene Einheiten,

   – Überprüfung des Vernetzungsgrades untereinander und progressiver Aufbau soweit sinnvoll und nötig mit dem Ziel weit möglichster Unabhängigkeit für Direkteinstiege in höhere Studiensemester; Möglichkeit der Aufnahme bereits diplomierter Pflegender und Anrechnung von Bildungsleistungen; Garantie für Incoming und Outgoing von Dozierenden und Studierenden; schnelle inhaltliche Anpassung bei berufsspezifischen Entwicklungen; Möglichkeit zur unmittelbaren Konzeption eines Teilzeitstudiengangs.

2. Konzeption eines **„halboffenen Curriculums"**: Verschiebung der Konkretisierung auf die modulare und unterrichtspraktische Ebene und Definition von unabdingbaren Vorgaben wie Freiräumen, die sowohl Wissenschaftsorientierung als auch Bildungsorientierung und die nötige Flexibilität ermöglichen sollte.

3. Anstellung von **fachkompetenten Modulverantwortlichen** nach folgenden Kriterien:

   – Masterabschluss, in der Regel: Pflege,

   – pädagogische/didaktische Ausbildung,

   – spezielle Expertise im zu unterrichtenden Modul,

   – aktueller Praxisbezug durch Arbeit (zweites Standbein) im Praxisfeld. Damit war in Bezug auf die Zieldimensionen von Darmann (2005:232) folgendes anzunehmen:

   (1) Es wird wissenschaftsbasiertes Wissen vermittelt.

   (2) Der eigene Praxisbezug der Dozierenden und damit die Konfrontation mit aktuellen Fragestellungen und Problemfeldern führt zur Formulierung von relevanten Schlüsselproblemen, verschiedener Perspektiven und Problemlösungen im Unterricht.

   (3) Möglicherweise finden – zumindest selektiv – auf der Basis der Definition von Schlüsselproblemen gezielte Reflexionen statt, die auf gesellschaftliche Widersprüche, Konflikte usw. verweisen.

4. Orientierung an **bewährten Pflegecurricula der Schweiz**, im Wissen darum, dass sie durch ausgewiesene Lehrende erstellt und unterrichtet worden waren.

5. Orientierung an **internationalen Curricula**, mit dem Ziel, Neues einzufangen und in Ansätzen Orientierung zu erlangen. Das war insofern wenig ergiebig, als die Systeme schwer vergleichbar sind und grundständige Bachelorangebote weitgehend fehlten.

6. Eine **inhaltliche Schwerpunktsetzung**, die sich nebst unverzichtbaren, bekannten Grundlagen an gegenwärtigen und künftigen Herausforderungen der Gesundheitsversorgung und Pflege orientiert, die verschiedentlich empirisch nachgewiesen werden können, z. B.:

- Die zunehmende Bedeutung von **Ethik und Palliativ Care** (Eychmüller, Schmid & Müller, 2009): ➜ Modul mit entsprechender Gewichtung.

- Die große **Fehlerquote bei Verabreichung von Medikamenten** (Krähenbühl-Melcher, Schlienger, Lampert, Haschke, Drewe & Krähenbühl, 2007): ➜ Modul mit entsprechender Gewichtung und Einsatz von Pharma-Dozierenden aus dem Praxisfeld mit klinischer Expertise.

- Die zunehmende Bedeutung von **transkultureller Kompetenz und Genderkompetenz** (Bundesamt für Gesundheit BAG, 2008): ➜ Modul mit entsprechender Gewichtung.

- Die zunehmende Bedeutung des **Einbezuges von Bezugspersonen und der Familie** (z. B. Panfil 2010): ➜ Modul „Familienassessment" und Stunden zu Patienten- resp. Angehörigenedukation in verschiedenen Modulen.

- Die aktuelle und weiter prognostizierte **Zunahme von chronischen Erkrankungen** (z. B. Panfil 2010): ➜ Modul „Chronic Condition".

- Die erwartete **Verlagerung von kranken Menschen mit komplexen Pflegesituationen in den spitalexternen Bereich**, u.a. durch Einführung der Fallkostenpauschale (DRG) (z. B. Gesundheitsdirektion Kanton Zürich, 2009): ➜ Modul „Pflege von Menschen zu Hause und im ambulanten Bereich" und entsprechende Praxiseinsätze.

- Die Zunahme **depressiver Erkrankungen und Herzerkrankungen** (z. B. Hell mit Bezug zur WHO 2006): ➜ Entsprechende Gewichtung im Modul „Pflege des psychisch kranken Menschen", respektive im Modul „Akut somatische Pflege I" und entsprechende Praxiseinsätze.

- Die drohende **Unterversorgung von Hausärzten** in der Schweiz (Seematter, Junod, Jaccard Ruedin, Roth, Foletti & Santos-Eggimann, 2008): ➜ „Modul klinisches Assessment" mit entsprechenden Skillstrainings und Simulationspatient/innen.

- Die **Zunahme des Lebensalters der Bevölkerung und von älteren Menschen, die immer länger zu Hause bleiben** (z. B. Sottas 2010): ➜ Modul „Pflege von alten Menschen" und entsprechende Praxiseinsätze.

7. Zudem wurden **ausgewiesene Institutionen** für Praktika der Studierenden gesucht, die pflegefachkompetente Lehrende mit Erfahrung und Ressourcen für die Ausbildungsbegleitung garantieren konnten und eine entsprechende Infrastruktur (z. B. Zugang zum Internet) aufwiesen.

Das waren im Wesentlichen die Überlegungen, die hinter dem bestehenden Curriculum standen, um die genannten und viele andere Vorgaben einzulösen (siehe auch Arbeitsgruppe HSGYM 2008 und Universität Zürich 2008; Akademie der Wissenschaften Schweiz 2009; zhaw 2010; EVD 2010).

3. FRAGESTELLUNG UND METHODISCHE ÜBERLEGUNGEN ZUR ERFASSUNG VON „WIRKLICHKEITEN"

In der Folge werden Fragestellungen und abgekürzt das methodische Vorgehen zur Erfassung von „Wirklichkeiten" der Studierenden und Dozierenden erläutert, wobei hier nur die in diesem Referat diskutierten Fragen sichtbar werden.

3.1 FRAGESTELLUNG

Seit Beginn der Umsetzung des Bachelor-Programms wurden alle Module evaluiert, Studierende, Dozierende sowie Praxisinstitutionen befragt. Noch nie explizites Thema war das **Bildungsverständnis und dessen Umsetzung.** Deshalb wird hier folgender Fragestellung nachgegangen:

(1) Was ist den Dozierenden bei der Themenwahl (auch aktuelle und künftige Herausforderungen der Pflege), didaktisch, im Hinblick auf ihre Rollengestaltung, also pädagogisch wichtig und wie werden diese Aspekte von den Studierenden wahrgenommen?

(2) Wird ein wünschenswerter Pflegeunterricht erteilt im Sinne von:

– Vermittlung von wissenschaftsbasiertem Wissen mit Begründungen und Hinweisen zur Anwendung,

– Besprechung von Schlüsselproblemen, in denen verschiedene Perspektiven, Deutungen und mögliche Problemlösungen sichtbar werden,

– Transparenz von gesellschaftlichen Widersprüchen, Machtstrukturen, die zu Entscheidungen, Zwängen führen usw.?

(3) Inwieweit ist im Unterricht/in der Praxis die Polemik spürbar und behindernd, die besagt, dass akademisch ausgebildete Pflegende nicht pflegen wollen/können? Und: wo/wie spüren Dozierende/Studierende den Mehrwert, die Chancen dieser Akademisierung?

3.2 Methodische Überlegungen

Es bestand nicht die Absicht, repräsentative Daten zu generieren, sondern selektive Angaben zum bestehenden Bachelor-Degree mit dem Ziel einer ergänzenden Standortbestimmung zur Weiterentwicklung des Programms zu erhalten. Gewählt wurde ein qualitativ explorativer Ansatz. Konkret wurden in Anlehnung an die Fragestellung, die sich ihrerseits auf das pädagogische Konzept des Departements Gesundheit (2006), auf Darmann (in Olbrich 2009) und interessengeleitete Zusatzfragen stützt, vier teilstrukturierte Fokusgruppen-Interviews durchgeführt, die im Gespräch entsprechend modifiziert und ergänzt wurden.

Es wurden vier Interviews (nach Gruppen gesondert) durchgeführt: drei mit insgesamt 27 Studierenden, davon eine Gruppe mit bereits diplomierten Pflegenden und eine mit zehn Dozierenden. Die Interviews dauerten zwischen einer und eineinhalb Stunden, wurden protokolliert und sinngemäß nach möglichen Themen, entlang der Fragestellung, geordnet. Die gebildeten Kategorien erfüllen den Anspruch nach theoretischer Abstützung und Ausschließlichkeit nur bedingt, wohl aber den Zielen für die Weiterentwicklung des Programms und erlauben durch ihre Art der eher offenen Darstellung, bestimmten Punkten erneut und vertiefter nachzugehen. Zu beachten ist ferner, dass hier die Aussagen der Dozierenden als Eigenaussagen zu werten sind, die interpretativ mit denjenigen der Studierenden in Verbindung gebracht werden. Über den wirklichen Handlungsvollzug von Dozierenden kann keine gültige Aussage gemacht werden. Festgestellt werden können jedoch Tendenzen, die weitere Teamdiskussionen fokussieren helfen.

4. „Wirklichkeiten von Studierenden und Dozierenden"

Ausgewählt hier einige Antworten und Diskussionen zu den gestellten Fragen, wie sie sich aus den einzelnen Interviews ergeben haben.

4.1 THEMENWAHL, ALLGEMEINE WERTE ZUR LERNPROZESS- UND ROLLENGESTALTUNG

Was ist den Dozierenden bei der Themenwahl (auch aktuelle und künftige Herausforderungen der Pflege), didaktisch, im Hinblick auf ihre Rollengestaltung und pädagogisch wichtig und wie werden diese Aspekte von den Studierenden wahrgenommen?

Werte der Dozierenden bei der *Auswahl der Inhalte:*

(1) Exemplarische Auswahl der Inhalte und Reduktion

(2) Herstellen von Transfer

– verbunden mit hoher Eigenleistung der Studierenden

– oft schwierig, aber Niveau ermöglicht das

(3) Praxisbezug

(4) Theoretisch begründetes Repertoire von Handlungsmöglichkeiten

(5) Adressatenanalyse

– Praxiswissen und Erfahrungen

– Aufbauen auf Vorkenntnissen

– Heterogenitäten

(6) Vernetzung mit andern Modulen/Inhalten

Werte der Dozierenden bei der *Bearbeitung der Inhalte:*

(1) Adressatenbezug

– Sichtweisen, Wissen der Studierenden, subjektive Theorien

(2) Methodenwahl/Sozialformen

– aktive Bearbeitungsformen, praktische Übungen

– Abwechslung (z. B. Sozialformen)

– Skillstraining (mit/ohne Simulationspatient/innen)

– Fallbeispiele (eigene und der Studierenden)

– Diskussionen, Reflexionen

(3) Sonstige Überlegungen

– zentrale, relevante Punkte und Praxisbezug betonen

– Mehrperspektivität aufzeigen/erfahren lassen

(4) Einbezug von Haltung/Verhalten

– konstruktive pflegerische Grundhaltung

– Transparenz, Begründung von Verhalten

– Wichtigkeit der Beziehungsgestaltung

– Lernen als lebenslange Aufgabe

(5) Einbezug tradierter Bildungswerte

– philosophische Hintergründe (z. B. für Pflegeforschung)

– Allgemeinwissen/historische Kenntnisse

„Lernen muss mit Emotionen verbunden sein. Auch Humor ist dabei sehr wichtig." (eine Dozierende)

„Für eine gute Zukunft muss man die Vergangenheit kennen. Die FH ist die Chance, dass sich Pflege professionalisiert." (eine Dozierende)

Werte der Dozierenden *bei der Rollengestaltung:*

(1) Konstruktive Gestaltung der Beziehung

– als Mensch/Persönlichkeit wahrnehmbar sein

– Vertrauensaufbau

– Wissen einbringen, aber zugeben, was man nicht weiß

(2) Identitätsstiftend wirken als Pflegende

– als Pflegefachmann/frau spürbar sein

– Freude an der Pflege vermitteln

– Erzählen eigener Praxisbeispiele (auch schwierige Situationen)

– Mut machen für schwierige Situationen

(3) Bewusster Umgang mit Adoleszenz und Heterogenität

– Vorbild und manchmal eine „Zumutung" sein

– differenzierende Umgangsformen (nicht alle brauchen dasselbe)

– sich auseinandersetzen, Verhalten ansprechen, Feedback geben

Erläuterungen zur Frage nach den *pädagogischen/didaktischen* Werten der Dozierenden:

Zu Beginn wurde Dozierenden wie Studierenden die Frage gestellt, ob sie das pädagogische Konzept der zhaw kennen würden, resp. sich damit befasst hätten.

Die Dozierenden kennen es mehrheitlich, dürften aber ihre Grundüberzeugungen nicht daraus schöpfen. Ihre Werte decken sich jedoch weitgehend mit dem pädagogischen Konzept, sowohl was das Verständnis des Menschen, als auch was die didaktische Gestaltung des Unterrichts anbelangt.

Pädagogisch werden Beziehungsgestaltung, Identitätsstiftung sowie ein bewusster Umgang mit Adoleszenz und Heterogenitäten genannt.

Den Studierenden ist Folgendes wichtig:

Werte der Studierenden *zu den vermittelten Inhalten der Pflege*:

(1) **Aktualität**

(2) **Praxisbezug**

– kontroverse Meinung bei zwar relevanten, aber nicht unmittelbar anwendbaren Themen (z. B. Clinical Assessment)

(3) **Aufbauen auf Vorkenntnissen und Erfahrungen**

(4) **Theoretisch begründetes Repertoire von Handlungsvarianten**

(5) **Nicht zu viel an Überschneidung und Repetition**

(6) **Wahlmöglichkeiten**

Erläuterungen zur Frage nach den *Werten der Studierenden zu den vermittelten Inhalten der Pflege*:

Die Studierenden kennen das pädagogische Konzept nicht, obwohl es auf ihrer Lernplattform aufgeschaltet ist. Die Antworten von Dozierenden und Studierenden decken sich an markanten Stellen, wobei nicht beide Adressatengruppen zu allen Punkten Stellung beziehen. Beiden sind **aktuelle Inhalte, Praxisbezug,** theoretisch begründetes Repertoire von Handlungsvarianten und die **Adressatenanalyse,** bzw. für die Studierenden das **Anknüpfen** können an **eigene Vorkenntnisse und Erfahrungen** wichtig.

Die diplomierten Pflegenden wünschen nicht nur Basis- sondern auch **Vertiefungswissen.** Hinter dieser Aussage stehen möglicherweise Auseinandersetzungen mit den jüngeren Studierenden der Studiengänge des Vollzeitprogramms. Sie beklagten sich mehrfach über deren Unwissen, was den Wert des Studiums oder einzelner Themen betraf. Dazu ist anzumerken, dass die jüngeren Studierenden sich anderseits oft von ihren erfahrenen Studienkolleginnen nicht ernst genommen fühlten. Diese Aussagen verweisen auch auf den Umgang mit Heterogenitäten, von dem zu fragen ist, wie er gelingt.

Die Studierenden schätzen den Praxisbezug der Dozierenden und auch, dass diese ihnen erlebte Situationen und Erfahrungen erzählen, allerdings nur, wenn sie nicht zu langatmig sind.

Weder von Dozierenden noch von Studierenden werden explizit gegenwärtige und künftige pflegerische Herausforderungen genannt. Vielleicht stehen sie hinter der Forderung nach aktuellen, pflegerischen Inhalten – eine Forderung, von der immer wieder betont wurde, dass sie eingelöst wird. Dozierende wünschen auch keine wesentlichen curricularen Änderungen und die Studierenden scheinen mit den Inhalten grundsätzlich zufrieden.

Nicht einig waren sich die Studierenden über den Sinn der Thematisierung von zwar relevanten, aber nicht unmittelbar anwendbaren Themen. Damit schneiden sie das bekannte Thema „Bildung auf Vorrat" an, für das es oft keine eindeutige Antwort gibt. Die Frage nämlich, wie sinnvoll es ist, Inhalte zu thematisieren, die nicht in absehbarer Zeit umsetzbar sind. Die Studierenden des sechsten Semesters machten darauf aufmerksam, dass sich vieles in der Praxis sehr wohl hätte anwenden lassen, wenn man ihnen größere Handlungsspielräume gelassen hätte.

Die fehlenden Wahlmöglichkeiten stellen in der Tat einen Zielkonflikt dar, dessen Lösung insofern nicht einfach ist, als in drei Jahren sowohl der Bachelor-Degree als auch Berufsbefähigung erreicht werden muss. So sind die meisten Inhalte zwingende Voraussetzung. Es werden neue Möglichkeiten gesucht werden müssen, z. B. auch vermehrte Differenzierungen und Wahlmöglichkeiten innerhalb von Modulen selbst.

Werte der Studierenden *zur methodischen Bearbeitung der Inhalte*:

(1) **Transferhilfen leisten;**

 Bsp. „Jetzt weiß ich, was Caring heißt, aber wie setze ich das um?"

(2) **nachvollziehbare Struktur**

(3) **Methodenvielfalt** (weniger eigene Präsentationen und abgelesene PP-Präsentationen)

(4) **Gruppenarbeiten zur Erfahrung der Mehrperspektivität**

(5) **gefordert sein** (Leistungsnachweise)

(6) **Fragen stellen, darauf eingehen und Rückmeldungen geben**

(7) **gute Unterlagen, angemessene Leseaufträge** (Umfang)

(8) **Mitsprache** (Sozialformen, Leistungsnachweise)

Erläuterungen zu *Werte der Studierenden zur methodischen Bearbeitung der Inhalte*:

Auffallend ist, dass der Transferhilfe in allen Interview-Gruppen (auch bei den Dozierenden) viel Bedeutung beigemessen wird. Die Dozierenden betonen, dass es sich oft um anspruchsvolle Eigenleistungen der Studierenden handelt, dass das intellektuelle Niveau das jedoch erlaube. Die Aussagen der Studierenden deuten aber deutlich darauf hin, dass diesbezüglich mehr an Unterstützung angeboten werden sollte.

Interessant ist, dass sich die Studierenden nicht über diejenigen Aspekte des Hochschulbetriebes beklagen, wie etwa Platzprobleme und Großgruppen, welche die Dozierenden im Alltag beschäftigen. Genau betrachtet sind die methodischen Wünsche der Studierenden – sofern erwähnt – zum einen weitgehend deckungsgleich mit dem Kriterienmix von Meyer (vgl. 2.4) und zum andern sowohl in Klein- wie Großgruppen durchaus einlösbar. Angesprochen sind damit eigentliche Basics guter Lehre.

Einige Studierenden meinten sogar, sie lernten viel in Vorlesungen, wenn sie gut strukturiert und präsentiert seien.

Aber sie weisen mit Nachdruck auf ihre Situation hin: Oft gezwungen, ihr Studium selbst zu finanzieren, müssen sie häufig während des Semesters arbeiten. Dann sind sie wenig erpicht, in Stunden anwesend zu sein, in denen einfach Sätze von PowerPoint-Folien abgelesen werden, die sie selber lesen könnten. Auch wünschen sie sich herausfordernde Angebote und Stellungnahmen:

- Leistungsnachweise, die eine wirkliche Herausforderung darstellen,
- Gruppenarbeiten, die als echte Bereicherung erlebt werden, weil sie neue Erkenntnisse auch im Hinblick auf Mehrperspektivität von Meinungen ermöglichen,
- Rückmeldungen von Dozierenden auf ihre Fragen, Bemerkungen, Einwände, auf eigene Präsentationen usw., die konstruktive kognitive Entwicklungen und ernsthafte Auseinandersetzung darstellen.

Vor allem von den diplomierten Pflegenden wurde erwähnt, dass sie für Leistungsnachweise Gruppenpräsentationen erarbeiten mussten, was Treffen außerhalb der Unterrichtszeit bedingte und organisatorisch an die Grenze des Machbaren ging.

Insgesamt bekam man während der Interviews nicht den Eindruck, dass die Studierenden methodisch schlecht unterrichtet werden. Wohl aber, dass es möglicherweise „Ausreißer" gibt, die:

- Basics des Unterrichtens zu wenig beachten oder kennen,
- methodisch einseitig sind und Visualisierungstechniken (z. B. Power Point) schlecht verwenden,
- die Transferleistung in zu hohem Maß den Studierenden überlassen,
- Großgruppen (noch) nicht gut genug führen können,
- Formen von Leistungsnachweisen erwarten, die zu viel zeitliche und organisatorisch Ressourcen binden, als dass sie dann inhaltlich als wertvoll erlebt würden,
- durch das vorhandene Zeit- und Raumbudget aufgerieben werden, die tatsächlich da und dort zu wenig Spielraum lassen.

Diese Vermutung deckt sich mit den seit Beginn durchgeführten Modulevaluationen. Die vielen methodischen Möglichkeiten, welche die Dozierenden aufzeigen, dürften nicht von allen praktiziert werden. Objektiv betrachtet, ist einiges auch schlecht möglich.

Werte der Studierenden *zur Rollengestaltung der Dozierenden*:

- Selbstsicherheit, Durchsetzungsfähigkeit (für Disziplin sorgen, „man darf dabei autoritär sein")
- Flexibilität, Sensibilität, Eingehen auf Bedürfnisse
- Lebendigkeit, Humor
- Motivation und Interesse an Inhalten („Herzblut")
- Ehrlichkeit (zugeben, was man nicht weiß)
- Sprechtempo, Modulation, Lautstärke
- Erwachsenenniveau ansprechen
- Einbezug der Meinung der Studierenden
- Fragen stellen und beantworten können

Erläuterungen zur Frage nach den *Werten der Studierenden zur Rollengestaltung der Dozierenden*:

Der **Personalkompetenz** wird von Seiten der Studierenden ein markanter Stellenwert eingeräumt. Bei allen Interviews an erster Stelle wurde Selbstsicherheit als zentrales, wünschenswertes Merkmal genannt, respektive Ärger und Unverständnis, wenn Dozierende zu verunsichert wirken, sich bei Unruhe nicht durchsetzen oder wenn Unehrlichkeit während schriftlichen Prüfungen einfach zugelassen wird. Sie werteten solches Verhalten von Dozierenden als Ausdruck von Inkompetenz und Unglaubwürdigkeit, das ihr Gefühl für Recht, resp. Unrecht und Gleichbehandlung verletzte.

Ferner schätzen sie die bekannten Werte wie Lebendigkeit, Flexibilität, Eingehen auf ihre Wünsche – wobei diese Wünsche auch inhaltlicher Art sind, z. B. einen Film noch zu Ende sehen oder länger bei einem Thema bleiben zu dürfen. Sie wünschen sich, gefragt zu werden, eigene Erfahrungen einbringen zu können und Erfahrungen von Dozierenden zu vernehmen. Auf die Nachfrage, wie wichtig ihnen Humor sei, meinten immer alle, dass es ihnen viel bedeute, jemand wörtlich: „Ja, wenn er zu haben ist, dann natürlich sehr gern!"

Was die meisten Studierenden dankbar betonten, war die Bereitschaft von Dozierenden, auch nach der Stunde mündlich oder per Email auf ihre Fragen einzugehen.

Gute Dozent/innen, so die diplomierten Pflegenden, sollten den Studierenden positiv entgegen kommen, gut und anschaulich erklären können, Freude haben an dem, was sie vermitteln und eine konstruktive Beziehung aufnehmen können.

In vielem scheinen die Werte von Dozierenden und Studierenden ähnlich, da und dort sind sie etwas anders formuliert. Noch dürften nicht alle Dozierenden ihre pädagogische Rolle gefunden und ausgestaltet haben. Das gilt m. E. vor allem für die eigene **Sicherheit**, den Umgang mit **Großgruppen**, ein **pädagogisch reflektiertes**

Maß an Durchsetzungsvermögen, das Bewusstsein, meist junge Menschen in der **Adoleszenz** vor sich zu haben, die auf der Suche nach Identität sind – was eben nicht einfach mit dem Satz abzutun ist: „Das müssen sie selber wissen, sie sind ja schließlich erwachsen."

4.2 PFLEGEDIDAKTISCHE GESTALTUNG VON UNTERRICHT IM HINBLICK AUF DREI AUSGEWÄHLTE BEZUGS-GRÖSSEN (DARMANN)

Darmann geht von einem wünschenswerten Pflegeunterricht aus, der sich an drei zentralen Bezugsgrößen orientiert. Es wurde die Frage gestellt, ob die drei Forderungen als wichtig erachtet und eingelöst werden:

(1) Wissenschaftsbasiertes Wissen, das nicht nur aus Pflegerezepten sondern aus Begründungen und verschiedenen Hinweisen zur Anwendung besteht?

Erläuterung zur Frage *nach wissenschaftsbasiertem Wissen*:

Diese Frage wird von den Dozierenden als Selbstverständlichkeit betrachtet und von den Studierenden fast ausnahmslos als ausgezeichnet erfüllt bezeichnet. Es wird, wo immer möglich, wissenschaftsbasiertes Wissen vermittelt. Begründungen werden gut bearbeitet und Theorie basierte Handlungsvarianten aufgezeigt.

(2) Besprechung von Schlüsselproblemen, in denen verschiedene Perspektiven, Deutungen und Problemlösungen sichtbar werden?

Dozierende zum *Besprechen von Schlüsselproblemen*:

hohe Wichtigkeit

- unterschiedliche Problemsituationen bearbeiten, Lebensweisen, Perspektiven (geeignet: Fallbeispiele)

- verschiedene Problemlösungsansätze

- Grundlegendes Lehren, Umsetzen in reale/mögliche Situation (Studierende hätten lieber Rezepte)

- Fordern, aber nicht überfordern

- eigener Praxisbezug ist zentral (konkrete, aktuelle Beispiele)

- Handlungspalette, aber auch Orientierung: „Ich würde ..."

Erläuterung *nach der Bearbeitung von Schlüsselproblemen*:

Die Studierenden weisen darauf hin, dass sie oft mit Schlüsselthemen und Situationen der konkreten Praxis konfrontiert werden, was ihnen wichtig scheint. Sie wünschen sich das noch viel häufiger, im Sinne von „das können Probleme sein." Dabei schlagen sie vor, dass man nicht nur außergewöhnliche Situationen, sondern auch ganz normale thematisieren müsste. Jemand meinte: „Ich finde gut, wenn man sagt, dass dies und jenes immer wieder ein relevantes Problem ist". Oder jemand fand: „Ich hätte gerne im Unterricht die Perspektive: „Wie kann ich mit jemandem reden, dass er das erfassen kann?"

(3) Transparenz von gesellschaftlichen Widersprüchen, Machtstrukturen, die zu Entscheidungen führen, Zwänge usw.?

Dozierende zur *Transparenz gesellschaftlicher Widersprüche*:

selektiv hohe Wichtigkeit (hier Bsp. Spitex)

– Permanente Konfrontation mit Ökonomie: (z. B. Erwartung zum Kaffee zu bleiben – dann ist Rechnung zu hoch)

– gesellschaftlicher/politischer/persönlicher Druck: (z. B. Einweisung in Spital? Hausärzte vs. Bedürfnisse Pat. vs. Sichtweise der Pflege vs. Kosten und Verständnis „sichere Pflege")

Erläuterung zur Frage nach der Thematisierung *gesellschaftlicher Widersprüche*:

Die Studierenden meinen mehrheitlich, dass dieser Teil zu kurz komme. Viele hätten gerne, dass man auch Tagesthemen aktueller Gesundheitsprobleme einbeziehen, Kontroversen aufzeigen, mit ihnen diskutieren würde. Es entstand allgemein der Eindruck wacher, lebendiger Studierender, die gerne mehr wüssten und Orientierungshilfen für ihre fachliche aber auch persönliche Weiterentwicklung benötigten.

4.3 ZUR AKADEMISIERUNG

Hier wurde folgende Frage gestellt: Inwieweit ist im Unterricht/in der Praxis die Polemik spürbar und behindernd, die besagt, dass akademisch ausgebildete Pflegende nicht pflegen wollen/können? Und: Wo/wie spüren Dozierende/Studierende den Mehrwert, die Chancen dieser Akademisierung?

Dozierende zur *Akademisierung;*

Polemik spürbar:

- „... bekanntes Vorurteil früherer Bildungsgänge Pflege"
- immer wieder Thema im Unterricht
- „Praxis hat falsche Vorstellungen ..."
- „Wie können wir die Studierenden stärken, damit sie durchhalten?"
- „Unsere Professionalisierungsziele stehen den persönlichen Zielen der Studieren-
  den entgegen: sie wollen doch dazu gehören ..."

Erläuterung zur *Polemik Akademisierung (Dozierende)***:**

Die Polemik begegnet den Dozierenden im Unterricht in vielfältiger Weise. Sie versuchen, die Studierenden zu stärken, ihnen zu erklären, dass Neues Widerstände
hervorruft, dass diese oft mit Ängsten verbunden sind, verweisen auf Erfahrungen mit
früheren Bildungsgängen der Pflege, die ähnliche Polemiken ausgelöst haben usw.
Ein Dozierender bringt das pädagogisch-psychologisch relevante Spannungsfeld für
die Studierenden auf den Punkt, indem er betont: „Unsere Professionalisierungsziele
stehen den persönlichen Zielen der Studierenden entgegen: sie wollen doch dazu gehören". Diese Aussage verweist auf eine Schwierigkeit, die gerade in der Adoleszenz
nicht einfach zu entscheiden ist, in der es primär gilt, personale, soziale und – hier
konkret – berufliche Identität zu finden.

Die Dozierenden zu Chancen, Optionen dieser Akademisierung?

Dozierende; *Chancen der Akademisierung***:**

(1) **Bessere Problemlösungsfähigkeiten**

    – analytische Fähigkeiten und vernetztes Denken

    – bewusste, begründbare Priorisierungen

    – gewählte Fachsprache/Kommunikation mit Ärzten

    – bewusste, differenziertere Argumentation/Dokumentation

(2) **Höheres kognitives Unterrichtsniveau**

    – kritisches, offenes, reflektiertes Denken

    – Diskussionen auf der Basis von Forschungsarbeiten

    – breiterer/tieferer theoretischer Hintergrund

(3) Relevanz für die Praxis

– Outcome-Verbesserungen

– bessere Reflexion

– Intuition kombiniert mit Wissen

Erläuterung zur _Chancen Akademisierung (Dozierende)_:

Die Dozierenden sehen die Chancen in vielerlei Hinsicht: In besseren Problemlösungs-fähigkeiten, einem deutlich höheren kognitiven Unterrichtsniveau, das auch für sie spannende Diskussionen und Herausforderungen ermöglicht und einer Relevanz für die Praxis, indem insgesamt der Outcome besser sein dürfte.

Die Studierenden zur Akademisierung:

Studierende; _Polemik spürbar_:

(1) Rechtfertigungen zur Akademisierung der Pflege

– dauernde Erklärungen nötig (zu Hause, in Betrieben)

– studieren ja, aber doch nicht Pflege ...

(2) Entwertung

– „Jetzt kommen die Studierten...!"

– „Jetzt kommen die, die niemand brauchen kann..."

– „... die will sicher gleich Boss werden!"

– bewusst „klein gehalten" werden; kritisches Denken wenig beliebt

(3) Unklare Abgrenzung HF – FH

Erläuterung zu _Polemik Akademisierung (Studierende)_:

Unsere Studierenden sind in der Tat vielen Angriffen ausgesetzt, das höre ich seit Beginn: von Unverständnis markierenden Fragen bis hin zu diskriminierenden Äuße-rungen. Es gibt sogar Eltern, die jegliche Unterstützung verweigern, weil ihre Tochter Pflege und nicht Medizin studiert.

Obwohl das Bachelor-Programm praxisorientiert ausgerichtet ist, d.h. dass 2300 Stun-den entweder direkt in Praxisfeldern gearbeitet oder aber in unsern Lernlabors zum Teil mit Simulationspatient/innen geübt wird, sind trotz allem auch heute die Stimmen nicht verstummt, die akademisch ausgebildeten Pflegenden attestieren, nicht wirklich pflegen zu können oder zu wollen. Dies auch im Sinn des Ausschlusskriteriums: „Wer denkt, kann nicht pflegen". Von Seiten der Spitäler z. B. wird oder wurde befürchtet, dass akademisch ausgebildete Pflegende immer weniger am Bett arbeiten und stattdessen Expertisen und Konzepte schreiben würden (Tages Anzeiger 2008). Eine meiner Mitarbeiterinnen hat einige Meinungen gesammelt, die ihr von Seiten der eigenen Reihen, also der Pflege, entgegen getragen wurden. Die Beiträge schüren Vorurteile, die von „unbegabt für praktische Tätigkeiten", zu „unfähig zur Empathie und Zusammenarbeit" bis hin zu „mangelnder Dienstleistungsorientierung" reichen.

Es gibt aber auch die andere Seite: den spürbaren Mehrwert, auf den schon die Dozierenden hingewiesen haben. All den genannten negativen Erfahrungen stehen deutlich erfahrene Chancen gegenüber.

Studierende; *Chancen, Mehrwert:*

(1) Höhere pflegerische Kompetenz

– Verantwortungsgrad höher als HF

– gezielter mit Ärzten argumentieren

– komplexe Situationen besser erfassen/benennen

(2) Bessere Karrierechancen

– Master, Kaderpositionen

(3) Aufwertung

– Praxis erstaunt über schnelle Einarbeitung

– „konnte Team weiterbilden"

– Praxis sehr interessiert an Studien, neuen Erkenntnissen

Erläuterung zu *Chancen Akademisierung (Studierende):*

Vor allem die diplomierten Pflegenden berichten, dass sie sich gezielter vertreten könnten und von Ärzten wie auch interdisziplinär bedeutend ernster genommen werden, was sich positiv auf die Zusammenarbeit auswirke. Es gäbe Ärzte, die es sehr schätzten, auf gleicher Ebene kommunizieren zu können. Sie könnten komplexe Situationen schneller und gezielter einschätzen, diese besser, d.h. kürzer und prägnanter dokumentieren, wobei auch sie mit Unverständnis zu kämpfen haben. Manche werden von ihren Betrieben ignoriert oder müssen für Schultage kämpfen. Insgesamt sind es vermutlich die Studierenden des Vollzeitstudiengangs, welche die „großen Kämpfe" ausfechten. Sie können ihren Mehrwert auch noch weniger deutlich erkennen, scheint es. Einige erfahren aber Aufwertung durch die Praxis, indem diese sich interessiert, ihre schnelle Auffassung lobt und sie unterstützt.

4.4 BESONDERS POSITIVE UND NEGATIVE ERFAHRUNGEN

Hier nur zusammenfassend, was Dozierende und Studierende als

- besonders schön, anregend, spannend, eine Freude,

- belastend, mühsam, schwierig, anstrengend empfinden.

Die Dozierenden haben Freude an diesen jungen, offenen, intelligenten und motivierten Studierenden, arbeiten gerne mit ihnen und lernen aus ihren Fragen. Das deckt sich sowohl mit meinen Beobachtungen im Alltag als auch mit diversen Modulauswertungen. Sie schätzen auch die gegenseitige Unterstützung im Team. Dass die Arbeitsquantität als enorm empfunden wird, kann ich gut nachvollziehen. Dazu gehören auch viele organisatorische Probleme, die trotz großem Einsatz von Organisatoren nicht wegzudiskutieren sind.

Die Studierenden erleben – so die Folgerung aus den Interviews wie den Modulauswertungen – das Studium insgesamt als positiv. Sie interessieren sich für die Pflege, finden sie spannend. Viele nennen die gute Begleitung in den Praktika als positiv, freuen sich über täglich neues, vernetzbares Wissen. Auffallend ist die große Belastung, die oft durch die Finanzierung des Studiums entsteht: Der Stundenplan ist sehr dicht, lässt wenig Freizeit.

5. DISKUSSION UND FAZIT

Abschließend eine Diskussion zu ausgewählten Punkten:

(1) Zur Curriculumkonstruktion und -weiterentwicklung

Das Curriculum hat sich als studierbar erwiesen: die ersten vierzig Bachelor-Diplome konnten im Herbst 2009 verliehen werden; weitere 63 im Herbst 2010. Der Studiengang ist durch das Bundesamt für Berufsbildung und Technologie akkreditiert und EU-kompatibel. Die Nachfrage von Seiten der Studierenden und der Praxis steigen seit 2006 stetig. Im Herbst 2010 wurde der Numerus Clausus erreicht.

Die Quote der Aussteiger/innen bewegt sich im Vollzeitstudiengang bei 6%, bei den diplomierten Studierenden liegt sie bei 4%.

Die Studierenden scheinen mehrheitlich zufrieden, was zum einen aus den Modulevaluationen und Studiengangkonferenzen hervorgeht und zum anderen auch aus den Fokusgruppen-Interviews.

Geplant oder bereits implementiert sind jetzt zusätzliche Angebote:

- Zusätzliche, freiwillige Möglichkeiten des Skillstrainings,

- Differenzierung der Angebote (v.a. Skillstrainings) für Maturand/innen und für Fachfrauen/Fachmänner Gesundheit mit dem Ziel, unterschiedlichen Voraussetzungen besser gerecht zu werden,

- Aufbau eines Pools und Schulung von Simulationspatient/innen,
- Selektive Implementierung von PBL-Sequenzen,
- Ausgewählte Angebote in patientenzentrierter Kommunikation, d.h. didaktische Bearbeitung und Umsetzung in Form von Szenischen Spielen (Oelke 2000 und Oelke in Olbrich 2009), Rollenspielen usw.,
- Erweiterung pflegerischer Kompetenzen und konkrete Vorbereitung auf das Berufsleben durch gezielte, vernetzte Repetitionseinheiten im sechsten Semester,
- Erweiterung kommunikativer Kompetenzen im Sinne von Buresh und Gordon (2006) mit dem Ziel, pflegerisch relevante Inhalte adressatengerecht öffentlich darlegen und diskutieren zu können,
- Internationaler Austausch auf Ebene Dozierende und Studierende (Incoming und Outgoing).

(2) **Das pädagogische Konzept** des Departements Gesundheit ist nur sehr rudimentär bekannt. Eher zufällig (?) scheinen sich einige der deklarierten Absichten der Dozierenden mit formulierten Aspekten zu decken. Zur größeren Übereinstimmung müsste es wohl eingehend diskutiert werden, wobei ein vertieftes, didaktisches/ pflegedidaktisches Verständnis und dessen Umsetzung vermutlich nur über eine entsprechende pädagogische Ausbildung erreicht werden kann, die auch den subjektiven Theorien von Dozierenden gezielt und nachhaltig begegnet (Schwarz-Govaers 2005).

Auffallend ist, dass **Gender** kein Thema zu sein scheint: weder bei den Dozierenden noch bei den Studierenden. Nebenbei bemerkt fällt dieser Umstand sogar in pflegedidaktischen Publikationen auf, in denen oft nur in männlicher Form vom „Lehrer" und „Schüler" die Rede ist.

(3) Bedeutung des Praxisbezugs, Transferleistung

In allen Modulauswertungen sowie in sämtlichen Fokusgruppen-Interviews steht der Wunsch nach Praxisbezug an erster Stelle. Gemeint sind verschiedene Aspekte, z. B.: Praxisbezug zur besseren Nachvollziehbarkeit von Theorien oder theoretischen Aspekten, indem an konkreten Beispielen verdeutlicht wird, wie sich die Relevanz von Theorie in Situationen zeigt. Dann aber auch Praxisbezug, der von konkreten Beispielen/Situationen ausgeht und theoretisch begründete Zusammenhänge offenbart. Praxisbezug, der Probleme sichtbar macht und exemplarisch Lösungsmöglichkeiten entwickeln hilft usw. Das sind Transferleistungen, die eindeutig von Lehrenden erwartet werden. Das deckt sich mit meinen seit Jahren formulierten Überzeugungen (vgl. z. B. Mühlherr 4/03), dass sich Lerntransfer nicht von allein vollzieht, sondern eine anspruchsvolle Leistung darstellt und von Dozierenden an Schulen konsequent nicht nur zu fordern, sondern auch konkret zu unterstützen ist.

(4) Umgang mit heterogenen Lerngruppen

Der Umgang mit Heterogenitäten stellt immer pädagogisch-didaktisch anspruchsvolle Anforderungen. Da hier kein vertiefter Diskurs möglich ist, nur soviel: Abgesehen davon, dass jede Gruppe heterogene Anteile hat (Oelkers 2003, zit. nach Demmer 2004), z. B. Unterschiede in Geschlecht, Lebensalter, Vorbildung, Religion, Leistungsstärke und -bereitschaft, gibt es Heterogenitäten, die sich spaltend gegenüber stehen, weil sich nicht alle Bedürfnisse oder Standorte wegnivellieren lassen. Didaktische Überlegungen umfassen sowohl bewusstes Homogenisieren/Integrieren als auch Separieren. So können z. B. durch unterschiedliche Aufgabenstellungen gewollte Trennungen erfolgen. Oder es kann im Gegenteil versucht werden, die Unterschiede sichtbar zu machen, wenn aus unterschiedlichen Standorten Mehrperspektivität erfahrbar wird und damit gegenseitiges Lernen möglich ist.

(5) Die Bedeutung psychosozialer Kompetenzen bei der Gestaltung der Dozierenden-Rolle

Wenn man von einem einfachen Modell des Dozierendenprofils ausgeht, das die drei Aspekte Fachkompetenz, Methodenkompetenz und psychosoziale Kompetenz betont, fällt auf, dass die Studierenden die Qualität von Dozierenden primär an deren psychosozialen Kompetenzen festmachen.

Das verweist auf die Wichtigkeit einer Adressaten bezogenen, reflektierten Rollengestaltung. Die meisten Studierenden des BScN sind junge Menschen in der Adoleszenz. Da ich schon viel darüber geschrieben habe (z. B. Mühlherr 2004), hier nur soviel: Trotz ihrer intellektuellen Stärke darf diese entwicklungspsychologisch relevante Seite nicht übersehen werden. Die Studierenden sind auf der Suche nach Identität und brauchen erwachsene Menschen, die sie ernst nehmen, ihre Meinung hören wollen, mit ihnen diskutieren, ihnen Rückmeldungen und Orientierung geben; Erwachsene, die sich nicht irritieren lassen und davor zurückschrecken, unpopulär zu sein.

Studierende wollen nicht etwa, dass ihnen alles leicht gemacht wird, im Gegenteil. Sie wünschen sich verhandelbare, niveaugerechte Forderungen, resp. Herausforderungen, Gleichbehandlung, Glaubwürdigkeit, Ehrlichkeit, Durchsetzungsvermögen, Sicherheit und wenn er zu haben sei: Humor.

Auch wenn sich die Pädagogik nicht übereinstimmend im Klaren ist, ob der psychosozialen Kompetenz das Primat zukommt, kann als gesichert gelten, dass sie für Lehrende eine zentrale Größe darstellt (z. B. Fend 1984, 1998, 2001). Fend bezeichnet Lehrtätigkeiten als „ich-nahe Tätigkeit, d.h. jemand, der vor einer Klasse steht, setzt damit seine ganze Persönlichkeit der Öffentlichkeit und der Kritik aus" (Fend 1998: 177f.). Diese Kritik sei heute größer, ebenso die divergierenden Ansprüche. Es brauche deshalb ein „viel höheres Maß an selbstreflexivem Wissen und einen besseren Zugang zur eigenen Person" (ebd.: 350).

Während mir schien, in den 80er und 90er Jahren des 20. Jahrhunderts sei der Persönlichkeitsbildung angehender Lehrender eine überdimensionierte Bedeutung zugeschrieben worden, nehme ich heute eher Gegenteiliges wahr. Selten sind in meinem Umkreis pädagogische Verständnisse ein Thema. Stattdessen geht es um Qualitätsmanagement, Strategien, Geschäftsordnungen, operationalisierbare Jahresziele, Wissenschaftlichkeit, Prozessgestaltung usw., die kaum den Menschen, sondern Berechenbarkeit, Effizienz und Steuerung von Abläufen meinen.

(6) Ohne es lange ausführen zu wollen, meine ich, dass das Führen eines solchen Studiengangs Ansprüche auf verschiedenen Ebenen stellt. Für mich persönlich ist es eine Bereicherung, eine Synthese aller bisherigen Tätigkeiten. Besonders Wert lege ich auf eine umfassende Kommunikation mit allen Beteiligten, Qualitätsüberprüfung in Form von beratenden Gesprächen, Unterrichtshospitationen, Delegation mit bewusster Übergabe von Verantwortung und Kompetenzen sowie einer konstruktiven Fehlerkultur.

(7) Die Zielebene aller Bemühungen jedoch ist die Erreichung entsprechender Kompetenzen unserer Studierenden in Praxisfeldern der Pflege. Auch wenn die Praxis hier nur am Rande erwähnt wird, weil die Fragestellung primär auf die Schule verweist, ist es natürlich unabdingbar, ausgewiesene Praxispartner/innen zu haben, welche die Studierenden pädagogisch und fachinhaltlich kompetent begleiten. Und ebenso, dass hier ein regelmäßiger, unterstützender, wertschätzender Austausch gepflegt werden muss.

Ich komme zum Schluss: Wie erwähnt, stellt die Akademisierung der Pflegebildung gegenwärtig in der Schweiz eine herausfordernde, oft polemisch Diskussion dar, die hier nur an zwei Aussagen nochmals aufgegriffen werden soll. Eine Studierende meinte:

„Erst wenn die Bevölkerung sieht, was Pflegende wirklich tun, ist die Notwendigkeit der Akademisierung verständlich." Und eine andere sagte: „Dank dem Praktikum weiß ich, dass ich das Richtige studiere" (Siebenhaar 2010; Spitex-Zentrum Zürich; Enge, Leimbach, Wollishofen).

LITERATUR

Akademien der Wissenschaften Schweiz (2009). Zukunft Bildung Schweiz. Anforderungen an das schweizerische Bildungssystem 2030. Bern.

Arbeitsgruppen HSGYM (Hg.) (2008). Hochschulreife und Studierfähigkeit. Züricher Analysen und Empfehlungen zur Schnittstelle. Universität Zürich, ETH Zürich, Schulleiterkonferenz des Kantons Zürich SLK, Lehrpersonenkonferenz der Mittelschulen des Kantons Zürich LKM.

Arnold, R./Pätzold, H. (2002). Schulpädagogik kompakt. Prüfungswissen auf den Punkt gebracht. Berlin: Cornelsen Scriptor.

Buresh, B./Gordon, S. (2006). Der Pflege eine Stimme geben. Was Pflegende wie öffentlich kommunizieren müssen. Bern: Huber.

Bundesamt für Gesundheit BAG (2008). Fokusbericht Gender und Gesundheit [On-Line]. Available: http://www.bag.admin.ch/themen/gesundheitspolitik/00394/00402/index.html?lang=de (8.4.2010).

Bundesgesetz über die Fachhochschulen (Fachhochschulgesetz FHSG, SR 414.71) vom 6. Oktober 1995 und 4. Oktober 2005.

Darmann, I. (06/05). Pflegeberufliche Schlüsselprobleme als Ausgangspunkt für die Planung von fächerintegrativen Unterrichtseinheiten und Lernsituationen. In: PrInterNet, p.329-335.

Darmann, I. (12/05). Professioneller Pflegeunterricht. In: PrInterNet, p.655-663.

Darmann, I. (2006). „Und es wird immer so empfohlen." Bildungskonzepte und Pflegekompetenz. Bern: Huber.

Darmann-Finck, I. (2009). Interaktionistische Pflegedidaktik. In: Olbrich, Ch. (Hg.) (2009). a.a.O., p. 1-21.

Demmer, M. (16.11.2004). Heterogene Lerngruppen: Belastung, Chancen, Herausforderung. Bildstock. Vortrag: GEW.

Derichs-Kunstmann, K./Auszra, S./Müthing, B. (1999). Von der Inszenierung des Geschlechterverhältnisses zur geschlechtergerechten Didaktik. Konstitution und Reproduktion des Geschlechterverhältnisses in der Erwachsenenbildung. Bielefeld: Kleine.

Duden Bd. 10 (2002, 3. Aufl.). Das Bedeutungswörterbuch. Mannheim: Dudenverlag.

Duden Bd. 5 (2005, 8. Aufl.). Das Fremdwörterbuch. Mannheim: Dudenverlag.

Eychmüller, S., Schmid, M., & Müller M. (2009). Palliative Care in der Schweiz-Nationale Bestandsaufnahme 2008 [On-Line]. Available: http://www.palliative.ch/uni_pdf/bericht_pallcare _survey08.pdf (8.4.2010).

EVD (2010). Bericht EVD. „Bildung Pflegeberufe. Politischer Steuerungs- und Koordinationsbedarf zur Umsetzung der Bildungssystematik und zur Sicherstellung einer bedarfsorientierten Bildungsangebotes bei den Pflegeberufen auf Ebene Bund und Kantone.

Fend, H. (1984). Pädagogik des Neokonservatismus. Frankfurt a. M.: Suhrkamp

Fend, H. (1998). Qualität im Bildungswesen. Schulforschung zu Systembedingungen, Schulprofilen und Lehrerleistung. München: Juventa.

Fend, H. (2001, 2. Aufl.). Entwicklungspsychologie des Jugendalters. Opladen: Leske&Budrich.

Fried, A./Wetzel, R./Baitsch, CH. (2000). Wenn zwei das Gleiche tun... Diskriminierungsfreie Personalbeurteilung. Zürich: vdf.

Gesundheitsdirektion Kanton Zürich (2009). Zürcher Spitalplanung 2012 – Teil 1 Versorgungsbericht [On-Line]. Available: http://www.gd.zh.ch/internet/gd/de/behoer/Politik/Spital2012/versbericht.html (8.4.2010).

Gut, Ch. (2007). Nurse practioners in der medizinischen Grundversorgung der Schweiz. Schweizerische Ärztezeitung 88,31/32, p.2170 – 2173.

Hell, D. (2006). Jahresbericht 2005. Psychiatrische Universitätsklinik.

Inefed encyclopaedia archives. chris argyris: theories of action, double-loop learning and organizational learning. www.infed.org/thinkers/argyris.htm. Zugriff am 9.2. 2006.

Institut für Zukunftsstudien und Technologiebewertung (2006)(Hg.). Die Fokusgruppen-Methode als Instrument in der Umwelt- und Nachhaltigkeitsforschung. Bern. WerkstattBericht Nr. 82.

Kirchner, F. (1998). Wörterbuch der philosophischen Grundbegriffe. Hamburg: Meiner.

Kluge (2002, 24. Aufl.). Etymologisches Wörterbuch der deutschen Sprache. Berlin: De Gruyter.

Kommission für Chancengleichheit Zürcher Fachhochschule (März 2005). ZFH – Handbuch. Winterthur.

Krähenbühl-Melcher, A., Schlienger, R., Lampert, M., Haschke, M., Drewe, J. & Krähenbühl, S. (2007). Drug-Related Problems in Hospitals: A Review of the Recent Literature. Drug Safety, 30(5), 379-407.

Meyer, H. (2004). Was ist guter Unterricht? Berlin: Scriptor.

Mühlherr, L. (4/03). Transferunterstützung in der Pflegeausbildung. Pr-InterNet: 137-150.

Mühlherr, L. (2004). Psychologische und pädagogische Aspekte zu den Adressatinnen und Adressaten im Bildungssystem Gesundheit. In: WE'G (Hg.). Pflege lehren und lernen. Pädagogische und fachdidaktische Impulse zur Ausbildung im Gesundheitswesen. Bern: hep.

Nissen-Druey, C. (2005). Akademische Pflege aus Ärztesicht. Managed Care 6, p.16-18.

Konferenz der Fachhochschulen der Schweiz KFH (2004, 2. Aufl.). Die Konzeption gestufter Studiengänge: Best Practice und Empfehlungen. Bern.

Oelke, U./Scheller, I. Ruwe, G. (2000). Tabuthemen als Gegenstand szenischen Lernens in der Pflege. Bern: Huber.

Oelke, U./Scheller, I. (2009). Szenisches Spiel in der Pflege. In: Olbrich, Ch. (Hg.)(2009). a.a.O., p.45-61.

Olbrich, Ch. (Hg.) (2009). Modelle der Pflegedidaktik. München: Urban & Fischer.

Panfil, E.- M. (16.März 2010). Wie wertvoll ist Patienten- und Angehörigenedukation? In: FHS St. Gallen.

Schwarz-Govaers, R. (2005). Subjektive Theorien als Basis von Wissen und Handeln. Ansätze zu einem handlungstheoretisch fundierten Pflegedidaktikmodell. Bern: Huber.

Schweizerisches Institut für Berufspädagogik SIBP (5/2003). Gendergerecht unterrichten an Berufsschulen. Erfahrungsberichte aus dem Projekt des Lehrstellenbeschlusses 2 ‚Gleichstellung in der Berufsbildung, speziell, an Berufsschulen' 1. Projektphase. SIBP Schriftenreihe Nummer 20. Zollikofen.

Seematter, L., Junod, J., Jaccard Ruedin, H., Roth, M., Foletti, C., Santos-Eggimann, B. (2008). Offre et recours aux soins médicaux ambulatoires en Suisse – Projections à l'horizon 2030 – Document de travail 33 [On-Line]. Available: http://www.obsan.admin.ch/bfs/obsan/de/index/01/02.html?publicationID=3198 (8.4.2010).

Siebenhaar, C. (2010). Plakat. Spitex-Zentrum Zürich; Enge, Leimbach, Wollishofen.

Sottas, B. (2010). Wenn nur diese Rahmenbedingungen nicht wären ... In: Careum – Forum 2010.

St. Galler Tagblatt AG (2009). Zankapfel „Akademisierung der Pflege".

Tages-Anzeiger (2008). Die Akademisierung der Pflege macht Spitälern Sorge. 29. Dezember, p.11.

Tagblatt Appenzellerland (02. Dez. 2008). Die Faust im Sack. www.tagblatt.ch.

Verordnung über Aufbau und Führung von Fachhochschulen. (Fachhochschulverordnung FHSV) (SR 414.711) vom 11. September 1996 und Änderung vom 14. September 2005.

Universität Zürich UZH und Rektorenkonferenz der Schweizer Universitäten (CRUS) (2008). Die Curricula-Reform an Schweizer Hochschulen. Stand und Perspektiven der Umsetzung der Bologna-Reform anhand ausgewählter Aspekte. Zürich.

Wahl, D. (1991). Handeln unter Druck. Der weite Weg vom Wissen zum Handeln bei Lehrern, Hochschullehrern und Erwachsenenbildnern. Weinheim: Deutscher Studienverlag.

Waite, R. & Calamaro, C.J. (2010). Cultural Competence: A Systemic Challange to Nursing Education, Knowledge Exchange, and the Knowledge Development Process. Perspectives in Psychiatric Care, 46(1), 74-80.

Wittneben, K. (2009). Leitlinien einer kritisch-konstruktiven Didaktik. In. Olbrich, Ch. (Hg.)(2009), a.a.O., p.105-121.

Zürcher Hochschule Winterthur (2004). Policy des Lehrens und Lernens an der ZHW. Winterthur.

Zürcher Hochschule Winterthur (2005). Konzeptüberlegungen/Rahmenbedingungen Bachelor-Studiengänge an der ZHW. Winterthur.

ZHAW Ressort Internationales (Hg.) (2010). Internationale Curricula-Entwicklung. Ein Leitfaden für Dozierende und Studiengangsleitungen. Zürich.

Welche Anforderungen stellen berufsqualifizierende gesundheitsbezogene Studiengänge an die Hochschuldidaktik?

Anja Walter

Ausgehend von einer näheren Bestimmung der Hochschuldidaktik als Disziplin werden Herausforderungen benannt, vor die berufsqualifizierende gesundheitsbezogene Studiengänge gestellt sind. Diese lassen sich als Anforderungen an die Hochschuldidaktik interpretieren. Zur Frage, wie mit den Herausforderungen umgegangen werden kann, werden ausgewählte hochschuldidaktische Bezugspunkte für curriculare Entwicklungen in berufsqualifizierenden gesundheitsbezogenen Studiengängen benannt und erläutert.

EINLEITUNG

Studiengänge, die einen gesundheitsbezogenen Berufsabschluss integrieren, werfen spezifische hochschuldidaktische Fragen auf, z. B.:

- Welche hochschuldidaktischen Bezugspunkte sind für einen solchen Studiengang notwendig und wie sind sie begründbar?

- Wie kann die Anbahnung einer wissenschaftlichen und einer beruflichen Identität verfolgt werden?

- Wie kann in einem Studiengang berufliche Handlungskompetenz erworben werden? Wie können die Lernorte der Studierenden dazu strukturell und inhaltlich vernetzt werden?

In hochschulischen Curriculumprozessen ist jedoch vielerorts überhaupt nicht erkennbar, dass eine hochschuldidaktische Auseinandersetzung stattgefunden hat bzw. stattfindet. Der Bedeutungshorizont der oben genannten Fragen soll deshalb hier aufgefächert werden, ohne jedoch für alle Fragen eine hinreichende Antwort bereitzustellen.

Dieser Diskussionsbeitrag zur Hochschuldidaktik berufsqualifizierender gesundheitsbezogener Studiengänge thematisiert dazu zunächst die Hochschuldidaktik als Disziplin. Nach einer kurzen Betrachtung der Herausforderungen, vor die berufsqualifizierende Studiengänge gestellt sind, werden ausgewählte Bezugspunkte für curriculare Entwicklungen in solchen Studiengängen dargestellt. Am Ende werden Zukunftsaufgaben und Forschungsfragen für eine berufsbezogene Hochschuldidaktik benannt.

HOCHSCHULDIDAKTIK ALS DISZIPLIN

Zentraler Gegenstandsbereich der Hochschuldidaktik ist die Erforschung der Lehr- und Lernprozesse im gesamten Hochschulbereich, um diese Prozesse zu verstehen und besser zu gestalten. Ziel hochschuldidaktischer Aktivitäten ist demnach, studentische Lernprozesse zu fördern bzw. die Bedingungen der Förderungsmöglichkeiten zu reflektieren (Rhein 2010).

Entsprechend gängiger Definitionen von Didaktik beschäftigt sich Hochschuldidaktik mit den Fragen: Was, Wie, Warum und in welchem Rahmen wird an der Hochschule gelehrt und gelernt. Um diese Fragen beantworten zu können braucht es bspw. eine Analyse und Begründung wissenschaftlicher Inhalte. Darüber hinaus müssen Kriterien für die Transformation der Strukturlogik von Wissenschaft in eine Aneignungslogik studentischer Lernprozesse – ggf. domänespezifisch – generiert werden. Hochschuldidaktik zielt nicht auf nachgängige Didaktisierung wissenschaftlicher Erkenntnisse und ist somit kein Anhängsel der Fachwissenschaften (Rhein 2010).

Hochschuldidaktische Forschungs- und Entwicklungsarbeit umfasst die Entwicklung von Curricula, die Erprobung neuer Lehr- und Lernformen, Evaluationen, Studi(erend)enberatung, die hochschuldidaktische Ausbildung von Hochschullehrenden, die Entwicklungen von Organisationsstrukturen und die Beratung zur Weiterentwicklung von Studiengängen und Modulen.

Bei der Disziplinentwicklung hat die Hochschuldidaktik einige Probleme. Zum Einen wird die Disziplin nicht als eigene anerkannt; zum Anderen wird sie oft auf methodische Fragen reduziert. Auch ein unklares Verhältnis zwischen fachbezogener und fachübergreifender Hochschuldidaktik kann konstatiert werden.

HOCHSCHULDIDAKTISCHE HERAUSFORDERUNGEN FÜR BERUFSQUALIFIZIERENDE STUDIENGÄNGE

Berufsqualifizierende gesundheitsbezogene Studiengänge stehen im besonderen Spannungsfeld zwischen den Anforderungen, die sich aus Berufsgesetzen bzw. Verordnungen und einem hochschuldidaktischen Bildungsverständnis ergeben. Exemplarisch sei hier die Spannung zwischen dem Freiraum für eigene Bildungsinteressen vs. festgelegten Lerninhalten genannt.

Weitere Herausforderungen ergeben sich aus folgenden Aspekten, die hier lediglich genannt werden sollen:

– Entwicklung einer beruflichen Identität der Studierenden als akademisch ausgebildete Berufsangehörige;

- Konturierung der zukünftigen beruflichen Handlungsfelder der AbsolventInnen;
- Kooperation mit Ausbildungsverantwortlichen in den Praxisfeldern;
- Gestaltung der Verzahnung der Lernorte;
- Integration von Forschungsprojekten in das Studium.

Diesen Herausforderungen muss mit begründeten hochschuldidaktischen Überlegungen begegnet werden. Im folgenden Abschnitt werden einige solcher Überlegungen zur Verfügung gestellt.

HOCHSCHULDIDAKTISCHE BEZUGSPUNKTE IN BERUFSQUALIFIZIERENDEN STUDIENGÄNGEN

Es muss zunächst festgehalten werden, dass es eine ausdifferenzierte evaluierte Hochschuldidaktik für (Bachelor)Studiengänge (noch) nicht gibt (Gerholz & Sloane 2008). Und es gibt wenig hochschuldidaktische Forschung in berufsqualifizierenden Studiengängen. Folgende Ausführungen sind daher Ergebnis von berufsschulischen und hochschulischen Curriculumprozessen, die eher als pragmatische Ansätze bezeichnet werden können und die von mir begleitet wurden (Walter 2006, Walter 2010). Die hochschuldidaktischen Entscheidungen in diesen Curriculumprozessen sind vor dem Hintergrund verschiedener Ansätze hergeleitet und begründet worden.

Für curriculare Entwicklungen in der beruflichen Bildung sind bspw. drei Prinzipien leitend: das Wissenschaftsprinzip, das Persönlichkeitsprinzip und das Situationsprinzip (Lipsmeier 2000). Für den Kontext Erwachsenenbildung werden den curricularen Entscheidungen bspw. Analysen zugrunde gelegt: die Analyse der Wissenschaften, die kategoriale Situationsanalyse, die prognostische Qualifikationsanalyse und die Analyse der Lernvoraussetzungen (Siebert 1996).

In curricularen Auseinandersetzungen konnten in Anlehnung daran vier grundlegende Bezugspunkte einer Hochschuldidaktik für berufsqualifizierende Studiengängen identifiziert werden. Es sind dies:

- wissenschaftliche Wissensbestände,
- ein kritisches Bildungsverständnis mit kritischer Reflexion systemimmanenter Widersprüche,
- Subjektorientierung und
- Berufsbezug.

Über die Analyse und Verschränkung dieser Bezugspunkte werden Inhalte gewonnen, wird ein notwendiges Lehr-Lern-Verständnis deutlich und lässt sich ein Kompetenzprofil als Konkretisierung des EQR bzw. DQR gewinnen. Auf einer weiteren Ebene werden sodann didaktische Konzepte ausgewählt, die die Ansprüche, die sich aus den Bezugspunkten resp. dem Kompetenzprofil ergeben, einlösen. Es sind dies bspw. der Deutungsmusteransatz und Konzepte der Fallarbeit. Mit der Verschränkung der Bezugspunkte liegt ein didaktischer Begründungsrahmen für das Curriculum vor. Abbildung 1 zeigt die Bezugspunkte und deren Konkretisierungen. Insgesamt stellen sich diese Aspekte als didaktische Entscheidungen im Curriculumprozess auf drei Ebenen dar.

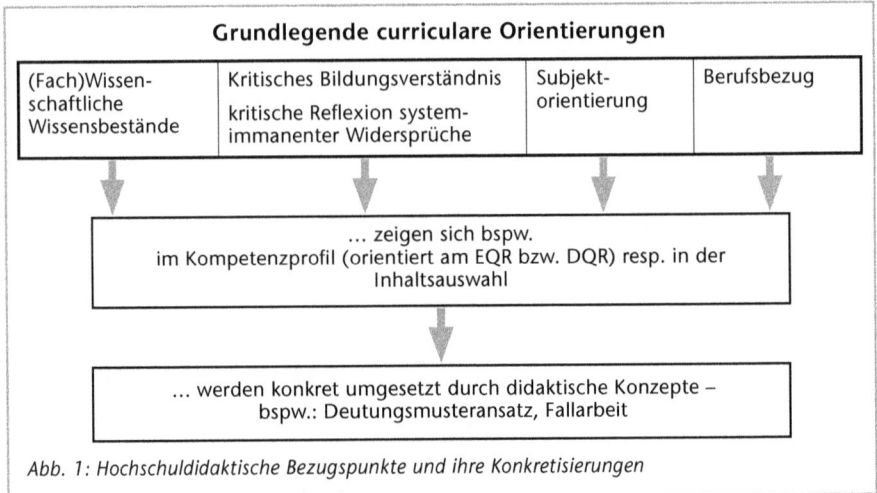

Grundlegende curriculare Orientierungen			
(Fach)Wissenschaftliche Wissensbestände	Kritisches Bildungsverständnis kritische Reflexion systemimmanenter Widersprüche	Subjektorientierung	Berufsbezug

... zeigen sich bspw. im Kompetenzprofil (orientiert am EQR bzw. DQR) resp. in der Inhaltsauswahl

... werden konkret umgesetzt durch didaktische Konzepte – bspw.: Deutungsmusteransatz, Fallarbeit

Abb. 1: Hochschuldidaktische Bezugspunkte und ihre Konkretisierungen

Die hochschuldidaktischen Bezugspunkte erfordern wie bereits erwähnt ein Lehr-Lern-Verständnis, das den Studierenden eine aktive Rolle in der Gestaltung ihrer Lernprozesse ermöglicht. Dies trifft die dialogische Haltung, die aus einer subjektorientierten Betrachtungsweise hergeleitet wird.

Die hochschuldidaktischen Bezugspunkte können hier nicht mit ihren jeweiligen theoretischen Hintergründen näher erläutert werden. Exemplarisch werden die systemimmanenten Widersprüche und der Subjektbezug herausgegriffen. Auf der Konzeptebene werden der Deutungsmusteransatz und Konzepte der Fallarbeit näher betrachtet.

KRITISCHE REFLEXION SYSTEMIMMANENTER WIDERSPRÜCHE

Ein kritisches Bildungsverständnis, drückt sich bspw. in folgendem Bildungsanspruch aus: Die Studierenden sollen gesellschaftliche – und eben auch berufliche – Realitäten kritisch reflektieren lernen (vgl. auch Greb 2003). Theoretischer Bezugspunkt für systemimmanente Widersprüche sind die Antinomien und Paradoxien professionellen Handelns (Oevermann 1996 und 1997, Helsper 2000 und 2004).

Antinomien werden verstanden als eine spezielle Art des logischen Widerspruchs, bei der die zueinander in Widerspruch stehenden Aussagen gleichermaßen gut begründet sind. Oevermann beschreibt die widersprüchlichen Einheiten in die „Theorie der Lebenspraxis" eingelassen. Er begreift professionelles Handeln als gesteigerte und mit spezifischen Anforderungen verbundene Lebenspraxis, die die Antinomien besonders zur Entfaltung bringt.

Paradoxien sind *scheinbar* unauflösbare Widersprüche – es sind Handlungsdilemmata, in denen die Antinomien in unterschiedlichen Ausprägungen im Sinne von Fallstrukturvarianten konkrete Gestalt annehmen.

Antinomien professionellen Handelns, die in gesundheitsbezogenen Berufen identifiziert werden können, sind bspw.:

- Entscheidungs- und Begründungsantinomie: Es geht hier um den Widerspruch, entscheiden müssen, aber eigentlich nur entscheiden zu dürfen, wenn abgesicherte Begründungen vorliegen, die häufig jedoch (noch) nicht gegeben sind.

- Praxisantinomie: Theoretisches Wissen kann nicht einfach in die Praxis transformiert werden (vgl. Fichtmüller & Walter 2007). Dennoch muss professionelles Handeln in gesundheitsbezogenen Berufen theoriegeleitet sein. Anders ausgedrückt: Faktisch ist eine Vermittlung von „Theorie" und „Praxis" nicht möglich, strukturell aber erforderlich.

- Subsumtionsantinomie: Professionell Handelnde müssen Einzelfälle subsumtiv unter Kategorien ordnen, die sich in notwendigen routinierten Handlungsabläufen manifestieren. Das Besondere des Einzelnen darf dabei jedoch nicht aus dem Blick geraten.

- Vertrauensantinomie: Es geht hier um die Unterstellung einer Vertrauensbasis zwischen Berufsangehörigen und KlientInnen, die aber erst hergestellt werden muss. Ziele der Auseinandersetzung mit Antinomien und Paradoxien sind:

  - eine frühe Sensibilisierung für die zentrale Bedeutung der Antinomien und Paradoxien für die Professionalität;

  - das Aufdecken und Reflektieren typischer Reaktionsmuster auf Antinomien und Paradoxien und das Entwerfen von Handlungsalternativen;

  - die reflektierte Auseinandersetzung mit „Theorie" und „Praxis".

Für die pflegebezogenen Studiengänge sei an diese Stelle auf pflegedidaktische Arbeiten verwiesen (z. B. Darmann 2005, Kersting 2002, Greb 2003).

SUBJEKTORIENTIERUNG

Ertl-Schmuck (2000) entwickelte unter Rückgriff auf erwachsenenpädagogische Erkenntnisse zum Subjektbegriff eine subjekttheoretisch begründete Pflegedidaktik. Ihre Ausführungen sollen hier auf berufsqualifizierende gesundheitsbezogene Studiengänge übertragen werden.

Die Studierenden und die Lehrenden sowie in der Folge auch die Menschen, denen die Studierenden im Rahmen ihrer beruflichen Tätigkeit begegnen, sind Subjekte, die in Beziehung zueinander stehen und Entwicklungsprozesse durchlaufen. Die Prozesse einzelner wirken auf das Gesamtsystem. Subjektentwicklung ist eine Zielkategorie professionellen Handelns in Gesundheitsberufen. Krisen (im weiten Sinne) erfordern eine Realitäts- und Identitätsarbeit des Subjekts. Angehörige der Gesundheitsberufe unterstützen Menschen in Krisen, indem sie zwischen objektiven Handlungserfordernissen und subjektiven Bedürfnissen vermitteln, die sich aus dem individuellen Erleben und den je individuellen Verarbeitungsmöglichkeiten ergeben. Im Rahmen der Vermittlung zwischen den Erfordernissen handeln Angehörige der Gesundheitsberufe und KlientInnen ein Arbeitsbündnis aus und treffen gemeinsam Entscheidungen über Ziele und Interventionen. Als besondere Herausforderung begreift Ertl-Schmuck, dass innerhalb einer oft asymmetrischen Beziehung eine Subjekt-Subjekt-Beziehung angestrebt werden muss (dies stellt auch eine Antinomie dar). Nur so können KlientInnen ihre Subjektanteile weiter entwickeln, sich aus ihrer regressiven Rolle befreien und selbstverantwortlich ihre Prozesse gestalten. Die Interaktionen im Aushandlungsprozess können jedoch nicht immer im voraus geplant werden. Das Handeln ist nicht vollständig zweckrational, sondern muss um „Verabredungen und Entscheidungen auf der situativen bzw. subjektorientierten Handlungsebene" (Ertl-Schmuck 2000, 164) erweitert werden.

Analog zur Beziehung und zum Aushandlungsprozess zwischen Angehörigen der Gesundheitsberufe und KlientInnen können die Bedingungen zwischen Studierenden und Lehrenden betrachtet werden. Im Hinblick auf die Didaktik kritisiert Ertl-Schmuck, dass sie oft als hierarchisches Planungsinstrument der Lehrenden verstanden wird und die Subjektleistung beim Lernen unterbelichtet bleibt. Studierende erleben ihr Lernen somit nicht als selbstbestimmt.

In ihrer subjektorientierten Pflegedidaktik stellt Ertl-Schmuck einen Zusammenhang zwischen Subjektentwicklung, Bildung und Qualifikation her. Sie fordert, dass Bildung nicht in reiner Funktionalität aufgehen darf, in ihr müssen Bildungsprozesse ermöglicht werden, in denen sozial-kommunikative und kognitiv-reflexive Fähigkeiten, technisch-funktionale Qualifikationen und die Entfaltung kritisch-reflexiver Komponenten ihren Platz haben.

Der Deutungsmusteransatz

Die Prämisse des Deutungsmusteransatzes ist, dass Lernen sich vor dem Hintergrund subjektiver Deutungen – von Alltagswissen oder Deutungsmustern – vollzieht. Deutungsmuster sind nach Arnold (1985) als Strukturen zu verstehen, die grundlegende, eher latente Situations-, Beziehungs- und Selbstdefinitionen bereithalten. Sie ordnen die Wirklichkeit, bieten Rechtfertigungspotential und halten die Handlungsfähigkeit aufrecht. Sie sind lebensgeschichtlich erworben und treten komplexitätsreduzierend in Form einfacher, stereotyper Erklärungs-, Zuschreibungs- oder Wertmuster zutage. Sie sind nur in eingeschränktem Maße reflexiv verfügbar und aus Interaktionen mit anderen Menschen entstanden – also gesellschaftlich und sozial vermittelt. Soziale Gruppen verfügen über kollektive Deutungsmuster. Auf die berufliche Lebenswelt bezogen, kann auch von berufsspezifischen Deutungsmustern gesprochen werden, die über den jeweiligen institutionellen Kontext vermittelt sind. Diese können problematisch sein und in Lernprozessen thematisiert werden.

Dybowski und Thomssen, die den Ansatz für die erwachsenenbildnerische Forschung aufgriffen, ging es nicht nur um die Lebensbewältigung der Teilnehmenden, sondern Lernende sollen „die gesellschaftliche Realität differenzierter als bisher deuten und gemessen an den objektiven Handlungsanforderungen erweiterte und bessere Handlungsfähigkeiten entwickeln" (Dybowski & Thomssen 1982, 52). Dazu sei es notwendig, Deutungsmuster transparent zu machen und ihre Funktion für die Entwicklung von Handlungsorientierungen und -fähigkeiten zu erörtern.

Für die Pflegebildung wurde der Ansatz bspw. im Zusammenhang mit der pflegedidaktischen Hochschullehre aufgegriffen (Fichtmüller & Walter 1998). Er eignet sich insbesondere für die Entwicklung von Deutungs- und Reflexionskompetenz durch Bearbeitung von erlebten beruflichen Situationen von Studierenden. Der Ansatz hat für einen Studiengang, der berufspraktische Anteile integriert, besondere Bedeutung im Hinblick auf historisch gewachsene Deutungsmuster der Berufsgruppen. Tradierte Muster, die oft sogar einer Professionalisierung entgegenstehen, werden reflexiv verfügbar und somit wandelbar.

Rekonstruktive Fallarbeit

Rekonstruktive Fallarbeit wird als bedeutendes Konzept zur „Theorie-Praxis-Verzahnung" betrachtet. Fallarbeit dient der Entwicklung eines professionellen beruflichen Selbstverständnisses und hilft, professionelles Handeln anzubahnen.

Die nicht-standardisierten Handlungsfelder in gesundheitsbezogenen Berufen sind von Handlungskrisen und Versagen von Routinen durchzogen (vgl. Antinomien). Rekonstruktive Fallarbeit zielt deshalb auf das Fallverstehen. Dies bedeutet, die Situation wahrzunehmen, die „Gestalt" der Situation zu erschließen und urteilsfähig zu sein. Erst in der Folge kann eine Auswahl von Handlungsalternativen erfolgen. Folgende Ziele werden damit verfolgt (Beck et al. 2000):

- Anbahnung von Reflexions- und Deutungskompetenz, Einüben des hermeneutischen Fallverstehens;

- Bewusstheit über die Konstruktivität des eigenen Urteilens und Handelns, pflegerische Urteilskraft lernen;

- Ermöglichung einer kritischen Auseinandersetzung mit dem Beruf, seinen Widersprüchen und den sozialen Rahmungen (kollektiven Deutungsmustern);

- Erwerb eines wissenschaftlichen Habitus als Aspekt des professionellen Habitus;

- den Blick auf zukünftige Handlungsentwürfe richten;

- Methoden zur Rekonstruktion von Fällen kennen lernen, mit denen die Studierenden ihre spätere Berufspraxis interpretieren können und damit Reflexionsmöglichkeiten gewinnen.

Im Rahmen der rekonstruktiven Fallarbeit werden mit Hilfe verschiedener Methoden subjektive und objektive Strukturen aus den Fällen herausgearbeitet.

ZUKUNFTSAUFGABEN FÜR EINE BERUFS-BEZOGENE HOCHSCHULDIDAKTIK

Wie bereits erwähnt, sind die hier vorgestellten hochschuldidaktischen Bezugspunkte eher in pragmatischen Curriculumprozessen entwickelt worden. Aus den Ausführungen ergeben sich vielfältige Zukunftsaufgaben. Einige sollen abschließend benannt werden:

- (Weiter)Entwicklung hochschuldidaktischer Konzepte des Lernens; Evaluationsergebnisse hochschuldidaktisch reflektieren und bei Neukonzeptionen und Weiterentwicklungen von Studiengängen verarbeiten; hochschuldidaktische Forschung vorantreiben – bspw. Lehr- und Lernformen untersuchen, Kompetenzforschung.

- Konkrete hochschuldidaktische Forschungsfragen könnten sein: In welcher Beziehung steht die Strukturlogik der jeweiligen Wissenschaften zu den subjektiven Theorien der Studierenden? Welche Konsequenzen ergeben sich daraus für den Lernprozess? In welcher Beziehung steht die Strukturlogik der Wissenschaft zur Handlungslogik beruflicher Situationen?

- Wie geschieht die Aneignung bestimmter Lerngegenstände an der Hochschule? Welche Spezifika bietet der Lernort Hochschule zum Erwerb von Kompetenzen?

Die Bearbeitung dieser Fragen würde u.a. zur weiteren Konturierung der Hochschuldidaktik als Disziplin beitragen.

LITERATUR

Arnold, R.: Deutungsmuster und pädagogisches Handeln in der Erwachsenenbildung. Klinkhardt, Bad Heilbrunn, 1985

Beck, Ch./Helsper, W./Heuer, B./Stelmaszyk, B./Ullrich, H.: Fallarbeit in der universitären LehrerInnenbildung. Leske & Budrich, Opladen, 2000

Dybowski, G./Thomssen, W.: Praxis und Weiterbildung. Untersuchungen über Voraussetzungen und Bedingungen der Weiterbildung von betrieblichen Interessenvertretern. Universität Bremen, 1982

Ertl-Schmuck, R.: Pflegedidaktik unter subjekttheoretischer Perspektive. Mabuse, Frankfurt am Main, 2000

Gerholz, K.-H./Sloane, P.: Der Bolognaprozess aus curricularer und hochschuldidaktischer Perspektive – Eine Kontrastierung von beruflicher Bildung und Hochschulbildung auf der Bachelor-Stufe. In: Berufs- und Wirtschaftspädagogik Online im Internet: http:/www.bwpat.de/ausgabe14/gerholz_sloane_bwpat14.pdf., 2008

Helsper, W.: Antinomien, Widersprüche, Paradoxien: Lehrerarbeit ein unmögliches Geschäft? Eine strukturtheoretisch-rekonstruktive Perspektive auf das Lehrerhandeln. In: Koch-Priewe, B./Kolbe, F.-U./Wildt, J. (Hrsg.): Grundlagenforschung und mikrodidaktische Reformansätze zur Lehrerbildung. Bad Heilbrunn, 2004, 49-98

Helsper, W.: Antinomien des Lehrerhandelns und die Bedeutung der Fallrekonstruktion – Überlegungen zu einer Professionalisierung im Rahmen universitärer Lehrerausbildung. In: Cloer, E./Klika, D./Kunert, H. (Hrsg.): Welche Lehrer braucht das Land? Notwendige und mögliche Reformen der Lehrerbildung. Juventa, Weinheim, 2000, 142-177

Oevermann, U.: Theoretische Skizze einer revidierten Theorie professionellen Handelns. In: Combe, A. & Helsper, W. (Hrsg.): Pädagogische Professionalität. Suhrkamp Taschenbücher Wissenschaft, Frankfurt am Main, 1996, 70-183

Oevermann, U.: Die Architektonik einer revidierten Professionalisierungstheorie und die Professionalisierung rechtspflegerischen Handelns. In: Wernet, A.: Professioneller Habitus im Recht. Untersuchungen zur Professionalisierungsbedürftigkeit der Strafrechtspflege und zum Professionshabitus von Strafverteidigern. Edition Sigma, Berlin, 1997, 7-19

Rhein, R.: Entwicklung von Lehr-Kompetenz durch wissenschaftsbezogene Reflexion. Dokumentation der 4. internationalen Konferenz und Jahrestagung der Deutschen Gesellschaft für Hochschuldidaktik in Dortmund zum Thema fachbezogene und fachübergreifende Hochschuldidaktik, März 2010

Siebert, H.: Didaktisches Handeln in der Erwachsenenbildung. Didaktik aus konstruktivistischer Sicht. Luchterhand, Neuwied, Kriftel, Berlin, 1996

Walter, A.: Die lernfeldorientierte Curriculumentwicklung des Christlichen Verbandes für gesundheits- und sozialpflegerische Bildungsarbeit e.V. in Berlin. PrInternet, 7 (7/8), 2006, 389-397

Walter, A.: Curriculares Arbeiten mit der Theorie des systemischen Gleichgewichts. In: Köhlen, C./Friedemann, M.-L. (Hrsg.): Familien- und umweltbezogene Pflege. Huber, Bern, 2010

Lehrpersonen entwickeln Kompetenz

Monika Urfer-Schumacher

Kompetenzorientierung und Kompetenzentwicklung sind aktuelle Begriffe in Organisationen und Lehrplänen. Doch sind dies nur leere Schlagworte? Modebegriffe? Was steckt dahinter? Welche Bedeutung haben diese für Lehrpersonen? Im Referat am Lernweltenkongress 2010 in Salzburg wird aus der Perspektive der Lehrperson die Thematik Kompetenzentwicklung betrachtet. Grundsätzlich wird davon ausgegangen, dass Kompetenz (die erfolgversprechendste Kombination von Ressourcen in Abstimmung auf die Anforderung der Situation) im realen Arbeits- bzw. Lebensalltag transparent wird und dass der Erwerb einer Kompetenz ein aktiver Prozess des Individuums – hier der Lehrperson – ist. Dies bedingt jedoch, dass Bildungsangebote an realen Situationen der Arbeitswelt der Lehrpersonen anknüpfen und den Transfer in den Alltag erlauben. Seitens der Organisation braucht es Rahmenbedingungen, welche die Kompetenzentwicklung der Mitarbeitenden fördern und bereit sind, die dadurch entstehenden Dynamiken konstruktiv zu nutzen. Unbestritten ist, dass Kompetenzentwicklung, lebenslanges Lernen, Verantwortlichkeit und Handlungskompetenz am besten in lernenden Organisationen gelingen, die gemeinsam mit ihren Mitarbeitenden die Interaktion zwischen implizitem und explizitem Wissen gestalten. Dieses Wirkungsdreieck Individuum – Organisation – Weiterbildung im Bezug auf Kompetenzentwicklung der Lehrpersonen wird bearbeitet.

1. EINLEITUNG UND AUSGANGSBASIS

Kompetenzentwicklung und Kompetenzorientierung sind aktuelle Begriffe in Organisationstheorien, Organisationsentwicklung, Pädagogik und andere mehr. Sie lösen Themen wie Zielorientierung, Schlüsselqualifikationen, Ressourcenorientierung ab. Das Fokussieren der Kompetenzen hat den Vorteil, dass die Qualität der Leistung am Resultat des Outputs gemessen wird und dabei die erfolgreiche Kombination der individuellen Fähigkeiten und Ressourcen in Verbindung mit dem Kontext beurteilt.

Dieser Ansatz ist für Lehrpersonen sehr geeignet, da die Persönlichkeit der Lehrperson die Unterrichtsqualität maßgeblich prägt und die Kongruenz zwischen Persönlichkeit, Handeln und Verhalten die Kompetenz ausmacht.

Der Artikel gliedert sich in die drei Hauptthemen Lehrperson, Weiterbildung und Organisation. Drei Themen, die sich gegenseitig bedingen .

Nach der Begriffsklärung werden als Erstes die Anforderungen an die Lehrperson aufgegriffen und das Kompetenzprofil abgeleitet. Als Zweites wird das Lernen bzw.

Erweitern der Kompetenz mit dem Fokus der Gestaltung von organisationsinterner und -externer Weiterbildung beschrieben und als drittes Thema sind die Aspekte einer lernenden Organisation dargestellt.

Die Ausführungen basieren auf einer konstruktivistischen Grundhaltung, umgesetzt in ein Problem basiertes pädagogisches Verständnis, geprägt durch die Systemtheorie, Kybernetik und kognitiver Neurowissenschaft. So ist davon auszugehen, dass jede Person alle Arten von Wahrnehmungen in Verbindung mit ihrer Welt interpretiert und die nachfolgenden Ausführungen Bilder, Assoziationen auslösen, die sehr verschieden und individuell sind. Kommunikation hat also viele Tücken. Pirandello (1921) lässt in seinem Drama ‚Sechs Personen suchen einen Autor' den Vater treffend sagen:

> »Wir tragen alle eine Welt von Dingen in uns; jeder seine eigene Welt! Doch wie sollen wir einander verstehen, Herr Direktor, wenn ich in die Worte, die ich spreche, den Sinn und die Bedeutung der Dinge lege, die in mir sind, während jener, der sie hört, sie unweigerlich mit dem Sinn und der Bedeutung auffasst, die sie in seiner inneren Welt haben. Wir glauben einander zu verstehen, doch wir verstehen uns nie!«

Es ist zu hoffen, dass es gelingt den Inhalt so darzustellen, dass ähnliche Wirklichkeiten entstehen. Um dies zu unterstützen, werden gewisse Begriffe geklärt: Ein zentraler Begriff ist Kompetenz, definiert entsprechend den Ausführungen im Kopenhagen-Prozess.

> »Sie bezeichnen die Fähigkeit zur Anwendung von Kenntnissen, Fähigkeiten und Know-how in einem gewohnten oder neuen Arbeitsumfeld. Eine Kompetenz setzt sich zusammen aus Wissen, Fachkompetenz und Verhalten. Sie wird definiert durch Zielorientiertheit, Selbständigkeit, Ergreifen von Initiative, Verantwortung, durch das Beziehungs- oder Kooperationsumfeld, die verwendeten Mittel und das Anforderungsprofil« (BBT Glossar, 2006).

Eine Kompetenz ist demnach die Erfolg versprechenste Kombination von Ressourcen in Abstimmung auf die Anforderungen der Situation. Ein weiterer wichtiger Begriff: Kompetenzentwicklung.

> »Kompetenzentwicklung besteht darin, die Wirkung des Selbst zu entdecken und die eigenen Fähigkeiten experimentell zu erproben und weiter zu entwickeln. Kompetenzentwicklung (formell und informell) besteht in der Befähigung zur Selbstorganisation. In Institutionen sind die Voraussetzungen zur eigenständigen Problemlösung zu schaffen, um die Kompetenz des Gesamtsystems zu steigern«. (Bergmann G. et al. 2006, Seite 63).

Die Kompetenzentwicklung braucht seitens der Lehrperson eine ehrliche Selbstbeurteilung und gezieltes Lernen; seitens der Institution Voraussetzungen, die Entwicklung fördern und interessiert sind, an engagierten und Einfluss nehmenden Mitarbeitenden. Diese Aspekte Lehrperson, Lernen und Organisation können als Wirkungsdreieck dargestellt werden.

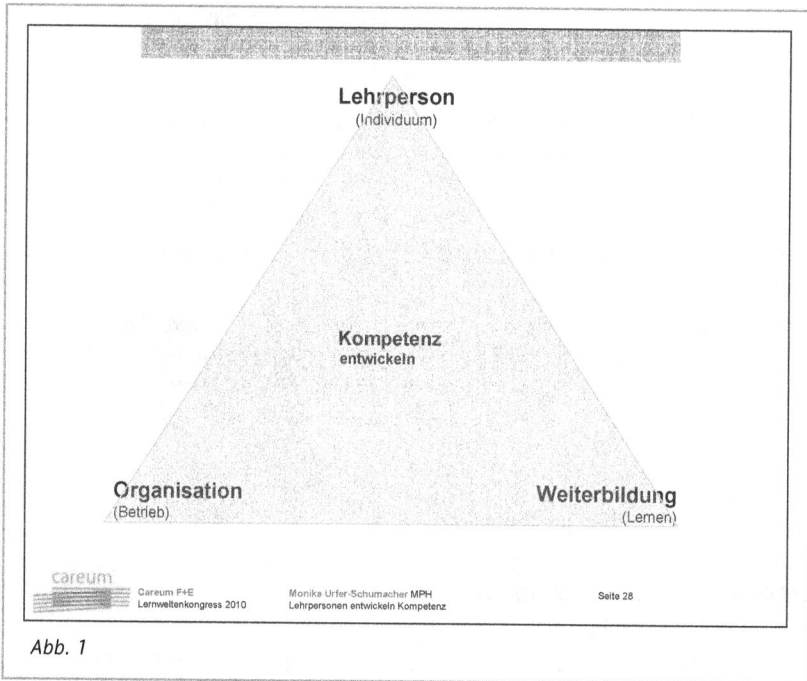

Abb. 1

Wirkungsdreieck deshalb, weil die drei Bereiche sich gegenseitig beeinflussen und bedingen. Die Kompetenz einer Lehrperson kann sich nur im realen Kontext verwirklichen. Dieser Kontext formt und prägt das Bildungsinstitut mit seinen Rahmenbedingungen, Anforderungen, seiner Kultur und insbesondere der Bedingungen zur Förderung der Kompetenz der Mitarbeitenden mittels interner und externer Weiterbildung. Diese drei Aspekte haben vielfältige Wirkung aufeinander. Einige davon sind nachfolgend aufgegriffen.

2. DIE LEHRPERSON

2.1 KOMPETENZEN DER LEHRPERSON

Die Kompetenz ist also in der realen Umsetzung erkennbar, dazu müssen die Anforderungen an die Lehrperson, die sie an sich selbst und die die Organisation an sie stellt, bekannt sein.

Die verantwortungsbewusste Lehrperson erwartet von sich, dass sie ihre Aufgabe bestmöglich erfüllt. Und wie Reich dies aufzeigt, ist sie bereit, sich kritisch zu hinterfragen und zu beurteilen.

»Als Lehrender muss ich mir selber Rat werden, indem ich eine Haltung kultiviere, die auf Kriterien beruht, die ich selber eingesehen und verstanden habe. Dies wird meinen persönlichen Lehr- und Lernstil bestimmen, und so werde ich von anderen wahrgenommen« (Reich 2006, Seite 25)

Die Anforderungen an eine Lehrperson sind bestimmt durch die zu erfüllenden Aufgaben. Diese sind vielfältig:

».. sie müssen mehr und mehr heute eher eine Basis dafür schaffen, dass Lerner lernen, sich lebenslang selbst ein schnell veränderliches Wissen anzueignen. Lehrende müssen dabei gegenwärtig viele Rollen realisieren können: Sie sind Mehrwisser, Impulsgeber, Planer, Helfer, Berater, Ermöglicher, Moderatoren, Visionären, Evaluateure und anderes mehr«. (Reich 2006. Seite 25)

De Grave et al (1999) haben in einer Studie Studierende nach ihren Vorstellungen einer guten Lehrperson – der Tutorin/des Tutors – befragt. Sie identifizierten ein Profil mit vier zentralen Rollen.

(1) *elaboration:* Eine gute Lehrperson stimuliert das Hinterfragen und klären der Aussagen der Studierenden;

(2) *directing the learning process:* Sie fordert und achtet auf ausreichende Tiefe des zu bearbeitenden Inhalts und auf mögliche Lücken im Vorwissen;

(3) *integration of knowledge:* Sie unterstützt die Verknüpfung von neuem Wissen mit dem Vorwissen und fordert die Erklärung und Begründung neuen Wissens und deren Integration;

(4) *stimulating interaction and individual accountability:* Sie stimuliert die Studierenden das Gelernte in eigenen Worten festzuhalten, sich selber zu überprüfen und die Lernergebnisse wie die vorhandenen Ressourcen zu dokumentieren

Helmke (2010) befasst sich seit langem mit Unterrichtsqualität und hat dazu ein Modell entwickelt. In jüngerer Zeit wurde das Modell (Lehrerpersönlichkeit – revisited) mit dem Bereich Lehrpersonen ergänzt, so dass auch die Merkmale der Lehrperson als wichtiger Einflussfaktor auf die Unterrichtsqualität erfasst werden. So zeichnen sich das Professionswissen, die methodisch-didaktische Kompetenz kombiniert mit der Kompetenz des Klassenmanagements, der pädagogischen Orientierung, der Ziele und Erwartungen prägend für das Handeln und Verhalten. Wichtig sind auch Persönlichkeitsmerkmale wie Humor, Geduld und entscheidend das Engagement. Die Lehrperson ist somit der zentrale INPUT-Faktor des Lernprozesses.

Zusammenfassend können aus den verschiedenen Erwartungen die Grundkompetenzen, die einer Lehrperson eigen sind, abgeleitet werden:

- Hohe Fachkompetenz, sie beinhaltet fundiertes breites Expertenwissen und -handeln, gepaart mit der Fähigkeit einer starken Vernetzung und komplexen Wahrnehmung.
- Ausgeprägte methodisch-didaktische Kompetenz, ausgezeichnet durch die Fähigkeit der Gestaltung einer stimulierenden Lernumgebung und Förderung eines nachhaltigen Lernprozesses.
- Hohe Kommunikationskompetenz, die sich durch aktives zuhören, Erfassen der Welt des Gegenübers, angemessene Sprache, dem Bewusstsein der Sender-Empfängerproblematik sowie dem Wahrnehmen der unterschiedlichen Konstrukte und Entwicklungsstadien der Lernenden zeigt.
- Ausgeprägte persönliche Kompetenz basierend auf Wertschätzung, Transparenz, Kongruenz, Engagement, Humor, Geduld, einem echten Interesse am Gegenüber und dem Bewusstsein, dass die Lehrperson in ihrem Handeln und Verhalten immer Vorbild ist.

Auf Grundlage dieser Anforderungen, den dazu notwendigen Kompetenzen sowie des konkreten Auftrags der Lehrperson kann ein Anforderungsprofil erstellt werden.

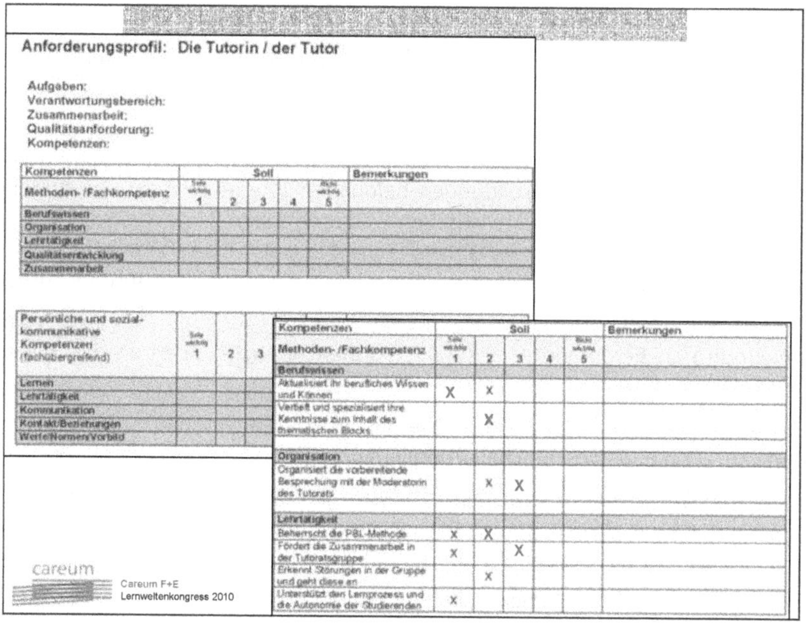

Anforderungsprofil: Die Tutorin / der Tutor

Aufgaben:
Verantwortungsbereich:
Zusammenarbeit:
Qualitätsanforderung:
Kompetenzen:

Kompetenzen	Soll					Bemerkungen
Methoden- /Fachkompetenz	1	2	3	4	5	
Berufswissen						
Organisation						
Lehrtätigkeit						
Qualitätsentwicklung						
Zusammenarbeit						

Persönliche und sozial-kommunikative Kompetenzen (fachübergreifend)	1	2	3
Lernen			
Lehrtätigkeit			
Kommunikation			
Kontakt/Beziehungen			
Werte/Normen/Vorbild			

Kompetenzen	Soll					Bemerkungen
Methoden- /Fachkompetenz	1	2	3	4	5	
Berufswissen						
Aktualisiert ihr berufliches Wissen und Können	X	X				
Vertieft und spezialisiert ihre Kenntnisse zum Inhalt des thematischen Blocks		X				
Organisation						
Organisiert die vorbereitende Besprechung mit der Moderatorin des Tutorats		X	X			
Lehrtätigkeit						
Beherrscht die PBL-Methode	X	X				
Fördert die Zusammenarbeit in der Tutoratsgruppe	X		X			
Erkennt Störungen in der Gruppe und geht diese an		X				
Unterstützt den Lernprozess und die Autonomie der Studierenden	X					

careum
Careum F+E
Lernweltenkongress 2010

Abb. 2: In Anlehnung an KAB (2000)

2.2 ANFORDERUNGSPROFILE UND KOMPETENZBILANZ

Der Begriff Anforderungsprofil steht hier exemplarisch für andere Instrumente wie Stellenbeschreibungen, Zielvereinbarungen usw. Das Anforderungsprofil ist kompetenzorientiert und zeigt auf, welche Leistungen in welcher Wichtigkeit für die Gesamtaufgabe zu erbringen sind. Anforderungsprofile werden in der Regel gemeinsam von Vorgesetzten und Stellen-Innehabenden erstellt.

Die Aufgaben einer Lehrperson werden bestimmt vom Auftrag der Organisation, der Organisations-Kultur, der pädagogische Konzeption, den qualitativen Erwartungen und Ziele sowie dem Einsatzgebiet der Lehrperson.

Je klarer dieses Anforderungsprofil beschrieben ist und gelebt wird, desto effektiver kann die Lehrperson ihren Bedarf an Kompetenz einschätzen und beurteilen. Sie kann eine Kompetenzbilanz erstellen.

In der Kompetenzbilanz werden die Anforderungen der Organisation mit den vorhandenen individuellen Kompetenzen verglichen. Der Lernbedarf resultiert aus der Beurteilung der Diskrepanz der bestehenden und geforderten oder gewünschten Ressourcen. Auf dieser Grundlage kann der Aufbau der Kompetenzen geplant werden.

3. WEITERBILDUNGEN

3.1 GRUNDSÄTZLICHE GESTALTUNG DER WEITERBILDUNG

Die dazu notwendigen Weiterbildungen beinhalten interne und externe Angebote. Ausgehend von einer konstruktivistischen pädagogischen Auffassung ist klar, dass nachhaltiges Lernen möglichst realitätsnah sein muss, also die Lebenswelt der Weiterbildungsteilnehmenden – der Lehrpersonen – ins Zentrum und als Ausgangssituation für alle Lerninhalte stellt.

In Anlehnung an Bergmann et al (2006) können Anforderungen an die Weiterbildungen formuliert werden:

- Fokussieren: Die Komplexität der Fülle des Alltags sinnvoll reduzieren und so die Konzentration aufs Wesentliche ermöglichen.

- Spiel- und Denk-Räume bereitstellen: Selbstorganisation und Engagement der Teilnehmenden ermöglichen, Transfer neuer Inputs unterstützen, Perspektivenwechsel initiieren und das Spektrum der Kompetenz erweitern.

- Identität entwickeln: Grundlegendes, Verbindendes und Unterscheidendes verifizieren und die Identität selbstbewusst weiterentwickeln.

- Gemeinsames sichern und weiterentwickeln: Vernetzen der Ressourcen, Konsense festigen, Wissen und Prozesse koordinieren, Gemeinsames entstehen lassen.

Die Merkmale einer guten Weiterbildung entsprechen jenen eines konstruktivistischen Unterrichtssettings.

- Der Inhalt der Weiterbildung hat Anwendungsbezug im beruflicher Kontext – ist situiert.
- Sie baut auf Vorwissen und Können auf – ist anschlussfähig.
- Die Inputs perturbieren und motivieren – sie machen neugierig.
- Die Inhalte sind in der momentanen Situation nützlich, bedeutsam und sinnvoll – sind viabel und relevant.
- Die Gestaltung der Weiterbildung fördert kreatives und aktives Handeln – ist lustbetont.
- Sie unterstützt die Konstruktion des Wissens im Dialog und in Gruppen – fordert mitmenschliches Lernen.
- Sie ermöglicht die Selbststeuerung des Lernens – fordert die Selbstverantwortung.

3.2 EXTERNE WEITERBILDUNGEN

Externe Weiterbildungen dienen dazu, die pädagogischen Grundlagen zu legen. Die Angebote auf dem Markt sind vielfältig. Bei der Wahl sollte die Kongruenz mit der pädagogischen Konzeption der Lehrperson und der Organisation berücksichtigt werden.

3.3 INTERNE WEITERBILDUNGEN

Interne Weiterbildung hat grundsätzlich den Vorteil, dass sich eine Gruppe von Mitarbeitenden ein gemeinsames Verständnis und eine gemeinsame Wissensbasis erarbeitet. Die Umsetzung in den Alltag wird wahrscheinlicher, wenn die Organisation die Aufgabe wahrnimmt:

> *»Impulse zu geben (Initiativen, Irritationen), den Rahmen (Regeln, Rollen, Ziele) interaktiv zu entwickeln und für eine stimmige Atmosphäre zu sorgen« (Bergmann et a. 2006, Seite 45)*

Es funktioniert jedoch nur, wenn die Organisationsstruktur und -kultur die Mitarbeitenden an Veränderungen und Weiterentwicklungen beteiligt und ihnen die „Kompetenz" zuspricht und entsprechende Verantwortung überträgt.

Im Rahmen der Masterarbeit *Tutorin/Tutor – eine anspruchsvolle Aufgabe* (Urfer 2010) wurde das Erleben der Rollen der Tutorin/des Tutors in der Umsetzung des Siebensprungs, einer problembasierten Lernform, untersucht. Gegen 50 Lehrpersonen beurteilten Aussagen zu den Fragen.

- Wie erleben Tutorinnen und Tutoren die Umsetzung ihrer Aufgaben im Unterrichtsalltag?

- Welche Anteile der Rollen interpretieren sie als leicht umzusetzen und welche Anteile fallen ihnen schwerer?

Aufgrund der Antworten konnten Herausforderungen identifiziert werden, die einer Intervention bedürfen. Die Resultate zeigten, dass die Einschätzung der Herausforderungen und die Gestaltung der Tutoratsarbeit sehr stark durch die Persönlichkeit der Lehrpersonen geprägt werden und durch die Forderung der situationsgerechten Intervention potenziert ist.

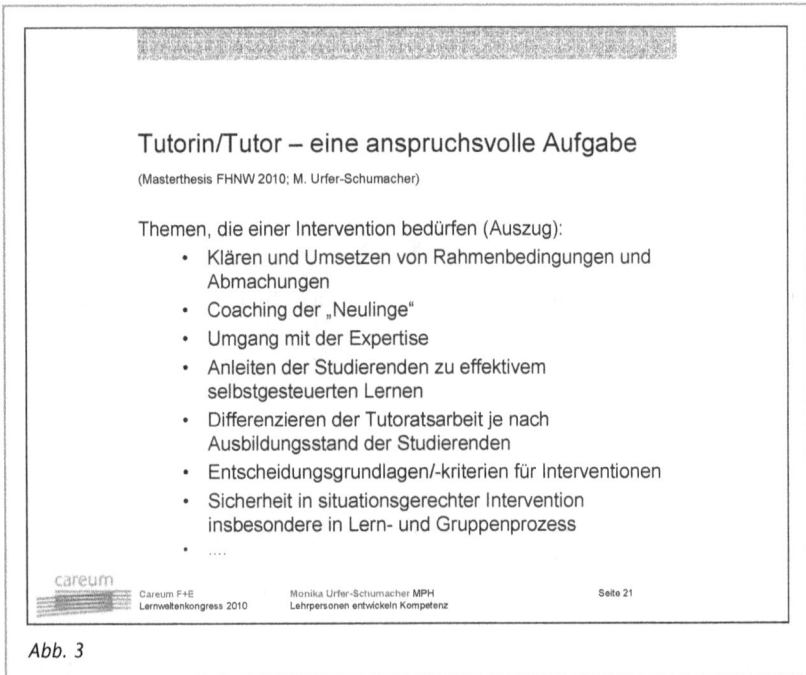

Tutorin/Tutor – eine anspruchsvolle Aufgabe

(Masterthesis FHNW 2010; M. Urfer-Schumacher)

Themen, die einer Intervention bedürfen (Auszug):
- Klären und Umsetzen von Rahmenbedingungen und Abmachungen
- Coaching der „Neulinge"
- Umgang mit der Expertise
- Anleiten der Studierenden zu effektivem selbstgesteuertem Lernen
- Differenzieren der Tutoratsarbeit je nach Ausbildungsstand der Studierenden
- Entscheidungsgrundlagen/-kriterien für Interventionen
- Sicherheit in situationsgerechter Intervention insbesondere in Lern- und Gruppenprozess
- ....

careum

Careum F+E   Monika Urfer-Schumacher MPH   Seite 21
Lernweltenkongress 2010   Lehrpersonen entwickeln Kompetenz

Abb. 3

Das erste Thema fokussiert eine zentrale Voraussetzung für das erfolgreiche Agieren der Lehrpersonen. Rahmenbedingungen, Regeln und Absprachen müssen transparent sein und von allen Beteiligten eingehalten werden, was sich oft als Stolperstein zeigt. Die anderen Themen beinhalten Aspekte der konkreten Wahrnehmung der Aufgaben im Unterrichtsalltag, die sinnvollerweise durch interne Weiterbildung aufgearbeitet werden.

Die vorgeschlagenen Gefäße eignen sich, um die individuelle Kompetenz zu fördern, Ressourcen des Teams im Sinne der Expertise einzubringen, eine gemeinsame Grund-

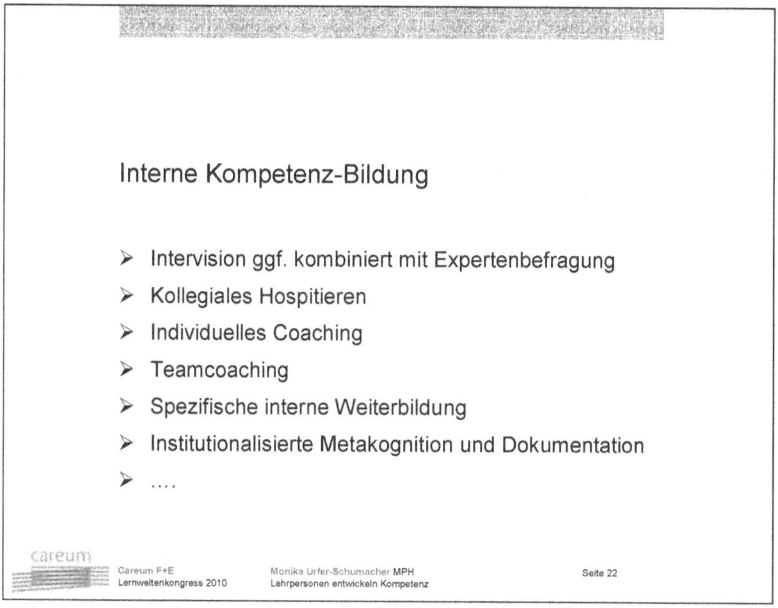

Interne Kompetenz-Bildung

➢ Intervision ggf. kombiniert mit Expertenbefragung

➢ Kollegiales Hospitieren

➢ Individuelles Coaching

➢ Teamcoaching

➢ Spezifische interne Weiterbildung

➢ Institutionalisierte Metakognition und Dokumentation

➢ ....

careum

Careum F+E   Monika Urfer-Schumacher MPH   Seite 22
Lernweltenkongress 2010   Lehrpersonen entwickeln Kompetenz

Abb. 4

haltung zu entwickeln und gezielt externes Expertenwissen einzubauen. Die Verbindung von implizitem und explizitem Wissen steigert die Effektivität des Lernergebnisses für das Individuum und die Organisation.

Der letzte Punkt ist ein zentrales Thema der Kompetenzentwicklung. Es ist die Stärkung der Fähigkeit der Metakognition. Bretschneider beschreibt dies wie folgt:

»Mithilfe einer detaillierten Betrachtung der eigenen Biographie soll sich der Einzelne im Rahmen eines Reflexionsprozesses ein geschärftes Bewusstsein über seine Kompetenzen verschaffen, um sich selbst sowie Dritten gegenüber dialogfähig zu machen. Durch das gezielte Einholen von Fremdeinschätzungen aus dem privaten oder beruflichen Umfeld sind diese Erkenntnisse dann zu überprüfen und gegebenenfalls zu korrigieren. Oder anders formuliert: Ausgehend von einer subjektiven Selbsteinschätzung, die mit einer Vielzahl von subjektiven Fremdeinschätzungen ver- und abgeglichen wird, sollen eine gewisse Objektivität und Aussagekraft erreicht werden« (Bretschneider 2007, Seite 11).

Die Reflexion sollte ein institutionalisiertes Gefäß der Kompetenzentwicklung sein. Dies einerseits, um den individuellen Lernbedarf gezielt wahrzunehmen, aber auch im Sinne des Vorbildes für die Studierenden.

4. ORGANISATION

Wie in den Ausführungen schon mehrmals erwähnt spielt die Organisation eine wichtige Rolle in der Entwicklung der Kompetenz einer Lehrperson. Als lernende Organisation ist sie interessiert an engagierten und kompetenten Mitarbeitenden und gestaltet entsprechende Voraussetzungen. Zusammenfassend sind hier noch einige Aspekte, die die Kompetenzentwicklung fördern, aufgelistet.

- Klare Strukturen und Ziele
- Verbindliche Werte (Wertschätzung, Selbstverantwortung, ...)
- Klare, verbindliche Rahmenbedingen (so wenig wie möglich, so viele wie nötig)
- Geklärte Verantwortungen
- Qualitätsmanagement (Ruf ‚gute Schule')
- Gemeinsame Weiterentwicklung der Organisation
- Wissensmanagement
- ...

Die ersten vier geben, wie vorgängig erwähnt, allen Beteiligten Verbindlichkeit und Sicherheit. Die nachfolgenden Aspekte sind jene einer lernenden Organisation. Sie sind für eine kontinuierliche Weiterentwicklung der Institution wichtig.

So wie für die Lehrpersonen, ist es auch für eine Organisation Bedingung, ihr Qualitätsmanagement effizient umzusetzen. Also ähnlich wie bei der Lehrpersonen wird eine regelmäßige Metakognition mittels geeigneter Instrumente, wie beispielsweise das EFQM durchgeführt. Systematisch werden dabei Führung, Mitarbeiter, Politik und Strategie, Partnerschaften und Ressourcen, die Prozesse und die Ergebnisse aller Bereiche analysiert und verbessert.

5. ZUSAMMENFASSUNG

Lehrpersonen entwickeln Kompetenz innerhalb dieses Wirkungsdreiecks (Abb. 5).

Wenn alle in diesem Gefüge sich ihrer gegenseitigen Beeinflussung bewusst, wertschätzend, nachhaltig und qualitätsbewusst gemeinsam das Beste für alle Beteiligten anstreben, ist die Kompetenzentwicklung erfolgreich. Die stetige Auseinandersetzung und Diskussion fördern das gegenseitige Verstehen – erlauben das Erreichen einer ähnlichen Wirklichkeit in der alle Beteiligten ihren Beitrag leisten und Verantwortung tragen. Watzlawick umschreibt dies so:

> »Aus der Idee des Konstruktivismus ergeben sich zwei Konsequenzen. Erstens die Toleranz für die Wirklichkeiten anderer – denn dann haben die Wirklichkeiten anderer

genauso viel Berechtigung wie meine eigene. Zweitens ein Gefühl der absoluten Verant-
wortlichkeit. Denn wenn ich glaube, daß ich meine eigene Wirklichkeit herstelle, bin ich
für diese Wirklichkeit verantwortlich, kann ich sie nicht jemandem anderen in die Schuhe
schieben« (Watzlawick 1982).

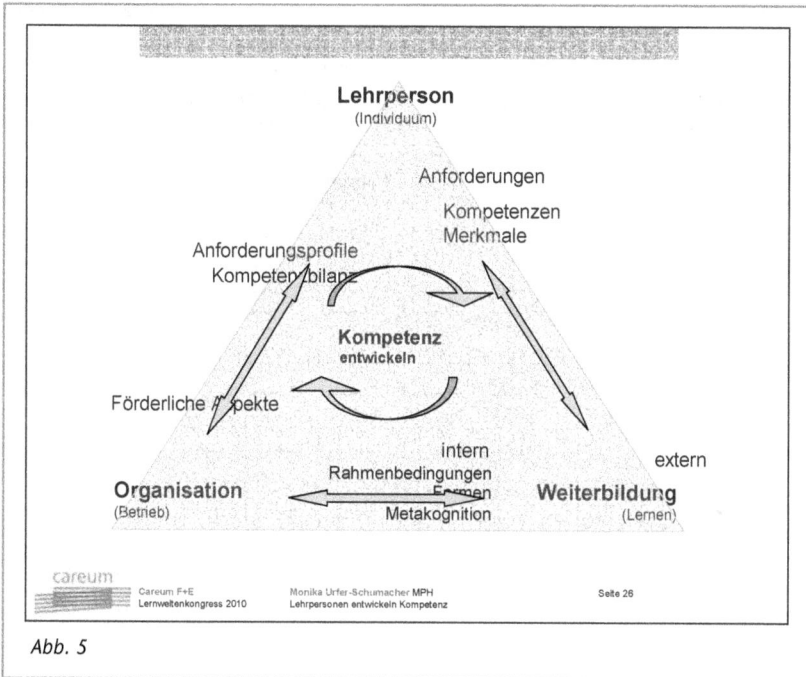

Abb. 5

LITERATUR

BBT (2006) Glossar der geläufigen Terminologie im Kopenhagen-Prozess. Bundesamt für Berufsbildung und Technologie

Bergmann, G.; Daub, J.; Meurer, G. (2006). Metakompetenzen und Kompetenzentwicklung. http://www.abwf.de/content/main/publik/report/2006/report-095-teil2.pdf 02.08.2010

Bretschneider, M. (2007). Kompetenzentwicklung aus der Perspektive der Weiterbildung. http://www.die-bonn.de/doks/bretschneider0601.pdf 05.04.2010)

Careum Fachstelle (2005). Problem basiertes Modell-Curriculum. Zürich: Stiftung Careum

De Grave, Willem S.; Dolmans, Diana H J M; van der Vleuten Cees P M. (1999). Profiles of effective tutors in problem-based learning: scaffolding student learning. Blackwell Science Ltd MEDICAL EDUCATION 1999; 33: 901-906 (www.fdg.unimaas.nl/educ/cees/CV/Publications/1999/Profiles of effective tutors in problem-based learning.pdf, 22.03.2010)

Gräsel, Cornelia (1997). Problemorientiertes Lernen. Göttingen/Bern/Toronto/Seattle, Hoegrefe

Helmke, Andreas (2010). Unterrichtsqualität und Unterrichtsdiagnostik. Referat Weiterbildungskongress WBK I im BBZB Luzern 15.7.2010

KAB Süddeutscher Verband (2000). Die Kompetenzbilanz: Ein Instrument zur Optimierung betrieblicher Personalarbeit. Deutsches Jugendinstitut, München

Reich, Kersten (2006). Konstruktivistische Didaktik. Weinheim: Beltz

Schmidt, Henk G.; Moust, Jost H.C. (1995). What Makes a Tutor Effective? A Structural-equations Modeling Approach to Learning in Problem-based Curricula. Academic Medizin, Vol. 70. NO.8/August 1995.

Urfer-Schumacher, Monika (2010). Tutorin/Tutor – eine anspruchsvolle Aufgabe. Masterthesis Fachhochschule Nordwestschweiz. Unveröffentlicht.

Watzlawick, Paul; Kreuzer, Franz (1987) Die Unsicherheit unserer Wirklichkeit. Ein Gespräch über den Konstruktivismus. München: Piper

Reflexive Praxis mittels Fallarbeit als didaktische Methode

Susanne Fesl

In einem kurzen historischen Bogen wird die Situation der Unterrichtsgestaltung, der Lehrperson und der Lernenden vor und nach der letzten großen Gesetzesveränderung (GuKG 1997) und in Anbetracht der neuen, wissenschaftlichen Erkenntnisse der letzten 30 Jahre in Österreich gegenübergestellt.

Es wird der Frage nachgegangen, ob die vom Gesetz (GuK-AV, 1999) vorgegebenen 50 Stunden Angeleitetes Praktikum für Praxisreflexion mittels didaktischer Methoden wie z. B. Fallarbeit mit PBL (Problem-based Learning) und Problemorientierter Handlungsinstruktion verwendet werden können. Diese 50 Stunden müssen von LehrerInnen für GuK in der Praxis veranstaltet werden. In dieser Arbeit werden 2 von der Autorin durchgeführte Möglichkeiten zur Beschreibung, Analyse und Reflexion erlebter Situationen aus der Berufspraxis vorgestellt.

Für einen guten Aufbau von Expertenwissen muss den Lernenden ermöglicht werden, zu lernen, in komplexen Situationen Entscheidungen zu fällen und Urteile zu bilden. Dies kann durch Reflexion von Pflegesituationen (an Hand von „Fällen") ermöglicht werden.

1. Vom Klinischen Unterricht zur Fallarbeit

Schon vor gut 20 Jahren, als es in Österreich noch keine gesetzliche Vorschrift für die Durchführung eines klinischen Unterrichtes oder Angeleiteten Praktikums gab, waren Lehrpersonen sehr daran interessiert, praxisnah zu unterrichten. Es war ihnen ein Anliegen, den SchülerInnen nicht nur theoretische Inhalte zu vermitteln sondern auch zu zeigen, wie diese in der Praxis gut umgesetzt werden können (Them, 2003, 10).

Damals gab es in vielen Schulen Modelle, in denen Lehrpersonen mit SchülerInnen auf einer Station verschiedene Pflegehandlungen an PatientInnen und BewohnerInnen durchführten. Dies wurde vor allem von SchülerInnen immer sehr geschätzt, da sie die Gelegenheit hatten, in der jeweiligen Situation alle offenen Fragen loszuwerden. Die BewohnerInnen und PatientInnen erklärten sich fast immer dazu bereit, als „Probeobjekt" zu fungieren, sie halfen fleißig mit und genossen auch diesen eher nicht alltäglichen Status, im Mittelpunkt des Geschehens zu stehen.

Einzig für die LehrerInnen waren diese Situationen immer sehr herausfordernd (vgl. Frauenlob 1/03, 13). Es galt, zu zeigen „was man noch drauf hatte".

Sie mussten ein ganzes PatientInnenzimmer oder mehr im Überblick behalten und gleichzeitig für die SchülerInnen ein offenes Ohr haben, auf die PatientInnensicherheit achten und sowohl in der Durchführung der Pflegehandlungen Experten sein, als auch die theoretischen Hintergründe immer sofort parat haben. Nebenbei musste die Organisation auf der Station durchschaut werden, der Überblick über die Dokumentation gewährleistet bleiben und es sollte natürlich die Station entlastet werden. Alles in allem eine Menge Aufgaben.

Über die Jahre und allen Widerständen zum Trotz (auch innerhalb der eigenen Berufsgruppe) zogen Erkenntnisse aus der Pflegeforschung langsam in Österreich ein und mit ihr auch Wissen über den Aufbau von Expertise (Benner, 1997).

In der Pädagogik entwickelten sich traditionell auf Zuhören ausgerichtete Schulformen (Frontalunterricht, Vorlesungen) zu interaktiven Lernorten. Mit zunehmenden Erkenntnissen aus der Gehirnforschung über das Lernen und Abspeichern von Wissen nahm auch besonders in der Berufsbildung die Bedeutung von Lernumgebungen zu, die handlungsorientiertes, brauchbares Wissen erzeugen. Zudem steht dort auch die Frage nach dem Sinn und Nutzen des Lernstoffes klar im Vordergrund. Reines Reproduktionswissen reicht in der heute sehr komplexen Arbeitswelt nicht mehr aus. MitarbeiterInnen müssen zunehmend mehr entscheiden und verantworten, es ist also von Bedeutung, diese mit „qualitativem Wissen" auszustatten (vgl. Landwehr, 2006, 12f). *„Praktisches Wissen ist Wissen, das direkt durch das Erwerben einer Fähigkeit und über konkretes Handeln erworben wurde. Es handelt sich dabei um ein ‚Wie-Wissen' im Gegensatz zu einem ‚Was-Wissen'. Viele Fähigkeiten erwirbt man, ohne dass man sich erklären kann, wie das, was man tut, überhaupt möglich ist, bzw. ohne dass man die formalen Gesetze begreift, auf denen dieses Können beruht"* (Benner, 1994, 279; vgl. Schön, 1983, 49f; Schön, 1987, 26ff).

Schön beschrieb die Bedeutung der Reflexion und bemerkte, dass für die Entwicklung von Expertise reflektieren einer Handlung rein technisch rational nicht ausreichend ist, es muss ein *„reflection-in-action" – „the thinking what they are doing while they are doing it"* (Schön, 1987, xi, 26) – stattfinden, ein Nachdenken in und über die Situation, ein unbewusstes, schwer erklärbares Finden von impliziten Erklärungen und Einstellungen, was aus einem Anwender einen Experten macht (vgl. Schön, 1983, 21ff, 49ff).

Rauner beschreibt reflektiertes Arbeitswissen als „Arbeitsprozesswissen" *„... eine grundlegende Wissensform ... als eine zentrale Wissenskategorie, es entspringt der reflektierten Arbeitserfahrung, es ist das in der praktischen Arbeit inkorporierte Wissen"* (Rauner, 2004, 14). Ein Aspekt des schulischen Lernens in der Ausbildung muss sein, dieses Arbeitswissen in der Reflexion bewusst zu machen.

Reflexive Praxis bedeutet ein „durchdenken", ein *„reflection-on-action"* und einen aufmerksamen Umgang mit durchlebten Praxissituationen. Innerhalb von Teams und in vielen Gesprächen mit anderen Personen findet Reflexion findet zwar immer wieder statt, muss aber über diese informelle und unstrukturierte Form hinausgehen.

Ein regelgeleiteter, strukturiert reflexiver Umgang mit den Abläufen und Handlungen in der Praxis ist grundlegend, um professionell und durch die Struktur auch gesundheitsförderlich zu arbeiten. Eine professionelle Berufsausbildung verlangt regelgeleitete Reflexion, einen geschützten Raum und Zeit, wo die Lernenden ihre Erfahrungen aus dem klinischen Alltag einbringen können und darüber diskutieren können (vgl. Schön, 1987, 311, Johns, 2009, 280). Demnach ist schulisches Lernen alleine nicht ausreichend für die Entwicklung von Expertise.

2. VON DER „ERFAHRENEN" LEHRSCHWESTER ZUR TUTORIN

In den letzten Jahren hat der Pflegeberuf in Österreich – auch durch Veränderungen in der Gesundheits- und Krankenpflegeausbildung – bedeutende Fortschritte in Richtung Selbstständigkeit und Professionalisierung des gemacht.

Im Bundesgesetz von 1961 musste noch jede Krankenpflegeschule *„unter der Leitung eines Arztes stehen, der die hierfür erforderliche fachliche Eignung besitzt. Zur Betreuung der Krankenpflegeschüler(innen) hat diesem Arzt eine erfahrene diplomierte Krankenpflegeperson als Schuloberin (Internatsleiter) zur Seite zu stehen"* (BGBl. Nr. 102/1961, § 6, Abs. 3). Erst 1992 kam eine Abänderung dieser Bestimmung, als auch die fachspezifische und organisatorische Leitung einschließlich der Dienstaufsicht und der Internatsleitung einer *„hierfür fachlich und pädagogisch geeigneten Direktor(in), der (die) die Berufsberechtigung zur Ausübung des jeweiligen Krankenpflegefachdienstes besitzt und über die notwendige Berufserfahrung verfügt"* übertragen wurde (BGBl. 872/1992, § 7 Abs. 3).

Lehrkräfte an Krankenpflegeschulen absolvierten nach den damals gültigen Richtlinien eine 600stündige Sonderausbildung und mussten eine mindestens 3jährige Berufserfahrung nachweisen können (vgl. BGBl. Nr. 376/1969, § 16 Abs. 2), sowie *„sich zur Lehrtätigkeit fachlich und pädagogisch eignen"* (BGBl. Nr. 376/1969, § 4.b) – also quasi von Natur aus dafür geeignet sein.

Dass neben „Erfahrung" auch wissenschaftlich fundierte Kenntnisse und Fertigkeiten zu den Eignungen zählen sollte, findet sich erst im neuen Jahrtausend in den Gesetzestexten wieder (BGBl- 453/2005, § 2 Abs. 3).

Dittrich folgerte schon 1989, dass *„... Lehrkräfte dieser 10. bis 13. Bildungsstufe unbedingt ein Universitätsstudium absolviert haben ..."* sollen (vgl. Dittrich, 1989, 42).

Derzeit muss eine Lehrerin für Gesundheits- und Krankenpflege in Österreich eine Sonderausbildung von mindestens 1600 Stunden mit mindestens einem Jahr Dauer absolvieren. Diese Sonderausbildung findet meist im Rahmen von Universitäts- und Fachhochschulausbildungen statt (vgl. Fritz, 2010, 397).

Im Jahr 2006 startete das erste „Kombistudium Pflege" an der Privaten Universität für Gesundheitswissenschaften, Medizinische Informatik und Technik (UMIT) in Tirol, seit 2008 laufen die ersten Pflegeausbildungen an den Fachhochschulen Campus Wien und der Privaten Medizinischen Universität in Salzburg (PMU).

Die Verschiebung der Pflegeausbildung in den tertiären Bereich erfordert von LehrerInnen für Gesundheits- und Krankenpflege evidenzbasiertes Wissen aus internationalen Datenbanken mit einzubeziehen, dies setzt bei den Lehrkräften eine wissenschaftliche Kompetenz voraus (vgl. Fritz, 2010, S. 399).

In Lernumgebungen, in denen konstruktivistisch ausgerichtete Lehrmethoden eingesetzt werden, müssen Lehrkräfte zusätzlich noch Fähigkeiten im Begleiten eines Tutorates, der Lernberatung und des Coachings nachweisen können (Weber, 2007, 41). Die Rolle der Lehrperson im traditionellen Darbieten von Wissen verändert sich in die einer zurückhaltenden, fördernden LernprozessbegleiterIn. Die Aufgaben sind vielfältig: Begleitung im Tutorat, Lernberatung und Coaching der Lernenden, Planung und Organisation von Ausbildungslehrgängen, Vorbereiten und Durchführen von Vorlesungen, Curriculumentwicklung, Sicherstellung von Unterrichtsmaterialien, Ausbildungsqualität inklusive Evaluation, Praxisberatung, Expertise in einzelnen Fachbereichen und deren Bezugswissenschaften (vgl. Weber, 2007, 42f).

3. VON DEN ZUHÖRENDEN SCHÜLERINNEN ZUM BEGLEITETEN SELBSTSTUDIUM

Entsprechend unserer eigenen Sozialisation, was Lernen an Schulen anbelangt, wird von SchülerInnen unbewusst verlangt, freundlich und aufmerksam dem Frontalvortrag der Lehrperson zu folgen, interessiert Fragen zu stellen und die natürlich ausgesprochen wichtige Unterrichtssequenz möglichst nicht zu stören. Dabei wird meist außer Acht gelassen, dass in der Regel Unterricht von SchülerInnen nicht als interessant eingestuft wird (vgl. Weber, 2007, 203f). Die Lernunterlagen werden von den Lehrpersonen erstellt, strukturiert und auch im Stoffgebiet eingegrenzt. Anschließend muss der vorgegebene Inhalt so exakt wie möglich in Prüfungssituationen wiedergegeben werden. In dieser Unterrichtsform steht Faktenwissen im Vordergrund, das zwar gut auswendig gelernt werden kann, aber leider schnell wieder vergessen wird. Das hierbei entstehende „Träge Wissen" steht den Lernenden für komplexe, reale Problemsituationen nicht zur Verfügung (Wahl, 2006, 9f).

In modernen Lernumgebungen wie PBL finden die SchülerInnen die Fragen spannend und herausfordernd. Sie übernehmen selbst Verantwortung für den eigenen Lernprozess und können das Gelernte auch in ähnlichen Situationen umsetzen. Sie können den eigenen Lernprozess dokumentieren, besser reflektieren, Feedback geben und ihr Wissen besser präsentieren. Sie haben gute kommunikative und soziale Fähigkeiten ausgebildet und können wertschätzend miteinander umgehen (vgl. Weber, 2007, 55).

Je höher das eigenaktive Lernen ist, umso nachhaltiger sind die Lernerfolge, das behaupten die Neurowissenschaft und lernpsychologische Erkenntnisse der letzten Jahre (vgl. Weber, 2007, 209). Eine zentrale Bedeutung im Wissensaufbau hat das subjektive Vorwissen von Lernenden, das für einen nachhaltigen Wissensaufbau zuerst hervorgeholt, exploriert werden muss. Dazu dient in neuen, konstruktivistisch ausgerichteten Lernumgebungen ein Fall, der bei Lernenden einen kognitiven Konflikt auslöst. Wenn das Vorwissen transparent gemacht wurde, es sozusagen möglich ist, darauf Bezug zu nehmen, kann durch die Verknüpfung mit theoretischem Wissen von den Lernenden neues und relevantes Wissen aufgebaut werden (Landwehr, Müller, 2006, 27f; Wahl, 2006, 41; Weber, 2007, 19).

Durch verschiedene Formen des Selbststudiums können die Lernenden selbst Antworten auf ihre Lernfragen finden, Verknüpfungen herstellen, eine Meinungen bilden, den eigenen Gedanken nachgehen, nachhaltiges Wissen aufbauen und kritisch reflektieren lernen. Durch die Übung in der Literaturrecherche wird ein zentraler Baustein zum Lebenslangen Lernen gelegt. Es wird gelernt, Prioritäten zu vergeben und Literatur zu bewerten. Außerdem wird die Fähigkeit unterstützt, explizites Wissen in einen realen Handlungskontext zu transferieren, damit wird theoretisches Wissen real anwendbar und wichtig (Landwehr, Müller, 2006, 147ff).

4. DIE FALLARBEIT ALS METHODE ZUR REFLEXION VON PRAXISSITUATIONEN

Erlebte, unbefriedigend bearbeitete Situationen aus dem Berufsalltag bilden den Ausgangspunkt für die Fallarbeit. Es steht hier die retrospektive Reflexion im Vordergrund. Bei der Bearbeitung in einer Kleingruppe bekommen die SchülerInnen bzw. TeilnehmerInnen Gelegenheit zur Aufarbeitung ihrer beruflichen Erfahrungen, dadurch können Handlungsalternativen generiert werden (vgl. Darmann-Finck, 2009, 25f). Im Austausch in der Lerngruppe lernen die SchülerInnen bzw. TeilnehmerInnen selbstständig zu denken, eigene Lösungen zu finden, ihre Meinung zu kommunizieren und zu argumentieren. Der Aufbau von Sprachkompetenz erfolgt hier implizit und ist den Lernenden nicht bewusst.

Durch den Einsatz von methodisch kontrollierten Vorgehensweisen kann ein Beitrag zur Professionalisierung geleistet werden. Gerade im pflegerischen Alltag sind regelgeleitete Methoden der Reflexion bedeutsam, da laufend und unter hohem Zeit- und Handlungsdruck Urteile gefällt und Entscheidungen getroffen werden müssen und es hier auf richtige Deutungen im jeweiligen Kontext ankommt, um Fehlinterpretationen mit ihren Folgen zu verhindern (vgl. Darmann-Finck, 2009, 171f).

Es werden zwei Methoden zur Beschreibung, Analyse und Reflexion erlebter Situationen aus der Berufspraxis vorgestellt.

1. Im Rahmen einer Fortbildungsreihe zum Thema „Umgang mit Diabetes mellitus in der Hauskrankenpflege" für Diplomierte Gesundheits- und Krankenpflegepersonen und Pflegehilfen einer Organisation für Extramurale Pflege mit Problemorientierter Handlungsinstruktion (vgl. Landwehr, 2006, 124ff).

2. Im Rahmen des Angeleiteten Praktikums findet Fallarbeit mit PBL für die SchülerInnen in der Grundausbildung zum Gehobenen Dienst für Gesundheits- und Krankenpflege statt (vgl. Steiner, 2004, Kap. 6).

Ausgangspunkt ist in beiden Fällen eine selbst erlebte Praxissituation, über die zu einem späteren Zeitpunkt anhand eines bestimmten methodischen Vorgehens reflektiert wird. Ergebnisse der Fallarbeit sind Handlungsansätze für die professionelle Tätigkeit und Ansätze zur Deutung der erlebten Situationen (vgl. Steiner, 2004, Kap. 6). In der Grundausbildung wird das *Problem-based Learning, als Methode eingesetzt, in der Fortbildung das Konzept der Problemorientierten Handlungsinstruktion* (vgl. Landwehr, 2006, 124ff).

4.1 FORTBILDUNG MIT PROBLEMORIENTIERTER HANDLUNGSINSTRUKTION

BEISPIEL 1

Fortbildungsreihe zum Thema „Umgang mit Diabetes mellitus in der Hauskrankenpflege" für Diplomierte Gesundheits- und Krankenpflegepersonen und Pflegehilfen mittels Problemorientierter Handlungsinstruktion.

ART, ABLAUF UND DAUER DER FORTBILDUNG

Die Fortbildungsveranstaltung war für 10 Stunden ausgeschrieben, mit 2 Präsenzterminen und einem Selbststudiumsanteil dazwischen. Es wurden in insgesamt 8 Veranstaltungen rund 120 MitarbeiterInnen geschult.

Ablauf:

Präsenzveranstaltung:	4 Stunden
Selbststudiumsanteil:	2 Stunden
Präsenzveranstaltung:	4 Stunden (ca. 2 Wochen später)

Die Pflegepersonen (Diplomierte Pflegepersonen und Pflegehilfen) kamen mit typischen Problemsituationsbeschreibungen, wo sie selbst unzufrieden waren, an sich selbst Mängel entdeckt haben oder durch die Fachaufsicht aufmerksam gemacht wurden in den ersten Teil der Fortbildungsveranstaltung. Hier wurden zu Beginn alle Fälle von den TeilnehmerInnen selbst vorgestellt und im Laufe des Seminars unter Anleitung einer Tutorin problemorientiert bearbeitet.

Die Idee dahinter war, dass die Pflegepersonen ein persönliches Problem gelöst haben wollen – damit gab es auch keine Hinterfragen der Notwendigkeit der Fortbildungs-veranstaltung – und jede TeilnehmerIn wurde gleichermaßen wertgeschätzt, weil jeder Fall/jede Situation gleich wichtig war. Die Gruppen waren entsprechend dem didak-tischen Ansatz klein (zwischen 10 und 15 Personen). Ein weiterer positiver Effekt dabei war: Die TeilnehmerInnen lernten, sich auch selbst Informationen zu beschaffen.

ABLAUF DER PROBLEMORIENTIERTEN HANDLUNGSINSTRUKTION NACH LANDWEHR

Die von Landwehr (vgl. Landwehr, 2006, 125) beschriebene Herangehensweise an Auf-gabenstellungen wurde in der Fortbildungsreihe durch die Wiederholung der Schritte in der 2. Präsenzveranstaltung bei den TeilnehmerInnen gefestigt.

Schritte nach Landwehr:

- Praktische Aufgabenstellung
- Suchen/Erproben eigener Lösungen (Probe-Handeln)
- Bearbeitung der aufgetauchten Schwierigkeiten und Fragen
- Herausarbeiten von wichtigen Handlungsgrundsätzen
- Anwendung

REFLEXION

Zu bemerken ist entgegen der Erwartung der Kursleitung, dass keine einzige Kursteil-nehmerIn diesen Selbststudiumsteil nicht erbracht hat. Alle haben mit viel Elan diverse Informationen zusammengetragen, im Internet recherchiert, KollegInnen befragt, alte Skripten durchforscht. Mit noch größerer Freude und Stolz haben dann alle ihre Er-kenntnisse in das Plenum eingebracht. Eine Mehrzahl der TeilnehmerInnen war von dieser Seminarform positiv angetan und durchaus zufrieden.

Persönliche Rückmeldungen (auszugsweise transkribiert):

- Die Praxis wurde gut ins Seminar eingeflochten, ich denke, alle haben davon profitiert.
- Weil wir selber untereinander die Fragen beantworten durften und aus Erfahrungen erzählt haben war es sehr interessant.
- Super fand ich die Offenheit und die Möglichkeit in der Runde zu diskutieren, auf alle Fälle hat es das Interesse geweckt, sich mehr mit dem Thema zu beschäftigen.

- Die Diskussionen mit den Kollegen sind immer sehr spannend, informativ und motivierend!

- Wir waren eine super-aktive Gruppe – es ist erstaunlich, was jeder selbst herausfinden kann, wenn er „sucht"

- Ich finde es großartig, dass individuelle Problemfälle diskutiert werden konnten und auch Lösungsansätze erarbeitet werden konnten. Durch das eigene Erarbeiten von pflegerelevanten Themen bleibt alles gespeichert und ich weiß, wo ich künftig nachschlagen muss.

- sehr praxisbezogen

- Gehe mit mehr Wissen aus diesem Seminar. Wissen, das ich praktisch anwenden kann.

- Unterrichtsmethode ist sehr gut, es bleibt immer was hängen, wenn man selbst etwas zum Vortrag beiträgt, als wenn man berieselt wird (zuhört).

- Mir hat es sehr gut gefallen, dass die Teilnehmer sich beteiligen „mussten"

- Finde es gut, dass man sich seine Fragen selber erarbeiten „muss", wenn manchmal auch keine Antwort möglich war, hat man sich doch Gedanken gemacht.

- Es war kein Vortrag, sondern ein gemeinsames Fragen beantworten. Mir persönlich war keine Minute langweilig.

- Habe das Seminar sehr angenehm empfunden, selbst Lösungen zu erarbeiten und von anderen zu lernen! Sehr gut fand ich die vielen Beispiele aus der Praxis!

4.2 FALLARBEIT MIT PROBLEM-BASED LEARNING (PBL)

BEISPIEL 2

Fallarbeit mit PBL im Rahmen des Angeleiteten Praktikums für die SchülerInnen in der Grundausbildung zum Gehobenen Dienst für Gesundheits- und Krankenpflege.

Es wurde der Siebensprung als Methode gewählt, weil die SchülerInnen diese Lernform bereits kannten – so lag der Focus nicht auf dem Kennen lernen der Methode sondern am Fall, den es zu bearbeiten gab. Im PBL arbeiten die SchülerInnen in einer Kleingruppe selbstständig, angeleitet von Tutoren, welche den Arbeitsfortschritt laufend beobachten und steuern. Die SchülerInnen können sich im PBL ihrer eigenen inneren Überzeugungen (subjektiven Theorien) bewusst werden. Der reale Fall löst bei den Lernenden eine innere Spannung aus, eine Fragestellung, durch welche das Lerninteresse gefördert wird. Es kommen bereits erlebte Bilder auf, eigene durchlebte Situationen, die schon einmal Unbehagen ausgelöst haben. Die eigenen Emotionen spielen hierbei eine große Rolle, weil sie die Bedeutsamkeit erhöhen und die Abspeicherung im Gehirn erleichtern (Schwarz-Govaers in Darmann-Finck, 2008, 14ff).

DIE WIRKSAMKEIT DES PBL

Das PBL wird in 7 Phasen eingeteilt, dem „Siebensprung". Ursprünglich stammt das Konzept als „triple jump" aus Kanada. Die Methode ist sehr interessant und herausfordernd für die Lernenden, die Zufriedenheit ist dadurch größer. Teamfähigkeit, kommunikative und soziale Fähigkeiten werden besser ausgebildet. Die Transferleistung ist stärker, die Handlungskompetenz deutlich besser ausgeprägt. Das PBL fördert die Selbstlernfähigkeit und stärkt das Selbstbewusstsein der Lernenden (vgl. Weber, 2007, 55).

DER SIEBENSPRUNG

Folgende Schritte werden für alle Gruppenteilnehmer nachvollziehbar und unter Einhaltung der zeitlichen Vorgabe durchlaufen:

Problemanalyse	**Schritt 1** *Klärung von unklaren Begriffen* Dauer: 1-5 Minuten	Die Gruppe klärt, ob innerhalb der Gruppe alle Begriffe (gleich) verstanden werden.
	Schritt 2 *Das zentrale Problem bestimmen* Dauer: 5 Minuten	Es wird der Kern der Aufgabe, die zentrale Fragestellung bestimmt – auf 1 bis 3 Fragen begrenzt.
	Schritt 3 *Problem analysieren* Dauer:10 Minuten	Sammeln des Vorwissens der Gruppe zu diesem Problem. Es werden alle vorläufigen Lösungsvorschläge gesammelt (brainstorming), nicht diskutiert.
	Schritt 4 *Ordnen der genannten Überlegungen* Dauer: 20 Minuten	Es müssen Überbegriffe gefunden werden, Prioritäten gesetzt, geordnet werden. Hier darf und soll diskutiert werden.
	Schritt 5 *Formulieren von Lernfragen* Dauer: 10 Minuten	Welche Fragen müssen zu den erarbeiteten Themen noch beantwortet werden. Auf das Wesentliche konzentrieren und Aufgabenstellungen präzise formulieren.
Problem bearbeitung	**Schritt 6** *Sammeln von Antworten auf die Lernfragen im Selbststudium* Dauer: 90 Minuten	Hier erfolgt eine Recherche in Bibliotheken, Suchmaschinen, diversen Internetseiten, ein Befragen von Experten, besuchen von Expertenvorträgen.
Problem-lösung	**Schritt 7** *Austauschen von Informationen in der Gruppe* Dauer: 50 Minuten	Die Ergebnisse des Selbststudiums werden in die Gruppe eingebracht und diskutiert, kritisch hinterfragt und ergänzt.

Tab. 1: (vgl. Weber, 2007, 34ff; Schwarz-Govaers, 2002, 33)

DIE METHODE WURDE UM 2 SCHRITTE ERWEITERT:

Zu Beginn wird bereits in der Praxis durch die SchülerInnen eine Situationsbeschreibung einer problematischen, offenen, unbehaglichen Situation erstellt (schriftlich). Mit dieser kommen sie in die Kleingruppe.

Am Ende des Siebensprungs erfolgt der Transfer des neu erworbenen Wissens wieder zurück auf die Station, es soll auf Wunsch der SchülerInnen ein Gespräch mit der Praxisanleitung erfolgen, somit kann das neu gelernte Wissen in die Praxis implementiert werden, sofern die Station eine Umsetzung ermöglicht.

ORGANISATION UND ABLAUF

In der Planungsphase wurde die neue Methode bei einem PraxisanleiterInnen-Treffen ausführlich vorgestellt. Ebenso wurde die Klasse auf die Fallarbeit vorbereitet.

Die gesamte Klasse wurde in Gruppen zu je 8-9 SchülerInnen aufgeteilt und im Praktikumsblock zu einer Fallbesprechung eingeladen. Somit konnte die gesetzliche Vorgabe des Schlüssels 1 LehrerIn/max. 4 SchülerInnen gewährleistet werden.

Schülergruppe: 8 SchülerInnen mit 2-3 LehrerInnen (eine Tutorin, eine GesprächsführerIn, eine LehrerIn in der Bibliothek).

ca. 1 Stunde in der Praxis	Situationsbeschreibung
4 Stunden an der Schule	• Präsentation der von den SchülerInnen mitgebrachten Situationsbeschreibungen • Auswahl *einer* Situation (von der Gruppe) • **Problemanalyse:** Schritte 1-5 in der Gruppe • **Problembearbeitung:** Schritt 6 im Selbststudium • **Problemlösung:** Schritt 7 in der Gruppe • Nachbearbeitung: Reflexion zum Transfer der Ergebnisse in die Praxis
ca. 1 Stunde in der Praxis	Selbstreflexion zum Transfer der Ergebnisse in die Praxis, wenn möglich, ein Gespräch mit den PraxisanleiterInnen auf der Station

Tab. 2

REFLEXION

Das in den Gruppen behandelte Thema wurde von den SchülerInnen immer als relevant eingestuft. Alle SchülerInnen zeigten ein hohes persönliches Engagement. Auch die Motivation und die Stimmung in der Gruppe wurden von allen gut bewertet. Die Anwendbarkeit und Übertragbarkeit der Ergebnisse in die Praxis wurde als sehr hoch bzw. hoch eingestuft. Die Fallbesprechung hinterließ ein höheres Selbstvertrauen hinsichtlich der Einschätzung der eigenen Problemlösekompetenz.

Gelungenes präzisieren

Die Methode passt ausgezeichnet zur Reflexion erlebter Problemsituationen in der Praxis. Die gestellten Ziele konnten erreicht werden. Herausragend war die persönliche Identifizierung mit der realen Patientensituation, die hinter diesem Fall stand. Ebenso beeindruckten die Ergebnisse im 7. Schritt in allen Gruppen.

Positiv hat sich erwiesen, das Selbststudium im Schritt 6 unter Anleitung und Hilfestellung einer LehrerIn für Gesundheits- und Krankenpflege zu begleiten, um auch in diesem Bereich eine höhere Qualität in der Literaturrecherche zu erzielen.

Offenes thematisieren

Die Zeit war insgesamt zu kurz bemessen, um wirklich nachhaltig reflektieren zu können. In der Nachbereitungssequenz muss der Gruppe Zeit gegeben werden, damit die SchülerInnen Gelegenheit haben, reflektiert in die Handlungsebene zu gehen.

Zukünftiges konkretisieren

Jedenfalls muss insgesamt mehr Zeit für die Fallbesprechung eingeplant werden. Das Zeitfenster für die Fallarbeit muss auf 8 Stunden (ein ganzer Tag) erweitert werden. Bei der Durchführung in zukünftigen Lehrgängen müssen die Erfahrungen aus dem Pilotlehrgang einfließen (die Sequenzierung in „Gelungenes", „Offenes" und „Zukünftiges" stammt aus Teml, Hrsg., 2002, Anm. d. Autorin).

5. DISKUSSION

Beide beschriebenen durchgeführten Formen der Reflexion einer Situation aus der Praxis haben die Erwartungen an die jeweilige Methode weit übertroffen. Sowohl die SchülerInnen-Gruppe als auch die TeilnehmerInnen der Fortbildung waren mehrheitlich ausgesprochen motiviert, und waren sehr froh, endlich Zeit gehabt zu haben, intensiv über ein Thema nachzudenken und dieses in einer kleinen Gruppe zu diskutieren. Die intrinsische Motivation zu recherchieren und zu lernen ist aus diesen Beispielen offensichtlich.

Für die Aus- und Fortbildung in der Gesundheits- und Krankenpflege ist der Weg vom trägen Wissen (theoretisches Wissen, das nicht für die Lösung komplexer, realitätsnaher Probleme genutzt werden kann) zum kompetenten Handeln durch die Gestaltung einer entsprechenden Lernumgebung möglich. Es reicht nicht, viel zu wissen, es muss dieses Wissen auch in Handlungen kompetent umgesetzt werden können (vgl. Wahl, 2006, 9f).

Zukünftig muss neben dem Erwerb von explizitem, theoretischem Wissen (Know-that) die Heranbildung von eigenen Auffassungen, Einstellungen mit problemlösenden Methoden ein zentraler Focus der Pflegeausbildung sein und soll die Auszubildenden in der Bildung von Expertenwissen (Know-how) unterstützen. Das Arbeiten an „Fällen" unterstützt die Lernenden dabei, ihre eigenen Fragestellungen, ihre impliziten Theorien angelehnt an ihre eigenen Praxiserfahrungen zu reflektieren und neues Expertenwissen daraus zu kreieren (Schön, 1987, 323).

Planck und Greenberg stellen fest, dass „Reflection fosters lifelong learning because it encourages trainees to recognize gaps in their own knowledge and attend to their own learning needs"; und dass Reflexion der Link zum Critical Thinking ist (Planck, Greenberg, 2005, 1546f). Herzog bemerkt zur Lehrerbildung: „Die Fähigkeit zur Reflexion stellt eine eigenständige Komponente beim Erwerb von Praxiskompetenz dar." – Dies lässt sich mit Sicherheit auch auf die Pflegeprofession übertragen (Herzog, 1995, 271).

MÖGLICHE LÖSUNGSWEGE IM ANGELEITETEN PRAKTIKUM

Die theoretische Ausbildung ist genötigt, so praxisbezogen wie möglich zu sein, z. B. durch eine fallorientierte Didaktik, recherchefreundliche Lernumgebungen (W-Lan, Zugänge zu Suchmaschinen). Für einen guten Aufbau von Expertenwissen kann den SchülerInnen so ermöglicht werden, zu lernen, in komplexen Situationen Entscheidungen zu fällen und Urteile zu bilden. Dies kann durch Reflexion von Pflegesituationen an Hand von „Fällen" forciert werden (vgl. Darmann-Finck, 2009, 25).

Im Rahmen des vom Gesetzgeber geforderten Angeleiteten Praktikums kann eine Qualitätsverbesserung durch Reflexion mittels Fallarbeit erreicht werden. Eine professionelle Praxis braucht immer wieder Distanz zum Alltag durch Reflexion, und dies kann in der Grundausbildung durch Fallarbeit systematisch trainiert und verinnerlicht werden (vgl. Meyer-Hänel, Umbescheidt, 2006, 286).

Die Zusammenarbeit zwischen den LehrerInnen am Lernort Schule und den PraxisanleiterInnen am Lernort Praxis soll verstärkt werden, dazu werden zusätzliche Zeitressourcen benötigt (z. B. Kooperationstage mit Lehrpersonen, PraxisanleiterInnen und SchülerInnen zu bestimmten Themen). Im jedem Fall profitieren davon alle Beteiligten, vor allem die Auszubildenden.

Ein großer Vorteil wäre, wenn sich die Verantwortlichen in der Pflegepraxis stärker verpflichtet fühlten, ihren Focus auf die SchülerInnenanleitung zu richten und mehr Ressourcen (sowohl personell als auch materiell) in die Heranbildung von qualifizierten Pflegepersonen einbringen würden. Die PraxisanleiterInnen auf den Stationen brauchen entsprechende Unterstützung, sowohl Zeitressourcen, als auch eine finanzielle

Abgeltung, die es ihnen ermöglicht, ihre Dienstzeiten an die der SchülerInnen anzupassen.

LITERATUR

BENNER Patricia (1997): Stufen zur Pflegekompetenz, From Novice to Expert, Verlag Hans Huber, Bern

Bundesgemeinschaft der SchuldirektorInnen (2001): Handbuch für die praktische Ausbildung in der Österreichischen Pflegezeitschrift, Extra-Ausgabe des ÖGKV

BGBl. Nr. 102/1961: 102. Bundesgesetz: Regelung des Krankenpflegefachdienstes, der medizinisch-technischen Dienste und der Sanitätshilfsdienste.

BGBl. Nr. 872/1992: 872. Bundesgesetz: Änderung des Bundesgesetzes betreffend die Regelung des Krankenpflegefachdienstes, der medizinisch-technischen Dienste und der Sanitätshilfsdienste

BGBl. Nr. 376/1969: 376. Verordnung: Erlassung von Richtlinien über die Führung von Lehrkursen zur Fortbildung und Sonderausbildung im Krankenpflegefachdienst und in den medizinisch technischen Diensten

BGBl. Nr. 179/1999: 179. Verordnung: Gesundheits- und Krankenpflege-Ausbildungsverordnung – GuK-AV

BGBl. II Nr. 453/2005: 453. Verordnung: Gesundheits- und Krankenpflege- Lehr- und Führungsaufgaben-Verordnung – GuK-LFV

DARMANN-FINCK Ingrid, BOEHNKE Ulrike, STRASS Katharina (Hrsg.) (2009): Fallrekonstruktives Lernen, Ein Beitrag zur Professionalisierung in den Berufsfeldern Pflege und Gesundheit, Mabuse Verlag, Frankfurt am Main

DARMANN-FINCK Ingrid, BOONEN Angela (Hrsg.) (2008): Problemorientiertes Lernen auf dem Prüfstand, Erfahrungen und Ergebnisse aus Modellprojekten, Schlütersche, Hannover

DITTRICH Friederike (1989): Berufskunde, Ein Leitfaden für die Aus- und Fortbildung in den Pflegeberufen, 4. Auflage, Facultas Universitätsverlag, Wien

FRAUENLOB Theresia (2003): Workshopreihe Theorie-Praxis Thema „Klinischer Unterricht" in PrInterNet 1/03, Verlag hpsmedia, Mönchaltorf

FRITZ Elfriede, MÜLLER Gerhard, DEUFERT Daniela (2010): Ausbildungsabschlüsse und Kompetenzen von Lehrpersonen der Gesundheits- und Krankenpflegeausbildungen in Österreich, Deutschland, Schweiz und den USA in Pflegewissenschaft 7-8, hspmedia, Hungen

HERZOG Walter (2005): Reflexive Praktika in der Lehrerinnen- und Lehrerbildung, http://www.bzl-online.ch Zugriff 12.1.2010

JOHNS Christopher (2009): Becoming a Reflective Practitioner, Third edition, Wiley-Blackwell, UK

LANDWEHR Norbert (2006): Neue Wege der Wissensvermittlung, Sauerländer Verlag, Oberentfelden

LANDWEHR Norbert, MÜLLER Elisabeth (2006): Begleitetes Selbststudium, hep-verlag, Bern

MEYER-HÄNEL Philipp, UMBESCHEIDT Rocco (2006): Der Lernbereich Training & Transfer in PrInterNet 05, Verlag hpsmedia, Mönchaltorf

PLANCK Margaret, GREENBERG Larrie (2005): The Reflective Practitioner: Reaching for Excellence in Practice, Pediatrics 2005;116;1546-1552 DOI:10.1542/peds.2005-0209, http://www.pediatrics.org/cgi/content/full/116/6/1564 Zugriff am 14.1.2010

RAUNER Felix (2004): Praktisches Wissen und berufliche Handlungskompetenz, ITB-Forschungsberichte 14/2004, Universität Bremen, www.itb.uni-bremen.de Zugriff am 21.12.2009

SCHÖN Donald (1983): The reflective Practitioner, How professionals think in action, Ashgate Publishing, England

SCHÖN Donald (1987): Educating the Reflective Practitioner, Toward a New Design for Teaching and Learning in the Professions, Jossey-Bass, San Francisco USA

SCHWARZ-GOVAERS Renate (2002): Problemorientiertes Lernen in der Pflegeausbildung in PrInterNet 2/02, Verlag hpsmedia, Mönchaltorf

SCHWARZ-GOVAERS Renate in DARMANN-FINCK Ingrid, BOONEN Angela (Hrsg.) (2008): Problemorientiertes Lernen auf dem Prüfstand, Erfahrungen und Ergebnisse aus Modellprojekten, Schlütersche, Hannover

STEINER Edmund (2004): Erkenntnisentwicklung durch Arbeiten am Fall, Ein Beitrag zur Theorie fallbezogenen Lehrens und Lernens in Professionsausbildungen mit besonderer Berücksichtigung des Semiotischen Pragmatismus von Charles Sanders Peirce; http://www.dissertationen.unizh.ch/2005/steiner/diss.pdf, Kapitel 6, Zugriff am 23.10.2007

TEML Hubert (2002): „Praxisberatung" als Förderung von „Praxisreflexion"; http://www.teml.at/sites/ sites/Praxisberatung-und-Praxisreflexion.pdf Zugriff am 12.2.2010

THEM Christa (2003): Sinnhaftigkeit bzw. Effektivität des „angeleiteten Praktikums" in der Österreichischen Pflegezeitschrift 10, Österreichischer Gesundheits- und Krankenpflegeverband, Wien

WAHL Diethelm (2006): Lernumgebungen erfolgreich gestalten, Vom trägen Wissen zum kompetenten Handeln, 2. Auflage, Verlag Julius Klinkhardt, Bad Heilbrunn

WEBER Agnes (2007): Problem-Based Learning, 2. überarbeitete Auflage, h.e.p. verlag ag, Bern

„First the performance and then train, train and train"

Der grundständige Modellstudiengang Physiotherapie an der Hochschule für Gesundheit

Marietta Handgraaf, Christian Grüneberg

Unter der Leitidee „First the performance and then train, train and train" wird ein konzeptioneller Ansatz für den grundständigen Modellstudiengang Physiotherapie an der Hochschule für Gesundheit vorgestellt. Die Studierenden sollen von Anfang an eine Vorstellung von den Anforderungsprofilen der Kompetenzen vermittelt bekommen. Aus verschiedenen Blickwinkeln wird diese Konzeption beleuchtet.

STANDORTBESTIMMUNG

Viele verschiedene Sachlagen, Entwicklungsphasen und politische Entscheidungen bzw. Zusammenhänge haben dazu beigetragen, dass es mit Beginn des WS 2010/11 an der staatlichen Hochschule für Gesundheit in Bochum die Möglichkeit gibt, in einem grundständigen Modellstudiengang Physiotherapie direkt zu studieren. Seit Anfang der 90er Jahre bestehen in Deutschland Bestrebungen, die Gesundheitsfachberufe an die Hochschule anzubinden. Unterschiedliche Standpunkte leiten dabei die Diskussion. Ein Sachverhalt ist, dass in unseren Nachbarländern ein höheres Ausbildungsniveau besteht und dementsprechend in allen europäischen Ländern Bachelor- und Master-Studiengange für die Therapieberufe angeboten werden. Die Bologna-Erklärung von 1999, die eine Homogenisierung der Bildungslandschaft in der EU anstrebt und zu der Möglichkeit der *Employability* aufruft, ist sicherlich eine Einflussgröße, die zu dem Akademisierungsprozess in Deutschland beigetragen hat. Ein weiterer positiver Einfluss kann auch dem Sachverständigenrat (2007) zugesprochen werden, der in seinem Gutachten die Weiterentwicklung der akademischen Ausbildung für Gesundheitsberufe empfiehlt. Dabei wird das Enwicklungspotential einer Zusammenarbeit der Gesundheitsberufe als ein Beitrag für eine effiziente und effektive Gesundheitsversorgung betrachtet.

Andererseits ist der Akademisierungsbedarf auch im veränderten Anforderungsprofil im Gesundheitswesen selbst zu finden. Der demographische Wandel und die Zunahme an chronischen Erkrankungen und Komorbiditäten sorgen für eine Erhöhung der Komplexität in der Gesundheitsversorgung. Parallel dazu halten moderne Technologien zunehmend Einzug in die Versorgung und in die Kommunikationsstrukturen (Harrison & Lee, 2006). Diese neuen Aufgaben fordern eine Veränderung und Anpassung des therapeutischen Kompetenzprofils. Hinzu kommt, dass infolge des digitalen Zeitalters immer mehr Patienten/Klienten das Internet nutzen, um Informationen über Diagnosen und Behandlungsansätze zu finden. Allmählich verändert sich das Klientenprofil in Richtung zunehmende Mündigkeit und fordert somit eine Angleichung des Rollenverständnisses von Therapeuten und Therapeutinnen. Professionelle Fachkräfte sollten dementsprechend neben den hohen fachlichen Kompetenzen über generische Kompetenzen verfügen, die sie in die Lage versetzen, sich lebenslang an die rasanten technologischen sowie gesellschaftlichen Entwicklungen optimal anzupassen (van Merriënboer, 2010).

Fasst man die Forderungen an das Gesundheitswesen zusammen, nämlich einerseits die Anschlussfähigkeit zum europäischen Raum zu erlangen und andererseits den veränderten Anforderungen des Gesundheitswesens gerecht zu werden, wird die Notwendigkeit deutlich, grundständig wissenschaftlich ausgebildete Physiotherapeuten/-innen für die Praxis auszubilden.

Mit der Verabschiedung der Modellklausel am 25. September 2009 wurde der Weg in die Akademisierung forciert. Seither ist es möglich, Abweichungen von den Vorgaben in den Berufsgesetzen und den Ausbildungs- und Prüfungsordnungen von Hebammen, Logopäden, Ergotherapeuten und Physiotherapeuten zeitlich befristet zu erproben. Hiermit kann zum ersten Mal in Deutschland grundständig ein Studium in der Physiotherapie auf der Grundlage der Ausbildungs-und Prüfungsverordnung (PhysTh-APrV 1994) und des Hochschulgesetzes entwickelt, durchgeführt und evaluiert werden. Die Ergebnisse dieses Modellvorhabens sollen im Jahr 2015 dem Bundesrat vom Bundesministerium für Gesundheit vorgelegt werden.

Vor diesem Hintergrund wurde die Entwicklung eines Modellvorhabens für einen grundständigen Studiengang Physiotherapie (Bachelor of Science) an der Hochschule für Gesundheit in Bochum vorgenommen. Ein zentrales Anliegen in der Konzeption des Studienganges ist die Entwicklung der physiotherapeutischen Expertise. Die Absolventen/-innen sollen am Ende des Studiums selbstständig und verantwortungsvoll die gesamte physiotherapeutische Versorgung übernehmen und organisieren können. Sie handeln dabei aus einer biopsychosozialen Perspektive heraus und können ihr Handeln auf der Grundlage der derzeitig besten Evidenz begründen und weiterentwickeln. Sie arbeiten in einem Team interprofessionell konstruktiv zusammen. Zudem entwickeln die Studierenden sich zu kritisch reflektierenden Praktiker/-innen und verfügen über eine ethisch moralische Grundhaltung. Sie haben das lebensbegleitende Lernen verinnerlicht und sehen dies als Notwendigkeit an, um ihre persönliche sowie berufliche Weiterentwicklung zu unterstützen. Sie können hierdurch eine aktive Rolle in der Entwicklung, Verbesserung und Förderung der Physiotherapie einnehmen.

Ausgehend von beruflichen Anforderungen wurden für das Studium drei Bereiche fokussiert, in denen Physiotherapeuten ihre Aufgaben im Tätigkeitsfeld haben (s. Abb. 1). Der/die Physiotherapeut/-in ist primär in der Rolle als gesundheitsbezogene(r) Dienstleister/-in wieder zu finden. In ihr liegen die Aufgabenfelder des Screenens, des Diagnostizierens, des Behandelns, des Beratens sowie der (interprofessionellen) Zusammenarbeit. Als zweiter Rollenbereich wurde die Rolle des Managers und Teamplayers definiert. In ihr sind vor allem folgende Aufgabenfelder zu sehen: das Managen von Qualitätsmanagement-Prozessen, das Managen von Innovationsprozessen und das Steuern von interprofessioneller Zusammenarbeit. In dem dritten Bereich ist die Einflussnahme in der Rolle des Berufsentwicklers zu sehen. Diese Rolle wird im physiotherapeutischen Aufgabenfeld besonders charakterisiert durch unterstützende Tätigkeiten. So ist hier als Beispiel das Mitwirken an Berufsinnovationen, das Mitwirken an physiotherapeutischer Forschung und ein Mitwirken an der Gesundheitspolitik exemplarisch zu nennen.

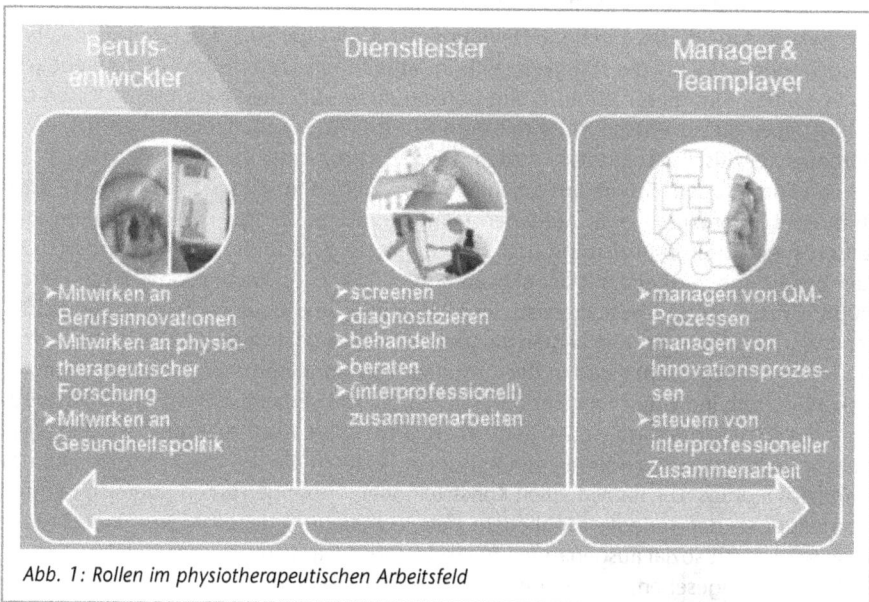

Abb. 1: Rollen im physiotherapeutischen Arbeitsfeld

ENTWICKLUNG BERUFLICHER EXPERTISE

Dieser Aufsatz beschäftigt sich mit der Frage nach einer geeigneten Konzeption zur Förderung und systematischen Entwicklung beruflicher Expertise im grundständigen Bachelor-Studiengang Physiotherapie. Die Entwicklung beruflicher Kompetenzen wird hierbei als ein Prozess angesehen (Ven & Vyt, 2007). In der Konzeptionsentwicklung war deshalb eine Auseinandersetzung mit dem Lernen an sich notwendig. Wie sollte das Lernen gestaltet werden, das die Entwicklung von beruflicher Handlungskompetenz und parallel dazu die Entwicklung der beruflichen Identität strukturiert und systematisch fördert? Für das Lernen wurde hierfür den Begriff der Handlungskompetenz näher erörtert und daraus drei Perspektiven für das Lernen abgeleitet. Nach der Definition der KMK (2000) zeichnet sich Handlungskompetenz aus durch die Bereitschaft und Fähigkeit des Einzelnen, sich in gesellschaftlichen, beruflichen und privaten Situationen sachgerecht, durchdacht sowie individuell und sozial verantwortlich zu verhalten. Die KMK bindet in dieser Begriffsbestimmung die Handlungskompetenz an Situationen. In der Entwicklung des Konzeptes wurde so erst die Bedeutung der Kontextbezogenheit akzentuiert. Kompetentes Verhalten zeichnet sich in Abhängigkeit des Kontextes und der eingenommen (Berufs-)Rolle aus. Handeln lässt sich nicht isoliert begreifen, sondern benötigt eine Kontextorientierung (Reich, 2008). Das Wissen wird demnach nicht abstrakt erworben, sondern wird vielmehr an authentische Situationen geknüpft.

Ein zweiter Aspekt, der durch die Definition der KMK über Handlungskompetenz hervorgehoben wird, ist die Fähigkeit, sich in Situationen sachgerecht und durchdacht zu verhalten. Um dieser Anforderung gerecht zu werden, wird vor allem Wissen benötigt, aber dieses Wissen muss mit dem Kontext in Zusammenhang gesetzt sowie aufgabenspezifisch strukturiert werden. Hierbei kommt der kognitive Aspekt für das Lernen zum Tragen. Studierende nehmen demnach eine selbstständige, aktive Rolle in ihrem Lernprozess ein. In Aufgabenstellungen setzen sie das Wissen situationsspezifisch zueinander in Beziehung und konstruieren eigenständig die Wissensbasis. Die Lernbedeutung wird erst mit der aktiven Konstruktion von Wissen zugewiesen (Reich, 2008; Gräsel, 1996). Diese Prozesse und Aktivitäten sind auch als Beiträge für die Befähigung zum lebenslangen Lernen anzusehen (Schwarz-Govaers, 2006; Gräsel, 1996). Als letzter Gesichtspunkt wird in der Definition von Handlungskompetenz das Element bekräftigt, sich individuell und sozial verantwortlich zu verhalten. Hervorgehoben wird, dass die Wissensbasis individuell konstruiert wird. Diese Konstruktionen werden allerdings durch Einflüsse der jeweiligen Kultur sowie durch die sozialen Kontexte und das Handeln geprägt. Die individuellen Konstruktionen benötigen einen Abgleich mit den Vorstellungen der anderen Mitgliedern der „Community". Jedes Wissen, jede Bedeutung wird somit sozial ausgehandelt (Gräsel, 1996). Das Lernen wird infolgedessen als kollaborativ angesehen, weil es immer auch ein soziales Aushandeln von Bedeutungen ist. In Situationen findet ein Wechselspiel von Inhalten und Beziehungen statt. Eine Situation wird nach Reich (2008) stets als eine Voraussetzung für Lernprozesse gesehen. Sie geht von der Annahme aus, dass die Interaktion in Lehr- und Lernprozessen entscheidend für den Sinn und Erfolgs des Lernens ist. Für die Lernsituationen bedeutet dies, dass neben Fachlichkeit vor allem auch soziokulturelle Aspekte zum Tragen kommen (Hundenborn, 2007).

Diese Annahmen des Lernens führen dazu, dass in der Auseinandersetzung mit der theoretischen Unterbauung die Curriculum-Konzeption durch zwei unterschiedliche Theorien gestützt wird (Kilminster, 2009; Aljawi et al., 2009). Die erste Perspektive bildet der kognitiv psychologische Ansatz. Forschungsansätze mit Medizinern sowie Medizinstudenten zeigen, dass sie in Fallsituationen mentale Repräsentationen, sogenannte *illness scripts* entwickeln, und diese in ihren Clinical Reasoning Prozess zur Lösung der authentischen Fallsituationen einbinden (Eva, 2005, in: Kilminster, 2009).

Lernprozesse werden in der Kognitiven Psychologie mehr als ein Prozess „of making meaning" verstanden (Kilminster, 2009). Allerdings reicht der kognitive psychologische Ansatz nicht aus, um das gesamte Lernen und seine Prozesse zu verstehen. Als zweite tragende Theorie wird deshalb auf die soziokulturelle Perspektive zurückgegriffen. Diese versteht Lernen als ein Resultat von individuellen Konstruktionen des Wissens, als das Ergebnis der Teilnahme an soziokulturellen Aktivitäten. Lernprozesse werden in ihr als ein Prozess „of becoming" gesehen (ebd. 2009). In diesem Hintergrund wird der konzeptionelle Rahmen der Studiengang Physiotherapie entwickelt. Er stützt sich auf drei Ansätze:

Die erste Leitidee bildet den Ansatz „First the performance and then train, train, train". Im Studiengang wird die Idee verfolgt, dass Studierende schon früh realistische „Bilder" aus der Praxis vor Augen haben sollten. Deshalb begegnen den Studierenden vom Beginn des Studiums an einmal wöchentlich die realen Praxisfelder von Physiotherapeuten in der praktischen Studienphase. Sie bekommen hiermit eine Vorstellung von Patienten/Klienten mit ihren Beschwerdebildern. Darüber hinaus beobachten sie die Gestaltung der beruflichen Handlungskompetenz in ihrer Performanz. Das anschließende Üben ist die Voraussetzung, um Expertise zu entwickeln.

Die zweite Leitidee wird geprägt durch die Verknüpfung von modernen Theorien und Modellen, die als Bindeglied zwischen Lehre, Forschung und Berufspraxis fungiert. So bilden die Theorien und Modelle wie zum Beispiel das Modell der ICF (International Classification of Functioning and Health), des Bewegungskontinuums nach Cott et al. (1994) und das Mehrdimensionale Belastungs- und Belastbarkeitsmodell (MDBB-Modell) nach Hagenaars et al. (2003) die Basis der curricularen Entwicklung des Studiengangs Physiotherapie unter besonderer Berücksichtigung des physiotherapeutische Prozesses mit dem Grundgedanken des Clinical Reasoning, klientenzentrierte kooperative Modelle, evidenzbasierte Praxis und das interprofessionelle Handeln. Allerdings wird in diesem Aufsatz nicht näher darauf eingegangen.

Als dritte Leitidee ist die Kompetenzentwicklung hervorzuheben. Als Ausgangslage zur curricularen Entwicklung dienen sowohl die Beschreibung der Kompetenzen nach ENPHE (Ven & Vyt, 2007) sowie das Tuning-Projekt (2003, in Anlehnung an die Ergotherapie 2009) sowie das Benchmark Statement (2003). Insgesamt werden sechs Kompetenzbereiche formuliert (s. Abb. 2). Die beruflichen Kompetenzen „Physiotherapeutischer Prozess", „Professionelle Interaktion", „Forschung und Entwicklung" sowie „Management" bilden sich in einem Entwicklungskontinuum zunehmend aus. Dreyfus & Dreyfus (2000) betrachten die berufliche Expertise als einen Entwicklungsprozess, der sich über das gesamte Studium vom Stadium des Anfängers bis hin zum Stadium des kompetenten Physiotherapeuten erstreckt. Dies hat zufolge, dass die Lehre im Stadium des Novizen vor allem auf die Entwicklung von Netzwerken ausgerichtet ist, im Level II im Stadium der fortgeschrittenen Anfänger eher ein regelgeleitetes Vorgehen betont und sich im Level III durch die komplexe integrale problemlösende Herangehensweise auszeichnet. Daraus ergibt sich für die Lehre das didaktische Prinzip, von eher einfacheren Situationsbeschreibungen zu stetig komplexer werdenden Fällen voranzuschreiten. Allerdings erscheint eine Trennung der Kompetenzen „Wissensbasis Physiotherapie und Transfer" sowie „ Selbstständigkeit und berufliche Verantwortung" in drei Levels zu artifiziell. Diese beiden Kompetenzen werden als ständiger Entwicklungsprozess über den gesamten Studiengang dargestellt. Auf diese Weise bekommen die Studierenden von Anfang an eine Vorstellung von den Anforderungsprofilen der Kompetenzen und können so individuell ihren Lern- und Übungsbedarf ableiten.

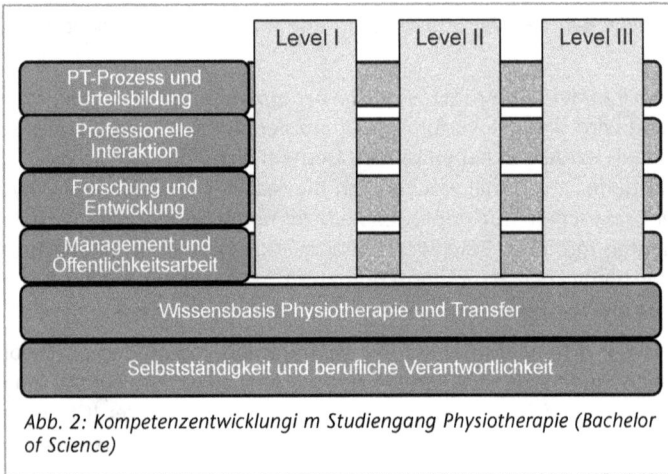

Abb. 2: Kompetenzentwicklungi m Studiengang Physiotherapie (Bachelor of Science)

DER KONZEPTIONELLE RAHMEN

Wenn Kompetenzen als kognitive Leistungsdispositionen gesehen werden, dann beziehen sich diese auf bestimmte Fach- bzw. Wissensgebiete, die so genannten Domänen. Aus der Versorgungsperspektive wurden für das Curriculum der Physiotherapie schwerpunktmäßig drei Domänen erörtert:

1. Neuromuskuloskeletale Domäne (NMS), welche das ganze Bewegungssystem inkl. des gynäkologischen und urogenitalen Systems beinhaltet,

2. kardiovaskuläre (KV) und kardiorespiratorische (KR) Domäne,

3. neurologische Domäne (Neuro), inkl. mentaler Funktionen.

Diese Domänen können einzeln betrachtet werden, stehen aber auch in einer Interdependenz zueinander. Insbesondere chronische Multimorbidität verlangt eine systemübergreifende interprofessionelle Betrachtungsweise. Diese Wissensdomänen bilden die vertikale Säule des Curriculums, wobei Zielgruppen in allen Lebensphasen in den Wissensgebieten vertreten sein können. Die vertikalen Säulen sind vor allem die originär physiotherapeutische Wissensbasis, der Kenntnisse aus den Bezugswissenschaften und den praktischen Fähigkeiten und Fertigkeiten (so genannten Skills) zugeordnet werden.

Damit sich physiotherapeutische Kompetenzen herausbilden können, werden neben den vertikalen Wissenssträngen horizontal liegende Stränge verknüpft (vergleiche Abb. 3). Diese horizontalen Stränge heben sich hervor durch ihrer Allgemeingültigkeit für alle drei Domänen.

Die fünf horizontalen Stränge werden gebildet durch:

a) **Theorien und Modelle**: Das Handeln und mit ihr die Entscheidungs- und Erklärungsfähigkeit werden primär mitbestimmt durch das zugrunde liegende Menschenbild, das Gesundheitsverständnis und das Bewegungspotential/die Bewegungsfähigkeit als zentrales Element der Physiotherapie. Dieses Curriculum stützt sich auf den Ansatz, wie er im biopsychosozialen Modell der ICF (*International Classification of Functioning and Health*) beschrieben wird. Das Gesundheitsverständnis vertritt die holistische Perspektive der Salutogenese. Neben den allgemein theoretischen Modellen leiten die physiotherapeutischen Modelle (u.a. Neues Denkmodell von Hüter-Becker (1997); Bewegungskontinuum von Cott et al. (1995); das Mehrdimensionale Belastungs-Belastbarkeits-Modell (2003)) die Urteilsbildung.

b) **Clinical Reasoning und evidenzbasierte Praxis**: Auf Basis einer wissenschaftlich reflektierten und evidenzbasierten Vorgehensweise finden die Denk- und Entscheidungsfindungsprozesse statt.

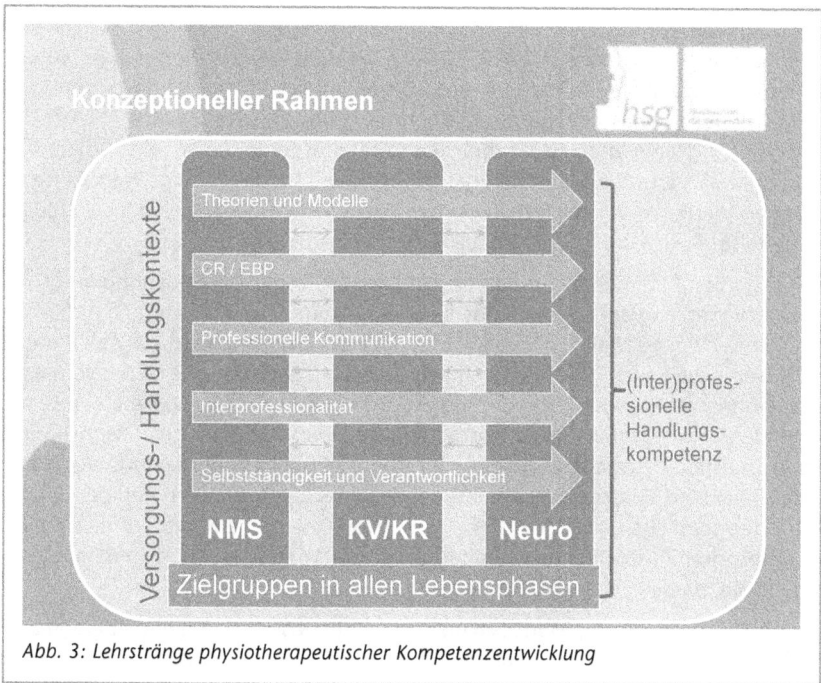

Abb. 3: Lehrstränge physiotherapeutischer Kompetenzentwicklung

c) **Professionelle Kommunikation**: Im Sinne des *shared decision making* wird von einem klientenzentrierten kommunikativen Ansatz ausgegangen.

d) **Interprofessionalität**: Interprofessionelle Zusammenarbeit mit anderen Berufsgruppen und das Mitwirken an berufsübergreifenden Lösungen von Gesundheitsproblemen stehen hier an zentraler Stelle. Diese tragen zur Qualität und Sicherstellung der Übergänge im Gesundheitssystem bei.

e) **Selbstständigkeit und berufliche Verantwortlichkeit**: Die Übernahme von Selbstständigkeit und Verantwortlichkeit im Sinne von ethischem Handeln werden in diesem Strang herausgebildet.

OPERATIONALISIEREN DER KONZEPTIONELLEN RAHMEN

Wie werden die oben genannten Annahmen und Leitgedanken sinnvoll operationalisiert? Leitend war dabei die Frage: Wie ändern wir die Lehre, damit sie besser an die Praxis anschließt? Performanz im beruflichen Tätigkeitsfeld ist immer komplex. Wie wird eine interaktive Lernumgebung geschaffen, in der Integration und Koordination von kognitiven, motorischen und affektiven Komponenten stattfinden, wo die Studierenden sinnvolle und bedeutungsvolle Netzwerke bilden beziehungsweise anbahnen können? Unter Zuhilfenahme der vier Komponenten des Instruktionsdesign-Modells (4C/ID-Modell) von Merriënboer & Kirchner (2007) wurde ein Instruktionsdesign gewählt, um Studierende bei komplexen Lernanforderungen zu unterstützen. Merriënboer et al. vertreten die Annahme, dass realistische vollständige Handlungsanforderungen die Basis für die Gestaltung der Lehr- und Lernprozesse bilden (2007). An einem Beispiel wird das 4C/ID-Modell vorgestellt.

Stellen Sie sich folgende Situation vor: Ein Klient wird zur Untersuchung aufgrund einer Sportverletzung am Wochenende in das Krankenhaus eingeliefert (s. Abb. 4). Weil er das Knie beim Fußballspielen ganz unglücklich verdrehte, wird zur Abklärung eine Arthroskopie am linken Knie durchgeführt. Glücklicherweise stellt sich der Verdacht des Kreuzbandrisses als negativ heraus, und es wird am Knie nur eine Gelenktoilette vorgenommen. Für die Nachversorgung des Knies bekommt der Klient eine Verordnung für zwei physiotherapeutische Sitzungen. Die angestellte Physiotherapeutin des Krankenhauses führt eine zielgerichtete orientierende Untersuchung durch und beschließt auf Grund der deutlichen entzündlichen Zeichen am Knie, eine Beratung für ein eigenes Übungsprogramm sowie Informationen zur sekundären Prävention zu geben. Schnell bemerkt sie, dass ihr Klient übermotiviert ist.

Die erste Komponente des Modells bildet eine authentische Handlungssituation aus der beruflichen Praxis. Um diese Situation zum erfolgreichen Abschluss zu bringen, werden

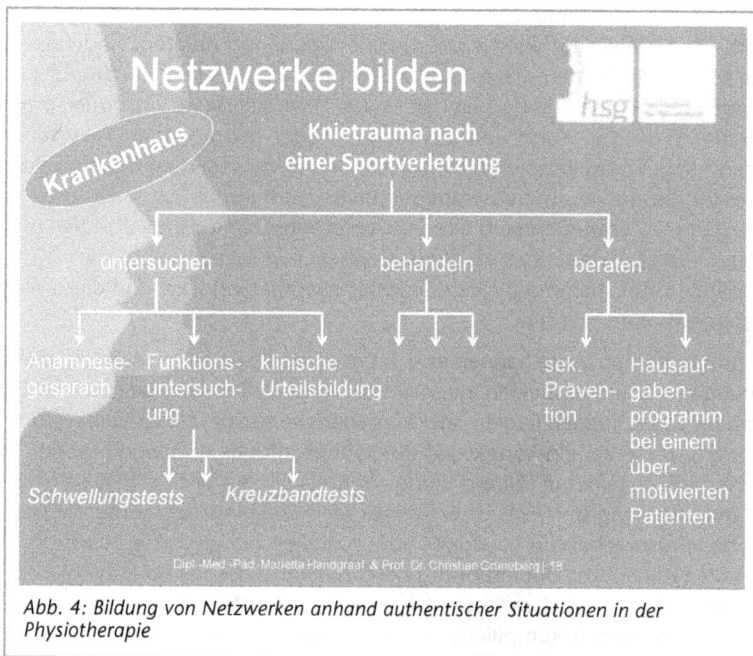

Netzwerke bilden

Krankenhaus

Knietrauma nach
einer Sportverletzung

untersuchen — behandeln — beraten

Anamnese-gespräch | Funktions-untersuch-ung | klinische Urteilsbildung

sek. Prävention | Hausauf-gaben-programm bei einem über-motivierten Patienten

Schwellungstests | Kreuzbandtests

Dipl.-Med.-Päd. Marietta Handgraaf & Prof. Dr. Christian Grüneberg | 18

Abb. 4: Bildung von Netzwerken anhand authentischer Situationen in der Physiotherapie

kognitive Aspekte mit motorischen und affektiven Komponenten sinnvoll kombiniert und zusammengefügt. Expertise in der Physiotherapie zeichnet sich dadurch aus, dass viele Fähigkeiten und Fertigkeiten gleichzeitig durchgeführt werden, dabei aber immer genau das Richtige in dem richtigen Moment und im richtigen Zusammenhang ausgewählt wird (Jensen et al., 2007). Die Fähigkeit des Multitasking soll in Sinnzusammenhängen angebahnt und unmittelbar integrativ geschult werden, so wie berufliche Handlungskontexte es fordern. Damit die Bewältigung der Lernaufgaben systematisch und strukturiert angegangen werden kann, zeichnet die zweite Komponente sich durch unterstützende Informationen aus, welche in der Regel die theoretische Wissensbasis der Lernaufgabe formen. Die unterstützende Information dient der Lösung der Lernsituation und wird nach Abwägung der Frage geben, welches Wissen für diese Lösung benötigt wird.

Merriënboer & Kirchner (2007) betrachten die unterstützende Information unter zwei Gesichtspunkten: Sie sprechen von mentalen Modellen und kognitiven Strategien. Daher ist die Wissensbasis einmal unter dem Aspekt des theoretischen Zusammenhangs und dessen Bedeutung für die Situation sowie unter dem Anwendungsaspekt zu betrachten. Induktiv wird überlegt, welche mentalen Modelle die Situationsbeschreibung hervorruft. Hier sind verschiedene Konstruktionen zu betrachten. Die mentalen Modelle können struktureller Art sein, z. B. in der Form des anatomischen Wissens. Beispiele sind die Fragen zum Aufbau des Kniegelenks oder die Überlegung, welche Strukturen innerhalb des Gelenks auf welche Weise unter Spannung geraten. Andererseits sind mentale Modelle unter dem Gesichtspunkt von kausalen Zusammenhängen zu sehen. Die kausalen Zusammenhänge beinhalten vor allem klinisches und/oder physiotherapeutisches Wissen in Form von auslösenden oder beitragenden Faktoren, sowie wenn-dann-Regeln. Ein Beispiel ist die Überlegung, welche Bedeutung die Schwellung des Knies für die eigene physiotherapeutische Behandlung besitzt, oder inwiefern der Unfallhergang in Zusammenhang mit den Symptomen steht. Parallel zu den mentalen Modellen finden Überlegungen zu der strategischen Vorgehensweise statt, also zu der Frage, wie die Untersuchung hypothesengeleitet aufgebaut wird. Auf diese Weise soll das Wissen elaboriert werden.

Bei der dritten Komponente handelt es sich um prozedurale Informationen, die bei der Ausführung von Routineaspekten innerhalb der Aufgabe benötigt werden. Prozedurale Informationen beschreiben Regeln oder Vorgehensweisen des tatsächlichen Tuns sowie des Könnens, diese Regeln korrekt auf die Routineaufgabe anzuwenden. Am Beispiel der Knieverletzung bildet die Überprüfung der Kreuzbänder solch eine Routineaufgabe. Bei der Durchführung der Tests ist ein hohes Maß an Standardisierung erwünscht. Es werden dementsprechend prozedurale Informationen benötigt, die Schritt für Schritt den genauen Ablauf der Durchführung beschreiben. Diese Instruktionen werden just in time herbeigeführt. Erst mit dem Üben wird die Testdurchführung automatisiert (ebd. 2007). Die Wissenskompilierung steht in diesem Schritt an zentraler Stelle. Das Wissen wird in prozeduraler Form als spezialisierte Version von Regeln und Fakten erzeugt und abgerufen. Dazu kommen Prozesse der Kombination bei der Anwendung der Regeln zum Zuge (Janssen-Noordman & van Merriënboer, 2009; Merriënboer & Kirchner, 2007; Schwarz-Govaers, 2005). Um dieses Üben zu unterstützen, wird die vierte Komponente des 4C/ID-Modells angeboten. Manche Aspekte der beruflichen Tätigkeit benötigen wiederholtes Training. Zum Beispiel erfordert die Beherrschung standardisierter Testverfahren für diagnostische Ziele, z. B. eine präzise Palpation der Strukturen oder die Durchführung von (komplexen) Grifftechniken wie Massage oder Manuelle Therapie ein intensives Üben. Die Teil-Lernaufgaben dienen der Verstärkung dieser Aspekte und damit der Wissensoptimierung (Janssen-Noordman, & van Merriënboer, 2009, Merriënboer & Kirchner 2007).

RESÜMEE

Dieser Beitrag stellt den konzeptionellen Rahmen des grundständigen Modellstudiengangs Physiotherapie an der staatlichen Hochschule für Gesundheit in Bochum vor. Dabei steht die Entwicklung der beruflichen Expertise als Prozess im Mittelpunkt. Ein Problempunkt innerhalb dieses Entwicklungsprozesses ist die Feststellung, dass Novizen häufig kontextunabhängige Regeln erlernen und danach ihr Handeln ausrichten

(Dreyfus & Dreyfus, 2000; Schwarz-Govaers, 2005). Aus diesem Kontext heraus wurde im Studiengang Physiotherapie die Leitidee „First the Perfomance and then train, train, train" in einer curricularen Konzeption implementiert. Dieses Motto kommt im Konzept mit zwei unterschiedlichen Intentionen zum Tragen. Zum einen wird der Gedanke der Kontextbezogenheit durch die sehr frühe Begegnung mit der realen Praxis aufgegriffen. Auf der Grundlage der soziokulturellen Theorien wird der Bedeutung des sozialen Aushandelns als einem Prozess der Partizipation im Sinne des *Process of becoming* in der praktischen Studienphase Nachdruck verliehen (Kilminster, 2009). Zum anderen hebt sich der Leitsatz in dem Operationalisierungsprozess in Form des 4C/ID-Modell nach Merriënboer & Kirchner (2007) hervor. Gestützt auf den theoretischen Grundlagen der Kognitiven Psychologie wird in dem *Process of making meaning* die Lehre immer als eine vollständige Handlung betrachtet. Davon ausgehend werden mentale Modelle, kognitive Strategien, prozedurale Informationen und last but least das *„train, train, train"* pointiert. Es ist jetzt die Aufgabe der ersten Evaluationen im Studiengang der Frage nachzugehen, ob in dieser Konzeption des curricularen Ansatzes die richtigen kontextuellen Faktoren gewählt und umgesetzt wurden, damit in der Kompetenzentwicklung berufliche Expertise in der Form des kritisch reflektierenden Praktikers in den verschiedenen beruflichen Rollen ausgebildet wird.

LITERATUR

Aljawi, R.; Loftus, S.; Schmidt, H.G.; Mannede, S. (2009). Clinical Reasoning: the nuts and bolts of clinical education. In: Delany, C.; Molloy, E. (Ed.) (2009). Clinical Education in the Health Professions. Chirchill Livingstone, Elsevier 109-127

Cott, C. et al. (1995) The Movement Continuum Theory of Physical Therapy Canada. 48: 87-94

Darrah J.; Loomis J.; Manns P.; Norton B.; May L (2006). Role of conceptual models in a physical therapy curriculum: Application of an integrated model of theory, research, and clinical practice Physiotherapy Theory and Practice, 22(5): 239-250

Delany, C.; Molloy, E. (Ed.) (2009). Clinical Education in the Health Professions. Chirchill Livingstone, Elsevier

Dreyfus H.L.; Dreyfus S.E. (2000). Kompetenzerwerb im Wechselspiel von Theorie und Praxis. In: Benner P.; Tanner C.A.; Chesla C.A. (Hrsg.) Pflegeexperten. Bern: Verlag Hans Huber

Gräsel, C. (1996). Problemorientiertes Lernen. Strategieanwendung und Gestaltungsmöglichkeiten. Göttingen, Hografe Verlag

Hagenaars, L.H.A.; Bernards, A.T.M.; Oostendorp, R.A.B. (2003) Over de kunst van hulpverlenen. Het meerdimensionale belasting-belastbaarheidsmodel: een vakfilosfisch model voor een menswaardige gezondheidszorg. Amersfoort, Nederlands Paramedisch Instituut

Harrison, J.P., Lee, A. (2006). The role of e-Health in the changing health care environment, Nurs Econ. 2006; 24(6): 283-8

Hochschulrektorenkonferenz (HRK) (2009) Neue Anforderungen an die Lehre in Bachelor- und Master-Studiengängen. Jahrestagung des HRK, Bologna-Zentrum. Beitrage zur Hochschulpolitik 1/2009

Hundenborn, G. (2007). Fallorientierte Didaktik in der Pflege. Grundlagen und Beispiele für Ausbildung und Prüfung. München, Jena

Hüter-Becker, A. (1997). Ein neues Denkmodell für die Physiotherapie. Krankengymnastik 49, S. 565-569

Janssen-Noordman, A.M.B. ; van Merriënboer, J.J.G. (2009) Innovatief Onderwijs Ontwerpen. Via leertaken naar complexe vaardigheden. Groningen, Noordhoff Uitgevers

Jensen, G.M.; Gwyer, J.; Hack, L.M.; Shepard, K.F. (2007). Expertise in Physical Therapy Practice. Saunders Elsevier

Kilminster, S. (2009) Recognising and bridging gaps: theory, research and practice in clinical education. In: Delany, C.; Molloy, E. (Ed.) (2009). Clinical Education in the Health Professions. Churchill Livingstone, Elsevier, S. 38-49

Kinkhorst, G.F. (2005) Een competentiegericht paramedisch opleidingsprofil. In: Verboon, E.; ter Heine, B.; Kinkhorst G.: Nieuwe praktijken. Innovaties in paramedisch onderwijs. Maarsen S. 71-77

Kultusministerkonferenz (Hrsg.) (2000): Handreichung für die Erarbeitung von Rahmenlehrplänen der Kultusministerkonferenz für den berufsbezogenen Unterricht in der Berufsschule. Veröffentlichung des Sekretariates der Kultusministerkonferenz, Stand: 15.09.2000

Reich, Kerstin (2008). Konstruktivistische Didaktik. Lehr und Studienbuch mit Methodenpool. Weinheim und Basel

Sachverständigenrat zur Begutachtung der Entwicklung im Gesundheitssystem (2007). Gutachten: Kooperation und Verantwortung; Voraussetzung einer zielorientierten Gesundheitsversorgung, www.svr-gesundheit.de/Gutachten/Gutacht07/Kurzfassung%202007.pdf (Abruf: 25.08.10)

Sachverständigenrat zur Begutachtung der Entwicklung im Gesundheitswesen (2007). Kooperation und Verantwortung. Voraussetzungen einer zielorientierten Gesundheitsversorgung. Nomos Verlag

Schwarz-Govaers, R. (2005). Subjektive Theorien als Basis von Wissen und Handeln. Ansätze zu einem handlungstheoretisch fundierten Pflegedidaktikmodell. Bern, Huber Verlag

Tuning (2008) http://tuning.unideusto.org/tuningeu/index.php?option=content&task=view&id=139&Itemid=166, subject specific competences: 5ff (Abruf: 25.08.10)

Van Merriënboer, J.J.G.& Kirschner, P.A, (2007). Ten steps to complex learning, Mahwah, NJ: Lawrence Erlbaum Associates, 2007.

Van Merriënboer, J.J.G. (2010). Innovatief Onderwijs Ontwerpen in het Gezondheitdsdomein. Inaugurele rede. Faculty of Health, Medicine and Life Sciences

Ven A, Vyt A (2007). The Competence Chart of the European Network of Physiotherapy in Higher Education. Antwerp-Apeldoorn, Garant

Theorie-Praxistransfer am Beispiel einer evidence-basierten Praxisleitlinie zum Thema Hautpflege bei Harn- und/oder Stuhlinkontinenz

für Spitäler und Langzeitpflegeeinrichtungen

Elisabeth Haslinger-Baumann, Margareta Jukic-Puntigam, Alfred Steininger, Evelin Burns

Ziel der vorliegenden Arbeit ist die Bereitstellung von evidence-basierten Maßnahmen zum Thema Hautpflege bei Inkontinenz für die pflegerische Praxis. Die externe Evidence ist durch eine Literaturanalyse bezüglich der pflegerischen Maßnahmen zum Thema Hautpflege bei Menschen mit Harn- und/oder Stuhlinkontinenz innerhalb des Inkontinenzprodukts erhoben worden. Diese Ergebnisse beziehen sich hauptsächlich auf pflegerische Maßnahmen mit Bezug auf die Reinigung und den Schutz der Haut im perinealen Bereich, sowie auf die adäquate Versorgung mit Inkontinenzprodukten. Anschließend wurde aus der Literaturanalyse mittels forschungsbasiertem Protokoll eine Praxisleitlinie entwickelt, die direkt am Krankenbett angewendet werden kann. Dafür sind ausgewählte pflegerischen Maßnahmen aus der Literaturübersicht mit Erfahrungswissen von Pflegepersonen verglichen und die Umsetzbarkeit im Unternehmen diskutiert worden. Das Ergebnis dieses Prozesses ist die Darstellung pflegerischer Maßnahmen zum Thema Hautpflege bei Inkontinenz mit Zielformulierungen und Evaluationskriterien.

Die Vorstellung und Implementierung der Praxisleitlinie in den Spitälern und Langzeitpflegeeinrichtungen der Barmherzigen Brüder Österreichs erfolgte mit den Instrumenten des Projektmanagements. Die Neuerung ist in der Praxis angenommen worden, weil die Organisation ein klares Bekenntnis zur Forschungsanwendung setzte und die Implementierung adäquat begleitet war. Die Entwicklung einer evidence-basierten Praxisleitlinie mittels forschungsbasiertem Protokoll ist eine Möglichkeit, wissenschaftliche Erkenntnisse kombiniert mit praxisorientieren ExpertInnenwissen in die Praxis umzusetzen.

EINLEITUNG

Resultate aus klinischer Forschung können nur dann die Gesundheit der Menschen erhöhen, wenn sie Eingang in die Praxis finden (Eccles, Armstrong, Baker, Cleary,

Davies, Davies, Glasziou, Ilott, Kinmonth, Leng, Logan, Marteau, Michie, Rogers, Rycroft-Malone & Sibbalt, 2009). Pflegende benötigen deswegen im eigenverantwortlichen und mitverantwortlichen Tätigkeitsbereich forschungsbasierte Maßnahmen, die angewendet werden können. In der vorliegenden Arbeit beziehen sich diese auf pflegerische Maßnahmen zur Prävention von inkontinenzassoziierter Dermatitis. Damit wird in der Praxis Sicherheit erlangt, gemäß wissenschaftlich überprüften Handlungen zu pflegen.

Dafür übernahm das Forschungsinstitut des Roten Kreuzes vom Auftraggeber Pflegecontrolling der Barmherzigen Brüder die Literaturanalyse zum Thema Hautpflege bei Inkontinenz. Die Aufbereitung der Maßnahmen in überschaubarer Form für die praktische Anwendung und die Implementierung in die Praxis, erfolgte in Zusammenarbeit mit dem Auftraggeber, die acht Spitäler und vier Langzeitpflegeeinrichtungen in Österreich betreiben.

Diese Herangehensweise ist ein bewusst gestalteter, systematischer Prozess (Eccles, Armstrong, Baker, Cleary, Davies, Davies, Glasziou, Ilott, Kinmonth, Leng, Logan, Marteau, Michie, Rogers, Rycroft-Malone & Sibbalt, 2009), der mit der Darstellung des Themas des Interesses beginnt und zum Ziel hat, Maßnahmen mit den PatientInnen adäquat planen zu können (Sidani, Epstein & Miranda, 2006). Gemäß der Aufgabenstellung/Forschungsfrage dient die nachfolgende Literaturanalyse zum Erfassen der publizierten Forschungsbasis. Dabei werden die Ergebnisse der Literatur in einer reliablen, relevanten und lesbaren Form dargestellt (Straus & Haynes, 2009). Das allein ist jedoch für die Praxis noch nicht ausreichend. Für die konkrete Umsetzung benötigt es den zweiten Schritt, wo wissenschaftliches Wissen mit der pflegerischen Erfahrung verknüpft und der Theorie-Praxis Transfer konkret Gestalt annimmt. Je besser die Bedürfnisse der AnwenderInnen erfasst und aufbereitet sind, desto eher ist das Verständnis (Straus & Haynes, 2009) und die praktische Anwendung von forschungsbasiertem Wissen. Dieser Schritt mündet in die direkte Umsetzung in die Pflegepraxis – deren Planung idealerweise schon bei der Aufgabenstellung begonnen hat.

Dafür sind einige Rahmenbedingungen zu gestalten. Es benötigt zunächst die grundsätzliche Bereitschaft der Pflegepersonen, eine evidenzbasierte Pflege anzuwenden. Hemmnisse wie Zeitmangel, zuwenig Befugnisse, Unverständnis etc. nennen Pflegende, wenn sie nach den Barrieren der Anwendung von Forschung befragt werden (Schubert & Wrobel, 2008). Forschungswissen wird ebenfalls nicht angewendet, wenn Pflegende zu sehr ausgebrannt sind, was sich direkt auf das Ergebnis der Pflege auswirkt (Cummings, Estabrooks, Midodzi, Wallin & Hayduk, 2007). Damit zusammenhängend sind die Gesundheitsorganisationen gefordert, Ressourcen bereitzustellen, eine Politik der Offenheit für Neues und ein Veränderungsmanagement zuzulassen (Brandenburg 2005; Stetler, Ritchie, Rycroft-Malone, Schultz & Charns, 2007).

Eine erfolgreiche Umsetzung vom „Buch zum Bett" (Titler, Mentes, Rakel, Abbott & Baumler, 1999) braucht Personen, die für die Implementierung direkt verantwortlich sind. Diese Personen benötigen neben den klinischen Kompetenzen im Sinne eines ExpertInnenstatus, auch persönliche Qualifikationen, die sich mit Engagement, Professionalität und in gewisser Weise mit positiver Führungspersönlichkeit umschreiben lassen (Kitson, Rycroft-Malone, Harvey, McCormack, Seers & Titchen, 2008; Stetler, Legro, Rycroft-Malone, Bowman, Curran, Guihan, Hagedorn, Pineros & Wallace, 2006; Titler, Mentes, Rakel, Abbott & Baumler, 1999). Im Weiteren sind Projektmanagementwissen und eine klare, transparente Rollenzuteilung notwendig.

Werden Leitlinien umgesetzt, die als systematisch entwickelte Entscheidungshilfen (Wieteck, 2009) gelten, bestehen im deutschsprachigen Bereich bereits Unterstützungsmöglichkeiten die die kritische Bewertung und Implementierung erleichtern (www.dnqp.de; www.delbi.de). Gemeinsames Ziel, das durch die Anwendung von Leitlinien erreicht werden soll ist, pflegerische Handlungen zu systematisieren und zu standardisieren, um Pflegepersonen Sicherheit bei der Anwendung der richtigen Maßnahmen zu geben (Wieteck, 2009). Bei diesem Umsetzungsprojekt wird dazu mittels forschungsbasiertem Protokoll vorgegangen (Titler, Mentes, Rakel, Abbott, Baumler, 1999).

METHODE

ERSTELLUNG DER LITERATURÜBERSICHT HAUTPFLEGE BEI HARN- UND STUHLINKONTINENZ INNERHALB DES INKONTINENZPRODUKTS

Die Auswahl des Themas kam aus der Praxis. Die PflegedirektorInnen der Krankenhäusern und Langzeitpflegeeinrichtungen der Barmherzigen Brüder ließen eine Liste relevanter pflegerischen Themen erstellen, im Zuge dessen erfasst wurde, dass die Hautpflege bei inkontinenten PatientInnen das wichtigste Thema war und somit zur Bearbeitung kam.

Die Forschungsfrage lautete: Welche Hautpflege benötigen Bewohner und PatientInnen, die an Harn- und Stuhlinkontinenz leiden und mit aufsaugenden Inkontinenzprodukten versorgt werden, damit der intakte Hautzustand erhalten bleibt?

Die Literatursuche in medizinisch/pflegerischen Datenbanken, wie PubMed, Cinahl, Cochrane und Zentren für Guidelineentwicklung begrenzte sich auf Publikationen zwischen 1998 und 2008. Nach der kritischen Bewertung durch Checklisten des Deutschen EBN-Zentrums (www.ebn-zentrum.de) und der Public Health Resource Unit (www.phru.nhs.uk/Pages/PHDresources.htm) blieben von den ursprünglich bewerteten 10 Guidelines und 167 Einzelstudien aufgrund methodologischer Mängel und mangelnder Übertragbarkeit 2 Guidelines, 6 systematische Übersichtsarbeiten, 5 Literaturübersichten, 5 randomisiert kontrollierte Studien, 2 kontrollierte Studien und eine Reliabilitäts- und Validitätsüberprüfung über, deren Forschungsergebnisse in den Endbericht und weiter in die Praxisleitlinie einflossen. Diese beziehen sich auf die Anwendung der verschiedenen Hautreinigungsmittel für die von Inkontinenz betroffenen Hautareale, Mittel zur Hautpflege und Barriereprodukte, sowie die Produkte zur Inkontinenzversorgung selbst (Haslinger-Baumann & Burns, 2009a). Die Literaturübersicht ist bereits anderweitig publiziert worden (Haslinger-Baumann & Burns, 2009b). Die Ergebnisse sind in Tabelle 2 dargestellt.

ERSTELLUNG DER PRAXISLEITLINIE AUS DER LITERATUR-ÜBERSICHT HAUTPFLEGE BEI INKONTINENZ

Der aus der Literaturübersicht entwickelten Praxisleitlinie liegt die Matrix der sogenannten „research based protocols" (forschungsbasierte Protokolle) zugrunde, die am Gerontological Nursing Intervention Research Center der Universität von IOWA entwickelt worden sind. Die Pflegefragen dieser Protokolle beziehen sich auf häufig auftretende Herausforderungen aus der Praxis. Dazu ist wissenschaftliche Literatur analysiert und bezüglich Studienqualität und Anwendbarkeit auf die Praxis bewertet. Diese forschungsbasierten Protokolle sind für alle PraktikerInnen verfügbar und die praktische Umsetzung wird je nach Themenstellung mit flankierenden Maßnahmen wie konkretes Anwendungstraining und Schulungen verbunden (Titler, Mentes, Rakel, Abbott & Baumler, 1999). Eine deutsche Übersetzung der formalen Inhalte dieser forschungsbasierten Protokolle liegt durch Brandenburg, (2005) vor. Die Matrix der forschungsbasierten Protokolle wurde wegen der leichten Anwendbarkeit gewählt, sowie der einfachen Möglichkeit, interne und externe Evidenz zu verbinden.

Für die Erstellung der Praxisleitlinie sind alle pflegerischen Maßnahmen aus der Literaturanalyse in die Kapitel Hautreinigung, Pflege bei intakter Haut und Verwendung von Inkontinenzprodukten eingeteilt und in kurze Begriffe beziehungsweise Anweisungen formuliert worden. Jede Maßnahme erhielt Evidenzgrade, um Aussagen zur Stärke des jeweiligen dahinterliegenden Studiendesigns zu machen. Dies erfolgte nach den Levels of Evidence des Oxford Centers for EBM (http://www.cebm.net/index.aspx?o=1025) (Tabelle 1). Die Klassifizierung bezieht sich ausschließlich auf empirische Forschung mit quantitativem Design und wurde deshalb gewählt, da in der Literaturanalyse nur auf Forschungsergebnisse mit quantitativem Design zurückgegriffen wurde.

Maßnahmen als Stärke 1a wurden klassifiziert, wenn sie aus Systematischen Übersichtsarbeiten oder Metaanalysen, die aus hochwertigen randomisiert kontrollierten Studien (RCT) bestehen, entnommen sind. Aus derselben Übersichtsarbeit kann jedoch ein Ergebnis auch mit 2b klassifiziert werden, wenn die dahinterliegende Primärstudie eine minderwertige Qualität aufweist. Stärke 2 sind Systematische Übersichtsarbeiten aus Kohortenstudien, bzw. einzelne Kohortenstudien und minderwertige RCTs. Als Stärke 3 gelten Einzelstudien oder Übersichtsarbeiten aus Fall-Kontrollstudien. Stärke 4 sind Fallserien oder minderwertige Fall-Kontrollstudien. Mit Stärke 5 wurden alle Maßnahmen klassifiziert, die entweder in Literaturübersichten zu finden waren, denen ihrerseits wieder Literaturarbeiten zu Grunde lagen oder Einzelfallstudien oder Erfahrungswissen von ExpertInnen.

Diese Klassifizierungen beinhalten ein gewisses subjektives Ermessen, das durch Diskussion vereinheitlicht werden kann.

Grad	Studiendesign
1a	homogene Systematische Übersichtsarbeit/Meta-Analyse von RCTs
1b	einzelne RCT (mit engem Konfidenzintervall)
1c	Diagnosestudien, Wirtschaftlichkeitsstudien
2a	homogene Systematische Übersichtsarbeit/Meta-Analyse von Kohortenstudien
2b	einzelne Kohortenstudie (inkl. RCT minderer Qualität, z. B. Follow-up < 80%)
2c	Korrelationsstudien, Ökologiestudien
3a	homogene Systematische Übersichtsarbeit/Meta-Analyse von Fall-Kontrollstudien
3b	einzelne Fall-Kontroll-Studien
4	Fallserien und qualitativ mindere Kohorten- und Fall-Kontroll-Studien
5	Meinungen von ExpertInnen, Konsensuskonferenzen, Erfahrungen von Autoritäten

Tab. 1: Stufen der Evidence (Übersetzt von Haslinger-Baumann & Burns, 2009)

Die mit Evidenzgraden kategorisierten pflegerischen Maßnahmen aus den wissenschaftlichen Forschungsstudien wurden in weiterer Folge mit den Fachpersonen für Inkontinenz- und Stomaberatung, VertreterInnen der Anstaltsapotheke und eigens eingesetzten Implementierungsverantwortlichen in einer Konsenssitzung diskutiert und auf ihre Praxistauglichkeit überprüft. In diesem Zusammenhang kam es zum Beispiel zur Diskussion des Assessments zur Einschätzung der Haut. Das in der Literaturanalyse vorgestellte validierte Perineal Assessment Tool (Nix, 2002) wurde zugunsten der bereits bestehenden pflegerischen Anamnese, die hinsichtlich des Erkennens der Risikofaktoren von perinealer Dermatitis ausgeweitet wurde, herausgenommen. Weiters sind die erhobenen Ergebnisse einer im Vorfeld stattgefundenen Fragebogenerhebung bezüglich der verwendeten Produkte zur Reinigung und zum Schutz der Haut, sowie der Inkontinenzprodukte, die in den Spitälern und Langzeitpflegeeinrichtungen der Barmherzigen Brüder zum Einsatz kommen, miteinbezogen und haben die Ergebnisse aus der Literatur ergänzt. Die Produktnamen sind in der Originalleitlinie enthalten.

Die Praxisleitlinie enthält zuerst eine Beschreibung der Ziele, die sich auf die Identifikation der Risikofaktoren und die anschließende Prophylaxe beziehen. Es folgt die Definition der Schlüsselbegriffe, wie Inkontinenz und perineale Dermatitis. Das Risikoprofil stellt die Einschlusskriterien dar, das sind Männer und Frauen aller Altersgruppen und chronischer Kontakt mit Feuchtigkeit. Als Risikoerfassung gilt das gezielte Assessment durch die Anamnese und Betreuung. Die pflegerischen Maßnahmen umfassen die Hautreinigung, Hautpflege und Verwendung von Inkontinenzprodukten. Die abschließend angeführten Evaluationskriterien überprüfen auf drei Ebenen die formulierten Ziele (siehe Tabelle 2) (Titler, Mentes, Rakel, Abbott & Baumler, 1999; Brandenburg 2005).

Praxisleitlinie

Hautpflege bei Harn und/oder Stuhlinkontinenz innerhalb des Inkontinenzproduktes

1. Ziele:

• Während der Anamnese und Betreuung von PatientInnen/KlientInnen, Risikofaktoren für die Entwicklung von perinealer Dermatitis erkennen (Identifikation).

• Durch angemessene Interventionen perineale Dermatitis vermeiden (Prophylaxe).

• PatientInnen/KlientInnen mit beginnender perinealer Dermatitis, in interdisziplinärer Zusammenarbeit angemessen versorgen (Intervention)

2. Definitionen:

• *Inkontinenz:* Inkontinenz nennt man die fehlende oder mangelnde Fähigkeit des Körpers, den Blasen- und/oder Darminhalt sicher zu speichern und selbst zu bestimmen, wann und wo er entleert werden soll. Unwillkürlicher Urinverlust oder Stuhlabgang sind die Folgen (Deutsche Kontinenzgesellschaft, 2009).

• **Perineale Dermatitis:** Die perineale Region beinhaltet: Genitalbereich (Gray, 2004), Gesäß, Oberschenkelinnenseiten und Leiste (Bliss et al., 2006; Ersser et al., 2005), sowie Unterbauch und Lendenbereich. Die Dermatitis beginnt mit einem milden Erythem der Haut, welches sich verschlechtern, bzw. zu Bläschenbildung und Erosionen weiterentwickeln kann (Farage et al., 2007; Gray, 2004). Weitere Symptome sind Exsudation, Verkrustungen, Juckreiz und (ev. brennende) Schmerzen (Ersser et al., 2005).

3. Risikoprofil:

• Männer und Frauen aller Altersgruppen (Cooper & Gray, 2001; Ersser et al., 2005; Fader et al., 2008) und Kinder ab 8 Jahren

• chronischer Hautkontakt mit Feuchtigkeit (Harn, Stuhl, Schweiß, ...) (Cooper & Gray, 2001; Ersser et al., 2005; Farage et al., 2007; Gray, 2007; Gray, 2004; Hodgkinson & Nay, 2005; Hoggarth et al., 2005; Holloway & Jones, 2005; Nix, 2002; Wishin et al., 2008).

• Verwendung von geschlossenen Inkontinenzversorgungen (Ersser et al., 2005; Gray, 2004)

4. Risikoerfassung

• Risikoerfassung durch die Anamnese und Betreuung – gegebenenfalls Inspektion der nackten Haut im genito-perinealem Areal (2b Holloway & Jones 2005; 3a Ministry of Health, 2003; 5 Gray, 2004; 5 Registered Nurses Association of Ontario, 2005) bzw. in interdisziplinärer Zusammenarbeit.

• Risikoerfassung durch das Einschätzungsinstrument „Perineal Assessment Tool (PAT)"(3b Nix, 2002)

5. Prophylaktische Maßnahmen

	Maßnahmen/Anwendung	Produkte
5.1 Hautreinigung	• Weiche Einmalwaschhandschuhe oder Einmalreinigungstücher verwenden (2b Gray, 2007, 5 Registered Nurses Association of Ontario, 2005).	
	• Handwarmes Wasser verwenden (3a Ersser et al., 2005; 5 Registered Nurses Association of Ontario, 2005)	

Tab. 2a: Praxisleitlinie Hautpflege bei Inkontinenz

	• Reibung beim Reinigen und Abtrocknen vermeiden (5 Ersser et al., 2005; 5 Registered Nurses Association of Ontario, 2005) • Sanft tätschelnd trocknen (5 Ersser et al., 2005; 5 Registered Nurses Association of Ontario, 2005) • Lufttrocknen der Haut (5 Farage et al., 2007) • Keine Seife sondern Reinigungsprodukte mit saurem pH-Wert, Produkte die nicht abgewaschen werden müssen verwenden (2b Cooper & Gray 2001; 2b Wishin et al., 2008; 3a Ersser et al., 2005; 5 Farage et al., 2007; 5 Gray, 2004)
5.2 Pflege bei intakter Haut	• Anwendung von Produkten die reinigen, befeuchten und schützen in Einem (2c Hoggarth et al., 2005; 5 Gray, 2004) • Hautbefeuchtung, Regenerierung (2a Ersser et al., 2005) Rückfettung (3a Ersser et al., 2005) • Anwendungshinweise beachten (5) • Achtung: Produkte dünn auftragen, b. Bed. einmassieren (5) • Der mögliche Übertritt des Pflegeproduktes in das Inkontinenzprodukt kann die Saugfähigkeit des Inkontinenzproduktes beeinträchtigen (5) (Übertritt von Vaseline 2b Zehrer et al., 2005) • Barriereschutz vor Urin, Stuhl und Mazeration (2c Hoggarth et al., 2005; 5 Gray, 2004) • Wirkungsdauer (5) und Frequenz (2b Bliss et al., 2006) des Barriereschutzes beachten • Schutz vor flüssigem Stuhl (2c Hoggarth et al., 2005; 5 Gray, 2004) • Wirkungsdauer (5) und Frequenz (2b Bliss et al., 2006) des Barriereschutzes beachten • Kein Puder verwenden (5)
5.3 Interventionen bei beginnender Dermatitis	• Medizinische Abklärung und Behandlung einleiten (5 Registered Nurses Association of Ontario, 2005)
5.4 Verwendung von Inkontinenzprodukten	• Feststellen des Inkontinenzschweregrades mittels Vorlagentest (Pad-Test) (Deutsche Kontinenz Gesellschaft, 2009; ICS Committee on Standardisation of Terminology, 2002) • Miktionsprotokoll • Einlagen und Inkontinenzhosen den PatientInnenbedürfnissen anpassen: Körperhaltung, Häufigkeit des Urinverlustes, Urinvolumen, Urinflussgeschwindigkeit (1b Dunn, et al., 2002), sowie Hautbeschaffenheit, Lebensumstände, Ressourcen, geistige und körperliche Fähigkeiten, Zeitpunkt der Inkontinenzepisoden, Medikamente, anatomische Gegebenheiten (richtige Größe z. B. Bauchumfang (5),Tag-Nachtrhythmus (1b Fader et al., 2003) und spezifische Bedürfnisse. • Harninkontinenz feststellen (Leichte Harninkontinenz: Grad I: bis 2 ml Harnverlust pro Episode. Mittlere Harninkontinenz: Grad II: 2-10 ml Harnverlust pro Episode. Schwere und absolute Harninkontinenz: Grad III:10-50 ml Harnverlust pro Episode. Grad IV: über 50 ml Harnverlust pro Episode (Deutsche Kontinenz Gesellschaft, 2009; Committee on Standardisation of Terminology, 2002).

Tab. 2b: Praxisleitlinie Hautpflege bei Inkontinenz

- Stuhlinkontinenz feststellen (Leichte Stuhlinkontinenz: Unkontrollierter Abgang von Winden, Stuhlschmieren. Mittlere Stuhlinkontinenz: Unkontrollierter Abgang von dünnflüssigem Stuhl, unkontrollierter Abgang von Winden, gelegentlicher unkontrollierter Stuhlabgang. Schwere Stuhlinkontinenz: Stuhl und Winde gehen vollständig unkontrolliert ab (Schweizerische Vereinigung der StomatherapeutInnen, 2007).

- Einlagen wechseln sobald sie feucht sind (3a Ministry of Health, 2003; 4 Registered Nurses Association of Ontario, 2005) bzw. gemäß Nässeindikatoren (5).

- Haut reinigen (3a Ministry of Health, 2003)

- Anlegetechnik von Einlagen und Slips beachten (5)

- Einlagen und Slips bei Verwendung glätten (2c Fader et al., 2004)

- Körperferne Unterlagen für Bett, Sessel (1b Brazzelli, et al., 2002)

6. Evaluation

Struktur	Prozess	Ergebnis
S1 Die Pflegeperson verfügt über die Kompetenz den Hautzustand der perinealen Region zu beurteilen. (Schulung)	P1 Die Pflegeperson - identifiziert im Rahmen der pflegerischen Anamnese und Betreuung den Hautzustand in der perinealen Region. - wiederholt die Einschätzung bei Veränderung der Pflegesituation	E1 Intakte Haut in der perinealen Region
S2 Die Pflegeperson verfügt über die Kompetenz zur Identifikation von Risikofaktoren und Anzeichen für eine perineale Dermatitis im Rahmen der pflegerischen Anamnese und Betreuung (Schulung)	P2 Die Pflegeperson begutachtet den Hautzustand der gefährdeten PatientInnen bei Bedarf täglich.	E2 Risikofaktoren für eine perineale Dermatitis sind identifiziert und dokumentiert.
S3 Die Einrichtung verfügt über hautschonende Reinigungs- und Pflegeprodukte. (Einkauf) Die Pflegeperson verfügt über die Kompetenz hautschonende Reinigungs- und Pflegeprodukte zu verwenden. (Schulung)	P3 Die Pflegeperson wendet geeignete Reinigungs- und Pflegeprodukte entsprechend des Hautzustandes der Patientin oder des Patienten an.	E3 Die Verwendung von Reinigungs- und Pflegeprodukten ist dokumentiert.
S4 Die Pflegeperson kennt die Vorgangsweise bei beginnender perinealer Dermatitis. (Schulung, Interdisziplinäre Zusammenarbeit)	P4 Die Pflegeperson leitet bei beginnender Dermatitis die medizinische Abklärung und Behandlung ein und wendet angemessene Interventionen an	E4 Dokumentation • des Hautzustandes • der interdisziplinären Zusammenarbeit • der verwendeten Produkte
S5 Die Einrichtung stellt sicher, dass ausreichend Inkontinenzprodukte in verschiedenen Größen bereit stehen. (Einkauf) Die Pflegekraft verfügt über die Kompetenz geeignete Inkontinenzprodukte auszuwählen. (Schulung)	P5 Die Pflegeperson wendet geeignete Inkontinenzprodukte entsprechend des Schwere-grades der Inkontinenz, Mobilität, Körperbaus, etc. des Patienten oder der Patientin an.	E5 Die Verwendung von Inkontinenzprodukten ist dokumentiert (Produktart, Produktwechsel, Tag/Nacht).

Tab. 2c: Praxisleitlinie Hautpflege bei Inkontinenz

IMPLEMENTIERUNG DER PRAXISLEITLINIE HAUTPFLEGE BEI INKONTINENZ

Als Verbindlichkeit der Praxisleitlinie einigte man sich auf einen empfehlenden Charakter. Abweichungen müssen mit Begründung in der Pflegedokumentation festgehalten werden!

Die konkrete Umsetzung begann mit einer innerbetrieblichen Fortbildung durch die Implementierungsverantwortlichen in allen Institutionen der Barmherzigen Brüder Österreichs zum Thema Grundlagen von EBN und anschließender Vorstellung der Praxisleitlinie mit Hinweisen auf Sinn, Anwendung, spezifische Maßnahmen und Dokumentation. TeilnehmerInnen waren neben den Pflegepersonen auch PflegedirektorInnen, Stationsleitungen und PraxisanleiterInnen. Bei der ersten Informationsveranstaltung wurde Wert darauf gelegt, die Personen der oberen Hierarchieebenen anwesend zu wissen, um die Wichtigkeit der Praxisleitlinie und das grundsätzliche Bekenntnis der Organisation zu forschungsbasierter Arbeit klar zu zeigen. In den einzelnen Häusern wurde ein Einführungskonzept inklusive Schulungsmaßnahmen durch die Pflegedirektionen festgelegt. Die Implementierungsverantwortlichen waren auch AnsprechpartnerInnen für kritische Stimmen, Unsicherheiten und Fragen, neben den persönlichen Gesprächen wurde dafür auch eine eigene Telefonleitung eingerichtet.

Die Praxisleitlinie gilt für alle BewohnerInnen und PatientInnen in Akut- und Langzeitpflegeeinrichtungen; ohne Intensivbehandlungsstationen, Kinder- und Säuglingsstationen sowie onkologische Stationen. Die Praxisleitlinie Hautpflege bei Inkontinenz wurde in das bestehende elektronische Pflegedokumentationssystem und in das Intranet übernommen.

EVALUATION

Die Schritte der Evaluation wurden ebenso mit allen Beteiligten im Rahmen der Konsenssitzung diskutiert, siehe Tabelle 2. Sie dienen einerseits den Pflegepersonen zur Selbstevaluation und andererseits den Stationsverantwortlichen, der Pflegedirektion sowie dem Pflegecontrolling zur Messung der Ergebnisse der geleisteten Pflege und als Grundlage für etwaige Qualitätsverbesserungsmaßnahmen. Die Evaluation durch das Pflegecontrolling startet ein halbes Jahr nach der Einführung der Praxisleitlinie. Auf Strukturebene, wird die Kompetenz der Pflegeperson durch das Zählen der teilnehmenden Personen an der innerbetrieblichen Fortbildung festgestellt, die für alle verpflichtend ist, innerhalb kurzer Zeit soll so eine Durchdringungsrate von 100% erreicht werden. Die neuen Reinigungs- und Pflegeprodukte werden über die Anstaltsapotheken verteilt und ersetzen auf den einzelnen Stationen die vorher angewendeten Mittel, die Stationsleitungen sind für den Austausch verantwortlich. Auf Prozessebene sollen die Erfahrungen und Anwendungen der neuen Produkte und neue Pflegemaßnahmen durch Gespräche mit Pflegepersonen und Stationsleitungen erhoben werden, direkte PatientInnengespräche sind über den Weg der Pflegevisite möglich und auch jederzeit informell möglich. Auf Ergebnisebene wird der Erhalt der gesunden Haut im perinealen Bereich, die Identifikation der Risikofaktoren für Dermatitis und die Verwendung der Inkontinenzprodukte durch die Pflegedokumentation erhoben.

Ersten Ergebnissen der Evaluation zufolge zeigt sich auch auf Stationen mit engagierten Pflegepersonen und Fachleuten für Inkontinenz- und Stomaberatungen ein deutlicher Rückgang an inkontinenzassoziierter Dermatitis. In einem Pflegeheim ist im Rahmen der durchgeführten Evaluation als vorläufiges Ergebnis das Auftreten von inkontinenz-assoziierter Dermatitis von vorher „bei fast jedem" nach Anwendung der evidence-basierten pflegerischen Maßnahmen auf „bei niemanden mehr" reduziert worden. In Anbetracht des Leides das Dermatitis im perinealem Bereich bei PatientInnen verurs-acht, und auch die Kosten die für die Therapie entstehen, wird hier mit verhältnismäßig geringem pflegerischen Aufwand ein sehr gutes Ergebnis erzielt. Im persönlichen Ge-spräch der Implementierungsverantwortlichen mit den AnwenderInnen ist besonders die gezielte Auswahl und Anwendung der Produkte positiv erwähnt worden, da sie Sicherheit im pflegerischen Handeln geben. Weitere Evaluierungsergebnisse werden folgen, sie werden bereits mit Spannung erwartet.

Die Überarbeitung der Praxisleitlinie bezüglich neuer wissenschaftlicher Erkenntnisse und unter Berücksichtigung der Evaluationsergebnisse ist im Jahr 2012 geplant.

Schlussfolgerung

Aus einer Literaturübersicht gemäß forschungsbasiertem Protokoll eine Praxisleitlinie zu erstellen, diese zu implementieren und mit flankierenden Maßnahmen wie Informa-tionsveranstaltungen und internen Schulungen die Akzeptanz und Umsetzungsfreude zu erhöhen, ist eine Möglichkeit, forschungsbasiertes Wissen in die Praxis zu bringen. Es ist ein Prozess, bei dem Barrieren der Forschungsanwendung überwunden (Titler, Mentes, Rakel, Abbott, Baumler, 1999) und systematisch pflegerische Handlungen reflektiert und gegebenenfalls adaptiert werden können, was ein notwendiger und wichtiger Schritt im Hinblick auf die Erhöhung der pflegerischen Professionalität ist. Der Einsatz von standardisierten Terminologien ist dabei obligat (Wieteck, 2009).

Für die Durchsetzung von Neuerungen benötigt es mehrere Ebenen die miteinander in Beziehung stehen, erstens das grundsätzliche und klare Bekenntnis der Organisation zu Forschung und Forschungsanwendung – den organisatorischen Rahmen, zweitens die fachliche und emotionale Expertise von eigens für die Implementierung bestimmten Personen – die Unterstützung und drittens die wissenschaftliche Evidenz bezogen auf die Forschungsfrage, unter Berücksichtigung der Erfahrung der Pflegenden und der PatientInnenpräferenzen (Kitson, Rycroft-Malone, Harvey, McCormack, Seers & Titchen, 2008; Stetler, Legro, Rycroft-Malone, Bowman, Curran, Guihan, Hagedorn, Pineros & Wallace, 2006; Titler, Mentes, Rakel, Abbott & Baumler, 1999).

Die wissenschaftliche Evidence bezüglich der Hautpflege bei Inkontinenz ist in einer Literaturübersicht detailliert dargestellt und mit Evidencehierarchien versehen. Einschränkend muss jedoch bemerkt werden, dass viele verwendete wissenschaftliche Publikationen Mängel im Forschungsdesign aufwiesen und somit nur mit niedrigen Evidencehierarchien versehen werden konnten. Die Bestimmung der Evidence erfolgte während der Erstellung des forschungsbasierten Protokolls, dieser Schritt wird jedoch schon während der Phase der Auswahl der Literatur, bzw. bei der Kritischen Bewertung vorweggenommen.

Die Erfahrung der Pflegenden ist durch die Auswahl des Themas und die Beteiligung von Fachpersonen an den Konsenssitzungen miteinbezogen. Sie stellen die interne Evidenz einerseits durch die Wichtigkeit des Themas für die Praxis dar und andererseits durch die Diskussion der pflegerischen Maßnahmen bezüglich Praxistauglichkeit auf den Stationen. Die Bedürfnisse der AnwenderInnen sind somit vom Beginn des Prozesses miteinbezogen (Straus & Haynes, 2009) Das lässt sich auch auf die PatientInnen beziehen, die sich den Erhalt des gesunden Hautzustandes wünschen.

Auf der Organisationsebene fungieren die PflegedirektorInnen als Umsetzungsverantwortliche in ihren Häusern. Das Bekenntnis der Organisationsleitung zur Forschung äußert sich vor allem in der Bereitstellung der notwendigen Ressourcen aber auch durch die persönliche Anwesenheit bei den Informationsveranstaltungen.

Durch die umfassenden Vorbereitungen und die systemische Herangehensweise wie in der Literatur beschrieben, (Kitson, 2008; Eccles, Armstrong, Baker, Cleary, Davies, Davies, Glasziou, Ilott, Kinmonth, Leng, Logan, Marteau, Michie, Rogers, Rycroft-Malone & Sibbalt, 2009), konnte der Boden für die erstmalige Implementierung der evidenzbasierten Praxisleitlinie vorbereitet werden. Die AutorInnen Bahtsevani, Willman, Khalaf & Östman (2008) bestätigen auch in ihrer Erhebung, dass mit einer gezielten und umfassend geplanten Implementierungsstrategie gute Erfolgsaussichten zu erwarten sind. Dazu gehören weiters definierte AnsprechpartnerInnen für die Implementierung, und ihre Rolle als UnterstützerInnen wahrnehmen dürfen (Kitson, Rycroft-Malone, Harvey, McCormack, Seers & Titchen, 2008). Diese Personen sind für alle Fragen der Umsetzung in den Krankenhäusern und Pflegeheimen zuständig.

Die pflegerischen Maßnahmen mittels des Konzeptes der forschungsbasierten Protokolle darzustellen, ist wegen der leichte Handhabung mit der interne und externe Evidenz zusammengefasst werden können, gewählt worden. Für die Erstellung und Bewertung einer Leitlinie stehen jedoch auch andere Instrumente zur Verfügung, wie zum Beispiel die vom Deutschen Zentrum für Qualitätsentwicklung in der Pflege (www.dnqp.de). Im forschungsbasierten Protokoll sind die Ergebnisse der Literaturübersicht kurz dargestellt und mit Erfahrungswissen kombiniert (Titler, Mentes, Rakel, Abbott

& Baumler, 1999). Dabei sind ForscherInnen und interne ExpertInnen eingeladen, auch Zielvorgaben und Evaluationskriterien zu entwickeln und somit die Umsetzung theoretisch vorwegzunehmen. Die praktische Umsetzung mittels Projektmanagement zu unterstützen, erleichtert den Weg dorthin sehr. So können evidenzbasierte Maßnahmen strukturiert umgesetzt werden, zur Sicherheit in der pflegerischen Entscheidung beitragen und das Wohlbefinden und die Zufriedenheit der PatientInnen steigern.

LITERATUR

Bahtsevani, C.; Willman, A.; Khalaf, A.; Östman, M. (2008). Developing an instrument for evaluating implementation of clinical practice quidelines: a test-retest study. Journal of Evaluation in Clinical Practice, 14, 839–846.

Bliss, D.; Zehrer, C.; Savik, K.; Thayer, D.; Smith, G. (2006). Incontinence-Associated Skin Damage in Nursing Home Residents: A Secondary Analysis of a Prospective, Multicenter Study. Ostomy/Wound Management, 52 (12), 46–55.

Brandenburg, H. (2005). Wie gelangt neues Wissen in die Praxis der Pflege? PrInterNet, 09, 464–471.

Brazzelli, M.; Shirran, E.; Vale, L. (2002). Absorbent Products for Containing Urinary and/or Fecal Incontinence in Adults. Journal of Wound, Ostomy & Continence Nursing, 29 (1), 45–54.

Cooper, P.; Gray, D. (2001). Comparison of two skin care regimes for incontinence. British Journal of Nursing, 10 (6), 6–20.

Cummings, G.; Estabrooks, C.; Midodzi, W.; Wallin, L.; Hayduk, L. (2007). Influence of Organizational Characteristics and Context on Research Utilization. Nursing Research, 56 (4S), 24–39.

Deutsche Kontinenzgesellschaft: http://www.kontinenz-gesellschaft.de/ (10.11.09).

Deutsches Netzwerk für Qualitätsentwicklung in der Pflege, DNQP (2009): www.dnqp.de/, (10.10.09).

Deutsche Instrument zur methodischen Leitlinien-Bewertung (DELBI) (2008): http://www.delbi.de (10.10.09).

Dunn, S.; Kowanko, I.; Paterson J.; Pretty L. (2002). Systematic Review of the Effectiveness of Urinary Continence Products. Journal of Wound, Ostomy & Continence Nursing, 29 (3), 129–142.

Eccles, M.; Armstrong, D.; Baker, R.; Cleary, K.; Davies, H.; Davies, S.; Glasziou: Ilott, I.; Kinmonth, L.; Leng. G.; Logan, S.; Marteau, T.; Michie, S.; Rogers, H.; Rycroft-Malone, J.; Sibbald, B. (2009). An implementation research agenda. Implementation Science, open access, http://www.implementationscience.com/content/pdf/1748-5908-4-18.pdf (10.11.09).

Ersser, S.; Getliffe, K.; Voegeli, D.; Regan, S. (2005). A critical review of the inter-relationship between skin vulnerability and urinary incontinence and related nursing intervention. International Journal of Nursing Studies, 42 (7), 823–835.

Fader, M.; Bain, D.; Cottenden, A. (2004). Effects of absorbent incontinence pads on pressure management Mattresses. Journal of Advanced Nursing, 48 (6), 569–574.

Fader, M.; Clarke-O'Neill, S.; Cook, D.; Dean, G.; Brooks, R.; Cottenden, A.; Malone-Lee, J. (2003). Management of night-time urinary incontinence in residential settings for older people: an investigation into the effects of different pad changing regimes on skin health. Journal of Clinical Nursing, 12 (3), 374–386.

Fader, M.; Cottenden, A.; Getliffe, K. (2008). Absorbent products for light urinary incontinence in women (Review). Cochrane Database of Systematic Reviews, 18 (2), Art. No.: CD001406. DOI: 10.1002/14651858.CD001406.pub2.

Farage, M.; Miller, K.; Berardesca, E.; Maibach, H. (2007). Incontinence in the aged: contact dermatitis and other cutaneous consequences. Contact Dermatitis, 57 (4), 211–217.

German Center for Evidence-based Nursing „sapere aude" (o.J): http://www.ebn-zentrum.de (10.10.2008).

Gray, M. (2004). Preventing and Managing Perineal Dermatitis. Journal of Wound, Ostomy and Continence Nursing, 31 (1), 52–59.

Gray, M. (2007). Feature: Inkontinence-Related Skin Damage: Essential Knowledge. Ostomy/Wound Management, 53 (12), 28–32.

Haslinger-Baumann, E.; Burns, E. (2009a). Evidence–based Nursing – Hautpflege bei Inkontinenz. Unveröffentlichter Endbericht. Wien: Forschungsinstitut des Roten Kreuzes.

Haslinger-Baumann, E.; Burns, E. (2009b). Hautpflege bei Inkontinenz – pflegerische Maßnahmen für die Praxis. In: Behrens, J. (Hrsg.) Hallesche Beiträge zu den Gesundheits- und Pflegewissenschaften, Tagungsband. Halle/Saale, 205–222.

Hodgkinson, B.; Nay, R. (2005). Effectiveness of topical skin care provided in aged care facilities. International Journal of Evidence-Based Healthcare, 3 (4), 65–101.

Hoggarth, A.; Waring, M.; Alexander, J.; Greenwood, A.; Callaghan, T. (2005). Feature: A Controlled, Three-Part Trial to Investigate the Barrier Function and Skin Hydration Properties of Six Skin Protectants. Ostomy/Wound Management, 51 (12), 30–42.

Holloway, S.; Jones, V. (2005). The importance of skin care and assessment. British Journal of Nursing, 14 (22), 1172–1176.

ICS Committee on Standardisation of Terminology: http://www.icsoffice.org/ (10.11.09).

Kitson, A. (2008). The need for systems change: reflections on knowledge translation and organizational change. Journal of Advanced Nursing, 217–228.

Kitson, A.; Rycroft-Malone, J.; Harvey, G.; McCormack, B.; Seers, K.; Titchen, A. (2008): Evaluating the successful implementation of evidence into practice using the PARiHS framework: theoretical and practical challenges. Implementation Science, open access, http://www.implementationscience.com/content/pdf/1748-5908-3-1.pdf (26.05.09).

Ministry of Health (MOH). (2003). Nursing Clinical Practice Guidelines. Nursing Management of Patients with Urinary Incontinence. Singapore: Ministry of Health.

Nix, D. (2002). Feature: Validity and Reliability of the Perineal Assessment Tool. Ostomy/Wound Management, 48 (2), 43–49.

Oxford Centre for Evidence-based Medicine, Levels of Evidence: http://www.cebm.net/index.aspx?o=1025 (20.05.09).

Public Health resource unit (o.J.): www.phru.nhs.uk/Pages/PHDresources.htm (10.10.2008).

Registered Nurses' Association of Ontario. (2005). Risk Assessment & Prevention of Pressure Ulcers. (Revised). Toronto: Registered Nurses' Association of Ontario.

Schubert, B.; Wrobel, M. (2008). Identifizierung von Hindernissen, die die Implementierung von Forschungswissen in die Pflegepraxis hemmen. PrInterNet First! (E). http://www.printernet.info/show.asp?id=887 (24.04.09).

Schweizer Vereinigung der StomatherapeutInnen: http:www.stoma-ch.com/ (30.11.09).

Sidani, S.; Epstein, D.; Miranda, J. (2006). Eliciting Patient Treatment Preferences: A Strategy to Integrate Evidence-Based and Patient-Centered Care. Worldviews on Evidence-Based Nursing, 3, 116–123.

Stetler, C.; Legro, M.; Rycroft-Malone, J.; Bowman, C.; Curran, G.; Guihan, M.; Hagedorn, H.; Pineros, S.; Wallace, C. (2006). Role of "external facilitation" in implementation of research findings: a qualitative evaluation of facilitation experiences in the in the Veterans Health Administration. Implementation Science, open access, http://www.implementationscience.com/content/1/1/23 (29.10.09).

Stetler, C.; Ritchie, J.; Rycroft-Malone, J.; Schultz, A.; Charns, M. (2007). Improving quality of care through routine, successful implementation of evidence-based practice at the bedside: an organizational case study protocol using the Pettigrew and Whipp model of strategic change. Implementation Science, open access, http://www.implementationscience.com/content/pdf/1748-5908-2-3.pdf (29.10.09).

Straus, S.; Haynes, B. (2009). Managing evidence-based knowledge: the need for reliable, relvant and readable resources. Canadian Medical Association Journal, 180 (9), 942–945.

Titler, M.; Mentes, J.; Rakel.; Abbott, L.; Baumler, S. (1999). From Book to Bedside: Putting Evidence to Use in the Care of the Elderly. Journal on Quality Improvement, 25 (10), 545–556.

Wieteck, P. (2009). Transfer der Expertenstandards in die Pflegepraxis. Pflegewissenschaft, 04, 227–239.

Wishin, J.; Gallagher, T.; McCann E. (2008). Emerging Options for the Management of Fecal Incontinence in Hospitalized Patients. Journal of Wound, Ostomy & Continence Nursing, 35 (1), 104–110.

Zehrer, C.; Newman, D.; Grove G.; Lutz J. (2005). Assessment of Diaper-Clogging Potential of Petrolatum Moisture Barriers. Ostomy/Wound Management, 51 (12), 54–58.

Das Gesundheitsverhalten von Auszubildenden im sozialpflegerischen Bereich

Eine Untersuchung an Berufsbildenden Schulen in Sachsen

Perdita Neumann, Jörg Klewer

Jugendliche bzw. junge Erwachsene, die einen sozialpflegerischen Beruf erlernen, sollen nach Abschluss der Ausbildung Kinder, Jugendliche, Erwachsene, alte Menschen, aber auch behinderte Menschen hinsichtlich geeigneter Maßnahmen zur Erhaltung und/ oder Verbesserung ihres Gesundheitszustandes anleiten und beraten. Die Ausbildung vermittelt ihnen das erforderliche Wissen, um der damit einhergehenden Vorbildfunktion im Bezug auf das eigene Gesundheitsverhalten gerecht werden zu können. Um festzustellen, inwieweit die Auszubildenden diesem Anspruch gerecht werden können, wurden Auszubildende im sozialpflegerischen Bereich hinsichtlich ihres Gesundheitsverhaltens befragt. Dafür wurde ein Fragebogen verwendet, der Fragen zu Rahmenbedingungen in der Ausbildung, aber auch zu gesundheitsförderlichen und gesundheitsgefährdenden Verhaltensweisen enthielt. In die Erhebung wurden 602 Auszubildende aller Schulabschlüsse einbezogen. Die Beteiligung lag bei 77,2 %. Insgesamt fand sich eine Raucherquote von über 50 %, die damit über dem bundesdeutschen Durchschnitt lag. Ebenso fanden sich für die Altersgruppe der 18 – 25-Jährigen typische Risikoverhaltensweisen und -kombinationen, die die Ergebnisse anderer Studien bestätigen. Ein weiteres Ergebnis der Studie war, dass für die Beziehung zwischen der eigenen Gesundheit und dem damit verbundenen Gesundheitsverhalten sowohl das Alter als auch die Schulbildung nicht von Bedeutung sind. Insgesamt wurden die Auszubildenden der Vorbildfunktion im Bezug auf das Gesundheitsverhalten und dem Anspruch anderer dieses glaubhaft zu vermitteln nicht gerecht.

EINLEITUNG

Gesundheitsverhalten beschreibt einen Lebensstil, der sowohl von gesundheitsförderlichen als auch gesundheitsriskanten Verhaltensweisen gekennzeichnet ist (vgl. Schwarz et al. 2003 Tracogna et al. 2002; Kaminski et al. 2008). Die Berichterstattung der Medien und die aktuellen Veröffentlichungen des Bundesministeriums für Gesundheit vermitteln den Eindruck, dass Kinder und Jugendliche im internationalen Vergleich zunehmend ein gesundheitsriskantes Verhalten entwickeln und dieses auch leben (vgl. Hurrelmann et al 2003; Richter et al. 2008). Diskutiert werden in diesem Zusammenhang die sozialen Bedingungen, auf die sich der größte Teil der gesundheitlichen Probleme zurückführen lässt (vgl. Richter et al. 2008). Nickel et al. zeigen in Untersuchungen auf, dass gesundheitsriskante Verhaltensweisen im Erwachsenenalter oft mit einem niedrigen sozioökonomischen Status einhergehen (vgl. Richter et al. 2008). Bestimmt wird dieser im Wesentlichen durch Determinanten wie Schulbildung, beruflicher Status, Erwerbsstatus und Haushaltseinkommen (vgl. Lampert, Thamm 2004; Lampert, Bürger 2005). Die Einflüsse der unterschiedlichen Lebenswelten, in denen sich Jugendliche bzw. junge Erwachsene bewegen, und die Vielzahl von sozialen Veränderungen, nehmen gerade bei jungen Erwachsenen Einfluss auf deren Gesundheit und das Gesundheitsverhalten (vgl. Winzen, Hackauf 2004; Richter 2005; Richter et al. 2008). Junge Erwachsene, die einen sozialpflegerischen Beruf erlernen, verfügen zusätzlich über das Wissen um die Entstehung von Erkrankungen, die durch gesundheitsriskante Verhaltensweisen begünstigt werden. So sollte dieses Wissen dazu führen, dass Auszubildende im sozialpflegerischen Bereich in nur geringem Maße ein gesundheitsriskantes Verhalten aufweisen.

Die Untersuchung befasste sich mit der Einschätzung des Gesundheitszustandes durch die Auszubildenden und das damit einhergehende Gesundheitsverhalten. Des Weiteren analysierte die Untersuchung den Einfluss von Schulbildung und Alter auf den möglichen Zusammenhang von Gesundheitseinschätzung und Gesundheitsverhalten.

METHODIK

ERHEBUNGSINSTRUMENT

Für die Befragung der Auszubildenden hinsichtlich des Gesundheitsverhaltens wurde ein standardisierter Fragebogen verwendet. Der Fragebogen beinhaltete Fragestellungen zu:

- soziodemografischen Daten,
- gesundheitsförderlichen Verhaltensweisen,
- Risikoverhaltensweisen der vergangenen zwölf Monate.

Mittels offener Fragestellungen erhoben wurde u. A. die Einschätzung des Gesundheitszustandes, die Erkrankungen der vergangenen zwölf Monate, die Anzahl der tgl. Mahlzeiten und der tgl. Kaffeekonsum. Die Angabe von Körpergröße und Gewicht lieferte die Grundlage zur Berechnung des Body-Maß-Index nach der WHO-Tabelle von 2008 (vgl. Kaminski et al. 2008; WHO 2008).

STICHPROBE

In die Befragung einbezogen wurden alle Berufsbildenden Schulen in Sachsen, die im Ausbildungsjahr 2008/2009 einen sozialpflegerischen Ausbildungsberuf anboten, der mit allen in Sachsen erreichbaren Schulbildungsabschlüssen erlernt werden kann. Zudem mussten die Berufsbildenden Schulen über einen kompletten Ausbildungsgang für die verschiedenen Schulbildungsabschlüsse verfügen. Zum Zeitpunkt der Datenerhebung – Mai 2009 bis Juli 2009 – absolvierten 602 Auszubildende an den beteiligten Berufsbildenden Schulen eine sozialpflegerische Ausbildung. Die Analyse und Auswertung der Erhebungsbögen erfolgte anonymisiert mittels SPSS 16.0.

ERGEBNISSE

An der Erhebung nahmen 465 Auszubildende aller Schulbildungsabschlüsse teil (Tab. 1). Das entsprach einer Beteiligung von 77,2 %.

			Schulbildung			
			Anzahl Altersgruppe	Haupt-schule	Real-schule	Abitur FHR
Alter	16-18 Jahre	Anzahl	150	29	117	4
		% von Alter	100,0%	19,3%	78,0%	2,7%
	19-21 Jahre	Anzahl	186	18	130	38
		% von Alter	100,0%	9,7%	69,9%	20,4%
	22-24 Jahre	Anzahl	80	10	57	13
		% von Alter	100,0%	12,5%	71,3%	16,3%
	über 25 Jahre	Anzahl	49	4	36	9
		% von Alter	100,0%	8,2%	73,5%	18,4%
Gesamt		Anzahl	465	61	340	64
		% von Alter	100,0%	13,1%	73,1%	13,8%

Tab. 1: Darstellung der erreichten Schulbildungsabschlüsse nach Altersgruppen der beteiligten Auszubildenden

GESUNDHEITSZUSTAND

Die Auszubildenden schätzten ihren subjektiven Gesundheitszustand überwiegend als „gut" und „sehr gut" ein (Abb. 1). Wobei Auszubildende mit allgemeiner Hochschulreife/Fachhochschulreife ihren subjektiven Gesundheitszustand häufiger als „gut" bzw. „sehr gut" einschätzten.

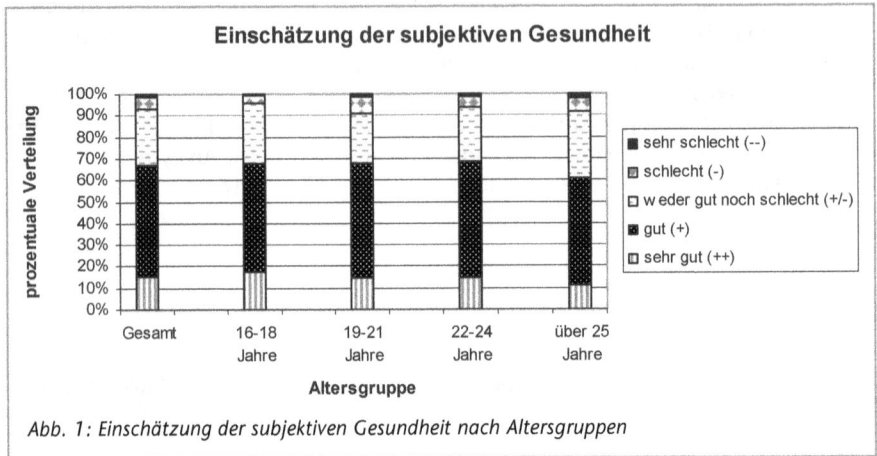

Abb. 1: Einschätzung der subjektiven Gesundheit nach Altersgruppen

GESUNDHEITSFÖRDERLICHE VERHALTENSWEISEN

ERNÄHRUNG UND BODY-MASS-INDEX

Nach eigenen Angaben ernährten sich 4,5 % der Auszubildenden (21 Auszubildende) immer gesund. Wobei der Schwerpunkt auf der Altersgruppe der 22 bis 24-jährigen Auszubildenden lag. Die Häufigkeit bzw. die Anzahl der Mahlzeiten variierte zwischen einer täglich aufgenommenen Mahlzeit bis acht Mahlzeiten täglich. Der Modus wurde bei drei Mahlzeiten täglich gefunden.

Die Angaben zu Körpergröße und Gewicht wurden als Grundlage für die Berechnung der BMI für die beteiligten Auszubildenden genutzt. Auf der Basis der Richtwerte der WHO wurden 301 Auszubildende (67,3 %) als „normalgewichtig" eingestuft. Diäten mit dem Ziel der Gewichtreduktion wurden innerhalb der vergangenen zwölf Monate von 131 Auszubildenden (28,4 %) unternommen. Dabei gaben die Auszubildenden an, minimal einen Diätversuch bis maximal acht Diätversuche unternommen zu haben. Zwischen dem errechneten BMI und den unternommenen Diätversuchen wurde eine schwach ausgeprägte, signifikant positiv lineare Korrelation gefunden (0,177/ $p < 0,01$).

BEWEGUNG

Von allen 465 Auszubildenden wurden Angaben gemacht. Insgesamt gaben 327 Auszubildende (70,3 %) an, sich regelmäßig zu bewegen. Als häufigster Grund für regelmäßige sportliche Aktivität wurde körperliche Fitness angegeben (Abb. 2). Zwischen der angegebenen wöchentlichen Aktivität und dem ermittelten BMI wurde ein signifikant positive lineare Korrelation (0,144/p<0,01) gefunden.

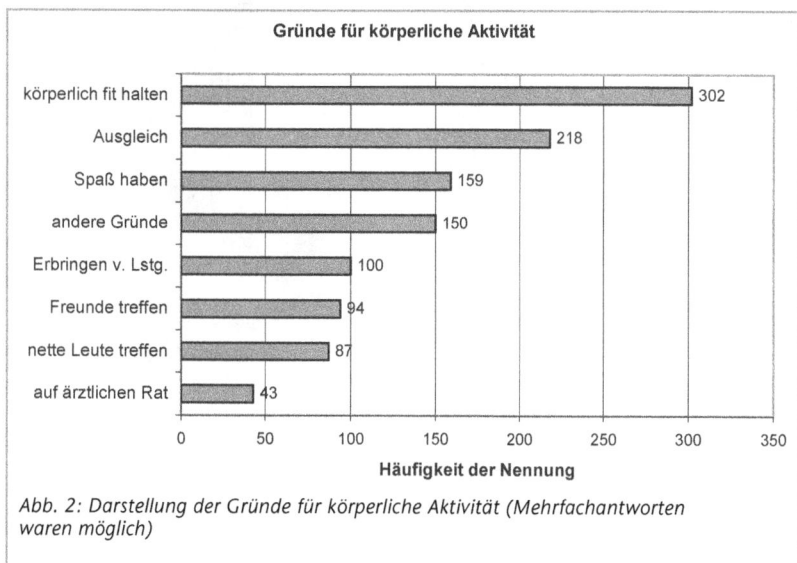

Gründe für körperliche Aktivität

Grund	Häufigkeit der Nennung
körperlich fit halten	302
Ausgleich	218
Spaß haben	159
andere Gründe	150
Erbringen v. Lstg.	100
Freunde treffen	94
nette Leute treffen	87
auf ärztlichen Rat	43

Häufigkeit der Nennung

Abb. 2: Darstellung der Gründe für körperliche Aktivität (Mehrfachantworten waren möglich)

GESUNDHEITLICHE VORSORGE

Die Inanspruchnahme regelmäßiger zahnärztliche Vorsorgeuntersuchungen wurde von 352 Auszubildenden (76,0 %) angegeben. Wobei Auszubildende der Altersgruppe unter 18 Jahre am seltensten zahnärztliche Vorsorgeuntersuchungen nutzen. Zusätzlich zu den zahnärztlichen Vorsorgeuntersuchungen gaben insgesamt 460 Auszubildende (97,6 %) an, mindestens einmal pro Tag eine gründliche Zahn- und Mundhygiene vorzunehmen. In der Altersgruppe bis 18 Jahre wurde der größte Anteil Auszubildender (83,3 %) gefunden, die ihre Zähne „mehrmals, aber nicht täglich" putzten. Ärztliche An-/Verordnungen wurden lt. Angabe von Angabe von insgesamt 317 Auszubildenden (69,7 %) und am ehesten von Auszubildenden im Alter von 19 bis 21 Jahren befolgt (73,7 %).

Zum Impfstatus, den Impfungen und der eigenen empfunden Impfnotwendigkeit antworteten 464 Auszubildende. Von 287 Auszubildenden wurden Impfungen als „absolut notwendig" (62,0 %) angesehen. Am häufigsten stuften Auszubildende in der Altersgruppe bis 18 Jahre (2,7 %) Impfungen als „unnötig und gefährlich" ein.

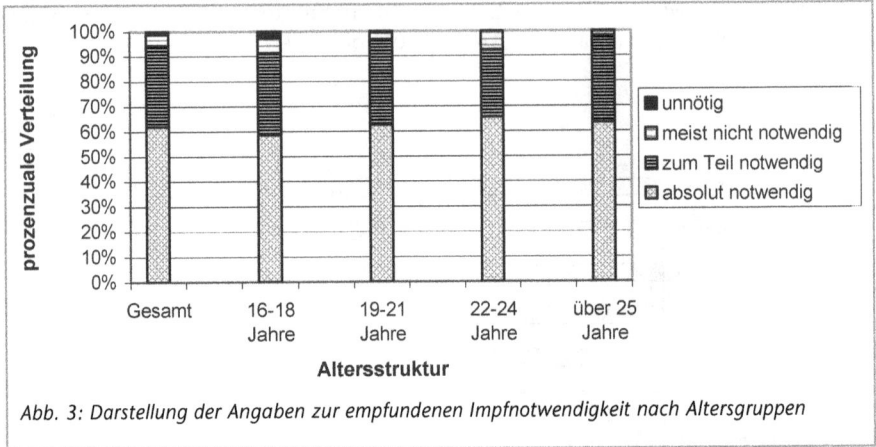

Abb. 3: Darstellung der Angaben zur empfundenen Impfnotwendigkeit nach Altersgruppen

GESUNDHEITSRISKANTE VERHALTENSWEISEN

RAUCHEN

Von den befragten Auszubildenden gaben zum Zeitpunkt der Befragung mehr als die Hälfte (51,0 %) an, zu rauchen. Bezüglich des täglichen Zigarettenkonsums lag der Schwerpunkt bei weniger als zehn Zigaretten pro Tag. Das Rauchereinstiegsalter der Ausbildenden lag zwischen neun und 24 Jahren. Am seltensten rauchten zum aktuellen Zeitpunkt Auszubildende mit allgemeiner Hochschulreife/Fachhochschulreife (33,3 %).

So wurde eine signifikant negative lineare Korrelation mit schwacher Ausprägung (-0,209/p<0,01) zwischen der Angabe Raucher zu sein und dem erreichten Schulbildungsabschluss gefunden.

ALKOHOLKONSUM

Die große Mehrheit der Auszubildenden (88,1 %) gab an, alkoholische Getränke zu konsumieren, der Schwerpunkt wurde bei Auszubildenden mit allgemeiner Hochschul-

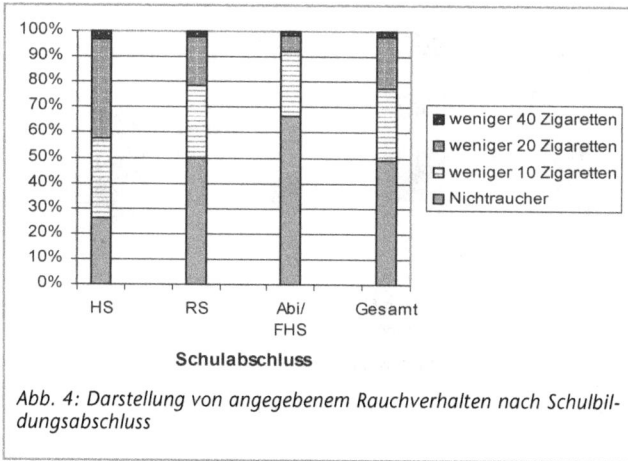

Abb. 4: Darstellung von angegebenem Rauchverhalten nach Schulbildungsabschluss

reife/Fachhochschulreife (90,6 %) gefunden. Als bevorzugtes alkoholisches Getränk wurden „Mixgetränke/Alkopops" angegeben. Im Zusammenhang mit dem Alkoholgenuss wurde die Teilnahme an Flatrate-Trinken erfragt, dabei wurde eine sehr schwach ausgeprägte signifikant positiv lineare Korrelation (0,120/p<0,01) gefunden.

DROGEN

Zu den bisher gemachten Drogenerfahrungen und den konsumierten Drogen innerhalb der letzten zwölf Monate gaben 463 Auszubildende Auskunft. Noch keinerlei Erfahrung mit Drogen wurde auf Grund der Angabe bei 301 Auszubildenden (65,0 %) zum Zeitpunkt der Befragung gefunden. Drogenerfahrung hatten nach eigener Angabe 162 Auszubildende (35,0 %). Als häufigste konsumierte Droge wurde von den Auszubildenden Marihuana/Cannabis (19,4 %) angegeben.

MULTIPLES RISIKOVERHALTEN

Das gleichzeitige Auftreten von mehreren gesundheitsschädigenden Verhaltensweisen wird als multiples Risikoverhalten bezeichnet (vgl. Hurrelmann et al. 2003; Kraus et al. 2004; Narring et al. 2004; Brodbeck et al. 2006; Kaminski et al. 2008). In Bezug gesetzt wurden die Aussagen zum Rauch- und Trinkverhalten sowie Drogenkonsum. Die Kombination aller drei gesundheitsschädigenden Verhaltensweisen lag in der Altersgruppe der 19 bis 21-Jährigen (42,1 %) am häufigsten vor.

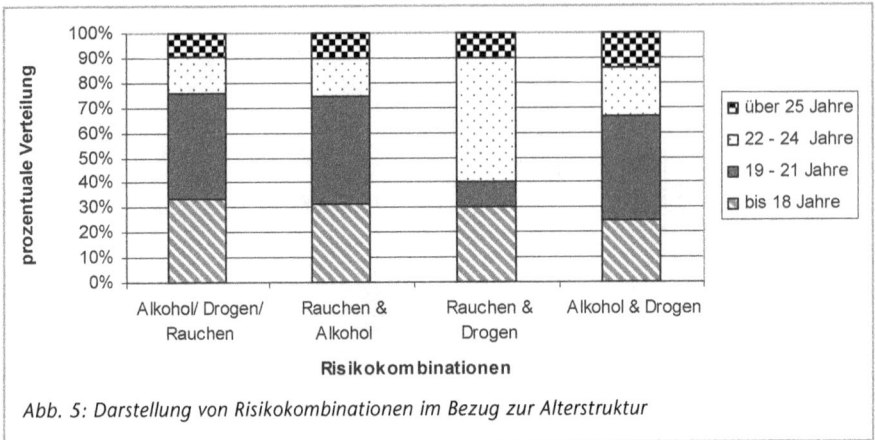

Abb. 5: Darstellung von Risikokombinationen im Bezug zur Alterstruktur

DISKUSSION DER ERGEBNISSE

Allgemein wird das Jugendalter mit so typischen Verhaltensweisen wie Genuss von Alkohol und Tabakkonsum assoziiert. Diese Verhaltensweisen wurden auch bei den befragten Jugendlichen gefunden.

So lag die Raucherquote bei den befragten Jugendlichen mit über 50 % über dem von Hackauf & Winzen für die EU und Deutschland angegebenen Durchschnitt (vgl. Hackauf Winzen 2004). In der HBSC wurde eine Raucherquote von 34 % für die 15-Jährigen angegeben. In der vorliegenden Untersuchung stieg die Raucherquote sogar noch an und fand ihren Gipfel in der Altersgruppe der bis 18-Jährigen. Insgesamt lag damit die Raucherquote, wie bei Kaminski et al., im sozialen Bereich deutlich höher. Da von den befragten Auszubildenden Stressbewältigung als Grund für das Rauchen angegeben wurde, sollten präventive Maßnahmen Möglichkeiten der Stressbewältigung mit einschließen. Zum anderen ist die berufliche Belastung im sozialpflegerischen Bereich sehr hoch, was erfordern würde, dass die Rahmenbedingungen des Berufes und das Berufsbild berücksichtigt werden müssten (vgl. Narring et al. 2004; Kaminski et al. 2008).

Die ermittelten Werte hinsichtlich der BMI-Klassifikation spiegeln ein ähnliches Bild wie in der Untersuchung von Kaminski et al. wieder (vgl. Kaminski et al. 2008). Der überwiegende Anteil der Auszubildenden ist „normalgewichtig". Hinsichtlich der erhöhten BMI wäre die Betrachtung der Lebensmittelauswahl und der Hüftumfang zur differenzierten Bewertung hinzu zu ziehen (vgl,. Narring et al. 2003).

Einfluss auf das Ernährungsverhalten nehmen das Berufsbild und die zugehörigen Rahmenbedingungen wie z. B. geregelte Pausenzeiten, Schichtsystem. Gerade im sozialpflegerischen Bereich führt das wechselnde Schichtsystem zu Veränderungen im Tagesablauf (vgl. Narring et al. 2003; Kaminski et al. 2008). Hinzu kommt der Wechsel zwischen berufspraktischen und theoretischen Ausbildungsabschnitten. Während im theoretischen Ausbildungsabschnitt auf Grund der Unterrichtseinheiten geregelte Pausenzeiten festgelegt sind, gestalten sich häufig im berufspraktischen Ausbildungsbereich entsprechend der Anforderungen die Pausenzeiten flexibel.

Die in der vorliegenden Untersuchung ermittelten Werte hinsichtlich der regelmäßigen körperlichen Aktivität finden sich so auch bei Kaminski et al. (vgl. Kaminski et al. 2008: 41). Hinsichtlich der Motivation für regelmäßige sportliche Aktivität muss angemerkt werden, dass Sport als Unterrichtsfach in der Ausbildung eine eher untergeordnete und für einige Ausbildungen gar keine Rolle spielt. Von daher ist es verständlich, dass auf Grund der einseitigen Belastung in theoretischen Ausbildungsabschnitten das Bedürfnis nach körperlicher Aktivität besteht. Untersucht werden müsste, ob sich die Dauer von regelmäßiger körperlicher Aktivität mit Zunahme der Arbeits- und Schulwege bzw. bei Berufen mit hoher körperlicher Aktivität, wie z. B. Pflegeberufe, verändert.

Es ist schwer nachvollziehbar, dass Auszubildende im sozialpflegerischen Bereich zu ihrem Impfstatus keine Auskunft geben können bzw. über keinen vollständigen Impfschutz verfügen. Das würde dazu führen, dass im Bedarfsfall durch Nachimpfung zusätzliche Kosten erzeugt werden. Es spiegelt aber auch die Wahrnehmung der Eigenverantwortung für die Gesundheit wieder.

Obwohl in der theoretischen Ausbildung Wissen zur Infektionslehre als auch zu Infektionskrankheiten vermittelt wird, ist die Toleranzschwelle hinsichtlich der Inkaufnahme einer möglichen Erkrankung mit 30 % sehr hoch, das zeigt eine fehlende Sensibilisierung für die Folgen von Infektionskrankheiten. Letztendlich stellt sich die Frage, ob die Auszubildenden unzureichend sensibilisiert sind, hinsichtlich der Erkrankung selbst, oder der eigenen Gefährdung im Beruf. So wäre zu überlegen, ob es für sozial-pflegerische Berufsgruppen im Hinblick auf die Gefährdung angebracht ist, für ausgewählte Impfungen eine Pflichtimmunisierung festzuschreiben. Das würde zwar der Freiwilligkeit zur Impfung und dem Ansatz der Eigenverantwortung entgegenstehen, aber Begründung finden in der erhöhten Gefährdung durch die Berufsspezifik.

Fazit

Gesundheitsverhalten ist ein sehr komplexes Verhalten. Es setzt sich sowohl aus gesundheitsförderlichen als auch gesundheitsriskanten Verhaltensweisen zusammen und beschreibt somit den aktuellen Lebensstil eines Menschen bzw. bestimmter Altersgruppen oder aber Populationen (vgl. Schwartz et al. 2003; Hackauf, Winzen 2004; Hibell et al. 2009). Dabei finden sich je nach Altersgruppe Häufungen von Verhaltensweisen. Allerdings sind diese einzeln betrachtet nicht markant bzw. aussagekräftig genug, um die Altersgruppen auf die jeweiligen Verhaltensweisen reduzieren zu können (vgl. Kraus et al. 2003; Hackauf, Winzen 2004). Schon und gerade im pflegerischen Bereich erfolgt zunehmend eine ressourcenorientierte Betrachtung und die Nutzung der vorhandenen Ressourcen, um die Motivation zur Mitarbeit und die Übernahme von Eigenverantwortung zu erhöhen. Dies könnte und müsste ebenso für das Gesundheitsverhalten gelten (vgl. Hackauf, Winzen 2004; Kaminski et al. 2008). Folglich bestünde der Ansatz darin, die gesundheitsförderlichen Verhaltensweisen zu analysieren, auszubauen, zumindest aber zu festigen und zu erhalten, um damit möglicherweise gesundheitsriskante Verhaltensweisen auszugleichen bzw. deren langfristige Folgen zu reduzieren. Trotz des Wissens um die Folgen der gesundheitsriskanten Verhaltensweisen, welches mit der Ausbildung vermittelt wird, ist dies für viele Auszubildende im jungen Erwachsenenalter weit entfernt und damit wenig bzw. nicht greifbar (vgl. Winzen, Hackauf 2004; Kaminski et al. 2008). Demzufolge bringt es scheinbar nicht die gewünschten Effekte, den Jugendlichen die langfristigen Folgen ihres Handelns vor Augen zu führen. In der Folge können die Auszubildenden ihrer Vorbildfunktion nicht gerecht werden. Gerade im sozialpflegerischen Bereich in Verbindung mit der Spezifität des Berufsbildes ist es notwendig, dass die Auszubildenden sich über die Außenwirkung ihrer Verhaltensweisen bewusst sind. Hierzu ist es wichtig, den Jugendlichen im frühen Alter die Eigenverantwortung für ihre Gesundheit und die damit verbundenen Verhaltensweisen bewusst zu machen und dabei nicht zu vergessen, dass das Verhalten im Bezug auf die eigene Gesundheit auch ein Stück weit die Gesellschaft selbst widerspiegelt. Gegenwärtig bedeutet dies, dass der Ansatz in der Behandlung von Folgeschäden besteht. Folglich reicht es nicht aus, Jugendliche bzw. junge Erwachsene erst bei der Berufswahl mit der Bedeutung von Gesundheit und Gesundheitsverhalten zu konfrontieren. Der Vorteil im Ansatz bei Auszubildenden besteht allerdings darin, dass sich alle aus ähnlichen Beweggründen für diese Ausbildung entschieden haben und somit ein ähnliches Ziel verfolgen. Von daher wäre es wichtig zu untersuchen, ob sich das Gesundheitsverhalten im Verlauf der Ausbildung verändert.

Im Ergebnis der Untersuchung wurde einerseits deutlich, dass der empfundene Gesundheitszustand mit dem zugehörigen Gesundheitsverhalten nicht korreliert und Alter sowie Schulabschluss mit dem Gesundheitsverhalten in keinem signifikanten Zusammenhang stehen. Andererseits führt das mit der Ausbildung vermittelte Wissen um die Folgen gesundheitsriskanten Verhaltens nicht dazu, dass diese gesundheitsriskanten Verhaltensweisen im sozialpflegerischen Bereich deutlich weniger in den Lebensstil implementiert waren.

Insgesamt wurde deutlich, dass mögliche Präventionsansätze/-programme nicht nur auf das Alter und die Schulbildung begrenzt werden und den alleinigen Ansatz bilden sollten, sondern dass das soziale Umfeld langfristig mit einbezogen werden muss. Zudem muss die Eigenverantwortlichkeit und die Vorbildfunktion auf Grund des Berufbildes den Auszubildenden verdeutlicht werden. Allein mit dem berufsspezifisch vermittelten Wissen ist dieser Ansatz nicht erreichbar, da viele Verhaltensweisen in diesem Alter bereits fest in den Lebensstil implementiert sind.

LITERATUR

Hackauf, H.; Winzen, G.: Gesundheit und soziale Lage von Jugendlichen in Europa. Wiesbaden: VS-Verlag für Sozialwissenschaften, 2004

Hibell, B.; Guttormsson, U.; Ahlström, S.; Balakireva, O.; Bjarnason, T.; Kokkevi, A. Kraus, L. (2009): ESPAD. The 2007 ESPAD Report. Substance Use Among Students in 35 European Countries. Online im Internet: http://www.espad.org/documents/Espad/ESPAD_reports/2007/ The_2007_ESPAD_Report-FULL_091006.pdf Version vom 19.11.2009

Hurrelmann, K.; Klocke, A.; Melzer, W. ; Ravens-Sieberer, U. (Hrsg.), Jugendgesundheitssurvey. Internationale Vergleichsstudie im Auftrag der Weltgesundheitsorganisation WHO. Weinheim: Juventa, 2003

Kaminski, A.; Nauerth, A.; Pfefferle, P.I.: Gesundheitszustand und Gesundheitsverhalten von Auszubildenden im ersten Lehrjahr – Erste Ergebnisse einer Befragung in Bielefelder Berufskollegs. In: Gesundheitswesen, 70 (1), 2008, 38 – 46

Kraus, L.; Pabst, A.; Steiner, S.: Die Europäische Schülerstudie zu Alkohol und anderen Drogen (ESPAD): Befragung von Schülerinnen und Schülern der 9. und 10. Klassen in Bayern, Berlin, Brandenburg, Hessen, Mecklenburg-Vorpommern, Saarland und Thüringen. Online im Internet: http://www.ift.de/literaturverzeichnis/Bd_165_Espad-2007.pdf Version vom 19.11.2009

Lampert, T.; Burger, M.: Verbreitung und Strukturen des Tabakkonsum in Deutschland. In Bundesgesundheitsblatt – Gesundheitsforschung – Gesundheitsschutz, 48 (11), 2005, 1231 – 1241

Lampert, T.; Thamm, M.: Tabak-, Alkohol- und Drogenkonsum von Jugendlichen in Deutschland. Ergebnisse des Kinder- und Jugendgesundheitssurveys (KIGGS) In Bundesgesundheitsblatt – Gesundheitsforschung – Gesundheitsschutz, 50 (5/6), 2007, 600 – 608

Narring, F.; Tschumper,A.; Inderwildi Bonivento L.; Jeannin, A.; Addor, V.; Bütikofer, A., Suris J.-C.; Diserens, C.; Alsaker, F.; Michaud, P.-A. (2004): Gesundheit und Lebensstil 16- bis 20 jähriger in der Schweiz (2002). SMASH 2002. Swiss multicenter adolescent on health study 2002. Lausanne Institut universitaire de medicine sociale et preventive Bern, 2003

Richter, M.; Hurrelmann, K.: Klocke, A.; Melzer, W.; Ravens-Sieberer, U.: (Hrsg.), Gesundheit, Ungleichheit und jugendliche Lebenswelten. Ergebnisse der zweiten internationalen Vergleichsstudie im Auftrag der Weltgesundheitsorganisation WHO. Weinheim: Juventa, 2008

Richter, M.: Gesundheit und Gesundheitsverhalten im Jugendalter. Der Einfluss sozialer Ungleichheit. Wiesbaden: VS-Verlag für Sozialwissenschaften, 2005

Schubert, I.; Horch, K.: Schwerpunktbericht der Gesundheitsberichterstattung des Bundes. Gesundheit von Kindern und Jugendlichen. Berlin, 2004

Schwartz, F. W.; Badura, B.; Busse, R.; Leidl, R.; Raspe, H.; Siegrist, J.; Walter, U. : Das Public Health Buch. Gesundheit und Gesundheitswesen. 2. überarbeitete Auflage, München; Jena: Urban & Fischer, 2003

World Health Organization: Global Data Base on Body Mass Index an interactive surveillance tool for monitoring nutrition transition. Online im Internet.http://apps.who.int/bmi/index.jsp?introPage=intro_3.html Version vom 22.08.2009

Berufsfeld- und hochschuldidaktische Perspektiven auf Gesundheitsprofessionen

Ein bildungstheoretisch-fallorientierter Zugang

Karin Reiber

Die Ausbildungen für Gesundheitsfachberufe finden größtenteils an Fachschulen, im Rahmen der aktuellen Akademisierung auch zunehmend an Hochschulen statt. In didaktischer Perspektive sind die gemeinsamen und verbindenden Themen von Interesse, die dann für die einzelnen Berufe spezifiziert und operationalisiert werden können. Aufgrund der beiden genannten Ausbildungsebenen – Berufsbildungssystem und tertiärer Bildungsbereich – ist der nachfolgende Beitrag sowohl als berufsfeld- als auch als hochschuldidaktischer fallorientierter Zugang konzipiert.

Diese didaktischen Überlegungen sind als dreistufiges Modell angelegt. Auf einer ersten und grundlegenden Stufe erfolgt die bildungstheoretische Verortung von Zielen im Spannungsfeld von Wissenschaft, Person und Praxis. Aus dieser triadischen Grundstruktur werden drei grundlegende Kompetenzbereiche für Gesundheitsberufe abgeleitet.

Die zweite Stufe hat zum Ziel, dass unterschiedliche Perspektiven auf Gesundheit innerhalb der Koordinaten Individuum – Gesellschaft sowie objektive Fakten – subjektives Erleben herausgearbeitet werden, um damit einen umfassenden Zugang zum Berufsfeld zu eröffnen. Dieser mehrperspektivische Zugang dient als Grundlage einer umfassenden Fallerschließung, die sowohl das erkenntnistheoretische Prinzip des Verstehens als auch die Logik des Erklärens integriert.

Eine professionelle Bearbeitung des zuvor erschlossenen Falls in didaktischer Absicht ermöglicht die dritte Ebene entlang von Schlüsselproblemen menschlichen Daseins. Diese werden abgeleitet aus Bedürfnis- und Lebensaktivitätsmodellen und Klassifikationssystemen und dienen der didaktischen Bearbeitung eines Falls auf dem Kontinuum von Unabhängigkeit und Abhängigkeit.

1. BILDUNGSTHEORETISCHE GRUNDLEGUNG

Die erste Ebene der folgenden didaktischen Überlegungen bildet den bildungstheoretischen Ausgangs- und Bezugspunkt zur normativen Vergewisserung der darauf folgenden Ausführungen mit Blick auf die Ausbildungsinhalte. Dabei knüpfe ich an frühe Arbeiten zum Spannungsverhältnis von Hochschulbildung an und adaptiere diesen Ansatz für Gesundheitsfachberufe.

Ludwig Huber (1981) konzeptualisiert Hochschulbildung als triadisches Spannungsverhältnis, das sich zwischen den Bezugspunkten „Wissenschaft", „Praxis" und „Person" entfaltet: Ein Hochschulstudium bezieht sich natürlich auf eine bestimmte wissenschaftliche Disziplin. Zugleich hat ein Studium den Anspruch, auf die Praxis vorzubereiten: sowohl auf eine gesellschaftliche Praxis im Sinne von bürgerlichen Rechten und Pflichten als auch auf eine – wie konkret auch immer zu bestimmende – Berufspraxis. Diese beiden Zielperspektiven werden ergänzt durch den Referenzpunkt „Person" – eine Ausbildung hat immer auch persönlichkeitsentwickelnde Anteile.

Für gesundheitsberufliche Bildungsprozesse – zunächst unabhängig davon, an welcher Institution sie verortet sind – wird dieses Spannungsverhältnis reformuliert und zwischen den Kompetenzbereichen „fachbezogen", „berufsorientiert" und „gesellschaftsrelevant" entfaltet. Die fachbezogenen Kompetenzen legitimieren sich von der Disziplin als wissenschaftlicher Gegenstand, die berufsorientierten Kompetenzen richten sich an der beruflichen Praxis aus und die gesellschaftsrelevanten Kompetenzen nehmen die Bedeutung von Bildung für ein zukunftsfähiges und demokratisches Gemeinwesen in den Blick (vgl. Oechsner/Reiber 2010, Reiber 2010).

Für gesundheitsbezogene berufliche Bildung lässt sich als übergeordnetes fachbezogenes Ziel die Kompetenz fassen, dass „Gesundheit" als wissenschaftlicher Gegenstand betrachtet und bearbeitet wird – dies stellt im Hinblick darauf eine Herausforderung dar, da ja jede/r Vorerfahrung, Vorwissen und ggf. auch bestimmte normative Auffassungen zu und von „Gesundheit" hat. In diesem Sinne ist für gesundheitsbezogene Bildung auf eine „reflexive Verwissenschaftlichung" (Stroß 2009, S. 36) abzuzielen, die einen skeptischen versus dogmatischen Zugang zu „Gesundheit" ermöglicht.

Die berufsorientierten Kompetenzen lassen sich hier nur relativ abstrakt benennen; sie könnten sich nur einzelberuflich durchbuchstabieren und damit konkretisieren lassen. Zu diesem Bereich zählen die Kompetenz, ein eigenes reflexives Professionsverständnis zu haben, es weiterzuentwickeln und in interdisziplinären Kontexten vertreten zu können, sowie die Bereitschaft und Fähigkeit sowohl zur intra- als auch zur interprofessionellen Zusammenarbeit. Eine weitere berufsorientierte Schlüsselkompetenz ist die Fähigkeit, eine professionelle Beziehung zur Klientel aufbauen und ggf. wieder lösen zu können. Weiterhin ist in diesem Bereich die Vermittlungskompetenz zu nennen, die in allen Gesundheitsberufen eine wesentliche Rolle spielt: In allen Berufen geht es nämlich darum, professionsspezifische Informationen an andere weiterzugeben – sei es in Form von Anleitung und Beratung von Betroffenen und/oder deren Angehörigen, sei es als Expertise gegenüber Mitgliedern anderer Berufe. Nicht zuletzt gehören zu den berufsorientierten Kompetenzen natürlich die Planung, Gestaltung und Evaluation professionsspezifischer Interventionen.

Die gesellschaftsrelevanten Kompetenzen von Gesundheitsfachberufen lassen sich berufsübergreifend als die Kompetenz fassen, die gesellschaftliche Bedingtheit und gesellschaftliche Folgen von Gesundheit einschätzen zu können. Weiterhin ist hier die Kompetenz zu nennen, den professionsspezifischen Auftrag innerhalb des gesellschaftlichen Systems der Gesundheitsversorgung gestalten und weiterentwickeln zu können. Zu diesem Kompetenzbereich gehört auch dazu, dass sich der/die einzelne als Person und Persönlichkeit in ihrer professionellen Rolle entfalten und sich weiterentwickeln kann.

2. REFLEXIVE FALLERSCHLIESSUNG

Im Sinne der vorab postulierten reflexiven Verwissenschaftlichung ist auf der zweiten Ebene dieses gesundheitsdidaktischen Entwurfs nach den unterschiedlichen metakognitiven Orientierungen zu fragen. Verschiedene Professionen und Personen agieren mit unterschiedlichen Konzeptualisierungen von Gesundheit, die meist explizit und bewusst das Denken und Handeln leiten, mitunter aber auch implizit und unbewusst ihren Einfluss entfalten. Diese unterschiedlichen Perspektiven auf „Gesundheit" werden

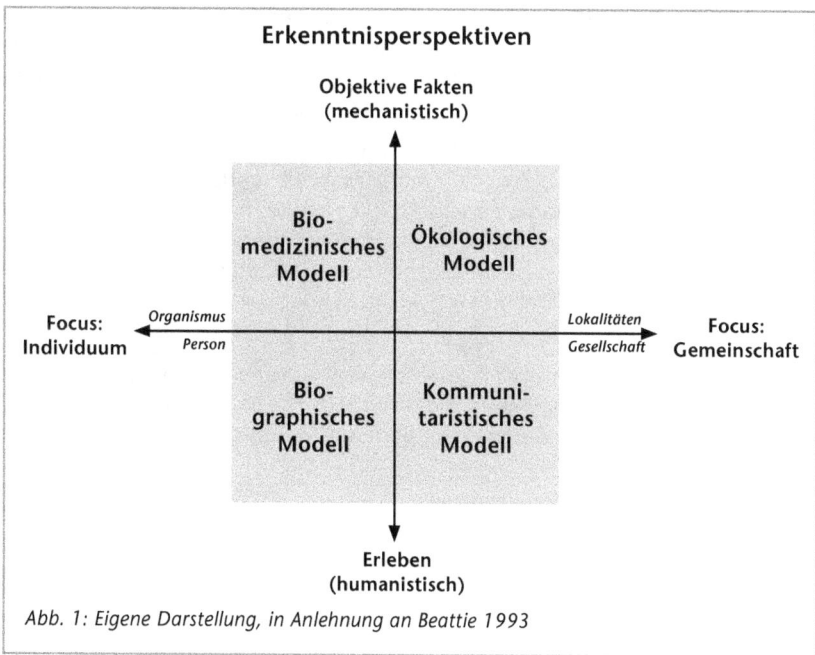

Erkenntnisperspektiven

Objektive Fakten
(mechanistisch)

Bio-medizinisches Modell

Ökologisches Modell

Focus: Individuum — Organismus — Person — Lokalitäten — Gesellschaft — Focus: Gemeinschaft

Bio-graphisches Modell

Kommuni-taristisches Modell

Erleben
(humanistisch)

Abb. 1: Eigene Darstellung, in Anlehnung an Beattie 1993

an dieser Stelle wertfrei und nicht dogmatisch genutzt, d. h., die einzelnen Orientierungen werden nicht im Sinne von „schlechter als ... – besser als ..." gegeneinander ausgespielt, sondern als multiperspektivisches heuristisches Modell genutzt. Es besteht aus vier Feldern, die sich aus der Verknüpfung von zwei Koordinaten, die jeweils ein Gegensatzpaar verbinden, ergeben. In der Horizontalen ist dies die Gegenüberstellung von einzelner Person und ihrem materialen sowie sozialen Umfeld, in der Vertikalen das Spannungsverhältnis zwischen kausalanalytischem Erklären und deutendem Verstehen. Je nach Erkenntnisinteresse und Fokus ergeben sich daraus unterschiedliche Perspektiven auf Gesundheit (vgl. Reiber/Göpel 2010).

Diese Grundstruktur wird nachfolgend zu heuristischen Zwecken genutzt, wobei die Vertikale als zweidimensionale wissenschaftliche Betrachtungs- und Zugangsweise interpretiert wird, die entweder dem Paradigma des Verstehens mit seinem Anspruch, Phänomene aus den subjektiven bzw. kollektiven Deutungsmustern heraus zu erhellen, verpflichtet ist oder dem Primat des Erklärens folgt, das auf den Nachweis objektiver Wenn-dann-Beziehungen abzielt.

Die Determinanten der Horizontalen „Individuum" und „Gemeinschaft" werden systemtheoretisch reformuliert als „psychische Systeme" und „soziale Systeme". Unter „soziale Systeme" können unterschiedliche Bezugsgruppen in den Blick genommen werden; diese reichen von sozialen Großsystemen wie der Gesellschaft bzw. Zugehörigkeit zu einer kulturellen Gruppe bis hin zu sozialen Nahsystemen wie Gemeinwesen und Familie. Der Begriff des „psychischen Systems" verweist auf die Grundtatsache, dass jedes Individuum generell eine geschlossene Entität mit der Fähigkeit zur Selbstreferenz und der Notwendigkeit der Autopoiesis ist, das jedoch zur strukturellen Koppelung mit anderen Systemen fähig ist (vgl. Kneer/Nassehi 2001).

Diese beiden Dimensionen werden um eine dritte Dimension in der Tiefe ergänzt, die sich zwischen den Polen „Gesundheit" und „Krankheit" entfaltet. Damit soll explizit an ein salutogenetisches Paradigma angeknüpft werden, nach dem Gesundheit und Krankheit als Kontinuum gefasst werden, auf dem es unterschiedliche Zustände gibt, die sowohl durch Merkmale gesundheitlicher Beeinträchtigung als auch durch Merkmale gesundheitlichen Wohlbefindens gekennzeichnet sind (vgl. Antonovsky/Franke 1997).

Diese dreidimensionale heuristische Struktur dient dazu, einen Fall bzw. eine Situation aus verschiedenen Perspektiven auszuleuchten. Dazu wird die gesundheitliche Situation in ihrem aktuellen Zustand mit Blick auf Ressourcen und Einschränkungen daraufhin befragt,

• welche biomedizinischen sowie umwelt- und umfeldbezogene Zusammenhänge zu ihrer Erklärung genutzt werden können;

• welche subjektive Bedeutung und welche Deutungen der relevanten sozialen Systeme dieser Situation für deren Verständnis bedeutsam sind.

3. PROFESSIONELLE FALLBEARBEITUNG IN DIDAKTISCHER ABSICHT

Eine dritte Ebene schließt sich der vorausgegangenen bildungsphilosophischen Grundlegung der Ziele im Sinne von Kompetenzen und der erkenntnistheoretischen Orientierung als salutogenetisch-mehrperspektivischer Fall- und Situationsbezug an. Sie dient der didaktischen Erschließung entlang der Logik professioneller Interventionen. Diese Ebene bedient sich zunächst pflegewissenschaftlicher Ordnungssystematiken, um diese dann als Schlüsselprobleme menschlichen Daseins didaktisch zu nutzen.

Grundbedürfnis- und Lebensaktivitätsmodelle basieren auf der Maslow'schen Bedürfnispyramide und differenzieren diese nach Bedürfnisklassen aus. Ein gewisser Schwerpunkt liegt dabei auf den physiologischen und Sicherheitsbedürfnissen. Sie haben den Anspruch die Grundbedürfnisse und Lebensaktivitäten vollständig abzubilden und zu systematisieren, um sie für die Planung, Durchführung und Evaluation professionellen pflegerischen Handelns anschlussfähig zu machen (vgl. Kirkevold 1997, Lauber 2007, Newton 1997).

Auch Klassifikationssysteme (vgl. DMDI 2010, Gordon 1998, Halek 2003, Johnson et al. 2005, Wingenfeld et al. 2007) systematisieren nach unterschiedlichen Aspekten menschlichen Daseins; sie richten dabei einen deutlicheren Fokus auf den diagnostischen Aspekt. Stärker als die Lebensaktivitätsmodelle nehmen diese Fragen gesellschaftliche Teilhabe sowie die Themen „Lernen" und „Entwicklung" in den Blick.

In der Zusammenschau der beiden Ordnungssystematiken werden nachfolgend Schlüsselprobleme menschlichen Daseins formuliert, die deren unterschiedliche Aspekte integrieren und teilweise neu systematisieren:

- Grundfunktionen: Essen, Trinken, Atmen, Ausscheiden
- Vitalfunktionen: Regulation von Temperatur, Puls, Blutdruck
- Ruhe und Bewegung: Mobilität, Rhythmus von Wachen und Schlafen
- Selbstpflege: Körperpflege und sich kleiden
- Häusliches Leben
- Soziale Grundbedürfnisse: Kommunikation und Interaktion
- Entwicklung und Lernen
- Gesellschaftliche Integration: Wahrnehmung bürgerlicher Rechte und Pflichten
- Sinn und Identität: Sicherheit, kulturelle Zugehörigkeit, sexuelle Identität, Beschäftigung, Freizeit und Religion

Aus diesen Schlüsselproblemen menschlichen Daseins können in didaktischer Absicht epochaltypische Aufgaben und exemplarische Inhalte abgeleitet werden. Im Rahmen einer fallorientierten Didaktik können Realsituationen so aufbereitet werden, dass eine Ursachenforschung angestellt werden muss, um zu einer Entscheidung oder Problemlösung zu gelangen (vgl. Hundenborn 2007).

4. ZUSAMMENSCHAU IN BERUFSFELD- UND HOCHSCHULDIDAKTISCHER HINSICHT

Die drei Ebenen verbinden sich zu einem didaktischen Gesamtentwurf. Die Basis bildet die normative Ebene, die die allgemeinen Ziele in Form von Kompetenzbeschreibungen enthält. Die Kompetenzbereiche sind entsprechend des zugrunde gelegten Bildungsverständnisses breit angelegt und umfassen die berufliche Qualifikation, eine reflexive Verwissenschaftlichung und die Persönlichkeitsentwicklung. Darauf baut eine reflexive Ebene auf, die sich erkenntnistheoretisch mit unterschiedlichen Metakognitionen zum Gegenstand „Gesundheit" befasst. Hier dient ein dezidiert mehrperspektivischer Zugang dazu, sowohl hermeneutisches Fallverstehen als auch analytisches Fallerklären anzulegen. Auf einer weiteren und dritten Stufe dient die Daseinsperspektive als Ebene der Inhaltserschließung. Die Aufbereitung eines Falles entlang der Schlüsselprobleme menschlichen Daseins auf dem Abhängigkeits-Unabhängigkeits-Kontinuum ist der didaktische Zugang zu professioneller Kompetenzentwicklung.

In der Zusammenschau der drei Ebenen entsteht der Entwurf für eine fallorientierte Berufsfeld- und Hochschuldidaktik, die zunächst zum Ziel hat, einen Fall umfassend zu durchdringen und ihn sodann professionell zu bearbeiten. Für eine Berufsfelddidaktik ergibt sich daraus für die Fallerschließung, dass alle vorliegenden fallbezogenen Daten und Informationen genutzt und ggf. weitere selbst erhoben werden. Für eine Hochschuldidaktik käme auf dieser Ebene hinzu, dass die fallbezogenen Daten und Informationen um Forschungsergebnisse ergänzt werden, die den Einzelfall in einen wissenschaftlichen Gesamtzusammenhang stellen. Für die Fallbearbeitung wären aus berufsfelddidaktischer Perspektive die professionellen Standards zu nutzen, die in hochschuldidaktischer Hinsicht um eine konsequente Evidenzbasierung ergänzt werden.

LITERATUR

Antonovsky, A., Franke, A.: Salutogenese – Zur Entmystifizierung der Gesundheit. Dgvt-Verlag, Tübingen 1997

Beattie, A.: The changing boundaries of health. In: Beattie, A., Gott, M., Jones, L., Sidell, M. (Eds.): Health and Wellbeing: A Reader. Macmillan, Basingstoke 1993

Deutsches Institut für Medizinische Dokumentation und Information (DMDI) (Hrsg.): Internationale Klassifikation der Funktionsfähigkeit, Behinderung und Gesundheit (ICF) der Weltgesundheitsorganisation (WHO). DMDI, Köln 2010

Fischer, R.: Problemorientiertes Lernen in Theorie und Praxis: Leitfaden für Gesundheitsfachberufe. Kohlhammer, Stuttgart 2004

Gordon, M.: Handbuch Pflegediagnosen. Ullstein Medical, Berlin/Wiesbaden, 1998

Halek, M.: Wie misst man die Pflegebedürftigkeit? Eine Analyse der deutschsprachigen Assessmentverfahren zur Erhebung der Pflegebedürftigkeit. Schlüterscher Verlag, Hannover 2003

Hundenborn, G.: Fallorientierte Didaktik in der Pflege. Grundlagen und Beispiele für Ausbildung und Prüfung. Urban & Fischer in Elsevier, München und Jena 2007

Johnson, M., Maas, L. M., Moorhead, S. (Hrsg.): Pflegeergebnisklassifikation – NOC. Huber, Bern 2005

Kirkevold; M.: Pflegetheorien. Urban und Schwarzenberg, München/Wien/Baltimore 1997

Kneer, G., Nassehi, A.: Niklas Luhmanns Theorie sozialer Systeme. 4. Auflage, utb für Wissenschaft/W. Fink, Stuttgart 2001

Krohwinkel, M., Agnes Karll Institut für Pflegeforschung, BM für Gesundheit (Hrsg.): Der Pflegeprozess am Beispiel von Apoplexiekranken: Eine Studie zur Erfassung und Entwicklung ganzheitlich-rehabilitativer Prozesspflege. Nomos-Verlag, Baden-Baden 1993

Krohwinkel, M. (Hrsg.): Der pflegerische Beitrag zur Gesundheit in Forschung und Praxis. Nomos-Verlag, Baden-Baden 1992

Lauber, A. (Hrsg.): Grundlagen beruflicher Pflege. Verstehen & pflegen. Bd. 1/2, überarbeitete Aufl. Thieme, Stuttgart 2007

Lauber, A.: Monika Krohwinkel – Der Pflegeprozess am Beispiel von Apoplexiekranken. In: Lauber, A. (Hrsg.): Grundlagen beruflicher Pflege. Verstehen & pflegen. Bd. 1. 2., überarbeitete Aufl. Thieme, Stuttgart 2007

Newton, C.: Pflege nach Roper, Logan und Tierney. Lambertus Verlag, Freiburg 1997

Oechsner, W., Reiber, K.: Synergie-Effekte und wechselseitige Ergänzung von Hochschuldidaktik und Medizindidaktik. In: Wildt, J., Jahnke, I. (Hrsg.): Fachbezogene und fachübergreifende Hochschuldidaktik – voneinander lernen/Teil 2. Zeitschrift für Hochschulentwicklung, Nr. 3/5. Jahrgang, September 2010. S. 116-127. Online im Internet: http://www.zfhe.at/zfhe/xowiki/312930 in der Version vom 31.12.2010

Reiber, K.: Kompetenzentwicklung durch forschendes Lernen in pflege- und gesundheitsbezogenen Studiengängen. In: Nauerth, A., Walkenhorst, U., Struckmann, I. (Hrsg.): Hochschuldidaktik in pflegerischen & therapeutischen Studiengängen. Dokumentation der Fachtagung am 19. Mai 2010. LIT-Verlag, Münster 2011 (im Druck)

Reiber, K., Göpel, E.: Metakognitive Orientierungen als Grundlage einer reflexiven Hochschuldidaktik gesundheitsbezogener Studiengänge – fachübergreifende Beiträge zu einer interprofessionellen Verständigung. In: Wildt, J., Jahnke, I. (Hrsg.): Fachbezogene und fachübergreifende Hochschuldidaktik. Bertelsmann, Bielefeld 2011

Roper, N., Logan, W., Tierney, A.: Das Roper, Logan & Tierney Modell. Huber, Bern 2002

Stroß, A. M.: Reflexive Gesundheitspädagogik – Interdisziplinäre Zugänge – Erziehungswissenschaftliche Perspektiven. Lit-Verlag, Berlin 2009

Wingenfeld, K. Büscher, A. Schaeffer, D.: Recherche und Analyse von Pflegebedürftigkeitsbegriffen und Einschätzungsinstrumenten. Überarbeitet und korrigierte Fassung, 2007. Online im Internet: http://www.uni-bielefeld.de/gesundhw/ag6/downloads/ipw_bericht_20070323.pdf in der Version vom 23.09.2010

Lehrkompetenzen – Kompetentes Handeln in der Pflegeausbildung

Emel Susan Rosen

Auf welches Wissen greifen Lehrende zurück, wenn sie unterrichten? Woran orientieren sie sich? Wie gelangt neues didaktisches Wissen in die Unterrichtspraxis? Diese Fragen berühren das Spannungsfeld von Wissenschaftswissen und Handlungswissen im Hinblick auf die Lernprozesse lernender Lehrender. In einer über zwei Jahre angelegten Langzeituntersuchung wurden die handlungsleitenden Subjektiven Theorien zum kooperativen Lernen von 14 Pflegelehrerinnen und -lehrern rekonstruiert und modifiziert. Ziel der Forschungsarbeit war es, die Subjektiven Theorien so zu modifizieren, dass sie zur Erweiterung und zum Aufbau von unterrichtlicher Handlungskompetenz in kooperativen Lernumgebungen beitragen. Die Studie orientierte sich grundsätzlich an der Struktur, die im handlungstheoretisch-didaktischen Modell von Diethelm Wahl (2005) entwickelt wurde: (1) Bewusstmachen handlungsleitender Subjektiver Theorien, (2) (Um-)Lernen durch Konfrontation mit Alternativen und Integration neuer Wissensbestandteile und (3) neues Handeln in Gang bringen.

Bei allen Lehrenden haben sich in einzigartiger Weise Veränderungen gezeigt, und zwar nicht nur in der Erweiterung ihres Handlungsrepertoires, sondern auch in der Differenziertheit ihrer Überlegungen. Ebenso zeigt sich, dass sich in bestimmten Bereichen auch das beobachtbare Handeln nachweislich verändert hat. Die Ergebnisse zeigen die Wirksamkeit des handlungstheoretisch fundierten Konzeptes auf. Als Grundlage für die Entwicklung von Weiterbildungskonzepten für Lehrende trägt es dazu bei, handlungsleitendes Wissen und nachhaltige Kompetenzen zu erwerben, wodurch nicht zuletzt die Qualität des Unterrichtes an Pflegebildungseinrichtungen optimiert werden kann (Rosen 2010).

1. EINLEITUNG

„Wenn es gut geht, ist vieles Wissen, das wir vermitteln, direkt oder indirekt handlungswirksam" (Aebli 1983, S. 182). Wenn wir mit unseren Pflegeschülerinnen und -schülern über das Konzept der Basalen Stimulation sprechen, so werden einige dieses Konzept einsetzen. Aber wie viele? Wenn wir mit Studierenden oder Lehrenden über die Gestaltung von Lernumgebungen sprechen, so werden sich einige in der Folge wahrscheinlich für den Einsatz innovativer Lernformen entscheiden. Aber wie viele? In meiner Studie zum Lehrhandeln in der Pflegeausbildung haben sich 14 Pflegelehrerinnen und Pflegelehrer auf einen Veränderungsprozess eingelassen. Und *alle* haben sich in einzigartiger Weise verändert. Wie kann das erklärt werden? Diesem Veränderungsprozess liegt das Modell von Wahl (2005) zugrunde, das die Pflegelehrerinnen und Pflegelehrer einlädt, nicht nur eine kontemplative Haltung zur Wirklichkeit einzunehmen, eine Haltung, die die Welt und ihre Erscheinungen betrachtet, beschreibt und erklärt (vgl. Aebli 1983, S. 182), sondern das die Lehrenden dazu herausfordert, über diese kontemplative Haltung hinaus, in die Welt einzugreifen, um darin etwas zu *„bewirken"* (Aebli 1983, S. 182). Pflegeausbildung ist ein Ort, an dem junge Menschen das Pflegehandeln lernen. Die Pflegeausbildung soll die Auszubildenden dazu befähigen, pflegeberufliche Handlungssituationen kompetent und verantwortungsvoll zu bewältigen und in ihnen die Bereitschaft wecken, aktiv und konstruktiv an der Veränderung bestehender Arbeitsbedingungen mitzuwirken. Pflegelehrerinnen und Pflegelehrer haben die verantwortungsvolle Aufgabe, Auszubildende an beruflichen Schulen der Gesundheits- und Krankenpflege/Gesundheits- und Kinderkrankenpflege und Altenpflege auf gegenwärtige und zukünftige Anforderungen des pflegeberuflichen Handlungsfeldes vorzubereiten. Sie – die Auszubildenden und die Pflegelehrenden – erfüllen damit einen wichtigen gesellschaftlichen Auftrag. Lehrerbildung ist ein Ort, an dem zukünftige Pflegepädagoginnen und -pädagogen lernen, die Auszubildenden bei der Wahrnehmung ihrer Aufgaben zu unterstützen. Sie gestalten und organisieren den Ausbildungsweg und begleiten das Lernen der Auszubildenden. Lehrerbildung hat ebenso den Auftrag, die Bereitschaft von Lehrenden zu wecken, aktiv und konstruktiv an der Veränderung bestehender Bedingungen der Unterrichts- und Pflegewirklichkeit mitzuwirken. Nach Messner & Reusser (2000, S. 277) konstituiert sich Lehrerbildung als Ganzes nur in Verbindung von Grundausbildung, Berufseinführung und berufsbegleitender Weiterbildung. Lehrende sind daher in beruflicher Hinsicht „lebenslang Lernende" (ebd.). Lehrerweiterbildungen sind Orte, in denen erfahrene Lehrende ihre Entwicklungspotentiale entfalten und ihr Handlungsrepertoire erweitern können. Lehrerweiterbildung organisiert, unterstützt und begleitet das Lernen von Pflegelehrerinnen und Pflegelehrern. Wer sich auf einen solchen Veränderungsprozess begeben will, wer sich als lebenslang Lernende wahrnimmt und in die Pflege(ausbildung) verändernd einwirken und sie verbessern will, der muss sich im Klaren darüber sein, dass der Weg vom Wissen zum kompetenten Handeln „wirklich" (Wahl 2005, S. 264) weit und mühevoll ist. Dass die Veränderung menschlichen Handelns im Allgemeinen und beruflichen Handelns im Besonderen ein schwieriges Unterfangen ist, zeigen jene Untersuchungen, die sich mit der Handlungswirksamkeit und Nachhaltigkeit von Lerneffekten in Aus-, Fort- und Weiterbildungen beschäftigen (vgl. z. B. Achtenhagen et al. 1975; Brody 1993; Dann et al. 1987; Dann 1994; Füglister 1985; Girke 1999; Koch-Priewe 1986; Mutzeck 1988; 2005; Schwarz-Govaers 2005; Wahl 1991). Obwohl das Problem des „weiten Weges vom Wissen zum Handeln" (Wahl 1991, 2001, 2002;) resp. des „trägen Wissens" (Renkl 1996) besonders häufig in der Lehrerbildung thematisiert wird, gibt es nur wenige Untersuchungen zu erziehungswissenschaftlichen Fragen, die die Transferproblematik in der Lehrer(fort)bildung zum Gegenstand haben (vgl. Löffler o.J., S. 9; Inckemann 2002; Mutzeck 1988; Traub 1999).

In der Pflegepädagogik gibt es nur wenige Forschungsarbeiten, die das konkrete Lehrhandeln oder den konkreten Pflegeunterricht zum Gegenstand ihres Interesses machen. In der Pflegebildung existiert eine einzige Forschungsarbeit von Renate Schwarz-Govaers (2005), die sich dem Phänomen „Subjektive Theorien von Auszubildenden in der Pflege" widmet. Solche Studien erscheinen aber notwendig, insbesondere vor dem Hintergrund der dynamischen Entwicklungen im Pflegebildungsbereich und die mit ihnen verbundenen veränderten Anforderungen an die Pflege, die Ausdruck gesellschaftlicher, berufs- und bildungspolitischer sowie berufspädagogischer und pflegewissenschaftlicher Entwicklungen und Erkenntnisse sind. Die damit einhergehenden neuen Herausforderungen für alle an der Pflegeausbildung Beteiligten finden ihren Niederschlag in der Frage, wie Pflegeausbildungen zu gestalten sind. Die Beantwortung dieser Frage ist wiederum mit der Frage verbunden, wie Lehrerbildungen beschaffen sein müssen, die es vermögen, die reflektierten wissenschaftlichen Theorien handlungsleitend werden zu lassen, bzw. die Lehrende dazu befähigen können, auf ein wissenschaftliches Wissen zurückzugreifen und nicht auf ein Wissen, dass sie immer schon gehabt haben (vgl. Darmann-Finck 2006, S. 191). Die in Aus-, Fort- und Weiterbildungen reflektierten wissenschaftlichen Theorien können oft nicht handlungsleitend werden, weil „Common-Sense-Korrektive" (Denner 2000, S. 154) dafür sorgen, dass der Mensch nur jene Teile einer wissenschaftlichen Theorie übernimmt, die der inneren Logik entsprechen und gewährleisten, unter Praxisanforderungen handlungsfähig zu bleiben (Wahl 1991).

2. FORSCHUNGSZIELE UND FORSCHUNGSFRAGEN

Im Zentrum meiner Forschungsarbeit stehen erfahrene Lehrende, die Auszubildende an beruflichen Schulen der Gesundheits- und Krankenpflege auf gegenwärtige und zukünftige Anforderungen des pflegeberuflichen Handlungsfeldes vorbereiten. In einer über zwei Jahre angelegten, ökologisch validen Langzeituntersuchung mit 14 Pflegelehrerinnen und -lehrern[1] wurden die handlungsleitenden Subjektiven Theorien zum kooperativen Lernen rekonstruiert und modifiziert. Ziel ist es, die Subjektiven Theorien so zu modifizieren, dass sie zur Erweiterung und zum Aufbau von unterrichtlicher Handlungskompetenz in kooperativen Lernumgebungen beitragen. Das handlungstheoretisch fundierte Konzept von Diethelm Wahl (2005) soll auf Lehrerbildungsprozesse im Kontext der Pflegepädagogik übertragen werden und die konzeptuelle Grundlage für die Gestaltung einer an den handlungsleitenden Subjektiven Theorien der Lehrenden ansetzenden und auf Veränderung abzielenden Lernumgebung bilden. Die Schulung intendiert einen Entwicklungsprozess, der die Kompetenzentwicklung von Lehrenden mit Hilfe der ILKHA (Interview- und Legetechnik zur Rekonstruktion kognitiver Handlungsstrukturen nach Dann & Barth 1995) nachvollzieh- und einsehbar macht.

Die Ergebnisse der Studie bilden die Grundlage für die Entwicklung eines Weiterbildungskonzeptes für Lehrkräfte, das dazu beiträgt, handlungswirksames Wissen und nachhaltige Kompetenzen zu erwerben, um so die Qualität des Unterrichtes an Pflegebildungseinrichtungen zu optimieren. Um die Lehrwelten von Pflegelehrerinnen aus individueller Perspektive einschätzen zu können, wurden ablaufende Lehrprozesse in kooperativen Lernumgebungen aus der Innensicht der beteiligten Pflegelehrenden fallbezogen erhoben und analysiert. Die Feldforschung mit stark explorativem Charakter will durch Leitfaden-Interviews verbunden mit Strukturlegetechnik und Beobachtungen klären, auf welches subjektive Handlungswissen Lehrende in bestimmten Situationen des kooperativen Lernens zurückgreifen, d.h. von welchen situativen Entscheidungsbedingungen sie ihre Maßnahmen abhängig machen, welche Ziele sie mit ihren Maßnahmen in diesen Unterrichtssituationen verfolgen, welche Ergebnisse und Folgen ihrer Maßnahmen sie erkennen und wie diese Konzepte kognitiv miteinander verknüpft sind. Zudem will sie klären, ob es möglich ist, die Subjektiven Theorien über Kooperatives Lernen so zu verändern, dass sich dieses pädagogische Wissen auch in konkretes unterrichtliches Handeln umsetzen lässt?

Die Forschung fokussiert das Denken und Handeln von Lehrenden, die alltäglich Handelnde sind und bereits über didaktische Kompetenzen verfügen. Die Studie berührt das Spannungsfeld von Wissenschaftswissen und Handlungswissen im Hinblick auf die Lernprozesse lernender Lehrender.

3. FORSCHUNGSPROZESS

Abbildung 1 gibt den zeitlichen Ablauf[2] und den methodischen Gang des Forschungsprojektes wieder.

4. DATENAUSWERTUNG

Die mit der ILKHA (Interview- und Legetechnik zur Rekonstruktion kognitiver Handlungsstrukturen) (Dann & Barth 1995) rekonstruierten Subjektiven Theorien (ST) wurden einer quantitativen und einer inhaltlich-qualitativen Analyse unterzogen.

Die quantitative Analyse der Subjektiven Theorie erfolgte nach der Anleitung für die Auszählung formaler Strukturaspekte nach Lehmann-Grube (2000, S. 250ff.). Die deskriptiven Ergebnisse geben Einblick in die Komplexität, Variabilität und Verzweigtheit dieser Subjektiven Theorie. Zudem werden sie zur vergleichenden Betrachtung beider ST herangezogen.

Die qualitativ-inhaltliche Analyse erfolgte in Anlehnung an Lehmann-Grube (2000) und Girke (1999), indem Kategorien an den zu untersuchenden Analysegegenstand der Subjektiven Theorie herangetragen werden. Diese Kategorien wurden theoriegestützt

t1 (Mai 07 – Jan. 08)	t2 (Nov. 07 – Okt. 08)	t3 (Aug. 08 – März 09)	t4 (März 09 – Aug.10)
Rekonstruktion 1	**Schulungsphase**	**Rekonstruktion 2**	**Explanative Validierung**
Innensicht	Modifikation der Subjektiven Theorien über kooperatives Lernen n. Wahl (2005)	*Innensicht*	Ideographische Auswertung
Inhaltserfassung und Strukturrekonstruktion („Interview- und Legetechnik zur Rekonstruktion kognitiver Handlungsstrukturen")	1. Bewusstmachen	Inhaltserfassung und Strukturrekonstruktion („Interview- und Legetechnik zur Rekonstruktion kognitiver Handlungsstrukturen")	- intraindividueller Vergleich Nomothetische Auswertung
Außensicht	2. Veränderndurch Entwickeln neuer Problemlösungen	*Außensicht*	- interindividueller Vergleich
Beobachtung, Videoaufzeichnung	3. Neues Handeln in Gang setzen	Beobachtung, Videoaufzeichnung	Schreiben der Dissertation

Transferphasen (November 2007 – Oktober 2008)
• Praxistandems
• KOPING-Gruppen

Abb. 1: Überblick über die Phasen des Forschungsprozess

entwickelt und als Ziele der angebotenen Schulung ausgedrückt. Zudem werden auf induktivem Wege Themen, die in den Subjektiven Theorien repräsentiert sind, und die quantitativen Veränderungen erklärbar machen, identifiziert. Dies erfolgt in Anlehnung an die materialnahe Inhaltsanalyse nach Lehmann-Grube (2000).

Die Frage, ob neu gewonnene Handlungsmöglichkeiten in die Praxis umgesetzt werden, kann durch eine externe Beobachtung überprüft werden. Zur Analyse des Lehrhandelns in Kooperativen Lernumgebungen aus der Außenperspektive wurden die von Fürst (1996, 1999a/b) und Haag (1999a/b) entwickelten und im Nürnberger Forschungsprojekt eingesetzten Instrumente verwendet. Diese Instrumente wurden in einer Pilotphase auf ihre Handhabbarkeit und Inter-Rater-Reliabilität hin überprüft und erfuhren eine Anpassung auf die Erfordernisse dieses Forschungsprojektes.

5. ERGEBNISSE[3]

5.1 ERGEBNISSE AUS DER INNENPERSPEKTIVE

QUANTITATIVE ANALYSE

Die Subjektiven Theorien zum Kooperativen Lernen der Lehrpersonen haben unter quantitativen Gesichtspunkten an Komplexität, Länge, Differenziertheit und Verzweigtheit im Vergleich zum Zeitpunkt t1, in unterschiedlichem Ausmaße, zugenommen. Ein Beispiel soll dies illustrieren (vgl. Abb. 2).

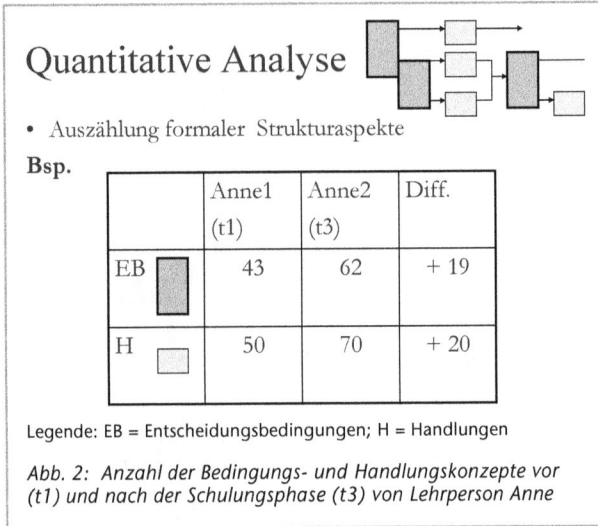

Quantitative Analyse

* Auszählung formaler Strukturaspekte

Bsp.

		Anne1 (t1)	Anne2 (t3)	Diff.
EB		43	62	+ 19
H		50	70	+ 20

Legende: EB = Entscheidungsbedingungen; H = Handlungen

Abb. 2: Anzahl der Bedingungs- und Handlungskonzepte vor (t1) und nach der Schulungsphase (t3) von Lehrperson Anne

Die Berechnung der Bedingungskonzepte insgesamt erlaubt einen ersten Hinweis auf den Komplexitätsgrad der Subjektiven Struktur (ST).

Insgesamt können in der Subjektiven Struktur Anne1 93 Konzepte ausgezählt werden. Davon werden 43 Entscheidungsbedingungskonzepte und 50 Handlungskonzepte identifiziert. Eine differenzierte Betrachtung der drei Teilphasen Arbeitsauftrag (AA), Gruppenarbeit (GA) und Auswertung (AW) ergibt folgendes Bild:

AA: 12 Entscheidungsbedingungen   18 Handlungen

GA: 12 Entscheidungsbedingungen   12 Handlungen

AW: 19 Entscheidungsbedingungen   20 Handlungen

Die nach der Schulungsphase rekonstruierte Subjektive Struktur Anne2 weist demgegenüber 132 Konzepte insgesamt auf. Dabei ist eine quantitative Erhöhung sowohl der Bedingungs- als auch der Handlungskonzepte feststellbar.

Betrachten wir die einzelnen Teilphasen des Kooperativen Lernens, so ergibt sich folgendes Bild:

AA: 17 Entscheidungsbedingungen   22 Handlungen

GA: 20 Entscheidungsbedingungen   22 Handlungen

AW: 25 Entscheidungsbedingungen   26 Handlungen

VERGLEICH

In der Anzahl der Bedingungskonzepte ist eine Differenz von 19 Konzepten feststellbar. Davon entfallen 5 Konzepte auf die Arbeitsauftragsphase, 8 Konzepte auf die Gruppenarbeitsphase und 6 Konzepte auf die Auswertungsphase.

Eine isolierte Betrachtung der Handlungskonzepte lässt ebenso eine Zunahme erkennen. Insgesamt können 20 zusätzliche bzw. veränderte Handlungskonzepte im Vergleich zur ersten Erhebungsphase ausgezählt werden, davon entfallen 4 auf die Arbeitsauftragsphase, 10 auf die Gruppenarbeitsphase und 6 auf die Auswertungsphase. Um zu verstehen, was genau sich verändert hat und wie sich die Differenzen möglicherweise begründen, müssen wir uns der inhaltlichen Ausgestaltung der einzelnen Teilphasen und Konzepte annähern. Dazu wurden in einem ersten Schritt die Konzepte isoliert und anschließend in ihrer Vernetztheit je Teilphase qualitativ analysiert und interpretativ erschlossen.

QUALITATIVE ANALYSE

Die zum Zeitpunkt t3 rekonstruierte Subjektive Theorie von Anne zeigt unter qualitativ-inhaltlichen Gesichtspunkten in allen Phasen des Kooperativen Lernens (Arbeitsauftragsphase, kooperative Lernphase, Auswertungsphase) Veränderungen. So werden in der Arbeitsauftragsphase des Kooperativen Lernens zwei Hauptthemen, die so in der ersten Subjektiven Theorie nicht in Erscheinung treten, identifiziert: (1) Ausführliche und präzise Darlegung des methodischen Vorgehens (was sollen die Lernenden konkret tun?) sowie (2) Schwierigkeiten bei der Gruppenbildung. Diese Schwierigkeiten zeigen sich ebenso in der Gruppenarbeitsphase (GA). Ergeben sich Probleme hinsichtlich der Gruppenkonstellation, dann zieht sich die Lehrperson aus der Gruppenbetreuung zurück, rechnet, überlegt und denkt „um Gottes willen", wenn sie sich unter Zeitdruck fühlt. Diese Handlungen werden so lange durchgeführt, bis Lösungen in Sicht sind, Probleme reduziert bzw. gelöst wurden und die Gruppen wieder arbeitsfähig sind. Im Vergleich zu t1 kann festgestellt werden, dass insbesondere das Konzept „Schwierigkeiten mit der Gruppenbildung" an Bedeutsamkeit gewinnt, weil es in der ST der Lehrperson Anne zu verschiedenen Zeiten in verschiedenen Situationen (AA; GA) entdeckt wird. Dass dieser Aspekt zum Zeitpunkt vor der Schulungsphase keine Rolle spielt, sollen die beiden Ausschnitte zweier Subjektiver Theoriestrukturen der Lehrperson Anne im Vergleich (ILKHA300707A1 + ILKHA171108A2) exemplarisch aufzeigen (vgl. Abb. 3 und Abb. 4).[4]

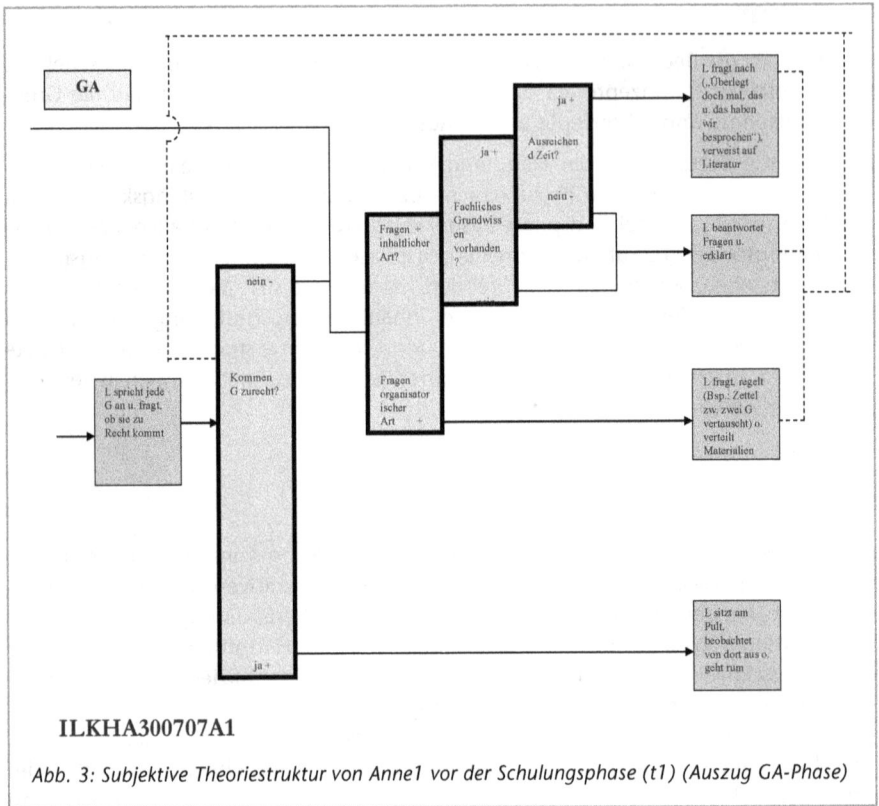

ILKHA300707A1

Abb. 3: Subjektive Theoriestruktur von Anne1 vor der Schulungsphase (t1) (Auszug GA-Phase)

5.2 ERGEBNISSE AUS DER AUSSENPERSPEKTIVE ZUM KOOPERATIVEN LERNEN VON ANNE

Zur Analyse des Lehrhandelns in Kooperativen Lernumgebungen aus der Außenperspektive werden die Merkmale nach Fürst (1996; 1999a/b) und Haag (1999a/b) eingesetzt (z. B. Darbietungsform, Zusatzaufgaben, Lernstrategien, Anzahl kooperativer Lernphasen, Anzahl und Typen beobachteter Lehrerinterventionen, Lenkung usw.).

BEISPIELE:

Darbietungsformen

Zum Zeitpunkt t1 hat die Lehrperson die Arbeitsaufträge ausschließlich mündlich, zum Zeitpunkt nach der Schulungsphase t3 in kombinierter Form (schriftlich und mündlich) dargeboten.

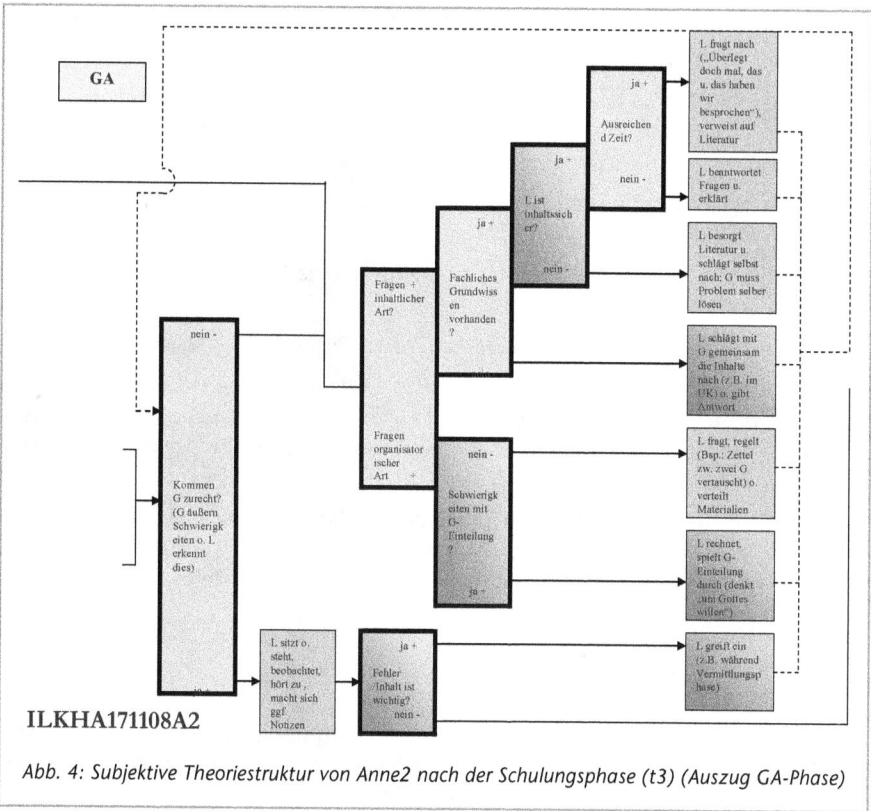

Abb. 4: Subjektive Theoriestruktur von Anne2 nach der Schulungsphase (t3) (Auszug GA-Phase)

Prinzip „Zusatzaufgabe"

Zuatzaufgaben werden in keinem Fall identifiziert.

Lernstrategien

Der Einsatz von Lernstrategien wird in keinem Falle beobachtet.

Anzahl kooperativer Lernphasen

Die Lehrperson Anne setzt zum Zeitpunkt t3 – also nach der Schulungsphase – eine neue Lernform ein, das sog. Gruppenpuzzle. Hiermit wird eine Erweiterung ihres Handlungsrepertoires sichtbar. Deutlich wird aber auch, dass sie diese WELL-Lernform in nur zwei Phasen durchlaufen lässt. Dass die dritte Phase noch gar nicht ins Bewusstsein der Lehrperson getreten ist, macht folgendes Zitat aus dem Interview deutlich:[5]

R: Du hast ja zwei Phasen durchlaufen lassen. Das Gruppenpuzzle hat ja drei Phasen.

A: Was wäre jetzt die dritte?

R: Die erste Phase ist ja die Aneignungsphase, die zweite die Vermittlungsphase und die dritte ist ja die Verarbeitungsphase, wo die Schüler dann gefordert werden, sich mit den vermittelten Sachverhalten aktiv auseinanderzusetzen.

A: Aber da ist die Zeit immer zu kurz, oder. Jetzt für eineinhalb Stunden. Das ist irgendwie so. (27.01.2009)

Zugleich hat die Lehrperson Anne für sich eine Alternative für die Verarbeitung der Inhalte entdeckt:

R: Also weil die Zeit zu kurz ist, machst du nur zwei Phasen?

A: Was ich dann schon mal gemacht habe, dass ich dann in der Stunde danach, dass ich dann sage so, jetzt aus der Gruppe, also die jetzt in der Einsergruppe jetzt zum Beispiel oder Zweiergruppe, sie stellen jetzt ein zwei Fragen zu ihrem Bereich und die anderen müssen das dann beantworten. (27.01.09)

Damit weicht die Lehrperson vom prinzipiellen Vorgehen zwar ab, indem sie die Arbeit von der Kleingruppe in das Plenum verlagert, sichert aber über das Stellen und Beantworten von Fragen die Aufmerksamkeit und das Verstehen und regt so zur Vertiefung an.

Anzahl und Typen der Lehrerinterventionen

Vor der Schulungsphase können insgesamt 36 Lehrerinterventionen identifiziert werden. Nach der Schulungsphase reduzierten sich vor allem die invasiven, gruppenadressierten (igLi) Lehrerinterventionen (von 15igLi auf 4 igLi).

Lenkung während der AW-Phase

In beiden Forschungsphasen ist ein mittlerer Lenkungsgrad während der Auswertungsphase zu beobachten, wobei letztere einen leichten Anstieg verzeichnet (Skalenwert 2,4 und 2,73). Zu beobachten ist, dass die Lehrperson während der Auswertung einer Partnerarbeit mittels Wandzeitung die Lernenden mehrmals auffordert, die Ergebnisse zu überprüfen und Ergänzungen vorzunehmen. Zu beobachten ist ebenso eine verstärkte Kommunikation zwischen beiden Interaktionspartnern, wobei der Redeanteil der Lehrenden im Vergleich zu dem der Lernenden als höher eingeschätzt wird.

5.3 VERGLEICH INNEN- UND AUSSENPERSPEKTIVE

Eine vergleichende und zusammenfassende Darstellung der Ergebnisse aus Innen- und Außenperspektive zum Veränderungsprozess vor dem Hintergrund der Schulungsziele wird vorgenommen, um Aussagen darüber machen zu können, inwieweit sich die verbalisierte Innensicht im beobachtbaren unterrichtlichen Handeln niederschlägt. Die Ergebnisse werden sodann einer zusammenfassenden Betrachtung unterzogen und vor dem Hintergrund der Schulungsziele eingeschätzt. Bedingt durch die hier gewählten deskriptiven Verfahren sind die Ergebnisse nur als Tendenzaussagen zu werten. Wichtige Erkenntnisse für zukünftige Bildungsmaßnahmen werden gemeinsam mit den Daten aller Lehrenden diskutiert.

BEISPIELE:

Kooperative Lernform: Dass die Lehrperson Anne das Gruppenpuzzle als neue „Kooperative Lernformen" einsetzt und somit eine Erweiterung des Handlungsrepertoires im Hinblick auf das „Wechselseitige Lehren und Lernen" stattgefunden hat, kann sowohl aus der Innen- als auch aus Außensichtperspektive eindeutig bestätigt werden.

Ziele: Die mit dem Einsatz Kooperativen Lernens verknüpften Ziele haben sich im Vergleich von der reinen Erarbeitung hin zur Aneignung, Vermittlung und Verarbeitung entwickelt. In der Subjektiven Theorie wird der Aspekt „Verarbeitung" identifiziert. Aber die Verarbeitung z. B. in einer dritten WELL-Lernphase oder im Plenum kann dagegen in den von mir hospitierten Unterrichtseinheiten nicht beobachtet werden.

Prozess- und Leistungsbeurteilung: Die Analyse der Innen- und Außensicht ergibt übereinstimmend, dass die Lehrperson weder eine Prozess-, noch eine Leistungsbeurteilung in kooperativen Lernumgebungen geplant und durchgeführt hat.

Lernstrategien: Der Einsatz von Lernstrategien kann in keinem Fall beobachtet werden. Dieses Merkmal findet sich aber in der Subjektiven Theorie.

Lernziele im AA: Ergebnisse sowohl aus der Innen- als auch aus der Außenperspektive belegen, dass die Arbeitsaufträge der Lehrperson verständlicher und präziser sind. Die Lernenden erfahren genau, was zu tun ist. Eine Offenlegung der Lernziele gegenüber ihren Lernenden wird hingegen nicht festgestellt.

Lerntempi: Individuelle Lerntempi werden durch „Pufferpausen" berücksichtigt. Der Einsatz von Zusatzaufgaben wird weder in der ST noch im beobachtbaren Handeln identifiziert.

Lehrerintervention: Dass die Lehrende Anne ein hohes Kontroll- und Lenkungsbedürfnis hat, ist ein Ergebnis aus der Analyse von Innen- und Außensicht. Andererseits zieht sich die Lehrperson beim Einstieg völlig zurück und beobachtet das Gruppengeschehen aus der Ferne und folgt damit den in der Literatur beschriebenen Empfehlungen, die insbesondere die Unterstützung in der Forming-Phase als ungünstig charakterisieren (Meyer 1997, S. 268, Walzik 2007, S. 180). Die Beobachtungen, dass die Lehrperson sich sehr schnell ins Gruppengeschehen einschaltet und sehr häufig interveniert, bestätigt die subjektive Sichtweise der Lehrenden. Dass sich Veränderungen diesbezüglich bei ihr eingestellt haben, kann ebenso aus Beobachterperspektive bestätigt werden. So kann erfasst werden, dass sich Anne zunehmend und bewusst aus dem Intragruppenprozess zurückgehalten hat.

Metakommunikation: Ergebnisse der Außen- und Innensicht belegen, dass kein Lernprozess mit einer Metakommunikation abschließt.

EINSCHÄTZUNG

Insgesamt kann eine hohe Übereinstimmung zwischen dem, was beobachtet wird und dem, was von der Lehrperson Anne verbalisiert wird, festgestellt werden. In nur wenigen Bereichen zeigen sich Diskrepanzen. Die Beobachtungen der außenstehenden Beobachterin bestätigen die von Anne verbalisierte Innensicht. Dies könnte als ein Indiz für die Wirksamkeit der Schulung gewertet werden.

6. DISKUSSION IDENTIFIZIERTER NICHT-VERÄNDERUNGEN UND VERÄNDERUNGEN

NEUN POTENTIELLE UND DISKUTABLE GRÜNDE FÜR „NICHT-VERÄNDERUNGEN"

1. Alle Lehrende sind pflegerisch und pädagogisch qualifiziert und als Experten in der Pflegeausbildung tätig. Sie bringen langjährige Unterrichtserfahrung mit und sind – das zeigt die vorliegende Studie – gegenüber Theorien, die für sie und oder *für die Praxis nicht anschlussfähig sind, sehr kritisch.*

2. Die an dieser Studie teilnehmenden Lehrenden sind mit einer *hohen Kompetenz* in den Lernprozess eingestiegen.

3. Die in den Subjektiven Theorien vermuteten *Imperativ-Imperativ-Konflikte*[6] (v. Hanffstengel 1998, S. 102 u. 1999, S. 296) können sich hinderlich auf einen zielgerichteten Handlungsablauf (v. Hanffstengel 1999, S. 27) auswirken. Möglicherweise sind diese durch die Schulung bewusster geworden.

4. Die Subjektiven Theorien erweisen sich in vielen Bereichen als *hochgradig verdichtet* (Wahl 1991, S. 164) und damit als höchst *veränderungsstabil* (z. B. Beck et al. 2008, S. 176; Girke 1999, S. 21, S. 201ff.). In den untersuchten Bereichen „Lernziele verbalisieren", „Lerntempi" und „Metakommunikation" und im gewissen Maße auch im Bereich „Lehrerinterventionen" haben sich nur minimale Veränderungen gezeigt.

5. Dass nicht alles, was Menschen können, auch verbalisierbar ist, erklärt der Ansatz des *„impliziten Wissens"* (Neuweg 2004; vgl. Barth 1999, S. 252). Die Vertreter des

Forschungsprogramms Subjektive Theorien (Groeben et al. 1988) gehen davon aus, dass Subjektive Theorien introspektiv zugänglich sind, was aber nicht bedeutet, dass eine Rekonstruktion der Innensicht vollständig möglich ist.

6. So wie das Lernen in der Schule *zahlreichen Einflussfaktoren* unterliegt (vgl. Fichtmüller & Walter 2007, S. 702) so wird auch das Lehren von vielen weiteren Faktoren bestimmt, die sicherlich nicht alle erfasst werden konnten – aber auch nicht müssen. Diese Einflussfaktoren können hinderlich oder förderlich auf den Lernprozess lernender Lehrender wirken (Mutzeck 1988, S. 278ff.).

7. Die Lehrenden finden eine „origin"-Lernumgebung (DeCharms; zit. n. Rheinberg 2002) vor, in der sie *selbstbestimmt entscheiden*, welche Angebote sie annehmen und welche sie ignorieren.

8. Lernprozesse benötigen *Zeit*.

9. Nicht alles, was *konzeptionell* vorgeplant war, ist umgesetzt worden.

Fünf Gründe für „Veränderungen"

Dass sich die handlungsleitenden Subjektiven Theorien im Hinblick auf die Erfüllung der intendierten Schulungsziele verändert haben, kann auf die Umsetzung des handlungstheoretisch fundierten Konzeptes nach Diethelm Wahl (2005) zurückgeführt werden. Fünf Gründe sprechen dafür:

1. Innerhalb der Schulung sind Reflexions-, Konfrontations-, Verarbeitungs- und Transferprozesse angeregt worden.

2. Insbesondere mit Hilfe der ILKHA sind Reflexionsprozesse angeregt worden, die an der konkreten Unterrichtspraxis ansetzen, und jene handlungssteuernden Subjektiven Theorien bewusster machten und Veränderungsbedarfe erkennen ließen.

3. Konfrontationsprozesse haben auf reflexiver Ebene eine problemorientierte auf Lösung ausgerichtete Auseinandersetzung mit entsprechenden Inhalten angeregt. Diese Prozesse haben durch den sozialen Austausch unter Gleichen (Tandem, KOPING, Plenum) an Intensität gewonnen.

4. Die transferorientierten Prozesse wurden angebahnt, indem das individuelle berufspraktische Handlungswissen (Subjektive Theorien über Kooperatives Lernen) von den Pflegelehrerinnen und Pflegelehrer unter Verwendung von Theorien, Modellen und Begriffen (z. B. „Wechselseitiges Lehren und Lernen", „Kompetenzentwicklung", „Selbstwirksamkeit", „Anstrengungsbereitschaft") in Einzelarbeit und in Kooperation reflektiert, theoretisiert, diskutiert, geprüft, erlebt und modifiziert wurde.

5. Die hohe Bereitschaft aller Lehrpersonen zur Selbsterkenntnis und zur Selbstverbesserung sowie die gute Lernatmosphäre und die regelmäßige Teilnahme sind für die Wirksamkeit des handlungstheoretisch fundierten Modells verantwortlich.

7. EMPFEHLUNGEN FÜR DIE LEHRER-WEITERBILDUNG

Die Ergebnisse des Forschungsprojektes machen deutlich, dass das Wissen der Pflegelehrenden Anknüpfungspunkte für aktuelle Erkenntnisse der pädagogisch-psychologischen Forschung bietet und dass diese Erkenntnisse auch sehr gut zu den Interessen und Veränderungswünschen der Pflegelehrenden passen. Die Pflegelehrerinnen und -lehrer bringen langjährige Unterrichtserfahrung mit und prüfen die angebotenen Theorien sehr kritisch, ob diese für sie oder für die Praxis anschlussfähig sind. Insbesondere vor dem Hintergrund ihrer pflegeberuflichen und pflegedidaktischen Expertise wählen sie die Inhalte bewusst aus.

Aus den Ergebnissen insgesamt kann zusammenfassend gefolgert werden, dass durch die Schulung nicht nur das Wissen der Lehrenden, sondern auch ihr unterrichtliches Handeln verändert werden konnte.

Aus den Erkenntnissen meiner Studie können für die Weiterbildung von Lehrenden in der Pflegeausbildung *folgende* Empfehlungen geschlussfolgert werden:

Die Studie hat mit Hilfe der ILKHA zeigen können, dass das handlungstheoretisch fundierte Konzept von Diethelm Wahl (2005) zum Kompetenzerwerb und zur Kompetenzentwicklung beiträgt, indem Handlungswissen in die jeweilige Subjektive Theorie so integriert und so verdichtet wird, dass es in der spezifischen Situation abgerufen werden kann. Daher empfehle ich Aus-, Fort- und Weiterbildungskonzepte für Pflegelehrende auf der Grundlage des dreischrittigen Lernprozesses zu konzipieren und zu realisieren. Die Menschenbildannahmen des Forschungsprogramms Subjektive Theorien (vgl. Schlee 1988, S. 11ff.) sind dabei konstitutiv.

Berufserfahrene Lehrende in der Pflegebildung greifen in ihrem Unterricht auf ihre Subjektiven Theorien über Lernen *und* über Pflege zurück. Beides gilt es, als Ressource zu sehen und in den Lernprozess mit einzubinden.

Lernprozesse benötigen Zeit, insbesondere, weil die Subjektiven Theorien hochverdichtet vorliegen. Um „Nachhaltigkeit" erreichen zu können, müssen Bildungsmaßnahmen daher auf längere Zeiträume hin angelegt und intensiv begleitet werden.

Lernsituationen in Weiterbildungen sollen ein „origin-Lernklima" (DeCharms, zit. n. Rheinberg 2002) schaffen, damit sich lernende Lehrende als selbstwirksam erleben. Lernprozesse erweisen sich als wirksamer, wenn sie für „gute Gefühle" sorgen, wenn also für die rationale Entscheidungsfindung die notwendigen „somatischen Marker" (Damasio 2006) erworben werden.

Auf dem weiten Weg zum kompetenten Handeln gilt es, äußere und innere Faktoren, sog. „Giftpfeile" (Mutzeck 1988), die sich negativ auf den Lernprozess auswirken können, durch entsprechende „Schutzschilde" (Mutzeck 2005, S. 92f.) abzufangen. Das KOPING-Konzept, einschließlich der Tandemarbeit, tragen zur sozialen und fachlichen Unterstützung in besonderem Maße bei.

Die Bedeutsamkeit der „Subjektiven Theorien" für das Handeln gilt nicht nur für die Pflegelehrerinnen und Pflegelehrer, sondern auch für die Auszubildenden in der Pflege. Sie lässt sich generell auf alle Bereiche übertragen, in denen Handlungskompetenzen aufgebaut werden sollen. Die Einsicht, dass schulisches bzw. universitär vermitteltes Wissen nicht handlungswirksam ist, ist nicht neu und wird wieder im Zusammenhang mit der Wirksamkeit der Lehrerbildung aktuell diskutiert (Anselm 2010, S. 161). Daher empfehle ich, die Subjektiven Theorien der Auszubildenden ebenso zu berücksichtigen.

Umso wichtiger erscheint es daher, vor allem vor dem Hintergrund der dynamischen Entwicklungen im Pflegebildungsbereich, Zentren für Pflegelehrende zu etablieren (Hundenborn o.J.), um erfahrenen Lehrenden berufliche Weiterentwicklungsmöglichkeiten bieten zu können, die zu einer nachhaltigen Änderung des Lehrhandelns und der Unterrichtspraxis führen.

8. KONZEPTENTWURF[7]

PFLEGEBERUFSPÄDAGOGISCHER BEZUGSRAHMEN

Die (Weiter-)Bildung von Lehrenden in der Pflege wird erst dann handlungswirksam, wenn die zu vermittelnden pflegepädagogischen Themen und die ihnen entsprechenden Begriffe und Handlungsstrukturen in das bereits vorhandene Wissens-, Erfahrungs- und Handlungssystem verankert werden können (vgl. Wahl 2005).

Pflegepädagogisches Handeln schließt Modelle und Theorien der Pflegedidaktik ein (Ertl-Schmuck & Fichtmüller 2010, S. 11). Dem Konzeptentwurf für die Weiterbildung von Pflegelehrerinnen und -lehrer liegt keine pflegedidaktische Theorie zugrunde, vielmehr gilt es, die Subjektiven pflegedidaktischen Theorien von Pflegelehrenden bewusst zu machen, sie mit intersubjektiven Theorien zu konfrontieren, um angemessene Theorien für Lernsituationen auswählen zu können. Die Subjektiven Theorien der Pflegelehrerinnen und Pflegelehrer sind als Ergebnis der kognitiv-emotionalen Auseinandersetzung mit den unterschiedlichen Berufsanforderungen zu verstehen (Schwarzer & Schwarzer 1982, S. 69ff.). Die Erfahrungen über sich selbst und über die beruflichen Situationen bestimmen die Wahrnehmung, Interpretation und Bewältigung dieser Anforderungen einerseits und die Subjektiven Theorien über Unterricht und Lernen, über Kompetenzentwicklung, Interaktion und Beziehung, über Kooperation und Innovation andererseits. Subjektive Theorien werden – kognitionspsychologisch – als relativ überdauernde, wenngleich durchaus veränderbare, mentale Strukturen aufgefasst. Eine Überprüfung und Modifikation der Subjektiven Theorien wird immer dann erforderlich, wenn diese unter Zeit- und Handlungsdruck die Handlungsfähigkeit nicht mehr aufrechterhalten, zu unwirksamen und unangemessenen Handlungen führen oder Unzufriedenheit, beispielsweise mit der methodischen Gestaltung des Unterrichtes, mit der Interaktion im Kurs oder mit der eigenen Person. Wissenschaftliche Theorien können die Subjektiven Theorien dann bereichern, ersetzen und/oder erweitern, wenn „sie offensichtlich die Lebensbewältigung einfacher machen oder mindestens nicht erschweren oder für das betreffende Individuum einen anderen subjektiven Vorteil bringen" (Mutzeck 1988, S. 344).

ZIELE UND AUFGABENFELDER VON LEHRERWEITERBILDUNG IM BEREICH PFLEGE

Lehrerbildung als Ganzes konstituiert sich nur in Verbindung von Grundausbildung, Berufseinführung und berufsbegleitender Weiterbildung (Messner & Reusser 2000, S. 277). Lehrende sind „lebenslang Lernende" (ebd.). Das übergeordnete Ziel der Lehrerweiterbildung besteht darin, Pflegelehrerinnen in der (Weiter-)Entwicklung ihres „professionellen Selbst" (Bauer 1998, S. 355) zu unterstützen. Lehrerweiterbildung soll zudem Transferprozesse unterstützen. Dabei wird die Frage fokussiert, wie die Subjektive Theorien über das pflegepädagogische Handeln von Pflegelehrerinnen und -lehrer aktualisiert und zu handlungswirksamen Subjektiven Theorien weiterentwickelt werden können? Transfer wird in dieser Konzeption als die Veränderung handlungsleitender und -steuernder Subjektiver Theorien (Wahl 1991, 2005) verstanden. Ausgangspunkt der Weiterbildung sind daher die Unterrichtspraxis und -erfahrungen der Lehrenden, d.h. die vorhandenen Fragen und Probleme aufnehmen und gemeinsam durchdenken und zu Lösungen weiterentwickeln.

Das setzt zunächst einmal im Rahmen des ersten Lernschrittes nach Wahl (2005) eine genaue Problemanalyse voraus, die über die Rekonstruktion der Innensicht unterstützt werden kann. Die Rekonstruktion der Subjektiven Theorien geschieht vorzugsweise qualitativ, wie beispielsweise mit Hilfe von Strukturlegetechniken nach Wahl (2005) oder nach Scheele und Groeben (Scheele 1988), mittels halbstrukturierten Interviews nach Dann & Barth (1995) oder Wahl (1991) oder mit Hilfe der Methode des „Lauten Denkens" nach Bromme (Haas 1998). Wahl (2005) macht innerhalb seiner Konzeption weitere methodisch-strategische Vorschläge, mit Hilfe derer die Entwicklung eines Problembewusstseins unterstützt und eine Problemanalyse möglich wird. Dazu zählen bspw. Selbstreflexionen, Selbstbeobachtungen, Perspektivenwechsel, Szene-Stopp-Reaktion, Pädagogischer Doppeldecker und KOPING. Weiterlernen heißt in dieser Perspektive, Gelegenheiten wahrnehmen, das eigene Handeln zu reflektieren und problembezogen und lösungsorientiert weiterzuentwickeln.

Im Rahmen des zweiten Lernschrittes erfolgt die Auseinandersetzung mit inadäquaten Elementen Subjektiver Theorien auf indirekte[8] und behutsame Weise. Die Themen können verbal oder spielerisch in Form von Szenen, Situationen oder Fallbeispielen in methodisch vielfältiger Weise vorgestellt und der individuellen und gemeinsamen Reflexion zugänglich gemacht werden. Erfahrungsorientierte pflegedidaktische Ansätze, wie bspw. „das szenische Spiel in der Pflege" von Uta Oelke und Ingo Scheller (2009, S. 45ff.) bieten sich hier in besonderer Weise an, im pädagogischen Doppeldecker erlebt zu werden. Eine vertrauensvolle Atmosphäre fördert die Explikation und Reflexion der problemlösenden Lehrenden. In Kooperation mit den Gruppenmitgliedern kann in einem dialogischen Prozess das Ziel der Erweiterung oder der Veränderung Subjektiver Theorien durch die Beschäftigung mit anderen Sichtweisen und Werten, mit anderen Subjektiven Theorien auch mit domänenspezifischen wissenschaftlichen Theorien verfolgt werden. Die Modifikation Subjektiver Theorien kann sich an unterschiedlichen Verfahren und Methoden orientieren (vgl. Wahl 2005), um Situationen differenzierter zu erfassen, Handlungsmöglichkeiten zu planen und mit dem erwarteten Handlungsergebnis in Beziehung zu setzen. Damit die neuen Wissenselemente zu Subjektiven Theorien transformiert werden können, bedarf es weiterer Schritte.

Lehrpersonen erweitern und verändern ihr praxiswirksames Wissen nicht nur durch Nachdenken und durch Reflexionen, sondern erst durch gezielte praktische Versuche im Verlaufe der eigenen beruflichen Tätigkeit. Der dritte Lernschritt dient dazu, das neue Handeln in Gang zu setzen (vgl. Wahl 2005). Die neuen Handlungen werden erprobt und die Erwartungen werden mit den tatsächlichen Ergebnissen verglichen. Dieser Auseinandersetzungsprozess führt dazu, dass das „neue Wissen" allmählich in situativ flexibles berufliches Handeln übergeht, tief assimiliert, d.h. in die Subjektive Theoriestruktur integriert wird.

MENSCHENBILDANNAHMEN

Egal, ob wir unterrichten, diagnostizieren, therapieren, forschen, beraten oder begleiten, immer greifen wir auf Vorstellungen zurück, die wir vom Menschen haben (vgl. Mutzeck 2005, S. 49). Wir haben Annahmen und Sichtweisen, die uns implizit leiten und uns somit keinen voraussetzungsfreien Zugang zum Menschen erlauben. Das zugrundeliegende Menschenbild beeinflusst den Lernprozess auf vielfältige Weise. Die Lehrerweiterbildung orientiert sich am Menschenbild des „Forschungsprogramms Subjektive Theorien" (FST) (Groeben et al. 1988), wonach der Mensch als handelndes Subjekt begriffen wird. Seine Handlungen richtet der Mensch an Sinn und Bedeutung aus (vgl. Schlee 1994, S. 496). Handlungen existieren nicht per se, sondern werden erst durch einen Akt der Bedeutungsverleihung und Sinngebung konstituiert (Dann & Barth 1995, S. 34). Dabei entwickelt der Mensch Theorien, die ihm helfen, seine ihn umgebende Welt und sich selbst zu deuten, Handlungspläne zu entwerfen und diese umzusetzen. In diesem Horizont wird der Mensch als ein aktiv und intentional handelndes Subjekt aufgefasst, das zur Rationalität, Reflexivität, Kommunikation und Autonomie befähigt ist (vgl. Schlee 1994, S. 496).

KOMPETENZENTWICKLUNG

Das Leitziel von Lehrerweiterbildung ist die Kompetenzentwicklung von Lehrenden, die einerseits über eine Berufsausbildung im Gesundheits- und Pflegebereich einschließlich pflegerischer Berufserfahrung und andererseits über eine pflegepädagogische Ausbildung einschließlich pädagogischer Unterrichtserfahrung verfügen. Kompetentes Lehrhandeln konstituiert sich durch die Integration von Praxis und Theorie. Das setzt reflexive und metakognitive Prozesse (Schön 1983; Wahl 2005) voraus, die einerseits zur individuellen Verarbeitung berufspraktischen Handlungswissens anregen. Andererseits werden Reflexionsprozesse im Sinne des Theoretisierens als Verwendung von Theorien, Modellen und Begriffen zur Erhellung von Praxis und zur handlungsleitenden Orientierung in der Praxis, erforderlich (vgl. Beck et al. 2008, S. 54). Das wiederum setzt voraus, grundlegende Theorien so zu verarbeiten, dass sie handlungswirksam werden. Diese Prozesse bedürfen konkreter, konzeptuell durchdachter Ansätze. Kompetenzentwicklung vollzieht sich, wenn die am Veränderungsprozess teilnehmenden Menschen zunehmend ihr Potential an Rationalität, Reflexivität, Autonomie und Kommunikationsfähigkeit weiterentwickeln (Wahl 2005).

HANDLUNGSTHEORETISCHER BEZUGSRAHMEN

Der Mensch kann in seinem Handeln sein Denken, sein Fühlen und sein Agieren sinnhaft integrieren. Das Wissen um diese Unterscheidung ist für die Gestaltung von Lernprozessen enorm wichtig. Verfahren, die auf ein Tun oder gar Verhalten abzielen, setzen auf der Ebene der niedrigsten Regulationsebene an, führen zum bloßen Einüben ohne genügende Bewusstheit und Reflexivität, und können so nicht zum Erwerb professioneller Kompetenzen beitragen (Wahl 2002, S. 230). Lernprozesse, die das Handeln in den Blick nehmen, müssen daher auf der höchsten Selbstregulationsebene, also auf der Ebene des reflexiven Bewusstseins ansetzen. Konkret bedeutet dies, und das hängt unmittelbar mit der Vorstellung der hierarchisch-sequentiellen Handlungsregulation zusammen, dass sich die Lehrenden zuerst mit ihren situationsübergreifenden Zielen und Plänen auseinandersetzen müssen, bevor sie mit dem Einüben praktischer Aktionen beginnen. Nach Wahls (2002, S. 230) Auffassung ist es nicht möglich, „Handeln auf weiter unten liegenden Handlungsebenen zu trainieren, ohne die situationsübergreifenden Ziele und Pläne verändert zu haben. Daraus ergibt sich die [...] Konsequenz, [...] ‚praktische Übungen' müssen in die Modifikation situationsübergreifender Ziele und Pläne eingebettet sein". (Wahl 2002, S. 230).

LERNPSYCHOLOGISCHE GRUNDLAGEN

Jede pädagogische Handlung einer Lehrperson ist mitbestimmt durch ihre Subjektive Theorie über das Lernen in den jeweiligen Lernorten. Das bedeutet, dass die Gestaltung einer Lernumgebung von Lehrenden unbewusst oder bewusst durch ihre Auffassung von Lernen gesteuert wird. Welches Verständnis von Lernen dieser Lehrerweiterbildung für Pflegelehrerinnen und -lehrer vorherrscht, ist daher grundlegend und bedarf der Explizierung. Berufliches Lernen wird in dieser Konzeption als konstruktiver, kontextgebundener, kooperativer, selbstgesteuerter und einzigartiger Prozess verstanden. Diese Merkmale entsprechen einem gemäßigt konstruktivistischen Verständnis, wonach Lernen „selten ein völliges Neulernen" (Siebert 2005, S. 64) ist, vielmehr werden kognitive Strukturen und Schemata erweitert, (um)organisiert und aufgebaut.

PSYCHOLOGISCH-PFLEGEPÄDAGOGISCHE AUSGESTALTUNG EINER LEHRERWEITERBILDUNG FÜR PFLEGELEHRERINNEN UND PFLEGELEHRER

Die Anforderungen , die sich als zentral für die Gestaltung einer Lernumgebung erweisen und sich aus den oben skizzierten Ansprüchen und Prämissen ergeben, finden im handlungstheoretisch fundierten Konzept nach Diethelm Wahl (2005) ihren Ausdruck. Hierbei handelt es sich um einen Ansatz, der die integrative Verbindung von Theorie und Praxis[9] intendiert. Integration bedeutet in diesem Kontext, dass drei Konzepte komplementär zusammengeführt und erst in ihrem mehrfachen Vollzug Entwicklungsprozesse anstoßen können. In diesem Sinne vollzieht sich die Entwicklung von Handlungskompetenz im Zusammenspiel aller drei Lernschritte, wobei diese nicht linear, sondern vielmehr spiralförmig[10] zu denken sind.

PFLEGEDIDAKTISCHE LEITIDEEN[11]

Die didaktischen Leitideen orientieren sich an der pädagogisch-anthropologischen Zielstellung vom autonomen Menschen und am handlungstheoretisch fundierten Konzept von Wahl (2005) und umfassen fünf Leitideen (vgl. Rosen 2010, S. 514ff.; Wahl 1995a) (vgl. Abb. 5):

Idee 1: Neue Handlungen in einem mehrphasigen Lernprozess anbahnen

Idee 2: Lernprozesse durch „social support" flankieren

Idee 3: Lernprozesse zunehmend individualisieren

Idee 4: Erst das Planungshandeln dann das Interaktionshandeln verändern

Idee 5: Selbstevaluation

10. WEITERFÜHRENDE GEDANKEN

Pflegelehrerinnen und Pflegelehrer sind lebenslang Lernende. Die Erkenntnis, dass das Können im Lehrberuf sich nicht einfach durch die Anwendung von Wissenschaftswissen einstellt, sondern sich durch vielfältige Reflexions- und Aktionsprozesse in

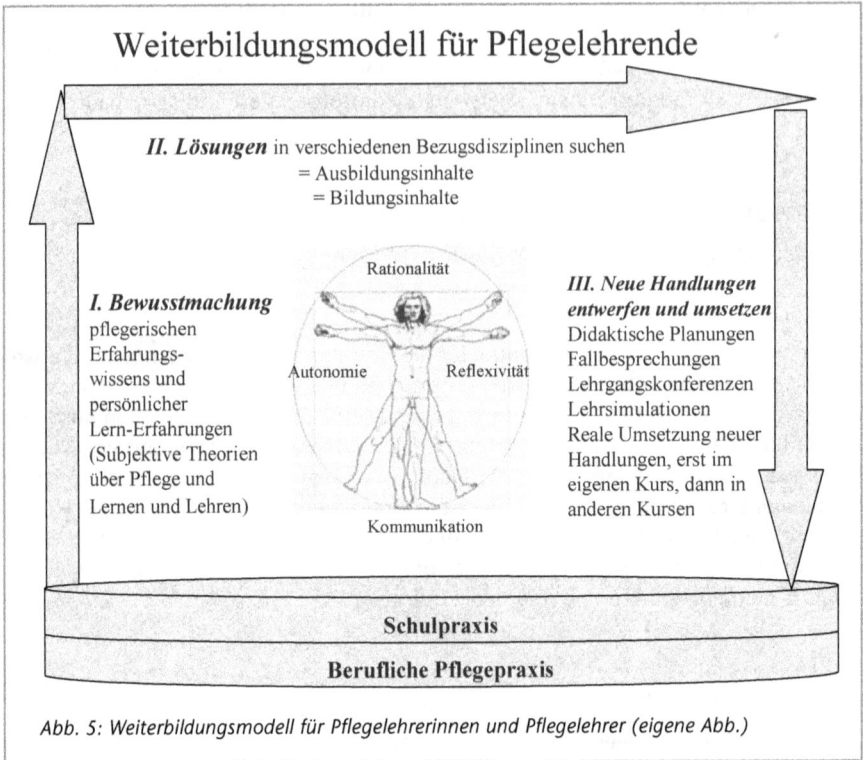

Weiterbildungsmodell für Pflegelehrende

II. Lösungen in verschiedenen Bezugsdisziplinen suchen
= Ausbildungsinhalte
= Bildungsinhalte

Rationalität

I. Bewusstmachung
pflegerischen
Erfahrungs-
wissens und
persönlicher
Lern-Erfahrungen
(Subjektive Theorien
über Pflege und
Lernen und Lehren)

Autonomie   Reflexivität

Kommunikation

**III. Neue Handlungen
entwerfen und umsetzen**
Didaktische Planungen
Fallbesprechungen
Lehrgangskonferenzen
Lehrsimulationen
Reale Umsetzung neuer
Handlungen, erst im
eigenen Kurs, dann in
anderen Kursen

Schulpraxis

Berufliche Pflegepraxis

Abb. 5: Weiterbildungsmodell für Pflegelehrerinnen und Pflegelehrer (eigene Abb.)

der Auseinandersetzung mit praktischen Handlungssituationen, in die das Wissen situationsbezogen eingebettet ist, entwickelt (vgl. Wahl 2005, S. 213f.), stellt die Lehrerweiterbildung vor großen Herausforderungen. Lehrerweiterbildung kann dazu beitragen, dass Lehrende an der (Weiter-)Entwicklung der Pflege und Pflegeausbildung mitwirken. Entwicklung meint permanente Veränderungsprozesse und expliziert, dass es kein zu erreichendes End- oder Abschlussstadium gibt. Jeder erreichte Zustand ist Ausgangsbedingung für seine Weiterentwicklung. Diese Aussage bezieht sich einerseits auf die Kompetenzentwicklung von Lehrenden. Andererseits bezieht sie sich auch auf die konzeptuellen Überlegungen einer Lehrerweiterbildung. Das hier vorgeschlagene Konzept ist eine solche Ausgangsbedingung und wird als Basis für weitere pflegepädagogische konzeptuelle Überlegungen betrachtet. Die berufsbegleitende Lehrerweiterbildung organisiert, unterstützt und begleitet das Lernen von Pflegelehrerinnen und Pflegelehrern. Wer sich auf einen solchen Veränderungsprozess begeben will, wer die Pflegeausbildung verändern und verbessern will, der muss sich im Klaren darüber sein, dass der Weg vom Wissen zum kompetenten Handeln „wirklich" (Wahl 2005, S. 264) weit ist. Daher werden Lern-Orte für Pflegelehrende notwendig, die ein Lernen in handlungswirksamen Zusammenhängen, ein Lernen, das Austausch und insbesondere den Aufbau von „social support" (Schmidt 2001) ermöglichen und nicht verunmöglichen.

Daher wird an dieser Stelle erneut auf die Wichtigkeit von Zentren für Pflegelehrende (Hundenborn o.J.) aufmerksam gemacht. Allerdings ist auch die Umsetzung des Konzeptes von Diethelm Wahl (2005) sehr anspruchsvoll, weil es von den Lehrerbildnern erwartet, eine Praxis vorzuleben, die sie selbst beherrschen. Dieses Können ist insbesondere vor dem Hintergrund empirischer Ergebnisse essentiell, die belegen, dass „jeder Lehrer nur das vermitteln bzw. als Prozess initiieren kann, was er selbst erfahren hat (Frederking, 1998, S. 5f., zit. n. Anselm 2010, S. 160). Ein „Können", dass ich persönlich bei meinem Doktorvater Diethelm Wahl stets erfahren durfte.

Wenn es gut geht, ist vieles Wissen, das wir vermitteln, direkt oder indirekt handlungswirksam (Aebli 1983, S. 182). Aber nur, wenn es gut geht.

ANMERKUNGEN

[1] Ursprünglich haben 15 Lehrende an diesem Forschungsprojekt teilgenommen. Aus beruflichen Gründen ist eine Teilnehmerin nach der ersten Präsenzphase aus diesem Projekt ausgeschieden.

[2] Offiziell endet die Schulungsphase im Oktober 2008. Auf Wunsch aller teilnehmenden Pflegelehrerinnen und Pflegelehrer wird die Schulung bis auf Weiteres fortgesetzt.

[3] Die Studie hat eine Vielzahl an Erkenntnissen über das Lehrhandeln gewonnen, die nicht vollständig wiedergegeben werden können. Daher können hier nur einige wenige Ergebnisse exemplarisch vorgestellt werden. In meiner Dissertation werden zwei Einzelfallanalysen vollständig dargelegt. Im Anschluss daran werden auf der Grundlage aller Einzelfallanalyse fallübergreifende Erkenntnisse vorgestellt (Rosen 2010).

[4] Die Subjektive Theorie ist zum besseren Verständnis in eine ausformulierte Verbalform überführt worden (vgl. hierzu Rosen 2010).

[5] An dieser Stelle werden Beobachtungen durch Daten der Innenperspektive begründet.

[6] Ulrike v. Hanffstengel (1998; 1999) hat im Rahmen ihrer Untersuchung innere Konflikte, sog. „Imperativverletzungskonflikte" die während des Gruppenunterrichtes bei den Lehrenden auftraten, identifiziert. Imperative sind, vergleichbar mit der grammatikalischen Form des Imperativs, Befehle des Bewusstseins an sich selbst. Diese aus dem Arbeitsspeicher abgerufenen Kognitionen rufen aber zwangsläufig paradoxerweise die gegenteilige Vorstellung hervor. D.h., die Vorstellung, wie etwas sein soll impliziert gleichzeitig die Vorstellung, wie etwas nicht sein soll. Auch in meiner Untersuchung (Rosen 2010) können bei einigen Lehrenden Imperativ-Imperativ-Konflikte vermutet werden, z. B. „Ich muss die Auswertung nach meinen Vorstellungen durchführen" versus „Ich muss den Lernenden Freiraum lassen".

[7] Der Konzeptentwurf findet sich ausführlicher in Rosen 2010.

[8] Ein direktes Einwirken auf die in Form von Prototypen komprimierten Strukturen ist nach derzeitigem Erkenntnisstand nicht möglich! (Wahl 2005)

[9] Die Bezeichnung „Integration von Theorie und Praxis" impliziert eine Trennung beider Komponenten. Streng genommen, also im Lichte des FST, kann es aber eine solche nicht geben, da Subjektive

Theoretiker sich in ihrer Praxis von ihren Subjektiven Theorien leiten lassen und mit ihrer Praxis in einer interdependenten Beziehung stehen.

[10] Spiralförmig meint in diesem Zusammenhang, dass sich die drei Lernschritte mehrfach wiederholen und dass in diesem mehrfachen Vollzug immer höhere Ebenen erreicht werden können.

[11] Die ausführliche Darlegung dieser Leitideen findet sich in meiner Dissertation (Rosen 2010).

LITERATUR

Achtenhagen, Frank; Heidenreich, Wolf-Dieter; Sembill, Detlef (1975): Überlegungen zur „Unterrichtstheorie" von Handelslehrerstudenten und Referendaren des Handelslehramt. In: Die Deutsche Berufs- und Fachschule, 71. Band, Heft 8, S. 578–601.

Aebli, Hans (1983): Zwölf Grundformen des Lehrens. Eine Allgemeine Didaktik auf psychologischer Grundlage. Stuttgart: Ernst Klett.

Anselm, Sabine (2010): „Wissen ist gut, doch Können ist besser." In: Abel, Jürgen; Faust, Gabriele (Hrsg.): Wirkt Lehrerbildung. Antworten aus der empirischen Forschung. S. 155–163.

Bauer, Karl-Oswald (1998): Pädagogisches Handlungsrepertoire und professionelles Selbst von Lehrerinnen und Lehrern. In: Zeitschrift für Pädagogik 44, 1998, S. 343–359.

Barth, Anne-Rose (1999): Außensicht und Innensicht des Gruppenunterrichts im Vergleich: Wie sind handlungsleitendes Wissen der Lehrkraft und beobachtbares Verhalten der Akteure aufeinander bezogen. Kap. 8: Die Wissensbasis des Lehrerhandelns im Gruppenunterricht. In: Dann, Hanns-Dietrich; Diegritz, Theodor; Rosenbusch Heinz S. (Hrsg.): Gruppenunterricht im Schulalltag. Realität und Chancen. Erlangen-Nürnberg, S. 231–272.

Barth, Anne-Rose (2002): Handeln wider (besseres) Wissen?. Denken und Handeln von Lehrkräften während des Gruppenunterrichts. Habilitation: Hamburg: Kovac Verlag.

Beck, Erwin; Baer, Matthias; Guldimann, Titus; Bischoff, Sonja; Brühwiler u.a. (2008): Adaptive Lehrkompetenz. Analyse, Struktur, Veränderbarkeit und Wirkung handlungssteuernden Lehrerwissens. Münster: Waxmann.

Brody, Celeste M. (1993): Kooperatives Lernen und implizite Theorien der Lehrer aus konstruktivistischer Sicht. In: Huber, Günter L. (Hrsg.): Neue Perspektiven der Kooperation. Ausgewählte Beiträger der Internationalen Konferenz 1992 über Kooperatives Lernen. Band 6, S. 105–117.

Damasio, Antonio, R. (2006): Ich fühle, also bin ich. Die Entschlüsselung des Bewusstseins. 6. Aufl. 2006. Berlin: List.

Dann, Hanns-Dietrich (1994): Pädagogisches Verstehen: Subjektive Theorien und erfolgreiches Handeln von Lehrkräften. In: Reusser, Kurt; Reusser-Weyeneth, Marianne (Hrsg.): Verstehen. Psychologischer Prozess und didaktische Aufgabe. Bern u.a.: Hans Huber, S. 163–182.

Dann, Hanns-Dietrich; Tennstädt, Kurt-Christian; Humpert, Winfried; Krause, Frank (1987): Subjektive Theorien und erfolgreiches Handeln von Lehrern/-innen bei Unterrichtskonflikten. In: Unterrichtswissenschaft Nr. 3, S. 306–320.

Dann, Hanns-Dietrich; Barth, Anne-Rose (1995): Die Interview- und Legetechnik zur Rekonstruktion kognitiver Handlungsstrukturen (ILKHA). In: König, Eckard; Zedler, Peter (Hrsg.): Bilanz qualitativer Forschung. Band II: Methoden. Weinheim: Deutscher Studienverlag, S. 31–62.

Darmann-Finck, Ingrid (2006): „Und es wird immer so empfohlen" – Bildungskonzepte und Pflegekompetenz. In: Pflege; 19, S. 188–196.

Denner, Lieselotte (2000): Gruppenberatung für Lehrer und Lehrerinnen. Eine empirische Untersuchung zur Wirkung schulinterner Supervision und Fallbesprechung. Bad Heilbrunn: Klinkhardt. Dissertation.

Ertl-Schmuck, Roswitha & Fichtmüller, Franziska (2010): Theorien und Modelle der Pflegedidaktik. Eine Einführung. Weinheim, München: Juventa.

Fichtmüller, Franziska & Walter, Anja (2007): Pflegen lernen. Empirische Begriffs- und Theoriebildung zum Wirkgefüge von Lernen und Lehren beruflichen Pflegehandelns. Göttingen: V&R unipress.

Füglister, Peter; Born, Regine; Flückiger, Verena; Kuster, Hans (1985): Alltagstheorien von Berufsschullehrern über ihr unterrichtliches Handeln. Wissenschaftlicher Schlussbericht. Nationales Forschungsprogramm „Bildung und das Wirken in Gesellschaft und Beruf/Education et vie aktive" NFP EVA. Projekt Nr. 4.319.0.79.10/4.664.0.83.10. Bern.

Fürst, Carl (1996): Arbeitsaufträge und Lehrerinterventionen im Gruppenunterricht. Erprobung eines prozeßorientierten und sprechhandlungstheoretischen empirischen Ansatzes. Dissertation: Universität Erlangen-Nürnberg.

Fürst, Carl (1999a): Die Außensicht des Gruppenunterrichts: Wie handeln Lehrkräfte und SchülerInnen aus der Sicht des außenstehenden Beobachters. Kapitel 2: Methodische Rekonstruktion der Außensicht. In: Dann, Hanns-Dietrich; Diegritz, Theodor; Rosenbusch Heinz S. (Hrsg.): Gruppenunterricht im Schulalltag. Realität und Chancen. Erlangen-Nürnberg, S. 23–56.

Fürst, Carl (1999b): Die Außensicht des Gruppenunterrichts: Wie handeln Lehrkräfte und SchülerInnen aus der Sicht des außenstehenden Beobachters. Kapitel 4: Die Rolle der Lehrkraft im Gruppenunterricht. In: Dann, Hanns-Dietrich; Diegritz, Theodor; Rosenbusch Heinz S. (Hrsg.): Gruppenunterricht im Schulalltag. Realität und Chancen. Erlangen-Nürnberg, S. 105–146.

Girke, Uwe (1999): Subjektive Theorien zu Unterrichtsstörungen in der Berufsschule. Ein Vergleich von Lehrern als Lehramtsstudenten und Referendaren sowie Lehrern im ersten Berufsjahr. Dissertation. Frankfurt a.M.: Peter Lang.

Groeben, Norbert (1986): Handeln, Tun, Verhalten als Einheiten einer verstehend-erklärenden Psychologie. Wissenschaftstheoretischer Überblick und Programmentwurf zur Integration von Hermeneutik und Empirismus. Tübingen: Francke Verlag.

Groeben, Norbert; Wahl, Diethelm; Schlee, Jörg; Scheele, Brigitte (1988): Das Forschungsprogramm Subjektive Theorien. Eine Einführung in die Psychologie des reflexiven Subjekts. Tübingen: Francke Verlag.

Haag, Ludwig (1999a): Gestaltung der Auswertungsphase. In: Dann, Hanns-Dietrich; Diegritz, Theodor; Rosenbusch Heinz S. (Hrsg.): Gruppenunterricht im Schulalltag. Realität und Chancen. Erlangen-Nürnberg, S. 146–150.

Haag, Ludwig (1999b): Integration und Konsequenzen der Untersuchungen. Schulpraktischer, didaktisch-methodischer und theoretischer Ertrag. Kapitel 10: Die Qualität des Gruppenunterrichts im Lehrerwissen und Lehrerhandeln. In: Dann, Hanns-Dietrich; Diegritz, Theodor; Rosenbusch Heinz S. (Hrsg.): Gruppenunterricht im Schulalltag. Realität und Chancen. Erlangen-Nürnberg, S. 301–330.

Haas, Anton (1998): Unterrichtsplanung im Alltag. Eine empirische Untersuchung zum Planungshandeln von Hauptschul-, Realschul- und Gymnasiallehrern. Regensburg: S. Roderer Verlag.

Hanffstengel, Ulrike von (1998): Innere Konflikte bei Lehrkräften im Gruppenunterricht. Dissertation: Universität Erlangen-Nürnberg.

Hanffstengel, Ulrike von (1999): Außensicht und Innensicht des Gruppenunterrichts im Vergleich: Wie sind handlungsleitendes Wissen der Lehrkräfte und beobachtbares Verhalten der Akteure aufeinander bezogen? Kap. 9: Innere Konflikte der Lehrkräfte im Gruppenunterricht. In: Dann, Hanns-Dietrich; Diegritz, Theodor; Rosenbusch Heinz S. (Hrsg.): Gruppenunterricht im Schulalltag. Realität und Chancen. Erlangen-Nürnberg, S. 273–300.

Hundenborn, Gertrud (o.J.): Zentrum für Pflegelehrerinnenbildung und Schulentwicklung. Gründung. Hintergrund. Angebote. Katholische Fachhochschule Nordrhein-Westfalen.

Inckemann, Elke (2002): Fortbildung zum Umgang mit Lese-Rechschreib-Schwierigkeiten – ein Forschungsprojekt. In: Grundschulverband aktuell Heft Nr. 79; September 2002, S. 6–14.

Klafki, Wolfgang (2003): Lernen in Gruppen. Ein Prinzip demokratischer und humaner Bildung in allen Schulen. In: Gudjons, Herbert (Hrsg.): Handbuch Gruppenunterricht. 2. Aufl. Weinheim u.a.: Beltz, S. 41–53.

Koch-Priewe, Barbara (1986): Subjektive didaktische Theorien von Lehrern. Tätigkeitstheorie, bildungstheoretische Didaktik und alltägliches Handeln im Unterricht. Frankfurt a.M.: Haag & Herrchen.

Lehmann-Grube, Sabine K. (2000): Wenn alle Gruppen arbeiten, dann ziehe ich mich zurück. Elemente Sozialer Repräsentationen in Subjektiven Theorien von Lehrkräften über ihren eigenen Gruppenunterricht. Lengerich et al.: Pabst Science Publishers.

Löffler, Cordula (o.J.): Schriftspracherwerb von Schülern/innen mit mündlichen Sprachentwicklungsstörungen. Qualifikation von Lehrern/innen in der Fortbildung (Arbeitstitel). Exposé zur Habilitation.

Messner, Helmut, Reusser, Kurt (2000): Berufliches Lernen als lebenslanger Prozess. In: Beiträge zur Lehrerbildung, 18 (3), 277–294.

Meyer, Hilbert (1997): Unterrichtsmethoden. II: Praxisband. 8. Aufl. Berlin: Cornelsen Scriptor.

Mutzeck, Wolfgang (1988): Von der Absicht zum Handeln. Weinheim: Deutscher Studienverlag.

Mutzeck, Wolfgang (2005): Von der Absicht zum Handeln – Möglichkeiten des Transfers von Fortbildung und Beratung in den Berufsalltag. In: Huber, Anne A. (Hrsg.): Vom Wissen zum Handeln. Ansätze zur Überwindung der Theorie-Praxis-Kluft in Schule und Erwachsenenbildung. Tübingen: Ingeborg Huber Verlag. S. 79–97.

Neuweg, Georg Hans (2004): Könnerschaft und implizites Wissen. Zur lehr-lerntheoretischen Bedeutung der Erkenntnis- und Wissenstheorie Michael Polanyis. 3. Aufl. Münster u.a.: Waxmann.

Oelke, Uta; Scheller, Ingo (2009): Szenisches Spiel in der Pflege. In: Olbrich, Christa (Hrsg.): Modelle der Pflegedidaktik. München: Elsevier, S. 45–61.

Renkl, Alexander (1996): Träges Wissen: Wenn Erlerntes nicht genutzt wird. In: Psychologische Rundschau. 47(2), S. 78–92.

Rheinberg, Falko (2002): Motivation. 4., überarb. u. erw. Aufl. Stuttgart: Kohlhammer.

Rosen, Susan (2010): Lehrhandeln in der Pflegeausbildung kompetent gestalten. Rekonstruktion und Modifikation Subjektiver Theorien über kooperatives Lernen von Pflegelehrenden für die Entwicklung eines Lehrerweiterbildungskonzeptes. Unveröff. Diss. an der Pädagogischen Hochschule Weingarten. Prof. Dr. phil. habil. Diethelm Wahl und Dr. phil. habil. Anne-Rose Barth. .

Schlee, Jörg (1988): Ausgangspunkte des Forschungsprogramms Subjektive Theorien. Menschenbildannahme: vom Verhalten zum Handeln. In: Groeben, Norbert et al.: Forschungsprogramm Subjektive Theorien. Eine Einführung in die Psychologie des reflexiven Subjekts. Tübingen: Francke Verlag, S. 11–17.

Schlee, Jörg (1994): Kollegiale Beratung und Supervision. Hilfe zur Selbsthilfe. In: Die Deutsche Schule, 86. Jg., H. 4, S. 496–505.

Schmidt, Eva Maria (2001): Mit Social Support vom Wissen zum Handeln. Die Wirkung „Kommunikativer Praxisbewältigung in Gruppen" (KOPING) auf den Lernprozess von Erwachsenenbildnern. Dissertation.

Schnebel, Stefanie (2003): Unterrichtsentwicklung durch kooperatives Lernen. Ein konzeptioneller und empirischer Beitrag zur Weiterentwicklung der Lehr-Lern-Kultur und zur Professionalisierung der Lehrkräfte in der Sekundarstufe. Dissertation.

Schön, Donald A. (1983). The Reflective Practitioner. How Professionals Think in Action. New York: Basic Books.

Schwarz-Govaers, Renate (2005): Subjektive Theorien als Basis von Wissen und Handeln. Ansätze zu einem handlungstheoretisch fundierten Pflegedidaktikmodell. Bern: Hans Huber.

Schwarzer, Christine; Schwarzer, Ralf (1982): Subjektive Theorie als Produkt der kognitiven Auseinandersetzung des Lehrers mit seinen Berufsanforderungen. In: Dann, Hanns-Dietrich; Humpert, Winfried; Krause, Frank; Tennstädt, Kur-Christian (Hrsg.): Analyse und Modifikation Subjektiver Theorien von Lehrern. Forschungsbericht 43, Universität Konstanz, S. 69–84.

Siebert, Horst (2005): Pädagogischer Konstruktivismus. Lernzentrierte Pädagogik in Schule und Erwachsenenbildung. 3. Aufl. Weinheim, Basel: Beltz.

Traub, Silke (1999): Auf dem Weg zur Freiarbeit: Entwicklung und Analyse eines Lehrerfortbildungskonzepts zur Vermittlung von Handlungskompetenz für Freiarbeit in der Sekundarstufe. Weingarten: Dissertation an der Pädagogischen Hochschule Weingarten.

Wahl, Diethelm (1988): Realitätsadäquanz. Falsifikationskriterium. In: Groeben, Norbert et al.: Forschungsprogramm Subjektive Theorien. Eine Einführung in die Psychologie des reflexiven Subjekts. Tübingen: Francke Verlag, S. 180–205.

Wahl, Diethelm (1991): Handeln unter Druck. Der weite Weg vom Wissen zum Handeln bei Lehrern, Hochschullehrern und Erwachsenenbildnern. Weinheim: Deutscher Studienverlag.

Wahl, Diethelm (2001): Nachhaltige Wege vom Wissen zum Handeln. In: Beiträge zur Lehrerbildung 19/2001, 157–174.

Wahl, Diethelm (2002): Mit Training vom trägen Wissen zum kompetenten Handeln. In: Zeitschrift für Pädagogik 48, S. 227–241.

Wahl, Diethelm (2005): Lernumgebungen erfolgreich gestalten. Vom trägen Wissen zum kompetenten Handeln. Bad Heilbrunn: Klinkhardt.

Walzik, Sebastian (2007): Teamkompetenzen als Ergebnisse und Effekte kooperativen Lernens. In: Euler, Dieter; Pätzold, Günter; Walzik, Sebastian (Hrsg.): Zeitschrift für Berufs- und Wirtschaftspädagogik. Beiheft 21. Stuttgart: Franz Steiner, S. 165–184.

Durch Problemorientiertes Lernen zu mehr Kompetenzorientierung in der Hochschulbildung

Ein Projekt im Bachelorstudiengang Pflege an der Fachhochschule Hannover

Monika Stöhr

Beim Problemorientierten Lernen handelt sich um eine Lernmethode, die das selbstgesteuerte Lernen – in Kleingruppen und durch Selbststudium – anhand von möglichst authentischen beruflichen Problemsituationen in den Mittelpunkt stellt. Die Bearbeitung der Problemsituationen erfolgt in einem strukturierten Prozess, dem sogenannten „Siebensprung", der die Studierenden von einem vorläufigen Problemverständnis über die Problembearbeitung zu einer Problemlösung bzw. zu einem vertieften Problemverständnis führt. Dieser Lernprozess beinhaltet dabei Phasen des gemeinsamen und des individuellen Lernens, berücksichtigt also sowohl den Teamgedanken als auch das eigenverantwortliche Handeln. Darüber hinaus ermöglicht die Arbeit mit realitätsnahen Problemsituationen praxisnahes und fächerübergreifendes Lernen, was wiederum die Anwendung des erworbenen Wissens im Berufsalltag erleichtert.

Damit trägt das problemorientierte Lernen dazu bei, die im Bologna-Prozess angestrebte Berufsfeldorientierung des Studiums zu gewährleisten. Gleichzeitig berücksichtigt es die von der Hochschulrektorenkonferenz geforderte Qualitätsverbesserung der Lehre, die u.a. durch studierendenzentrierte Lehr- und Lernmethoden erreicht werden soll, die die Selbständigkeit und Eigenverantwortung der Lernenden betonen und dadurch den Kompetenzerwerb unterstützen.

Die Abteilung Pflege und Gesundheit der Fakultät V – Diakonie, Gesundheit und Soziales der Fachhochschule Hannover hat im Wintersemester 2009/2010 die Methode des problemorientierten Lernens (POL) erstmals im dualen, berufsbegleitenden Bachelorstudiengang Pflege umgesetzt.

Die Entscheidung für diese neue Lernmethode ist in den aktuellen bildungspolitischen Entwicklungen begründet, die lebenslanges Lernen, Kompetenz- und Handlungsorientierung sowie aktives, selbstgesteuertes und kooperatives Lernen betonen. Damit einher geht eine veränderte Rolle der Lehrenden, deren Aufgabe nicht mehr vorrangig die Wissensvermittlung, sondern die Unterstützung der Lernenden in der selbständigen Aneignung und Nutzung von Wissen ist (vgl. Kommission der Europäischen Gemeinschaften 2000, S. 16f.). Diese bildungspolitischen Bestrebungen korrespondieren mit dem im Bachelorstudiengang angestrebten Ziel, die Studierenden auf der Grundlage einer theoriegeleiteten Handlungskompetenz zu selbständiger, auf wissenschaftliche Methoden gestützter Problemlösung zu befähigen (vgl. Oelke/Kerkow-Weil/Hüper 2004, S. 19).

PROBLEMORIENTIERTES LERNEN VOR DEM HINTERGRUND DES BOLOGNA-PROZESSES

Der Bologna-Prozess hat zu einer neuen Schwerpunktsetzung in der Hochschulbildung geführt, in dessen Zentrum die Förderung der *Beschäftigungsfähigkeit* der Studierenden und damit die stärkere Berufsfeldorientierung des Studiums steht. Die Studierenden sollen im Hinblick auf ihre berufliche Handlungsfähigkeit in der Kompetenzentwicklung gefördert werden; deshalb soll sich das Studium inhaltlich und methodisch an den Anforderungen späterer Beschäftigungssituationen orientieren (vgl. Gerholz/Sloane 2008, S. 3). Nachdem in den letzten Jahren vor allem die Strukturreform der Studiengänge im Vordergrund stand, sollen im Bologna-Prozess nach 2010 die Studierenden im Mittelpunkt der Reformbestrebungen stehen. Neben Verbesserungen im Hinblick auf die Arbeitsmarktchancen der Studierenden fordert die Hochschulrektorenkonferenz (HRK) vor allem eine „kontinuierliche Qualitätsverbesserung in Lehre und Studium" (HRK 2010, vgl. HRK 2009, S. 2f.). Ein Baustein dazu sind studierendenzentrierte Lehr- und Lernmethoden, die die Selbständigkeit und Eigenverantwortung der Lernenden betonen und dadurch den Kompetenzerwerb unterstützen. Aus Sicht der Hochschulrektorenkonferenz sind dazu insbesondere Lernformen geeignet, die Kommunikation und Kooperation zwischen Studierenden und Lehrenden ermöglichen (vgl. HRK 2008, S. 3 u. 6, HRK 2010, S. 3). Gleichzeitig betont die HRK, dass eine solchermaßen organisierte Lehre entsprechende Rahmenbedingungen braucht, wie z. B. kleine Lerngruppen, verbesserte Betreuungsrelationen, Weiterbildung der Lehrenden und Verstärkung der Lehr-/Lernforschung (vgl. HRK 2009, S. 3).

Der Qualifikationsrahmen für deutsche Hochschulabschlüsse (HQR) ist ein wichtiges Instrument im Bologna-Prozess, um Transparenz und Vergleichbarkeit von Studienabschlüssen zu fördern. Neben formalen Aspekten der Studienstruktur definiert der HQR die Qualifikationen, die ein Absolvent nach einem erfolgreich absolvierten Studium erworben haben sollte (KMK 2005, S. 2f.); er beschreibt also die Ergebnisse der Hochschulbildung (Output-Orientierung). Damit wird gleichzeitig ansatzweise konkretisiert, was „Beschäftigungsfähigkeit" auf der jeweiligen Hochschul-Qualifikationsstufe heißt (vgl. Gerholz/Sloane 2008, S. 4). Auf der Bachelorebene sind in der Kategorie „Können" Zielvorstellungen definiert, die die Fähigkeit zu selbständigem Lernen und (beruflichem) Handeln betonen. Dies bezieht sich auf „Instrumentale Kompetenzen" wie z. B. die Anwendung von Wissen im beruflichen Kontext und die Erarbeitung von Problemlösungen, auf „Systemische Kompetenzen" wie z. B. die selbständige Informationsrecherche, -bewertung und -interpretation und auf „Kommunikative Kompetenzen" wie z. B. die eigene Position argumentativ zu vertreten und Verantwortung im Team zu übernehmen (vgl. KMK 2005, Anhang S. 2f.).

Das problemorientierte Lernen nimmt die Bologna-Trias von Beschäftigungsfähigkeit, verstärkter Kompetenzorientierung und Lernerzentrierung einerseits und die Zielvorstellungen des HQR auf Bachelorniveau andererseits auf verschiedenen Ebenen auf. Es handelt sich nämlich um eine Lernmethode, die es Studierenden ermöglicht, selbstgesteuert – in Kleingruppen und durch Selbststudium – anhand von möglichst authentischen beruflichen Problemsituationen zu lernen. Die Bearbeitung der Problemsituation erfolgt in einem strukturierten Prozess der gemeinsamen Problemanalyse in der Lerngruppe, der individuellen Informationsrecherche und -auswertung und wiederum der gemeinsamen Diskussion der Rechercheergebnisse. Diese Anteile berücksichtigen sowohl die von der HRK geforderte inhaltliche als auch methodische Orientierung an beruflichen Beschäftigungssituationen. So hat die berufliche Problemsituation als Ausgangspunkt des Lernens einen unmittelbaren (inhaltlichen) Bezug zum beruflichen Handlungsfeld. Die systematische Bearbeitung der Problemsituation stellt zudem den methodischen Bezug zum alltäglichen (Pflege-)Handeln her, wobei der Teamgedanke dabei eine ebenso zentrale Rolle spielt wie das selbständige und eigenverantwortliche Lernen und Handeln des/der Einzelnen. Durch die Verknüpfung von Wissenserwerb und Berufswirklichkeit im Lernprozess wird darüber hinaus der Wissenstransfer unterstützt. Dahinter stehen konstruktivistische Lernauffassungen, wonach Wissen leichter in Handlungssituationen angewandt werden kann und damit nicht zu „trägem" Wissen wird, wenn es in einen relevanten Kontext eingebettet ist. Das Wissen kann dabei nicht von Lehrenden vermittelt werden, sondern ist das Ergebnis aktiver, individueller Konstruktionsprozesse und sozialer Aushandlungsprozesse der Lernenden selber (vgl. Reinmann-Rothmeier/Mandl 1998, S. 459f.; Gerstenmaier/Mandl 1995, S. 867f.).

DER BACHELORSTUDIENGANG PFLEGE

Der duale, berufsbegleitende Bachelorstudiengang Pflege zeichnet sich durch ein zweistufiges Studiengangskonzept aus, in dem Studierende innerhalb von fünf Jahren zwei berufsqualifizierende Abschlüsse erwerben können, nämlich den herkömmlichen Berufsabschluss in einem der drei Pflegeberufe und den akademischen Grad eines „Bachelor of Arts (Nursing)". Der erste Studienabschnitt ist ausbildungsbegleitend konzipiert. Ausgewählte SchülerInnen (mit Hochschulzugangsberechtigung) von 10 Kooperationsschulen der Gesundheits- und (Kinder-)Krankenpflege sowie der Altenpflege nehmen parallel zur Ausbildung ein zusätzliches Lehrangebot an der Fachhochschule Hannover wahr. Zum zweiten, berufsbegleitenden Studienabschnitt werden diese SchülerInnen zugelassen, wenn sie die Pflegeausbildung und den ersten Studienabschnitt erfolgreich abgeschlossen haben. Über eine Einstufungsprüfung können darüber hinaus auch „externe" Pflegekräfte mit einer abgeschlossenen dreijährigen Pflegeausbildung zugelassen werden. Der zweite Studienabschnitt dauert für alle Studierenden vier Semester und schließt mit der Bachelorprüfung ab.[1]

Erster Studienabschnitt (ausbildungsbegleitend)	• fünf Semester • 3 Module (20 Credits) • Erfolgreicher Ausbildungsabschluss (70 Credits)
Zweiter Studienabschnitt (berufsbegleitend)	• Einstufungsprüfung für externe Pflegekräfte (20 Credits) • vier Semester • 10 Module (90 Credits)

Tab. 1: Zweistufiger Bachelorstudiengang Pflege der Fachhochschule Hannover

DIE UMSETZUNG

Am Anfang des Einführungsprozesses standen umfangreiche Recherchearbeiten, um den aktuellen Forschungsstand zum problemorientierten Lernen zu ermitteln. Durch Hospitationen an der Evangelischen Fachhochschule Berlin und an der Schule für Gesundheits- und Krankenpflege/Kinderkrankenpflege des St. Josephs Krankenhauses in Berlin konnten die Einbindung des problemorientierten Lernens in verschiedene Curricula und die Möglichkeiten der Umsetzung im Schul- bzw. Hochschulalltag recherchiert werden. Mit der Gründung einer Arbeitsgruppe wurde in der Abteilung Pflege und Gesundheit ein organisatorischer Rahmen für Arbeits-, Abstimmungs- und Klärungsprozesse geschaffen. Um die Lehrenden in der Umsetzung des problemorientierten Lernens und für ihre neue Rolle als TutorInnen zu qualifizieren, haben eine Schulung mit Renate Schwarz-Govaers und verschiedenen Übungen zum problemorientierten Lernen stattgefunden.

Das problemorientierte Lernen ist erstmals im Wintersemester 2009/10 im Bachelorstudiengang Pflege im Rahmen des Moduls *Gesundheitliche Versorgung und pflegerische Betreuung chronisch Kranker* umgesetzt worden. Das Modul ist kompetenzorientiert ausgerichtet und stellt das professionelle Pflegehandeln im Sinne eines systematischen, wissenschaftsbasierten und reflektierten Handelns in den Mittelpunkt. Dabei werden sowohl die Situation der von chronischer Krankheit Betroffenen und ihrer Angehörigen als auch die gesellschaftlichen Rahmenbedingungen berücksichtigt (vgl. Modulhandbuch Bachelorstudiengang Pflege 2010, S. 11).

---

[1] Weitere Informationen zum Studiengang unter http://www.fakultaet5.fh-hannover.de/studium/bachelor-studiengaenge/pflege/index.html.

Das problemorientierte Lernen ist als ergänzende Lernmethode in das Modul aufgenommen worden, so dass neben herkömmlichen Lehrveranstaltungen zwei Problemaufgaben mit der Methode des sogenannten „Siebensprungs" bearbeitet werden. Bei einem Gesamtumfang von 120 Lehrveranstaltungsstunden in diesem Modul entfallen 20 Stunden auf das problemorientierte Lernen. Darin sind eine Einführungsveranstaltung und die Bearbeitung von zwei Problemaufgaben eingeschlossen. Diese relativ niedrige Stundenzahl ergibt sich dadurch, dass der zeitintensivste Teil des problemorientierten Lernens, das Selbststudium, außerhalb der Präsenzphasen angesiedelt ist. Für dieses Selbststudium werden je nach Problemaufgabe ca. 10 bis 15 Zeitstunden veranschlagt.

Organisatorisch ist das problemorientierte Lernen so in das Modul eingebunden, dass die Studierenden gleich zu Beginn des zweiten, berufsbegleitenden Studienabschnitts selbstgesteuertes und kooperatives Lernen an „Fällen" einüben können. Dies ermöglicht den Studierenden nicht nur die Übernahme von Verantwortung im Lernprozess, sondern unterstützt auch das gegenseitige Kennenlernen.

In einer vierstündigen Einführungsveranstaltung mit theoretischen Hintergrundinformationen und einer praktischen Übung bekommen die Studierenden einen ersten Einblick in die neue Lernmethode. Ein Handbuch, das Informationen zum problemorientierten Lernen, eine Einführung in das POL-Thema, die Problemaufgaben inkl. Literaturempfehlungen sowie organisatorische Hinweise enthält, unterstützt Studierende und TutorInnen bei der Umsetzung der neuen Lernmethode.

Im Anschluss an die Einführungsveranstaltung erfolgt die Bearbeitung von zwei Problemaufgaben in vier Kleingruppen mit jeweils 10 bis 12 Studierenden, begleitet von je einer Tutorin. Im Hinblick auf die Ergebnisse der Expertiseforschung wird in den Lerngruppen ein ausgewogenes Verhältnis von Studierenden mit viel bzw. wenig Berufserfahrung angestrebt. Dadurch können die Studierenden von den unterschiedlichen Strategien, die Berufsanfänger und erfahrenen Pflegekräfte bzw. Experten bei der Lösung von Problemen einsetzen, profitieren (vgl. Benner 1994).

DIE PROBLEMAUFGABEN

Die Problemaufgabe ist der zentrale Aufgabentyp des problemorientierten Lernens.[2] Sie kann eine Problemstellung oder Situationsbeschreibung enthalten, die einerseits an das Vorwissen der Studierenden anknüpft und andererseits auch Unbekanntes enthält, wodurch das Interesse der Studierenden geweckt werden soll (vgl. Schwarz-Govaers 2008, S. 14).

---

[2] Neben Problemaufgaben, die im „Siebensprung" bearbeitet werden, kommen im problemorientierten Lernprozess auch Diskussions-, Strategie- und Studiumsaufgaben zur Anwendung (vgl. van Meer 1994).

Für die Konzeption der Problemaufgaben werden zunächst die Kompetenzen, Lernziele und Inhalte des Moduls identifiziert, die im problemorientierten Lernprozess berücksichtigt werden sollen. Auf dieser Grundlage erfolgt dann die Konstruktion der Problemaufgaben. Dabei wird einerseits der aktuelle Forschungsstand zu dem jeweiligen Themenbereich ermittelt, andererseits werden die Situation und das Erleben der betroffenen Menschen (chronisch Kranke und ihre Bezugspersonen) und der professionell Pflegenden in den Blick genommen. Um möglichst realitätsnahe Problemaufgaben zu gewährleisten, werden dazu Interviews mit Betroffenen und Erzählungen von Pflegekräften (Narrative) berücksichtigt und auf dieser Grundlage typische Problemsituationen identifiziert. Durch die Erzählperspektive (Ich-Form) wird die Situation der von chronischer Krankheit Betroffenen in den Mittelpunkt gestellt, die wörtliche Rede und das offene Ende sollen diesen Eindruck unterstützen und zur Problembearbeitung motivieren (vgl. Hundenborn 2007, S. 64f.).

Total entstellt!?

Frau Gärtner erzählt: „Ich habe schon seit vier Jahren ein offenes Bein. Zwischendurch ist es immer mal wieder verheilt, das hält nur leider nicht lange an. Mehrere Fachärzte haben mir gesagt, dass ich damit leben muss ... Das versuche ich auch, aber es gelingt mir nur selten. Eigentlich nur, wenn das Bein gerade mal zu ist. Dann kann ich auch einen Rock anziehen und etwas unternehmen. Wenn das Bein offen ist, mag ich mich nicht zeigen. Dann gehe ich nur raus, wenn es sein muss und hoffe, dass niemand etwas merkt. Meine Kollegin sagt, dass mein Bein gar nicht so schlimm aussieht, aber ich fühle mich total entstellt."

Die erste zu bearbeitende Problemaufgabe mit dem Titel „Total entstellt!?" nimmt das in der deutschsprachigen Pflegewissenschaft bisher noch wenig berücksichtigte Thema der Körperbildstörungen auf. Anhand eines häufig vorkommenden Krankheitsbildes, des „offenen Beins", soll das Bewusstsein der Studierenden für dieses Phänomen geschärft werden.

Dieser von Laien verwendete Begriff soll den Blick auf die Perspektiven der Betroffenen und ihr chronisches *Kranksein* lenken, statt nur die chronische *Krankheit* zu sehen. Oft steht das „offene Bein" mit der erforderlichen Wundversorgung im Mittelpunkt des pflegerischen Interesses. Dass eine chronische Wunde jedoch eine Vielzahl weiterer Beeinträchtigungen im sozialen und beruflichen Leben nach sich zieht, wird dagegen leicht übersehen (vgl. Panfil/Uschok/Osterbrink 2009). Kaum bedacht werden auch die Auswirkungen einer chronischen Wunde auf das Körperbild. So können Wundgeruch und Wundexsudat negative Folgen für das Selbstbild und das Selbstwertgefühl haben. Zudem können sich Scham- und Ekelgefühle gegenüber dem eigenen Körper einstellen (vgl. Uschok 2009; Ebbeskog/Ekman 2001; Neil/Mill 1998; Walshe 1995).

Chronisch Kranksein ist wie eine Achterbahnfahrt

Frau Prinz erzählt: „Ich bin schon seit einigen Jahren krank, aber ich fühle mich nicht immer so. Es gibt Phasen, da merke ich gar nichts, da führe ich ein ganz normales Leben. Aber es gibt natürlich auch Phasen, da bestimmt die Krankheit meinen Alltag. Seit ich krank bin, lebe ich wie auf der Achterbahn, mal geht es bergauf, mal geht es bergab. Ich weiß nie, was als nächstes kommt."

Die zweite Problemaufgabe beschäftigt sich mit dem Verlauf und der Bewältigung chronischer Krankheit. Dabei spielt das Konzept der Krankheitsverlaufskurven von Juliet Corbin und Anselm Strauss (2004) eine wichtige Rolle. Es beschreibt einerseits die verschiedenen Phasen und Verläufe von chronischen Krankheiten und andererseits die daraus folgenden Arbeitsleistungen, die Betroffene und ihre Bezugspersonen im Rahmen der Krankheitsbewältigung erbringen müssen. Die für den Verlauf chronischer Krankheiten typischen wechselnden Krankheitsphasen erfordern eine ständige Anpassung der Bewältigungsstrategien, wodurch die Entwicklung von Routinen deutlich erschwert wird (vgl. Schaeffer/Moers 2003, S. 454). Diese mit chronischer Krankheit einhergehende „Unsicherheit" ist nach Merle Mishel eine zentrale Konstante im Leben chronisch kranker Menschen (vgl. Mishel 1997, S. 61). Das Problem des nicht-konstanten, unberechenbaren Krankheitsverlaufs wird deshalb auch in den Mittelpunkt des Fallbeispiels „Chronisch Kranksein ist wie eine Achterbahnfahrt" gestellt.

DER SIEBENSPRUNG

Die Bearbeitung der Problemaufgaben erfolgt in vorgegebenen Schritten, dem „Siebensprung". Ziel dieses strukturierten Prozesses ist es, dass die Studierenden von einem vorläufigen Problemverständnis (Schritte 1-5) über die Problembearbeitung (Schritt 6) zu einer Problemlösung bzw. zu einem vertieften Problemverständnis (Schritt 7) kommen (vgl. Darmann 2004, S. 461; Schwarz-Govaers 2003, S. 41f.).

Aufgrund der berufsbegleitenden Studiengangskonzeption werden die Schritte des Siebensprungs sowohl in den Präsenzphasen an der Fachhochschule als auch im Selbststudium zu Hause bearbeitet. In den Schritten eins bis fünf des Siebensprungs wird die Problemaufgabe während der ersten Präsenzphase in der Kleingruppe analysiert. Zwei Studierende übernehmen die Moderation und das Protokoll, eine Tutorin/ein Tutor (Lehrende/r) begleitet den Prozess.

Die Schritte des Siebensprungs:

1.	Kläre undeutliche Begriffe
2.	Definiere das Problem
3.	Kläre das Vorwissen
4.	Bearbeite und ordne die Aspekte aus Schritt 3
5.	Formuliere Lernfragen
6.	Sammle erforderliche Informationen
7.	Überprüfe und diskutiere die Ergebnisse in der Gruppe
8.	Reflektiere den Lern- und Gruppenprozess

Schritte 1-5
2 LVS mit TutorIn   Präsenzphase 1

Schritt 6 Selbststudium

Schritte 7+8
4 LVS mit TutorIn   Präsenzphase 2

(vgl. Schwarz-Govaers 2008; van Meer 1994)

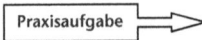

Praxisaufgabe ⟹ Theorie-Praxis-Transfer

Abb. 1

ModeratorIn	ProtokollantIn	TutorIn
• Gruppenarbeit mit TutorIn vorbereiten (Raum, Material, Ablauf ...) • Erarbeitungsprozess strukturieren • Alle Gruppenmitglieder beteiligen • Einhalten von Absprachen überprüfen	• Gruppenarbeit mit TutorIn vorbereiten (Raum, Material Ablauf ...) • Beiträge sammeln, zusammenfassen, visualisieren • Nachvollziehbar dokumentieren	• LernbegleiterIn • Gruppe bei der Umsetzung der Methode unterstützen • Lernprozesse fördern/vertiefen • Zusammenarbeit der Gruppe fördern • Feedback geben

Tab. 2: Rollenverteilung im problemorientierten Lernprozess

In Schritt eins werden zunächst unklare Begriffe geklärt, danach wird in Schritt zwei das Problem definiert. Wenn die Gruppe sich auf eine gemeinsame Problemdefinition geeinigt hat, äußern die Studierenden in Schritt drei im Rahmen eines Brainstormings ihr Vorwissen bzw. ihre Vermutungen zu diesem Problem. In Schritt vier explizieren, diskutieren und ordnen sie dann die genannten Aspekte. Auf der Grundlage der in diesem Prozess identifizierten Wissenslücken/-interessen entwickeln die Studierenden schließlich in Schritt fünf ihre Lernfragen.

Durch die explizite Berücksichtigung des Vorwissens in Schritt drei und vier sind die Studierenden aufgefordert, ihre subjektiven Theorien, d.h. ihr Alltags- oder Erfahrungswissen in Bezug auf das Problem zu thematisieren und zu reflektieren. Dies ist eine wichtige Voraussetzung, damit das bisherige Wissen mit dem in Schritt sechs neu erarbeiteten „objektiven" Wissen verknüpft werden kann, was wiederum wichtig ist, damit das „neue" Wissen in zukünftigen Handlungssituationen auch tatsächlich angewandt wird (vgl. Schwarz-Govaers 2001, S. 283; 2008, S. 16f.).

Im Anschluss an die erste Kleingruppenphase gehen die Studierenden in das Selbststudium (Schritt 6), um die erforderlichen Informationen zur Beantwortung ihrer Lernfragen zu recherchieren. Diese zeitaufwändige Arbeit der Informationsrecherche liegt außerhalb der Präsenzphasen. Eine virtuelle Kommunikationsplattform (BSCW-Server) ermöglicht in dieser Zeit den gegenseitigen Austausch über die Problemaufgabe. Gleichzeitig können über die Kommunikationsplattform Fragen an die Lehrenden gestellt werden.

Die Ergebnisdiskussion (Schritt 7) findet in der darauffolgenden Präsenzphase statt. Die Studierenden kommen wieder in der Kleingruppe zusammen, um ihre Rechercheergebnisse zu explizieren und zu diskutieren. Dies dient nicht nur dem gegenseitigen Austausch, sondern führt auch zu einer Vertiefung des recherchierten Wissens (vgl. Zumbach 2006, S. 11). Das neu erworbene Wissen wird darüber hinaus in Beziehung zum Ausgangsproblem bzw. zum Vorwissen gesetzt und es wird fokussiert, inwieweit sich die Sicht der Studierenden auf die Problemaufgabe und deren Protagonisten verändert hat. Dadurch wird einerseits die Verknüpfung des Vorwissens mit dem neu erworbenen Wissen unterstützt und andererseits das nun erweiterte Fallverständnis reflektiert (vgl. Darmann 2004, S. 467). Ergänzend zum „Siebensprung" werden deshalb z. B. noch Falldiskussionen oder Rollenspiele eingesetzt.

Abgeschlossen wird der problemorientierte Lernprozess mit der Evaluation und Reflexion des Lern- und Gruppenprozesses; hier kommen verschiedene Methoden zur Anwendung.

DIE ROLLE DER TUTOREN

Mit der Tutorenrolle übernehmen die Lehrenden im problemorientierten Lernprozess den in der Regel für sie ungewohnten Part der Lernbegleitung. Die Studierenden erarbeiten sich das erforderliche Wissen selbständig, die TutorInnen begleiten und fördern diesen Prozess. Das Ausmaß der Unterstützung ist von der Lerngruppe und ihrer Erfahrung mit der Methode abhängig.

Die besondere Herausforderung der Tutorenrolle liegt in der Umsetzung dieser anderen Lernphilosophie. Im Mittelpunkt steht das selbständige, selbstgesteuerte Lernen der Studierenden. Die Aufgabe der TutorInnen ist es, diese Selbständigkeit zu ermöglichen und zu fördern, damit die Lernenden ihren eigenen Lernweg finden. Durch Zuhören, Fragen und Hinweise wird im Lernprozess z. B. eine vertiefte Auseinandersetzung mit dem Thema angeregt oder die Diskussion befördert. Den Gruppenprozess unterstützen TutorInnen z. B. durch Ermutigung und Motivation. Sie achten darauf, dass alle Gruppenmitglieder sich beteiligen (können) und unterstützen bei Bedarf ModeratorIn und ProtokollantIn. Schließlich reflektieren die TutorInnen gemeinsam mit der Gruppe den Lern- und Gruppenprozess und geben Feedback (vgl. van Meer 1994, S. 92; Moust/Bouhuijs/Schmidt 1999, S. 15-17; Darmann-Finck 2008b, S. 97f.).

Die Tutorenrolle erfordert demnach ein hohes Maß an pädagogischer Kompetenz, die sich vor allem in situationsangemessenem Handeln zeigt. Im Idealfall gelingt es den TutorInnen, den Lern- und Gruppenprozess durch gezielte Impulse zu befördern, ohne zu sehr in die Selbständigkeit und Selbststeuerung der Gruppe einzugreifen (vgl. Darmann-Finck 2008b, S. 98).

DIE PRAXISAUFGABE

Um den Theorie-Praxis-Transfer zu unterstützen und damit die berufliche Handlungskompetenz zu fördern, schließt an den „Siebensprung" die Bearbeitung einer Praxisaufgabe an. Es stehen zwei Aufgaben zur Auswahl, die die inhaltlichen Schwerpunkte der beiden Problemaufgaben aufnehmen und vertiefen. Methodischer Schwerpunkt ist das Führen eines Interviews mit einem von chronischer Krankheit betroffenen Menschen. Dieses Interview wird auf der Grundlage theoretischer Konzepte analysiert und in Beziehung zum beruflichen Handeln gesetzt. Ergänzt wird dieser die Sach- und Methodenkompetenz fördernde Teil der Praxisaufgabe um selbstreflexive Anteile, die die Einstellung zum chronisch kranken Menschen und zum eigenen Lernen zum Inhalt haben, und die damit vor allem die Personalkompetenz fördern. Durch die intensive Auseinandersetzung mit einem von chronischer Krankheit betroffenen Menschen wird zudem die Sozialkompetenz unterstützt. Die Praxisaufgabe ist neben anderen Beleg-

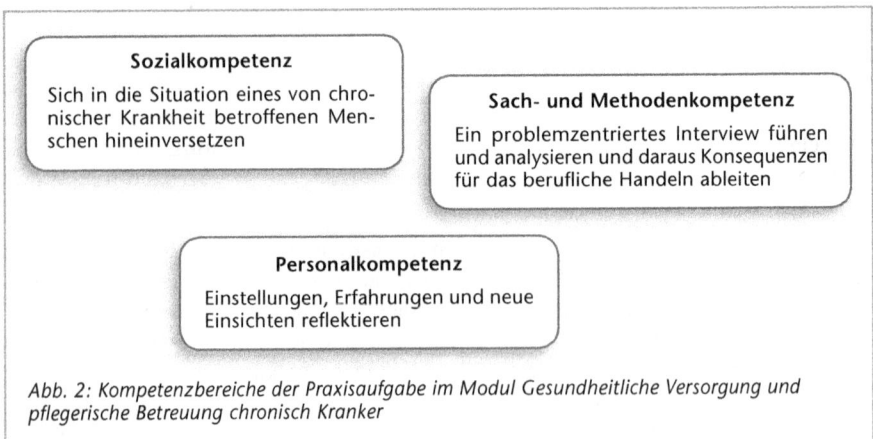

Sozialkompetenz
Sich in die Situation eines von chronischer Krankheit betroffenen Menschen hineinversetzen

Sach- und Methodenkompetenz
Ein problemzentriertes Interview führen und analysieren und daraus Konsequenzen für das berufliche Handeln ableiten

Personalkompetenz
Einstellungen, Erfahrungen und neue Einsichten reflektieren

Abb. 2: Kompetenzbereiche der Praxisaufgabe im Modul Gesundheitliche Versorgung und pflegerische Betreuung chronisch Kranker

stücken Bestandteil eines von den Studierenden zu erstellenden Portfolios. Mit diesem bewerteten Leistungsnachweis wird das Modul abgeschlossen.

ERSTE ERGEBNISSE

Die Evaluation des problemorientierten Lernprozesses erfolgt im Anschluss an den „Siebensprung". Sie wird mit Hilfe eines standardisierten Kurzfragebogens durchgeführt und beinhaltet Bewertungskriterien hinsichtlich der Struktur-, Prozess-, und Ergebnisqualität des Lernprozesses, die von den Studierenden anhand einer vierstufigen Likert-Skala eingeschätzt werden. Diese schriftliche Evaluation wird um eine mündliche Auswertung ergänzt, die mit verschiedenen Methoden, (z. B. Blitzlichtrunde, Gruppengespräch) durchgeführt wird.

Die Auswertung der Kurzfragebögen zu den beiden Problemaufgaben ergab einige interessante Ergebnisse, die anhand ausgewählter Beispiele dargestellt werden sollen. So zeigte sich eine ausgesprochen positive Bewertung des Gruppenprozesses. Der Aussage „Die Arbeitsatmosphäre war konstruktiv und wertschätzend" stimmten 71% der befragten Studierenden „völlig" und 29% „überwiegend" zu. Auf die Frage nach dem Arbeitsverhalten wurde in den Gruppen „völlig" (48,4%) bzw. „überwiegend" (51,6%) zielgerichtet gearbeitet. Im Selbststudium arbeitete mehr als die Hälfte der Studierenden „völlig" (51,6%) und immerhin noch mehr als ein Drittel (35,5%) „überwiegend" zielgerichtet. Der Aussage „Die Methode POL hat mein Lernen unterstützt" stimmten dagegen nur 38,7% der Studierenden „völlig" zu, der größte Teil stimmte „überwiegend" zu (58,1%). Evtl. ist dies auf die anfängliche Unsicherheit im Umgang mit der Methode zurückzuführen.

Mit ihrem Arbeitsergebnis war die Mehrzahl der Studierenden „völlig" (51,6%) bzw. „überwiegend" (45,5%) zufrieden. Auf die Aussage „Ich verstehe den ‚Fall' bzw. die ‚Fallbeteiligten' jetzt besser" antworteten 61,3% der Studierenden mit „ich stimme völlig zu" und 32,3% „Ich stimme überwiegend zu".

In der mündlichen Reflexion wurde von den Studierenden beschrieben, dass durch die Problemaufgabe die Situation der Betroffenen im Vergleich zu anderen Lehrveranstaltungen stärker in den Mittelpunkt gerückt worden sei. Dies führe zu einer erweiterten, differenzierteren Sicht auf die Situation chronisch kranker Menschen. Es wurden viele Anknüpfungspunkte für pflegerisches Handeln identifiziert, deutlich geworden sei aber auch, das die bisherige pflegerische Versorgung chronisch kranker Menschen häufig nicht deren Bedürfnissen gerecht werde.

Die Methode des problemorientierten Lernens wurde im Wesentlichen positiv bewertet. Die strukturierte Vorgehensweise sei hilfreich für das Lernen. Die Arbeit in der Kleingruppe fördere die Kommunikation und führe dazu, dass sich alle Studierenden beteiligten und ihre Sicht auf die Problemaufgabe einbringen könnten. Dies stehe im

Gegensatz zu anderen Lehrveranstaltung, wo sich in der Regel weniger Studierende aktiv beteiligten. Aufgrund der geforderten Eigenaktivität wurde das problemorientierte Lernen aber auch als anstrengender erlebt, wobei sich dieses selbst erarbeitete Wissen eben auch besser einpräge. Von ihren TutorInnen wünschten sich die Gruppen z.T. mehr Steuerung des Lernprozesses bzw. mehr Rückmeldung zu den Lernergebnissen.

Die TutorInnen bearbeiten für die Evaluation einen kombinierten Protokoll- und Fragebogen, in dem die einzelnen Schritte des problemorientierten Lernprozesses dokumentiert und gleichzeitig bewertet werden. Dieser Fragebogen ist Grundlage, um eine Einschätzung des Lernprozesses vorzunehmen und die Eignung der Problemaufgabe im Hinblick auf die Erreichung der angestrebten Lernziele zu überprüfen. Zusätzlich zur schriftlichen Auswertung tauschen sich die TutorInnen in einer mündlichen Reflexionsrunde über den problemorientierten Lernprozess aus. Die beteiligten Tutorinnen beschrieben insgesamt sehr positive Erfahrungen mit dem problemorientierten Lernen. Trotz anfänglicher Skepsis im Hinblick auf die Effektivität der Methode und Unsicherheit in der Umsetzung waren die Tutorinnen mit dem Prozess und dem Ergebnis der Problembearbeitung in den Kleingruppen sehr zufrieden. Die Studierenden waren relativ schnell dazu in der Lage, den Lern- und Gruppenprozess selbständig zu gestalten, sodass sich die Tutorinnen auf ihre Rolle als Lernbegleiterinnen und damit auf die Anbahnung und Unterstützung des Lern- und Gruppenprozesses konzentrieren konnten. Dass es sich hierbei um eine äußert komplexe und anspruchsvolle Aufgabe handelt, ist bei der Bearbeitung der Problemaufgaben schnell deutlich geworden. Das „situationsangemessene Handeln", also die Fähigkeit, die Gruppe in ihrem Lern- und Gruppenprozess zu fördern und gleichzeitig ihre Selbständigkeit und Selbststeuerung zu gewährleisten, ist die zentrale Herausforderung der Tutorenrolle. Trotzdem schätzen die beteiligten Tutorinnen ihre neue Rolle, auch wenn noch Übung und Erfahrung erforderlich ist, um den Anforderungen dieser Rolle gerecht zu werden.

Überrascht waren die Tutorinnen von der differenzierten und wissenschaftlich fundierten Ergebnisdiskussion der Studierenden in Schritt 7. Es wurde deutlich, dass die Studierenden sich sehr intensiv sowohl mit der im Modulhandbuch empfohlenen als auch mit der selber recherchierten Literatur beschäftigt hatten. Dass die Ergebnisdiskussion auch fortwirkte, zeigte sich in anderen Lehrveranstaltungen zum Modulthema. So ergaben sich zum einen viele Anknüpfungspunkte an das im problemorientierten Lernprozess erarbeitete Wissen. Zum anderen zeigten sich die Studierenden im Vergleich zu anderen Gruppen in den Lehrveranstaltungen insgesamt gesprächs- und diskussionsfreudiger. Einige Lehrende äußerten zudem, dass die Studierenden zu einer differenzierteren Betrachtung von Problemstellungen in der Lage seien.

Waren die Gruppenleistungen in den ersten POL-Sequenzen recht homogen, zeigten sich im darauffolgenden Semester Qualitätsunterschiede. Dies lässt sich anhand der von Ingrid Darmann-Finck beschriebenen Kategorien der Gruppeninteraktionen verdeutlichen. In einigen Gruppen dominierte die *reflexionsorientierte Gruppeninteraktion*, d.h. die Studierenden setzten sich intensiv mit der Problemaufgabe auseinander und diskutierten die verschiedenen Perspektiven und Facetten des Falls. Bei anderen Gruppen stand dagegen die *aufgabenorientierte Gruppeninteraktion* im Vordergrund. Hier ging es eher darum, den Siebensprung zügig zu bearbeiten und den Aufwand des Selbststudiums zu begrenzen (vgl. Darmann-Finck 2008a, S. 52-55). Die Tutorinnen waren dementsprechend gefordert, diesen Gruppen einerseits Selbstbestimmung zu ermöglichen und andererseits eine vertiefte Auseinandersetzung mit der Problemaufgabe anzuregen.

Die ersten Erfahrungen mit dem problemorientierten Lernen im Bachelorstudiengang Pflege lassen vermuten, dass die Methode die Fähigkeit zum selbstgesteuerten, eigenverantwortlichen und kooperativen Lernen fördern sowie die systematische und differenzierte Problembearbeitung unterstützen kann. Diese Einschätzung korrespondiert mit dem aktuellen Forschungsstand zur Wirksamkeit des problemorientierten Lernens, wonach die Stärke dieser Methode vermutlich vor allem in der Förderung der Reflexions-, Deutungs- und Selbstlernkompetenz liegt. Inwieweit dies gelingt, hängt dabei auch von der Zusammensetzung der Lerngruppen ab (vgl. Darmann-Finck 2008a, S. 60).

AUSBLICK

Die Abteilung Pflege und Gesundheit hat das problemorientierte Lernen vor dem Hintergrund der überwiegend positiven Erfahrungen auf weitere Module ausgeweitet, wobei pro Modul ein bis zwei Problemaufgaben bearbeitet werden sollen. Dabei hat sich gezeigt, dass eine gute Einbindung des problemorientierten Lernens in das Modul wichtig ist. Hilfreich ist es, in anderen Lehrveranstaltungen an das im Selbststudium erarbeitete Wissen anzuknüpfen, damit für die Studierenden ein Zusammenhang zwischen POL-Inhalten und anderen Modul-Inhalten ersichtlich ist. Dies gelingt besonders gut, wenn Modullehrende auch als POL-Tutoren fungieren.

In der Semesterplanung sollte berücksichtigt werden, dass das POL-Selbststudium zeitaufwändig ist. Die zeitliche Kollision mit einer Modulprüfung hat dazu geführt, dass die Studierenden ihre Prioritäten in der Prüfungsvorbereitung gesehen und zum größten Teil die Bearbeitung der Problemaufgabe vernachlässigt haben.

Nachdem im ersten Modul durch die Praxisaufgabe eine Verbindung zwischen problemorientiertem Lernen und Modulprüfung geschaffen wurde, soll in einem nächsten Schritt eine auf die Methode abgestimmte Prüfungsform berücksichtigt werden. Hierzu bietet sich die „Triple-Jump-Excercise" an, eine Form des kompetenzorientierten Prüfens, die das systematische Vorgehen des problemorientierten Lernprozesses aufnimmt. Die Prüfungsbewertung konzentriert sich dabei nicht nur auf das Ergebnis im Sinne des erworbenen Faktenwissens, sondern berücksichtigt auch den Prozess, indem z. B. die Problemlösestrategien, die Qualität der Informationsrecherche oder die Fähigkeit zur Selbsteinschätzung berücksichtigt werden (vgl. Bonse-Rohmann u.a. 2008, S. 21).

Diese Abstimmung von Prüfungsleistung und Lernmethode kann den gesamten Lernprozess beeinflussen, denn Lernende richten ihr Lernverhalten meist von Anfang an auf die Abschlussprüfung aus (vgl. Boonen 2008, S. 137). Die Entscheidung für eine „Triple-Jump-Excercise" als Modulabschlussprüfung dürfte dementsprechend auch die Bearbeitung der Problemaufgaben während des Semesters positiv beeinflussen. Gleichzeitig können die Studierenden von Synergieeffekten profitieren, weil sie bereits während des Semesters einen Eindruck von der Abschlussprüfung bekommen.

LITERATUR

Benner, P. (1994).: Stufen zur Pflegekompetenz. From Novice to Expert. Bern u.a.: Huber.

Bonse-Rohmann, M. u.a. (2008): Kompetenzorientiert prüfen. Lern- und Leistungsüberprüfungen in der Pflegeausbildung. München: Elsevier/Urban&Fischer.

Boonen, A. (2008): Kompetenzbasierte Prüfungen im Rahmen eines POL-Curriculums. In: Darmann-Finck, I./Boonen, A. (Hg.): Problemorientiertes Lernen auf dem Prüfstand. Erfahrungen und Ergebnisse aus Modellprojekten. Bremer Schriften. Hannover: Schlütersche, S. 137–156.

Corbin, J. M./Strauss A. L. (2004): Weiterleben lernen. Verlauf und Bewältigung chronischer Krankheit. 2. Auflage. Bern u.a.: Huber.

Darmann, I. (2004): Problemorientiertes Lernen – Transfer durch die Erweiterung von Situationsdeutungen. In: PrInterNet – Pflegepädagogik, H. 9, S. 461–467.

Darmann-Finck, I. (2008a): Zur Wirksamkeit und zu den Wirkhintergründen des Problemorientierten Lernens in der Pflegeaus-, -fort- und -weiterbildung. In: Darmann-Finck, I./Boonen, A. (Hg.): Problemorientiertes Lernen auf dem Prüfstand. Erfahrungen und Ergebnisse aus Modellprojekten. Bremer Schriften. Hannover: Schlütersche, S. 45–61.

Darmann-Finck, I. (2008b): Was müssen Tutoren können? Zur Professionalität von Tutoren. In: Darmann-Finck, I./Boonen, A. (Hg.): Problemorientiertes Lernen auf dem Prüfstand. Erfahrungen und Ergebnisse aus Modellprojekten. Bremer Schriften. Hannover: Schlütersche, S. 97–110.

Ebbeskog, B./Ekman, S.-L. (2001): Elderly persons' experiences of living with venous leg ulcer: living in a dialectal relationship between freedom and imprisonment. In: Scandinavian Journal of Caring Sciences, 15 (3), S. 235–243.

Gerholz, K.-H./Sloane, P. F. E. (2008): Der Bolognaprozess aus curricularer und hochschuldidaktischer Perspektive – Eine Kontrastierung von beruflicher Bildung und Hochschulbildung auf der Bachelor-Stufe. In: bwp@ Nr. 14. Online unter: http://www.bwpat.de/ausgabe14/gerholz_sloane_bwpat14.pdf (20. Juli 2010).

Gerstenmaier, J./Mandl, H. (1995): Wissenserwerb unter konstruktivistischer Perspektive. In: Zeitschrift für Pädagogik 41. Jg., H. 4, S. 868–888.

HRK – Hochschulrektorenkonferenz (2008): Für eine Reform der Lehre in den Hochschulen. 3. Mitgliederversammlung der HRK am 22.4.2008. Online unter http://www.hrk.de/de/download/dateien/Reform_in_der_Lehre_-_Beschluss_22-4-08.pdf (1. Juni 2010).

HRK – Hochschulrektorenkonferenz (2009): Entschließung der 5. (a.o.) Mitgliederversammlung am 27.01.2010. Zum Bologna-Prozess nach 2010. Online unter http://www.hrk.de/de/download/dateien/Entschliessung_Bologna.pdf (1. Juni 2010).

HRK – Hochschulrektorenkonferenz (2010): Weiterführung der Bologna-Reform – Kontinuierliche Qualitätsverbesserung in Lehre und Studium. Entschließung der 8. Mitgliederversammlung der HRK am 11.05.2010. Online unter: http://www.hrk.de/de/download/dateien/MV_8-_3_Entschliessung_Weiterfuehrung_Bologna-Reform.pdf (1. Juni 2010).

Hundenborn, G. (2007): Fallorientierte Didaktik in der Pflege. Grundlagen und Beispiele für Ausbildung und Prüfung. München: Elsevier/Urban & Fischer.

KMK – Kultusministerkonferenz (2005): Qualifikationsrahmen für Deutsche Hochschulabschlüsse. Im Zusammenwirken von Hochschulrektorenkonferenz, Kultusministerkonferenz und Bundesministerium für Bildung und Forschung erarbeitet und von der Kultusministerkonferenz am 21.04.2005 beschlossen. Online unter: http://www.hrk.de/de/download/dateien/QRfinal2005.pdf (6. Juni 2010).

Kommission der Europäischen Gemeinschaften (2000): Memorandum über Lebenslanges Lernen. SEK (2000) 1832. Brüssel 30.10.2000. Online unter: http://www.bologna-berlin2003.de/pdf/MemorandumDe.pdf (20. Januar 2009).

Meer, C. P. van (1994): Problemorientiertes Lernen. In: Schwarz-Govaers, Renate (Hg.): Standortbestimmung Pflegedidaktik. Referate zum 1. Internationalen Kongress zur Didaktik der Pflege. Schweizerisches Rotes Kreuz Bereich Berufsbildung, S. 81–93.

Mishel, M. H. (1997): Mit chronischer Krankheit leben: Mit Unsicherheit leben. In: Funk, S. G. (Hg.): Die Pflege chronisch Kranker. Aus dem Amerikan. von Elisabeth Brock. Bern u.a.: Huber, S. 61–74.

Moust, J. H. C./Bouhuijs, P. A./Schmidt H. G. (1999): Problemorientiertes Lernen. Wiesbaden: Ullstein Medical.

Modulhandbuch Bachelorstudiengang Pflege (2010). Fachhochschule Hannover Fakultät V – Abteilung Pflege und Gesundheit. Online unter: http://www.fakultaet5.fh-hanno-ver.de/fileadmin/media/doc/f5/studium/abteilung_pflege/bachelor_pflege/Modulhandbuch_BA_Pflege_August2010.pdf (16. August 2010).

Neil, J. A./Mill Barrel, L. (1998): Transition Theory and Its Relevance to Patients with Chronic Wounds. In: Rehabilitation Nursing, 23 (6), S. 295–299.

Oelke, U./Kerkow-Weil, R./Hüper, Ch. (2004): Das „Hannoveraner Modell". Ein neuer Studiengang „Bachelor of Arts (Nursing)" mit dem Schwerpunkt „Beratung und Versorgungskoordination". In: Pflegemagazin, Jg. 5, H. 3, S. 17–25.

Panfil, E.-M./Uschok, A./Osterbrink, B. (2009): Leben und Alltag von Patienten mit einer chronischen Wunde. In: Panfil, E.-M./Schröder, G. (Hg.): Pflege von Menschen mit chronischen Wunden. Lehrbuch für Pflegende und Wundexperten. Bern: Huber, S. 125–142.

Reinmann-Rothmeier, G./Mandl, H. (1998): Wissensvermittlung: Ansätze zur Förderung des Wissenserwerb. In: Klix, F./Spada, H. (Hg.): Wissen. Enzyklopädie der Psychologie Serie II – Bd. 6. Göttingen u.a.: Hogrefe, S. 457–500.

Schaeffer, D./Moers, M. (2003): Bewältigung chronischer Krankheiten – Herausforderungen für die Pflege. In: Rennen-Althoff, B./Schaeffer, D. (Hg.): Handbuch Pflegewissenschaft. Weinheim/München: Juventa, S. 447–483.

Schwarz-Govaers, R. (2008): Problemorientiertes Lernen (POL) und Subjektive Theorien – was hat das eine mit dem anderen zu tun? In: Darmann-Finck, I./Boonen, A. (Hg.): Problemorientiertes Lernen auf dem Prüfstand. Erfahrungen und Ergebnisse aus Modellprojekten. Bremer Schriften. Hannover: Schlütersche. S. 13–24.

Schwarz-Govaers, R. (2003): Problemorientiertes Lernen – neuer Wein in alten Schläuchen oder eher alter Wein in neuen Schläuchen? In: PrInterNet – Pflegepädagogik, H.1, S. 36–45.

Schwarz-Govaers, R. (2001): Subjektive Theorien von PflegeschülerInnen und ihre Bedeutung für die Lehrenden in Schule und Praxis. In: PrInterNet – PflegePädagogik, H. 11, S. 282–290.

Uschok, A. (2009): Das Körperbild von Menschen mit chronischen Wunden. In: Panfil, E.-M./Schröder, G. (Hg.): Pflege von Menschen mit chronischen Wunden. Lehrbuch für Pflegende und Wundexperten. Bern: Huber, S. 343–357.

Walshe, C. (1995): Living with a venous leg ulcer: a descriptive study of patients experiences. In: Journal of Advanced Nursing, 22, S. 1092–1100.

Zumbach, J. (2006): Problemorientiertes Lernen im Hochschulunterricht. Selbstgesteuertes Lernen anhand authentischer Probleme. Online unter: http://www.sbg.ac.at/mediaresearch/zumbach/pubs/ Zumbach_Beitrag.pdf (20. Juli 2010).

Gesundheitsförderung in der ambulanten Pflege

Ist-Situation und Qualifizierungsbedarfe

Christine Dörge

Im Zuge der sich verändernden gesellschaftlichen Versorgungsbedarfe steigt der Bedarf an professioneller Gesundheits- und Krankenversorgung. Eine zentrale Schlüsselrolle kommt zukünftig dabei vor allem den ambulant tätigen Pflegekräften und Hausärzten zu. Die ambulante Versorgung umfasst mehr als medizinische Behandlung und defizitorientierte Grund- und Behandlungspflege. Sie beinhaltet gleichermaßen Aufgaben der Gesundheitsförderung, Krankheitsprävention, der Gesunderhaltung und Leidenslinderung. Laut der Interessenvertretungen der Pflegekräfte ist Gesundheitsförderung bereits heute fester integraler Bestandteil der alltäglichen Arbeit. Aber entspricht das den Tatsachen? Trotz der häufigen Verwendung des Begriffes finden sich in der wissenschaftlichen Literatur nahezu keine Angaben über die Art und Weise der konkreten Umsetzung gesundheitsfördernder Pflege. Was meinen in der häuslichen Pflege tätige Pflegende, wenn sie von einer patientenorientierten Gesundheitsförderung sprechen? In episodischen Interviews haben Pflegekräfte ihr berufliches Alltagshandeln und ihre Ansichten zu einer salutogenetisch orientierten Gesundheitsarbeit beschrieben. Die Zwischen- bzw. Teilergebnisse der qualitativen Studie geben Einblicke, welche subjektiven Vorstellungen und Handlungskonzepte zu einer patientenorientierten Gesundheitsförderung bei Pflegenden bestehen. Trotz genereller Bejahung zeigt sich eine große Sprachlosigkeit und Unsicherheit. Die Spannbreite der individuellen Konzepte ist immens. Der Beitrag erlaubt ein besseres Verständnis für Chancen und Probleme bei der aktuellen Implementation von Gesundheitsförderung in die professionelle Pflegearbeit und gibt wichtige Anregungen und Anstöße für aufgedeckte Qualifizierungsbedarfe.

Hintergrund

Angesichts der nicht übersehbaren Zunahme von chronisch-degenerativen Erkrankungen sowie von Zivilisationskrankheiten erfahren die Themen Gesundheitsförderung und Prävention in allen gesellschaftlichen Teilbereichen unserer Gesellschaft wachsende Aufmerksamkeit. Sie gelten als geeignete und zentrale Lösungsansätze zur Bekämpfung der sich verstärkenden gesundheitsrelevanten Problemlagen (u.a. SVR 2002; Naidoo/Wills 2003; WHO 1986). Aktivitäten der Gesundheitsförderung richten sich auf spezifische Settings wie z. B. Betriebe oder Schulen, also Lebenswelten, in denen Menschen einen großen Teil ihrer Lebenszeit verbringen; oder zielgruppenorientiert auf Menschen in bestimmten Lebenslagen. Neben (noch) Gesunden zählen hierzu gleichermaßen (bedingt) Gesunde, also akut und chronisch Kranke und/oder pflegebedürftige Menschen.

Die Sicherstellung der professionellen Versorgung von Kranken und Pflegebedürftigen mit Gesundheitsdienstleistungen ist, historisch gewachsen, explizite Aufgabe des Gesundheitswesens und seiner Angehörigen, insbesondere der so genannten Gesundheitsdienstberufe. Die sich unter dem Schlagwort der »Krise des Gesundheitswesens« subsumierenden Entwicklungen und Problemlagen forcieren eine „Reorganisation der Gesundheitsdienste" (WHO 1986). Um mittel- bis langfristig eine zielgruppenorientierte, eine dem subjektiven wie objektiven Versorgungsbedarf angemessene Gesundheitsversorgung sicherzustellen, steht die bisherige medizinisch-kurativ dominierte und dabei einem sequentiellen Modellverständnis von Gesundheitsarbeit folgende Gewichtung und Vernetzung der einzelnen Versorgungsaufgaben (Gesundheitsförderung, Prävention, Kuration, Rehabilitation, Pflege) klar zur Disposition. Bei der gleichzeitigen Notwendigkeit einer verstärkten bzw. vorrangigen Beachtung von Gesundheitsförderung und Prävention verschieben sich die Anforderungsprofile im Berufsfeld Gesundheit tendenziell zugunsten eines integrativen Modells von Gesundheitsarbeit. Für die in den einzelnen Institutionen der Gesundheitsversorgung (Einrichtungen der ambulanten und stationären Versorgung, öffentlicher Gesundheitsdienst u.a.) beschäftigten Akteure bedeutet dies in Konsequenz die Notwendigkeit einer kritischen Reflexion ihrer bisherigen Berufsausübung; vielfach verbunden mit einer tendenziellen Schwerpunktverlagerung oder der Erweiterung bisher vorgehaltener bzw. vernachlässigter Berufsaufgaben.

Gesundheitsförderung ist seitens der Pflege bereits in der Vergangenheit als berufsinhärente Teilaufgabe, als selbstverständlicher und immanenter Bestandteil pflegerischen Handelns verstanden worden. Im Kontext der sich abzeichnenden Problemlagen im Gesundheitswesen, spätestens jedoch seit Ottawa, gerät dieser Part pflegerischer Kernaufgaben (vgl. Ethik-Kodex des ICN) nun, auch unter dem Aspekt der damit verbundenen Herausforderungen an das berufliche Handeln der Gesundheitsberufe, nachdrücklich in den Fokus der Aufmerksamkeit. Mit der 2004 erfolgten Novellierung des Krankenpflegegesetzes ist das pflegerische Mandat zur Gesundheitsförderung darüber hinaus nun auch ausdrücklich vom Gesetzgeber bestätigt worden. Dennoch, trotz breiter und ungeteilter Zustimmung zur Gesundheitsförderung als immanentem Bestandteil pflegerischer Arbeit, bleibt allerdings die Frage, in wie weit Gesundheitsförderung dann auch tatsächlich Eingang in das berufliche Alltagshandeln der Pflegekräfte findet bzw. gefunden hat, offen und unklar. Gerade dieser Punkt scheint mir aber für die Sicherstellung einer qualitativ hochwertigen und den gesellschaftlichen Erfordernissen entsprechenden Gesundheitsversorgung von besonderer Bedeutung. Schließlich bedeuten weder formal hinterlegte Handlungsabsichtserklärungen, noch eine von den Akteuren generell geäußerte Zustimmung zu den Prinzipien der Gesundheitsförderung in der Konsequenz unweigerlich auch tatsächlich deren praktische Umsetzung (vgl. auch Jacob 2004).

Fragestellungen zur tatsächlichen Umsetzung der konzeptionellen Ideen des Gesundheitsförderungsansatzes im konkreten Berufsalltag traditioneller Gesundheitsdienstberufe werden bislang im Rahmen von Forschungsaktivitäten zur Gesundheitsförderung nicht hinreichend, zumindest nicht in einem der gesundheitswissenschaftlichen und -politischen Relevanz angemessenem Ausmaß berücksichtigt. Die weitgehende Vernachlässigung von Fragen wie: Wie wird Gesundheitsförderung von den Angehörigen dieser Berufsgruppen verstanden und praktiziert? In wie weit sind die Gesundheitsberufe derzeit in der Lage, dem veränderten Vorsorgungsbedarf ihrer Klientel mit den hieraus resultierenden Erwartungen an gesundheitsförderliches Handeln im Rahmen ihrer Berufsausübung inhaltlich gerecht zu werden?, überrascht nicht nur vor dem Hintergrund der Brisanz der nachhaltigen Krise(n) des Gesundheitswesens. Die tendenzielle Vernachlässigung der Berücksichtigung dieser Fragestellungen als Untersuchungsgegenstand in der Gesundheitsforschung erstaunt auch angesichts von Erklärungen der Politik (u.a. WHO 2000), in denen gerade auch den Pflegenden explizit eine herausragende Rolle in der Gesundheitsförderung zugewiesen wird. Durch die vorliegende Studie, die die Exploration der subjektiven Vorstellungen und Handlungskonzepten von Pflegekräften (und Hausärzten) zu einer patientenorientierten Gesundheitsförderung in der ambulanten Krankenversorgung zum Gegenstand hat, soll zur Schließung der vorgefundenen Forschungslücke beigetragen werden. Die Untersuchung trägt auf diesem Weg dazu bei, einen Einblick in den Ist-Zustand von Gesundheitsförderung im beruflichen Handeln professionell Pflegender zu erhalten. Neben der konkreteren Fassung des wahrgenommenen Handlungsspielraums ermöglicht sie zudem aus gesundheits- und professionssoziologischer Sicht Schlüsse zum Qualifizierungsstand bzw. möglichen Qualifizierungsbedarfen.

ZU DEN THEORETISCHEN GRUNDLAGEN VON GESUNDHEITSFÖRDERUNG

DAS KONZEPT DER SALUTOGENESE

Die Diskussion um die Verhinderung von Krankheit und die Förderung von Gesundheit findet theoretisch zumeist vor dem Hintergrund des von dem amerikanisch-israelischen Medizinsoziologen Aaron Antonovsky entwickelten Modells der Salutogenese statt. Trotz verschiedener berechtigter Kritikpunkte stellt dieses Modell noch immer die „beste vorhandene theoretische Basis der Gesundheitsförderung dar" (Blättner 2007: 67) und bildet mithin zumeist den Mittelpunkt moderner Konzepte zur Gesundheitsförderung. Das Salutogenese-Konzept (Antonovsky 1979, 1987) überwindet wesentliche Beschränkungen des biomedizinischen Modells. Mit seinem erweiterten Gesundheitsverständnis löst es die in der Vergangenheit dominierende dichotome, klar defizitorientierte Auffassung von Gesundheit und Krankheit ab. Im Gegensatz zur gängigen pathogenetischen Sichtweise, fragt Antonovsky nach den Bedingungen, die Menschen trotz Risiken und Belastungen gesund erhalten und forscht nach Faktoren, die die Gesundheit schützen. Diesen Perspektivenwechsel will er dabei ausdrücklich nicht als lediglich in reiner Opposition zur pathogenetischen Sichtweise stehend verstanden wissen. Antonovsky weist vielmehr eigens auf die Komplementarität beider Sichtweisen hin. Salutogenese und Pathogenese ergänzen sich in ihren Fragestellungen. Die den pathogenetischen Ansätzen zugrunde liegende Suche nach spezifischen Krankheitsursachen erfährt in einer salutogenetischen Denkweise die nach Antonovsky dringend gebotene Ergänzung um die Suche nach gesundheitsfördernden, bzw. gesunderhaltenden Faktoren (vgl. Antonovsky 1997: 30; Bengel/Strittmatter/ Willmann 2001: 26, 85). In Antonovskys salutogenetischem Modell wird dabei die althergebrachte dichotome Vorstellung von Gesundheit und Krankheit zugunsten der Annahme überwunden, dass Gesundheit und Krankheit Pole eines gemeinsamen mehrdimensionalen (biopsychosozialen) Kontinuums sind. Gesundheit lässt sich nicht als fixer, statischer Zustand, Krankheit nicht als Abweichung von der Norm, als Systemausfall oder abgrenzbares, isoliertes Ereignis verstehen (vgl. Franke 2008: 158ff.). Jeder Mensch trägt gleichermaßen gesunde und kranke Anteile in sich. Der jeweilige Gesundheitszustand eines Menschen ergibt sich im salutogenetischen Verständnis „aus der dynamischen Wechselwirkung zwischen belastenden und entlastenden oder schützenden Faktoren im Menschen und seiner Umwelt" (Franzkowiak 2006: 198). In dem Antonovsky gesundheitsschützende Faktoren stärker in den Fokus der Aufmerksamkeit rückt, leitet er eine das Verständnis von Gesundheits- und Krankenversorgung nachhaltig verändernde Betrachtungsweise gesundheitlicher Probleme ein. Der in seinem Konzept vorgenommene Perspektivwechsel von der Pathogenese zur Salutogenese, von der Risiko- zur Ressourcenorientierung, vom dichotomen zum Kontinuum-Modell von Gesundheit und Krankheit, kann auch der Medizin und Pflege wichtige Impulse für ressourcenorientierte Gestaltungsmöglichkeiten alltäglicher Unterstützung, Beratung und Begleitung von Menschen mit gesundheitlichen Schwierigkeiten geben.

DAS PROGRAMMATISCHE KONZEPT DER OTTAWA-CHARTA

Angesichts der in der zweiten Hälfte des letzten Jahrhunderts weltweit wachsenden Erwartungen und Erfordernisse an eine neue Bewegung für die Gesundheit, hat die WHO Anfang der 1980er Jahre ein politisches Aktionsprogramm entwickelt, dessen Ziele und Prinzipien 1986 im Rahmen der 1. internationalen Konferenz zur Gesundheitsförderung in Ottawa in einer Resolution zusammengefasst und offiziell verabschiedet worden sind. In dem als Ottawa-Charta bekannt gewordenen Leit- und Grundlagendokument der Gesundheitsförderung wird Gesundheitsförderung wie folgt definiert:

> *„Gesundheitsförderung zielt auf einen Prozess, allen Menschen ein höheres Maß an Selbstbestimmung über ihre Gesundheit zu ermöglichen und sie damit zur Stärkung ihrer Gesundheit zu befähigen. Um ein umfassendes körperliches, seelisches und soziales*

Wohlbefinden zu erlangen, ist es notwendig, dass sowohl einzelne als auch Gruppen ihre Bedürfnisse befriedigen, ihre Wünsche und Hoffnungen wahrnehmen und verwirklichen sowie ihre Umwelt meistern bzw. sie verändern können" (Franzkowiak/Sabo 1998: 96).

Das in der Ottawa-Charta formulierte Gesundheitsförderungskonzept präsentiert keine umfassende wissenschaftliche (Handlungs-)Theorie, fasst aber programmatisch die wichtigsten Handlungsstrategien und -bereiche für die Umsetzung des Gesundheitsförderungsprozesses zusammen. Als zentrale Handlungsstrategien werden empfohlen (vgl. WHO 1998):

1. In Anwaltschaft Partei für die Gesundheit ergreifen und Interessen vertreten bzw. artikulieren („advocacy"). Das beinhaltet ein aktives Eintreten professionell Handelnder für gesundheitliche Chancengleichheit in allen gesundheitlich relevanten Bereichen durch das Abschaffen sozialer Unterschiede. Politische, soziale und kulturelle Faktoren sollen so beeinflusst werden, dass sie der Gesundheit des Menschen förderlich sind. Anwaltschaft für Gesundheit übernehmen heißt auch, jedem den Zugang zu allen Informationen zu ermöglichen und alle Menschen dazu zu befähigen, für sich Verantwortung zu übernehmen und dadurch Entscheidungen zu treffen.

2. Befähigen und Ermöglichen („enabling"), um selbständig das größtmögliche Gesundheitspotenzial des Einzelnen zu entfalten und zu verwirklichen. Dies umfasst sowohl die Förderung individueller Kompetenzen als auch die Schaffung entsprechender gesellschaftlicher Voraussetzungen.

3. Vermitteln und Vernetzen („mediating"). Um Gesundheit tatsächlich in allen Lebensbereichen berücksichtigen zu können, zielt diese Strategie auf die breite Kooperation und koordinierte interdisziplinäre Zusammenarbeit aller Akteure und Verantwortlichen innerhalb und außerhalb des Gesundheitswesens. Der Gesundheitssektor alleine ist nicht in der Lage, die Voraussetzungen für Gesundheit zu garantieren.

Die in der Ottawa-Charta formulierte Programmatik der Gesundheitsförderung hat gerade auch der Praxis der Gesundheits- und Krankenversorgung wichtige Impulse gegeben. Sie nimmt die Kritik der Defizite und Grenzen einer individualisierten krankheitsorientierten Gesundheitspolitik auf (vgl. Rosenbrock 1998) und entwickelt eine neue – in der Gesellschaft überwiegend auf Zustimmung stoßende – Handlungsperspektive. Dennoch beinhaltet dieses Konzept der Gesundheitsförderung auch klare Schwächen und Defizite, die Anlass entsprechender Kritik sind und hier nicht unerwähnt bleiben sollen. So wird z. B. die fehlende theoretische Basis bzw. Schärfe des Konzeptes kritisiert (u.a. McQueen 2007, Klotter 2009) sowie seine zum Teil unvollständig reflektierten, ideologisch einseitigen Grundannahmen westlicher Prägung. Durch seine hohe Komplexität und Allgemeinheit entstehe Diffusität, werde eine erfolgreiche und nachhaltige Implementierung in die Praxis erschwert. Gleichzeitig erlaubt die begriffliche Unspezifik und das hohe Abstraktionsniveau, dass der von der WHO vorgestellte und in der Praxis sehr geschätzte Gesundheitsförderungsbegriff inflationär als weitgehend inhaltsloser Trendbegriff einer Vielzahl beliebiger Aktivitäten im Gesundheitsbereich Verwendung findet. Gesundheitsförderung sieht sich damit potentiell der Problematik ausgesetzt, als sinnentleerte Worthülse, als populäre Floskel missbraucht zu werden (vgl. Franzkowiak/Wenzel 1990).

Vom Charakter her ist die Ottawa-Charta visionär und inspirierend. Leitlinien bzw. Interventionshandwerkzeug für die konkrete Organisation und Realisierung von Gesundheitsförderung in der Praxis sind in ihr jedoch nicht enthalten (Rosenbrock 1998: 9; Klotter 2009: 66). Kritisch zu bewerten ist auch die fehlende Verbindlichkeit bzw. Verpflichtung der unterzeichnenden Länder zur konkreten Umsetzung von Gesundheitsförderung in die Praxis. Die Frage der Handlungsverantwortung bleibt bei der Verabschiedung der Ottawa-Charta ungeklärt. Gesundheitsförderung verharrt damit schnell auf dem Status ideologischer Programmatik, läuft Gefahr, in der Praxis nicht oder nur unzureichend realisiert zu werden.

STRATEGIEN UND METHODEN DER GESUNDHEITSFÖRDERUNG

Ganz im Sinne des programmatischen Geistes der Ottawa-Charta erfolgen von der WHO zwar keine konkreten Empfehlungen bzw. Vorgaben zu spezifischen Methoden oder Instrumenten der Gesundheitsförderung, die in Form eines standardisierten Rezeptwissens oder Handlungsrepertoires von den professionell Handelnden universal zum Einsatz gelangen könnten. Dennoch sind, auch in den verschiedenen Anschlusserklärungen, wichtige Hinweise zu zentralen methodischen Ansätzen enthalten: „Gesundheitsförderung ist ein komplexer sozialer und politischer Prozess; sie schließt nicht nur Handlungen und Aktivitäten ein, die auf die Stärkung der Kenntnisse und Fähigkeiten von Individuen gerichtet sind, sondern auch solche, die darauf abzielen, soziale, ökonomische sowie Umweltbedingungen derart zu verändern, dass diese positiv auf individuelle und öffentliche Gesundheit wirken. Gesundheitsförderung ist der Prozess, die Menschen zu befähigen, ihre Kontrolle über die Determinanten von Gesundheit zu erhöhen und dadurch zu verbessern. Aktive Beteiligung (Partizipation) ist essentiell, um Gesundheitsförderungsaktivitäten zu erhalten" (WHO 1998: 1f.).

Damit werden auf hohem Abstraktionsniveau – neben den an anderer Stelle der Ottawa-Charta explizit aufgeführten grundlegenden Handlungsstrategien und Handlungsbereichen der Gesundheitsförderung – mehrere methodische Kernstrategien und Handlungsansätze der Gesundheitsförderung angesprochen, auf die im Folgenden kurz eingegangen werden soll. Es handelt sich um die sich gegenseitig ergänzenden, sich zum Teil überlappenden wie gleichermaßen auch gegenseitig bedingenden Ansätze bzw. Konzepte der:

• Befähigung durch Kompetenzentwicklung und -förderung,

• der Partizipation und

• des Empowerments.

BEFÄHIGUNG DURCH KOMPETENZENTWICKLUNG UND -FÖRDERUNG

Die Stärkung der persönlichen Kompetenzen ist ein zentraler Ansatz der Gesundheitsförderung. Unter Kompetenz (lat. competere – zu etwas fähig sein) wird dabei die Fähigkeit von Individuen oder Gruppen verstanden, erworbene Fertigkeiten und soziale Regeln sowie Wissensbestände sach- und situationsgerecht einzusetzen, so dass beispielsweise eben gerade auch gesundheitsbezogene Ziele selbst verfolgt und erreicht werden können (vgl. Kardorff 2006). Über ausreichende und angemessene Kompetenzen zu verfügen, ist zum einen Grundvoraussetzung für die persönliche Handlungsfähigkeit im Allgemeinen und Speziellen. Zum anderen ermöglichen Kompetenzen die Wahrnehmung von Selbstbestimmung, die Übernahme von Eigen- und Mitverantwortung sowie die Chance der Kontrolle. Übertragen auf das salutogenetische Modell von Antonovsky, tragen Kompetenzen entscheidend dazu bei, die Welt als verstehbar, handhabbar und bedeutsam erleben zu können. Sie sind daher eine wichtige Gesundheitsressource für die Bewältigung des Alltagslebens.

Die für die Förderung, den Erhalt oder die Wiederherstellung von Gesundheit erforderliche »persönliche Gesundheitskompetenz« (Pfaff 2007) enthält Kompetenzen wie Fachkompetenz, Selbstkompetenz, Methodenkompetenz, Sozialkompetenz und Handlungs- und Entscheidungskompetenz. Gesundheitskompetenz „ermöglicht Menschen, sich Zugang zu verschaffen zu Gesundheitsinformationen und gesundheitsrelevantem Wissen, diese Informationen zu verstehen, zu beurteilen, sich mit anderen darüber auszutauschen und die Informationen und das Wissen für gesundheitsrelevante Entscheide zu nutzen, die zu einer gesundheitsfördernden Lebensführung beitragen. Gesundheitskompetenz ist eine Voraussetzung für das Gesundheitshandeln" (Sommerhalder/Abel 2007: 4).

Gesundheitskompetenz entsteht im Rahmen von lebenslangen Erziehungs-, Bildungs- und Sozialisationsprozessen. Angesichts heterogener soziokultureller und sozioökonomischer Lebensbedingungen sind die Chancen zum Kompetenzerwerb somit sozial ungleich verteilt. Bei der Entwicklung und Förderung von Gesundheitskompetenzen wird zwischen zwei Aufgabenstellungen unterschieden: die Unterstützung „beim Aufbau noch nicht vorhandener Kompetenzen" und „die Hilfe zur Wiederentdeckung und gezielten Förderung vorhandener, aber verschütteter Lebens- und Gesundheitskompetenzen" (Kardorff 2006: 135). Entsprechend eines professionellen Verständnisses von Gesundheitsförderung richtet sich die Rolle des »Enablers« (Schnabel 2007) auf die Selbstermächtigung der Adressaten. Wird die Entwicklung von Gesundheitskompetenz dabei als ein aktiver, konstruktiver und kommunikativer Prozess des Lernens aufgefasst, wird schnell deutlich, dass Maßnahmen der reinen Wissensvermittlung oder künstlichen Lernarrangements für die Entwicklung von Gesundheitskompetenz nur begrenzter Erfolg beschieden sein kann. Eine intendierte Steigerung von Gesundheitskompetenzen hat eine größere Realisierungschance, wenn „Kompetenzförderung im Zusammenhang von Lebenslage und Lebensweise geschieht [Setting-Ansatz

– Einf. C.D.] und nicht isoliert an einzelnen Verhaltensmerkmalen ansetzt" (Kardorff 2006:136). Die Handlungsoptionen zur Kompetenzförderung sind vielfältig. Bei der Gestaltung entsprechender Angebote ist aber unbedingt darauf zu achten, dass die Aktivitäten auch wirklich den Bedürfnissen und dem Lernverhalten der Zielgruppe angepasst sind. Neben der Schaffung entsprechender sozioökologischer Voraussetzungen setzen Gesundheitsaufklärung und -beratung, Gesundheitserziehung und -bildung, Gesundheitstraining, Gesundheitsselbsthilfe etc. unterschiedliche Akzente in den auch in der Krankenversorgung denkbaren Vorgehensweisen auf dem intendierten Weg zur Befähigung des Individuums zu mündigen Gesundheitsentscheidungen.

PARTIZIPATION

Im Kontext von Gesundheitsförderung ist Partizipation das Ziel eines Entwicklungsprozesses, an dessen Ende die tatsächliche Teilhabe des Bürgers an gesundheitsrelevanten Entscheidungen steht. Idealtypisch bedeutet Partizipation damit die genutzte, wie gleichermaßen auch gewährte Option der (Mit-)Gestaltung von Gesundheit auf allen gesellschaftlichen Ebenen. Partizipation ermöglicht es, die eigene Umwelt zu reflektieren und zu beeinflussen. Hierfür bedarf es nicht nur auf Seiten des Individuums der Befähigung durch entsprechende Kompetenzförderung und -entwicklung (s. oben). Auf Seiten von Experten und Institutionen fordert der in der Ottawa-Charta erhobene Anspruch gelebter Partizipation neben entsprechenden Kompetenzen zugleich auch die Bereitschaft und Offenheit, andere stärker als bisher in Prozesse gesundheitlicher Willensbildung und Entscheidungen einzubinden. Ein zentraler Aspekt partizipativer Prozesse besteht darin, „die Vorstellungen und Visionen der Menschen über ihr eigenes Leben und ihre soziale Umwelt in unterschiedlichen Situationen ernst zu nehmen" (Stark 2006a: 170).

Echte Partizipation beinhaltet demokratische Entscheidungsprozesse. Sie reduziert sich nicht auf bloße Teilnahme, sondern versteht sich als wertgeschätzte aktive Teilhabe. Auch wenn sich über die partizipative Einbindung der Betroffenen u.a. die Chance für bedarfsgerechte, passgenaue Gesundheitsinterventionen erhöht, ist eine derartige tatsächliche Beteiligung der Adressaten in der Gesundheitsförderung bisher nicht die Regel. Stark (2006a) zeichnet ein eher kritisches Bild des Ist-Standes der Beteiligungs- und Einflussmöglichkeiten in Deutschland: Tatsächliche Teilhabe an Entscheidungen sei „bisher nur in seltenen Fällen gewollt" (ebd. 170), das Konzept der Partizipation beschränke sich in seiner Nutzung auf die vornehmliche Zielsetzung der »Akzeptanzförderung« fremdbestimmt getroffener Entscheidungen.

Das Konzept der Partizipation verlangt von den Dienstleistungserbringern in der Gesundheitsförderung eine professionelle Haltung. Partizipation ist ein Lern- und Entwicklungsprozess, der eine spezifische Beziehungsgestaltung erfordert, in der empathische Aushandlungsprozesse eine wichtige Rolle spielen. Für den Professionellen beinhaltet Partizipation immer auch ein »Abgeben« und »Loslassen-Können«. Partizipation stellt eine wichtige Gesundheitsressource dar. Die WHO (1998) räumt ihr eine essentielle Bedeutung zu, um Gesundheitsförderungsaktivitäten wirksam und nachhaltig zu erhalten. Insbesondere für die traditionell gewachsenen stark paternalistischen Strukturen innerhalb der Krankenversorgung stellt das Konzept der Partizipation damit eine besondere Herausforderung dar.

EMPOWERMENT

Das ursprünglich aus der amerikanischen Bürgerrechtsbewegung hervorgegangene und dann von der Gemeindepsychologie aufgegriffene Konzept des Empowerments (Rappaport) versteht sich im Verständnis der Gesundheitsförderung als ein „Prozess, durch den Menschen mehr Kontrolle über Entscheidungen und Handlungen erlangen, die ihre Gesundheit beeinflussen" (WHO 1998: 6). Der programmatische Anspruch der Gesundheitsförderung, Menschen zu selbstbestimmtem Handeln zu befähigen, geht auf die deutliche Kritik eines tradierten, auf dem Modell der bürgerlichen Kleinfamilie beruhenden und auch vormals in der Krankenversorgungsrealität vorzufindenden Rollenverständnisses zurück, in dem Menschen aufgrund ihrer physiologischen, psychischen oder gesellschaftlichen Situation vornehmlich als „hilfebedürftige Mängelwesen" (Herriger 2002: 2) wahrgenommen und regelrecht infantilisiert werden. Vorhandene Ressourcen und Stärken der betroffenen Menschen werden, so die Kritik, in einer derartigen Konstellation vernachlässigt, wenn nicht sogar negiert. Gleichzeitig werden ihnen in nahezu paternalistischer Manier fremdbestimmte Entscheidungen aufoktroyiert. (vgl. u.a. Herriger 2002; Stark 2006b).

Dem Konzept des Empowerment, das mit diesem Rollenverständnis bricht, liegt ein emanzipatorisches Anliegen zugrunde. Ein elementares Ziel und Ergebnis von Empowerment ist die Eröffnung neuer Handlungsspielräume. Menschen in belastenden Lebenssituationen, in „Situationen der Hilflosigkeit und Ohnmacht, die z. B. durch Krankheit oder Behinderung ausgelöst werden, [sollen – Einf. C.D.] anfangen, ihre Angelegenheiten wieder ‚selbst in die Hand' zu nehmen" (Fillies, 2004: 591f.). In diesem Sinne ist Empowerment Hilfe zur Selbsthilfe. „Indem Empowerment auf die Stärken und Kompetenzen der Menschen und ihrer Gemeinschaften aufbaut und nicht auf ihren Defiziten und Schwächen, werden bereits vorhandene Unterstützungssysteme in optimaler Weise genutzt und das Selbstwertgefühl, die Kompetenzen und Kraft bestätigt und verstärkt" (Stark 2006b). Für den Kontext der Krankenversorgung hat Dietscher die im Rahmen von Empowerment angestrebte Erweiterung der Patientenrolle anschaulich illustriert (Abb. 1).

Das Empowerment-Konzept verbindet verhaltens- und verhältnisorientierte Ansätze der Gesundheitsförderung. Es ist darauf ausgerichtet, Menschen auf individueller, gruppenbezogener, institutioneller und gesellschaftlicher Ebene zu mehr Selbstbestimmung und autonomer Lebensführung zu befähigen.

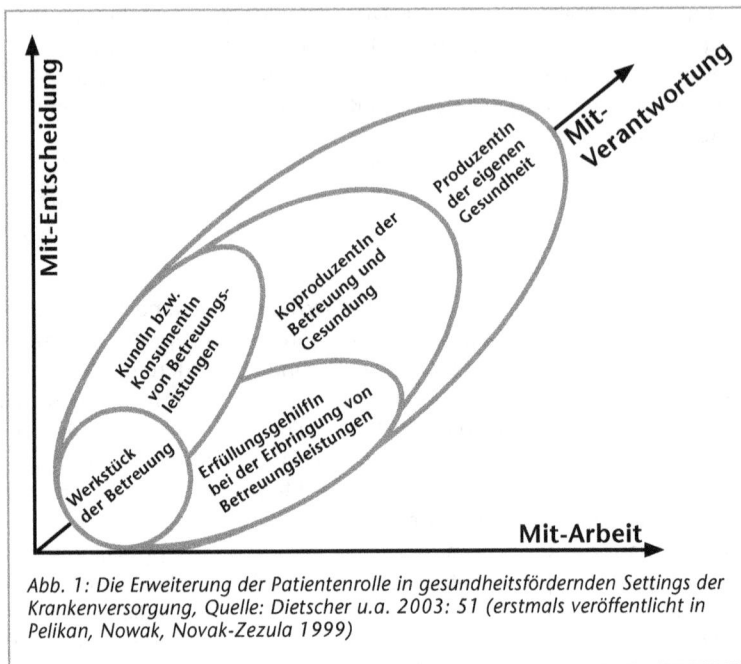

Abb. 1: Die Erweiterung der Patientenrolle in gesundheitsfördernden Settings der Krankenversorgung, Quelle: Dietscher u.a. 2003: 51 (erstmals veröffentlicht in Pelikan, Nowak, Novak-Zezula 1999)

Für die Professionellen bedeutet Empowerment, „Möglichkeiten für die Entwicklung von Kompetenzen bereitzustellen, Situationen gestaltbar zu machen und damit ‚offene Prozesse' anzustoßen." (Stark 2002: 70). Empowerment kann so als konzeptuelle Grundlage einer gesundheitsfördernden Praxis verstanden werden, in der Gesundheitsförderern, wie zum Beispiel den traditionellen Gesundheitsdienstberufen, die Aufgabe zukommt, solidarisch und engagiert als Unterstützer, Moderator und Katalysator Prozesse der Selbst- und Gruppenermächtigung durch entsprechende Ressourcenaktivierung zu fördern. In einer Gesellschaft wie der Bundesrepublik Deutschland, die durch anhaltende Individualisierungsprozesse gekennzeichnet ist, stellt dabei u.a. die Förderung und der Aufbau von sozialen Netzwerken ein wichtiges Element praktischer Empowerment-Arbeit dar. Soziale Unterstützung ist eine Gesundheitsressource besonderer Qualität, deren Relevanz angesichts der wachsenden und vielfältigen gesundheitlichen Problemlagen zunehmend auch von den Gesundheitsdienstberufen für die Gewährleistung einer hochwertigen Krankenversorgung erkannt wird. Dies gilt in besonderem Maße für den Kontext der häuslichen Versorgung.

Statt einen bestimmten einzuschlagenden Weg vorzugeben, werden im Rahmen von Empowerment-Arbeit gemeinsam mit den Adressaten eine Vielfalt von Lebensoptionen eröffnet und erörtert, „vor deren Hintergrund dann möglichst selbstbestimmte und selbstverantwortete Lebenswahlen und Lebensentscheidungen getroffen werden können" (Regner, 2006: 11). Seitens der Professionellen bedarf es dazu eines anwaltschaftlichen Verhaltens, einer starken Zurücknahme der eigenen Person und eines festen Vertrauens in die Kompetenz und Kraft (auch) der anderen. Allerdings auch des Wissens über die Grenzen des Empowerment-Konzepts, die Lenz (2002) dort lokalisiert, wo Menschen aufgrund eines extremen Problem- oder Leidensdruckes nicht mehr über jenes Maß an Handlungs- und Entfaltungsspielraum verfügen, das für den Einstieg in partizipative Verständigungs- und Aushandlungsprozesse notwendig ist. An dieser Stelle ist eine vorübergehende stellvertretende Übernahme der Angelegenheiten des Betroffenen unvermeidlich, würde sich ein Beharren auf einer aktivitätseinfordernden Empowerment-Perspektive in eine nicht intendierte Gesundheitsbelastung verkehren.

So wie die methodischen Strategien der Partizipation und Kompetenzentwicklung bzw. -förderung zentrale Elemente eines jeden Empowerment-Prozesses sind, wirken Empowerment-Prozesse praktisch immer auch gleichzeitig kompetenz- und partizipationsfördernd. In der Nutzung des synergetischen Potenzials dieser sich gegenseitig bedingenden Wechselseitigkeit liegt zugleich eine besondere Chance für die praktische Arbeit in der Gesundheitsförderung. Eine Chance, die von Professionellen und Adressaten gleichermaßen genutzt werden sollte, wenn Maßnahmen der Gesundheitsförderung einen größtmöglichen Erfolg haben sollen.

GESUNDHEITSFÖRDERUNG ALS AUFGABE DER PFLEGEBERUFE

Ähnlich wie in den Jahrzehnten zuvor, arbeitet das Gros der Pflegekräfte auch heute weiterhin in der traditionellen Rolle des Erfüllungsgehilfen der Sozialgesetzgebung, ist in der allgemeinen Krankenversorgung im unmittelbaren Kontakt mit den Patienten für die Sicherstellung der erforderlichen medizinisch-kurativen und pflegerischen Betreuungsleistungen zuständig. Das Pflege dabei, entgegen der gebräuchlichen Auffassung der Sozialgesetzgebung, nicht lediglich mit einer »Kompensation von Defiziten« gleichzusetzen ist, sondern überdies zugleich auch kompetent zur Gesunderhaltung beiträgt, wird im 2003 novellierten Krankenpflegegesetz mit großem Nachdruck hervorgehoben. Mit dessen Inkrafttreten ist die ehemalige, einem professionellen Verständnis von Pflege höchst unzureichend gerecht werdende Berufsbezeichnung der »Krankenschwester/des Krankenpflegers« durch die Bezeichnung »Gesundheits- und Krankenpfleger/in« abgelöst worden. Eine Änderung, in der nicht nur die Grundsätze professioneller Selbstverpflichtung angemessene Berücksichtigung finden, sondern darüber hinaus – nach außen klar und deutlich erkennbar – der Pflege ausdrücklich ein gesellschaftliches Mandat zur Gesundheitspflege, zu pflegerischer Gesundheitsförderung und Prävention im Kontext der alltäglichen Pflegearbeit, erteilt wird. Im direkten Kontakt mit den Pflegeadressaten existieren dann im Grundsatz auch – zumindest theoretisch – kaum Beschränkungen für die Wahrnehmung gesundheitsfördernder Gestaltungsoptionen, da der einzelne Mitarbeiter „selbstverständlich in Übereinstimmung mit institutionellen Vorgaben – relativ autonom und selbstverantwortlich gesundheitsfördernde Interventionen in der Face-to-face Situation realisieren kann" (Hasseler 1998:16).

Auch in dem im Krankenpflegegesetz schriftlich fixierten Ausbildungsziel wird explizit von einer einseitig krankheitsbezogenen Sicht Abstand genommen. Dort heißt es: „Die Ausbildung (...) soll (...) personale, soziale, fachliche und methodische Kompetenzen zur verantwortlichen Mitwirkung insbesondere bei der Heilung, Erkennung und Verhütung von Krankheiten vermitteln. Die Pflege (...) ist dabei unter Einbeziehung präventiver, rehabilitativer und palliativer Maßnahmen auf die Wiedererlangung, Verbesserung, Erhaltung und Förderung der physischen und psychischen Gesundheit der zu pflegenden Menschen auszurichten. Dabei sind die unterschiedlichen Pflege- und Lebenssituationen sowie Lebensphasen und die Selbständigkeit und Selbstbestimmung der Menschen zu berücksichtigen" (KrPflG § 3 Absatz 1). Insbesondere soll die Ausbildung für die Pflege auch zur eigenverantwortlichen Aufgabe der „Beratung, Anleitung und Unterstützung von zu pflegenden Menschen und ihrer Bezugspersonen in der individuellen Auseinandersetzung mit Gesundheit und Krankheit" befähigen (ebd. §3 Absatz 2).

In der Vergangenheit zugunsten einer überwiegend krankheitsorientierten Schwerpunktsetzung vernachlässigt, erhalten – wie an diesen kurzen Gesetzesauszügen zu sehen ist – Gesundheitsförderung und Prävention wieder einen zentralen Stellenwert in der Pflege. Streng genommen formuliert das Krankenpflegegesetz von 2004 keine neuen, additiven Ansprüche an pflegerisches Handeln. Vielmehr wird in ihm lediglich eine korrigierende Umgewichtung bzw. Neubewertung der bestehenden vier grundlegenden Aufgaben der Pflege (vgl. ICN 2006) vorgenommen. Der Aufgabenbereich von Pflege beinhaltet demzufolge Kranken- wie auch Gesundheitspflege und ist beiden Handlungsorientierungen gleichermaßen verpflichtet. Und dies nicht im Sinne eines »entweder – oder«, sondern eines komplementären »sowohl als auch«.

In den Pflegetheorien sind die Ideen der Gesundheitsförderung ebenfalls fest verankert: Übereinstimmend ist das leitende Ziel pflegerischer Bemühungen die (Wieder-)Herstellung der Unabhängigkeit bzw. Selbständigkeit des Individuums zu einer autonomen Lebensführung. Der Aufgabenbereich von Pflege reicht nach dem Verständnis der Pflegetheorien damit weit über das eingeschränkte Spektrum von Hilfeleistungen im medizinisch-therapeutischen Kontext hinaus. Insgesamt fällt die überwältigende Nähe zu zentralen Grundaussagen des in der Ottawa-Charta formulierten Aktionsprogramms der Gesundheitsförderung auf: Zwischen Pflege und Gesundheitsförderung bestehen deutliche Bezüge. Gesundheitsförderung wird als immanenter und zugleich wichtiger Bestandteil pflegerischer Arbeit verstanden. In Form integrativer Gesundheitsarbeit richten sich Pflegeleistungen unter Berücksichtigung der jeweiligen Lebenswelt und Lebenspraxis der Adressaten auf die subjektiv wie objektiv erforderliche Gesundheitsversorgung von Einzelnen, der Familie und der Gesellschaft

BESONDERHEITEN DES AMBULANTEN PFLEGEARRANGEMENTS

Gerade im häuslichen Setting stehen Pflegende vor der – hier nun auch vom Pflegebedürftigen und seinen Angehörigen stärker eingeforderten – Aufgabe, die pflegerischem Selbstverständnis zugrunde liegenden Handlungsaxiome (allein)verantwortlich in die Praxis umzusetzen: „Nicht das Versorgen von Patient/inn/en (...) darf das Zentrum der Arbeit sein, sondern die schrittweise Überführung des/der zu Versorgenden in (wieder) zu erlangende Eigenkompetenz im Umgang mit gesundheitlichen Einbußen oder Einbrüchen, das heißt das Entdecken und Aktivieren von Eigenverantwortung und Eigenanteilen der Person im Gesundungsprozess beziehungsweise im (zukünftigen) Umgang mit sich selbst und seine/ihren Lebensbedingungen und -gewohnheiten" (Krüger 1996: 256).

Aufgrund der sich verändernden Versorgungsbedarfe gestalten sich Pflegebeziehungen zunehmend als Langzeit- bzw. Dauerpflege. Dies gilt in besonderem Maße für die ambulante Pflege, die ihren Klienten ein Verbleiben in den »eigenen vier Wänden« ermöglichen möchte und soll. Um dieses Ziel zu erreichen, um „Ausmaß und Folgen bedingter Gesundheit zu begrenzen" (Ferber, v. 1993: 20), erhöhen sich für die Pflegekräfte die Notwendigkeit und der Druck zu einer aktivierenden, sich an salutogenen Prinzipien orientierenden Pflegearbeit. Im Gegenzug dürften sie bei ihrem Klientel vielfach auf eine verstärkte Bereitschaft zur gesundheitlichen Mitarbeit stoßen: Zum einen ist der Wunsch, auch im Pflegefall sein Leben trotz Angewiesenheit auf professionelle Unterstützungsleistung weitestgehend eigenständig im gewohnten häuslichen Umfeld fortführen zu können, bei den Betroffenen sehr groß (dies belegen auch eindrucksvoll die in der vorgestellten Forschungsarbeit erhobenen Daten von häusliche Krankenversorgung in Anspruch nehmenden Patienten und deren Angehörigen). Zum anderen beruhen die Pflegebeziehungen in der ambulanten Pflege vielfach auf einem langfristig gewachsenen Vertrauensverhältnis, versorgen die Pflegekräfte doch dieselben Patienten mitunter über Monate und Jahre hinweg. Dieses Vertrauen leistet einen nicht zu unterschätzenden Beitrag zur angestrebten Stärkung bzw. Stabilisierung des Kohärenzgefühls, stellt eine wichtige (Widerstands)Ressource bei den vielfältigen Anpassungs- und Bewältigungsherausforderungen dar, denen sich die Menschen mit eingeschränkter bzw. bedingter Gesundheit tagtäglich zu stellen haben.

Im Unterschied zur stationären Pflege, wo die Pflegenden oft vor dem Problem stehen, von mehreren Patienten gleichzeitig beansprucht zu werden, können sich die Pflegekräfte in der ambulanten Pflege in ihrer Arbeit ganz auf den jeweiligen Patienten konzentrieren. Hierdurch wird ein individuelles Eingehen auf den Einzelnen möglich. Auf Befähigung und Selbstermächtigung abzielende Pflegeleistungen können in vergleichsweise ungestörten Aushandlungsprozessen vereinbart werden.

Die Pflegenden im ambulanten Sektor sind in einem Ausmaß und einer Intensität im Alltag der Patienten tätig, wie kein anderer an der professionellen (Kranken-)Versorgung beteiligter Gesundheitsberuf. Der unmittelbare Zugang in die Wohnung erlaubt den Pflegekräften einen einzigartigen Einblick in die häusliche Lebenswelt ihrer Klientel, also den Ort, „wo das hauptsächliche Management der Krankheit" (Schaeffer/Moers 1994: 395) stattfindet. Der der Berufstätigkeit der ambulanten Pflege inhärente Alltagszugang, die spezifische Intimität der beruflichen Beziehung zwischen Pflegekraft und Klient, beinhaltet somit eine herausragende Chance, verhaltens- und verhältnisbezogene Gesundheitsressourcen und -risiken der Patienten zu erkennen und angemessen im potentiell realisierbaren Handlungsspektrum pflegerischer Gesundheitsförderung zu berücksichtigen.

Ganz im Sinne des Settings-Ansatzes der Gesundheitsförderung gestattet die spezifische Berufsrealität der ambulante Pflege dabei zugleich einen extrem niedrigschwelligen Zugang zu den (mit-)pflegenden Angehörigen, die ebenso in die Pflege einzubeziehen sind, wie die Patienten selbst. Umstandsbedingt starken gesundheitlichen Belastungen ausgesetzt – eigene Bedürfnisse werden häufig verleugnet oder vernachlässigt – sind die Angehörigen oft selbst in psychischer und sozialer Hinsicht unterstützungsbedürftig. Gleichzeitig stellen die von den Angehörigen in vielfältiger Art und Weise und hohem Ausmaß geleisteten pflegerischen bzw. sozialen Unterstützungsleistungen gerade auch im Kontext der ambulanten Pflege eine unschätzbar wertvolle Gesundheitsressource dar. Die systematische, mehrdimensionale Einbeziehung des direkten sozialen Umfelds der Pflegebedürftigen stellt folglich eine zentrale und unabdingbare Verpflichtung professionellen Pflegehandelns bzw. pflegerischer Gesundheitsförderung dar.

FORSCHUNGSFRAGE UND METHODISCHES VORGEHEN

Obwohl die Selbst- wie Fremderwartungen an ein gesundheitsförderndes Handeln in der häuslichen Pflege steigen, Pflegekräften diesbezüglich eine zentrale Schlüsselrolle zugeschrieben wird, fehlen im Bereich pflegerischer Gesundheitsförderung gegenstandsadäquate bzw. substantielle Handlungsmodelle und -hilfen, die seitens der Pflegenden in der konkreten Face-to-face-Situation als verlässliche Deutungsmuster und reflexive Entscheidungs- und Begründungsfolien genutzt werden könnten. Bei der Gleichzeitigkeit hoher sozialer wie ideeller Erwartungen wird die (angemessene) Interpretation bzw. Auslegung gesundheitsfördernden Handelns damit in hohem Maße der Verantwortung und zugeschriebenen Kompetenz der Akteure selbst überlassen. Um die hinsichtlich Gesundheitsförderung bestehenden Interpretationsweisen und Handlungsmuster der ambulant tätigen Pflegekräfte verstehen zu können, wird damit gemäß den handlungstheoretischen Theoremen des symbolischen Interaktionismus die Frage nach den vorhandenen subjektiven Vorstellungen und Deutungsmustern der einzelnen Akteure um so drängender. Die gegenstandsbezogenen Sichtweisen und Interpretationsmuster der Pflegenden zu identifizieren und verständlich zu machen, ist vorrangiges Ziel dieser Untersuchung. Darüber hinaus zielt die Arbeit auf die Entdeckung bzw. Aufdeckung von Hinweisen, die dem beschrittenen Weg nachhaltiger Implementation und Realisierung von patientenorientierter Gesundheitsförderung im Berufsalltag der Gesundheitsdienstleister zusätzliche Impulse geben können.

Innerhalb der Gesamtuntersuchung, die sich nicht lediglich auf das gesundheitsfördernde Handeln der Pflegekräfte bezog, sondern auch das der Hausärzte in den Fokus rückte, erfolgte die Datenerhebung mittels episodischer Interviews (Flick). Episodische Interviews verbinden stilistisch die Vorteile narrativer Erzählungen mit der zusätzlichen Erhebung semantischen Wissens. Insgesamt wurden u.a. 14 Pflegekräfte befragt, die ihre Arbeit im ländlichen bzw. kleinstädtischen Bereich verrichten. Die Kontaktaufnahme und Rekrutierung erfolgte über die Pflegedienstleitungen der Sozialstationen bzw. ambulanten Pflegeeinrichtungen, die ihren MitarbeiterInnen das Forschungsanliegen in den Dienstbesprechungen vorstellten und um Mitarbeit warben. Die Auswahl erfolgte nach Aspekten des »theoretical sampling«. Methodisch fußt die gesamte Untersuchung (Datenerhebung und -auswertung) auf der Grounded Theory nach Corbin/Strauss. Die Interviews mit den Pflegenden dauerten im Schnitt zwischen 30 und 60 Minuten. Sie wurden im Rahmen eines iterativen Forschungsprozesses geführt, transkribiert und über den der Grounded Theory eigenen Dreischritt der Codierung ausgewertet. Für eine weitergehende und vertiefende Interpretation der Daten wurden unter dem methodischen Gesichtspunkt der Triangulation zusätzlich Experteninterviews mit Patienten und Angehörigen geführt, die Leistungen im Rahmen der ambulanten Krankenversorgung erhalten

ERSTE ZWISCHENERGEBNISSE DER DATENAUSWERTUNG

Insgesamt äußern sich alle der interviewten Pflegekräfte positiv zur Gesundheitsförderung und betonen diese Aufgabe als selbstverständlichen und wichtigen Bestandteil ihres originären Pflegeverständnisses bzw. subjektiven Handlungsauftrages. Allerdings weisen sie zu Recht darauf hin, dass sie einen deutlichen Widerspruch zwischen diesem subjektiv als Verpflichtung wahrgenommenen Auftrag und dem durch die Abrechnungsmodalitäten der Pflege- und Krankenversicherung vorgegebenen Dienstauftrag erleben. Zwar hat die Pflegeversicherung faktisch seit ihrer Einführung zu einer deutlichen Verbesserung der gesundheitlichen Versorgung von pflegebedürftigen Menschen, insbesondere gerade der Absicherung des Pflegefalls im häuslichen Bereich, geführt; die von ihr ausgehenden Impulse für eine gesundheitsfördernde Pflege bleiben dabei jedoch tatsächlich überraschend widersprüchlich. Den in SGB XI §§ 7, 7a und 28 geweckten Erwartungen einer zugleich aktivierenden (Gesundheits-)Pflege steht die restriktive Gewährleistungspraxis einer kompensatorischen (Mängel-)Pflege gegenüber. Auf einem (unzeitgemäßen) sequentiellen Verständnis von Gesundheitsarbeit verharrend, in dem Pflege am Ende der Versorgungskette steht (siehe SGB XI §5), eröffnet der gesetzlich definierte Leistungskatalog derzeit per se faktisch nur einen sehr begrenzten Gestaltungsspielraum für eine individuell und situativ angemessene Praxis pflegerischer Gesundheitsförderung. Die dortigen Formulierungen münden weder in „eigene verordnungsfähige Maßnahmen bzw. finanzielle Vergütungen für die Berufsgruppe" (Hasseler 2006: 40) noch in „leistungsgerechte Ansprüche der Versicherten" (ebd.).

Da gesundheitsfördernde Aufgaben weder im Rahmen des SGB V noch im SGB XI explizite Berücksichtigung finden, müssen diese Leistungen von den Pflegekräften – wenn überhaupt – quasi nebenbei erbracht werden. Entsprechende Hinweise finden sich dann auch durchgängig in den Interviews: „Das läuft halt so nebenher" (P10/33); „Das läuft ja schon fast..., das läuft ja immer parallel zu dem, was man schon tut. Ähm, das sind ja Dinge, die nicht, die oftmals nicht explizit ausgewiesen sind. Aber wenn man den Menschen, denke ich. Also die gesundheitsfördernde Maßnah..., gesundheitsfördernde Maßnahme, ..." (P7/18) oder: „Also ehrlich gesagt finde ich, das das jeden Tag mit.... ganz automatisch irgendwo mit, mit rein läuft. Und ich glaube, dass wir da ganz viel arg auch unbewusst nebenbei machen. Weil vieles ergibt sich, ähm, was wir jeden Tag sehen, aus verschiedenen Situationen. [...] Also ich persönlich glaube, das wir da ganz viel nebenbei, neben der Pflege ganz automatisch für sorgen. Was uns vielleicht selbst auch schon gar nicht mehr auffällt. Ja, ich glaube, dass wir da ganz arg viel nebenbei machen" (P12/2).

Allerdings setzt dabei das extrem enge Zeitfenster, in dem die abrechnungsfähigen Pflegeleistungen zu erbringen sind, dem Gestaltungsspielraum einer aktivierenden und befähigenden Pflege deutliche Grenzen. Der enge Zeitrahmen und der damit verbundene Arbeitsdruck werden von den Pflegenden beklagt, und als ernstes Hindernis für eine salutogenetische Arbeit genannt. Sie benennen dann auch viele konkrete gesundheitsfördernde Handlungsoptionen, die zu realisieren ihnen in ihrer Pflege noch ein weiteres Anliegen wäre, wenn sie denn bloß etwas mehr Zeit für die Versorgung ihrer Klientel hätten. Nicht thematisiert wird dagegen die aus dem SGB XI resultierende inhärente Paradoxie, dass ambulante Pflegedienste zusätzlich auf doppelte Weise finanziellen Schaden nehmen, wenn sie erfolgreich zur besseren Alltagsbewältigung und selbständigeren Lebensführung ihrer Zielgruppe beitragen: Nicht nur, dass die investierte Arbeit unbezahlt bleibt. Essentiell sind auch die finanziellen Folgen einer verminderten Pflegebedürftigkeit – und zwar für Pflegedienst wie gleichermaßen auch für die Pflegebedürftigen zum Teil selbst.

Auch wenn Gesundheitsförderung von den Interviewten mehrheitlich als selbstverständlicher integrativer Teil ihrer Pflegearbeit verstanden wird, fällt die häufig verwendete Formulierung auf, dass Gesundheitsförderung »unbewusst« nebenher gemacht wird. Eine Handlung unbewusst durchzuführen weist prinzipiell auf zwei Möglichkeiten hin. Unbewusst könnte bestenfalls heißen, dass eine spezifische Handlungsweise oder Handlungskompetenz so stark internalisiert wurde, dass sie fester und unhinterfragbarer Bestandteil der eigenen professionellen Routine geworden ist. In diesem Fall sollte man eigentlich eine entsprechende fachliche Expertise unterstellen können.

Unbewusst kann aber auch heißen, dass die Sinnhaftigkeit gewisser Handlungsabläufe bis dato noch nicht bewusst reflektiert worden ist. Letzteres lässt sich bei vielen der Befragten feststellen. Nach der spontanen Bekennung zu einer Gesundheitsförderung immer auch mit berücksichtigenden Pflegepraxis, geraten sie bei dem Versuch der konkreten Benennung bzw. Beschreibung ihres entsprechenden Vorgehens sehr rasch ins Stocken. Die Verbalisierung des ihrem Handeln zugrunde liegenden Gesundheitsförderungskonzeptes, die Formulierung subjektiver wie objektiver Bestimmungskriterien gesundheitsfördernden Pflegehandelns fällt den Pflegepraktikern auffallend schwer. Wird der Terminus Gesundheitsförderung also nur oder vornehmlich als eine plakative und modische, aber sinnentleerte Worthülse benutzt? Mangelt es lediglich an einer sprachlichen Ausdrucksgewandtheit? Oder wodurch sonst wird dieses Phänomen der Sprachlosigkeit verursacht?

Es ist den Pflegenden im Rahmen semantischer Wissensabfragen nur sehr schwer möglich, Gesundheitsförderung oder die gesundheitsfördernden Anteile ihrer Arbeit zum Ausdruck zu bringen. Das Wissen über den Gegenstand gesundheitsfördernden Pflegehandeln scheint primär weder abrufbares noch, wie sich auch in den weiteren Datenanalyse zeigt, intersubjektiv geteiltes Wissen zu sein. Bei der Schilderung ihrer täglichen Arbeit offenbart sich in den Daten eine große Spannbreite subjektiver Vorstellungen und Handlungskonzepte von Gesundheitsförderung. Da es den Pflegenden in ihrem Handeln offensichtlich nicht oder nur unzureichend möglich ist, auf probate, objektiv verfügbare Handlungskonzepte oder Wissensbestände zurückzugreifen, greifen sie in der konkreten Situation auf andere kontextuale Wissensbestände zurück. In Konsequenz zeigt sich in den transkribierten Daten eine große Spannbreite subjektiver pflegerischer Gesundheitsförderungskonzepte. Die Pflegenden greifen dabei in ihrem gesundheitsfördernden Handeln zum einen auf das Menschenbild zurück, das sie von den von ihnen zu betreuenden Patienten haben. Dieses reicht von »körperlich-defizitär« bis zur Wertschätzung des Menschen als »einzigartige, individuelle biopsychosoziale Persönlichkeit«. Zum anderen wird die Art und Weise sowie der Umfang des gesundheitsfördernden pflegerischen Handelns sehr stark von dem inhärenten beruflichen Verständnis der Pflegekräfte gesteuert. Dieses reicht von dem Primat auf hierarchischer Direktive beruhenden instrumentell-technokratischer Verrichtungsarbeit (Erfüllungsgehilfe/ Heilhilfsberuf) bis zu einem – analog der Oevermannschen Professionalitätskriterien – »Handeln nahe der Professionalität« (Dörge 2009).

Die Pflegenden, die ihrer beruflichen Arbeit mehr analog dem Handlungstypus des medizinischen Erfüllungsgehilfen versehen, verrichten eher an biomedizinischen Risikofaktoren anknüpfende präventive Arbeit. Ihnen geht es in ihrer Arbeit verstärkt darum, Krankheiten und Schäden zu vermeiden. Richtet sich ihr Augenmerk einmal auf Ressourcen der Patienten, handelt es sich hierbei vornehmlich um körperliche wie z. B. die Mobilität, die weiter verbessert werden soll. Als weiterer pflegerischer Beitrag zur Gesundheitsförderung wird zum Beispiel die Mitwirkung bei der erfolgreichen Wundversorgung hervorgehoben. Gesundheitsförderung wird bei diesen Pflegekräften vornehmlich mit den beiden pflegerischen Kernaufgaben »Gesundheit wieder herstellen« und »Krankheit verhüten« gleichgesetzt. Insgesamt überwiegt im konkreten Pflegehandeln die pathogenetische vor einer salutogenetischen Sichtweise. Ansätze der Befähigung, Partizipation und des Empowerment der Patienten beschränken sich auf ein eventuelles Mitwirken am medizinisch vorgegebenen Therapieziel.

Bei den Pflegekräften, die bei der Beschreibung ihres Pflegealltages deutliche Bezüge zu einem pflegerischen Handeln nahe der Professionalität aufweisen, zeigt sich die Übereinstimmung des Selbstverständnisses professionellen Handelns mit den programmatischen Theoremen der Gesundheitsförderung. Selbst ohne klare Vorstellungen vom objektiven Ideengut der Gesundheitsförderung wird es diesen Pflegenden damit immer noch in vielerlei Hinsicht möglich, in der Ausübung ihrer Pflege gesundheitsfördernd zu handeln. Sie berücksichtigen die Lebensbiografie, die Lebenspraxis und die Lebensbezüge ihrer Klientel, handeln mit den Patienten (und mit den Angehörigen) gemeinsam Interventionen aus, die auf die Wiederherstellung der Eigenständigkeit, Förderung der Autonomie sowie die nachhaltige Verbesserung der Lebensqualität der Patienten ausgerichtet sind. Die Aufmerksamkeit bei den Pflegenden ist stark ressourcenorientiert. Mit den vornehmlich auf Prävention ausgerichteten interviewten Pflegekräften teilen sie sich das Verständnis, das ihre Arbeit u.a. auch bereits allein dadurch gesundheitsfördernd ist, dass sie den von ihnen betreuten Menschen mittels ihrer Unterstützung die Fortführung eines Lebens in den eigenen vier Wänden ermöglichen.

SCHLUSSFOLGERUNGEN FÜR QUALIFIZIERUNGSBEDARFE

Das es einen steigenden Bedarf an professioneller Gesundheitsförderung in der ambulanten Krankenversorgung gibt, ist heute ebenso unumstritten wie Überlegungen, dass Pflegekräfte bei der Erfüllung dieses Mandates zukünftig eine zentrale Schlüsselrolle einnehmen könnten. Neben der erschwerenden Problematik restriktiver organisatorisch-struktureller Arbeitsbedingungen mangelt es ihnen in der Praxis bislang aber, so die vorläufigen Erkenntnisse der laufenden Untersuchung, an konkreten, intersubjektiv geteilten, handlungsleitenden Vorstellungen und Strategien der Gesundheitsförderung. Auf dem Weg zu einer erfolgreichen und nachhaltigen Gesundheitsförderung in der ambulanten Krankenversorgung ist damit eine (weitere) intensive Qualifizierung der Experten unabdingbar. Hierbei sollte die vorhandene grundsätzliche Wertschätzung von Gesundheitsförderung aufgegriffen und das vielfach diffus vorhandene Wissen systematisierend eingebunden werden. Die zu entwickelnden Qualifizierungsansätze sollten dabei analog dem Konzept der Gesundheitsförderung methodisch die Strategien der Befähigung, Partizipation und Empowerment aufgreifen bzw. beinhalten, um eine nachhaltige Wirksamkeit in der Erweiterung zielführender gesundheitsfördernder Handlungskonzepte bei den Pflegekräften zu erreichen. Auf einer derartigen konzeptionellen Grundlage gilt es insbesondere:

- das Phänomen der Sprachlosigkeit und des „babylonischen Sprachgewirrs" innerhalb der Berufsgruppe der Pflegenden in Bezug auf pflegerische Gesundheitsförderung zu überwinden,

- die (unsystematisch und unreflektiert) bereits vorhandene Expertise der Pflegekräfte zu aktivieren und als Ressource aufzeigen und ausbauen (bottom-up-Ansatz),

- darauf zu achten, die Bezüge von Gesundheitsförderung als integrativem, nicht additiven Teil von Pflege zu verdeutlichen, damit einer kontraproduktiven Abwehrhaltung bei den aufgrund bestehender Arbeitsverdichtung bereits häufig an die Grenze ihrer Arbeitsbelastung stoßenden Pflegenden vorgebeugt wird,

- den Pflegenden gleichzeitig auch Chancen zur Selbsterfahrung des salutogenen Potenzials von Gesundheitsförderung zu ermöglichen,

- salutogene Perspektiven und Implementationsmöglichkeiten insgesamt stärker im Rahmen von Aus-, Fort- und Weiterbildung einzubeziehen und zu akzentuieren,

- kommunikative Skills bei den Pflegenden stärker zu trainieren und auszubilden, da diese sowohl im Rahmen interdisziplinärer Zusammenarbeit, wie auch im direkten Kontakt mit den Pflegeadressaten benötigt werden, aber auch wichtige Voraussetzung für eigene Qualifikationsarbeit sind,

- kollegiale Fallbesprechungen und Qualitätszirkelarbeit zu implementieren, die einen wichtigen Beitrag zur Planung, Implementation und Evaluation pflegerischer Gesundheitsförderung leisten könn(t)en.

- ...

Die in den mit in der ambulanten Pflege tätigen Pflegekräften geführten Interviews zeigen durchweg eine positive Grundhaltung und tendenzielle Aufgeschlossenheit der Pflegenden gegenüber einer (auch) salutogenen Orientierung der Pflege. Diese Offenheit gilt es zum Wohle der Patienten, zugleich aber auch zu einer im Sinne der Ottawa-Charta dauerhaften Reorientierung des Gesundheitswesens sowie gleichermaßen als Professionalisierungschance und -notwendigkeit der Pflege zu nutzen.

LITERATUR

Antonovsky, A.: Health, Stress and Coping. New Perspectives on Mental and Physical Well-Being. Jossey-Bass, San Francisco, 1979

Antonovsky, A.: Unraveling the Mystery of Health. How People Manage Stress and Stay Well. Jossey-Bass, San Francisco, 1987

Antonovsky, A.: Salutogenese. Zur Entmystifizierung der Gesundheit. Deutsche erweiterte Herausgabe von Alexa Franke. Dgvt, Tübingen, 1997

Bengel, J.; Strittmatter, R.; Willmann, H:: Was erhält Menschen gesund? Antonovskys Modell der Salutogenese. Diskussionsstand und Stellenwert. Erweiterte Neuauflage. BZgA, Köln, 2001

Blättner, B.: Das Modell der Salutogenese. Eine Leitorientierung für die berufliche Praxis. Prävention und Gesundheitsförderung. 2/2, 2007, 67-73

Dietscher, C. u.a.: Das Gesundheitsfördernde Krankenhaus. Konzepte, Beispiele und Erfahrun-gen aus dem internationalen Netzwerk gesundheitsfördernder Krankenhäuser. Bericht im Auftrag des Bundesministeriums für soziale Sicherheit und Generationen (BMSG). BMSG, Wien, 2003

Dörge, C.: Professionelles Pflegehandeln im Alltag. Vision oder Wirklichkeit? Mabuse, Frankfurt a.M., 2009

Ferber, C.v.: Pflege und Pflegebedürftigkeit. Eine Herausforderung für professionelle und ehrenamtliche Arbeit. Müller, H.W. (Hrsg.): Pflegenotstand. Not der Pflegenden und Gepflegten. Krankenpflege im Dienst der Gesellschaft. Schriftenreihe der Deutschen Zentrale für Volksgesundheit e.V., Frankfurt a.M., 1993, 9-21

Fillies, C.: Gesundheitsförderung in der Krankenpflege. Pflege Aktuell 58/11, 2004, 590-594

Franke, A.: Modelle von Gesundheit und Krankheit. 1. Nachdruck der 1. Auflage. Huber, Bern, 2008

Franzkowiak, P.; Sabo, P. (Hrsg.): Dokumente der Gesundheitsförderung. 2. Auflage. Sabo, Mainz, 1998

Franzkowiak, P.: Salutogenetische Perspektive. BZgA (Bundeszentrale für gesundheitliche Aufklärung) (Hrsg.): Leitbegriffe der Gesundheitsförderung. Glossar zu Konzepten, Strategien und Methoden in der Gesundheitsförderung. 6. Auflage. Sabo, Schwabenheim a.d. Selz, 2006, 198-200

Franzkowiak, P.; Wenzel, E.: Gesundheitsförderung. Karriere und Konsequenzen eines Trend-begriffs. Psychosozial, 13/42, 1990, 30-42

Hasseler, M.: Prävention als originäre Aufgabe der Pflege – Kompetenzen, Aufgaben und Zuständigkeiten präventiver Pflegeberufe im internationalen Vergleich. Hasseler, M.; Meyer, M. (Hrsg.): Prävention und Gesundheitsförderung. Neue Aufgaben für die Pflege. Grundlagen und Beispiele. Pflegebibliothek Berliner Schriften, Schlütersche, Hannover, 2006, 35-58

Herriger, N.: Empowerment. Brückenschläge zur Gesundheitsförderung. Bundesvereinigung für Gesundheit e.V. (Hrsg.): Gesundheit. Strukturen und Arbeitsfelder. Loseblattausgabe. Ergänzungslieferung 4. Luchterhand, Neuwied, 2002, 1-24

ICN (International Council of Nurses): The ICN Code of Nurses for Ethics. ICN, Geneva, 2006

Jacob, C.: Gesundheitsförderung im pflegerisch-klinischen Kontext. Eine deskriptive Studie zur Selbsteinschätzung gesundheitsfördernder Kompetenzen von Pflegenden. Huber, Bern, 2004

Kardorff, E.v.: Kompetenzförderung als Strategie der Gesundheitsförderung. BZgA (Bundeszentrale für gesundheitliche Aufklärung) (Hrsg.): Leitbegriffe der Gesundheitsförderung. Glossar zu Konzepten, Strategien und Methoden in der Gesundheitsförderung. 6. Auflage. Sabo, Schwabenheim a.d. Selz, 2006, 134-137

Klotter, C.: Warum wir es schaffen, nicht gesund zu bleiben. Eine Streitschrift zur Gesundheitsförderung. Reinhardt, München, 2009

KrPflG (Krankenpflegegesetz) vom 16. Juli 2003. BGBl. I 1442, zuletzt geändert durch Artikel 12a des Gesetzes vom 17. Juli 2009. BGBl. I 1990

Krüger, H.: Die andere Bildungssegmentation. Berufssysteme und soziale Ungleichheit zwischen den Geschlechtern am Beispiel der Umstrukturierung in Pflegeberufen. Bolder, A. u.a. (Hrsg.): Die Wiederentdeckung der Ungleichheit. Jahrbuch Bildung und Arbeit. Leske u. Budrich, Opladen, 1996, 252-274

Lenz, A.: Empowerment und Ressourcenaktivierung. Perspektiven für die psychosoziale Praxis. Lenz, A.; Stark, W. (Hrsg.): Empowerment: Neue Perspektiven für psychosoziale Praxis und Organisation. Fortschritte der Gemeindepsychologie und Gesundheitsförderung. Band 10. Dgvt, Tübingen, 2002, 13-54

McQueen, D.V.: Critical Issues in Theory for Health Promotion. McQueen, D.V.; Kickbusch, I. (Hrsg.): Health Modernity. The Role of Theory in Health Promotion. Springer, Berlin, 2007, 21-42

Naidoo, J.; Wills; J. Lehrbuch der Gesundheitsförderung. Hrsg. der 1. deutschen Auflage: Bundeszentrale für gesundheitliche Aufklärung, Köln. Verlag für Gesundheitsförderung, Gamburg, 2003

Pfaff, H.: Wer ist verantwortlich für meine Gesundheit? Kowalski, H. (Hrsg.): Stärkung der persönlichen Gesundheitskompetenz im Betrieb. Bis 67 fit im Job. Institut für BGF: Themenband VI. Haarfeld, Essen, 2007, 95-108

Regner, F.: Normatives Empowerment. Eine konzeptuelle Grundhaltung für die psychosoziale und therapeutische Praxis mit politisch Traumatisierten auf der Wertebasis der Menschenrechte. Psychologische Medizin, 17/2, 2006, 9-15

Rosenbrock, R.: Die Umsetzung der Ottawa-Charta in Deutschland. Prävention und Gesundheitsförderung im gesellschaftlichen Umgang mit Gesundheit und Krankheit. Veröffentlichungsreihe der Arbeitsgruppe Public Health. Wissenschaftszentrum Berlin für Sozialforschung, Berlin, 1998

Schaeffer, D.; Moers, M.: Präventive Potentiale kurativer Institutionen. Prävention als Aufgabe ambulanter Pflege. Rosenbrock, R.; Kühn, H.; Köhler, B.M. (Hrsg.): Präventionspolitik. Gesellschaftliche Strategien der Gesundheitssicherung. Sondereinband. Edition Sigma, Berlin, 1994, 385-407

Schnabel, P.-E.: Gesundheit fördern und Krankheit prävenieren. Besonderheiten, Leistungen und Potentiale aktueller Konzepte vorbeugenden Versorgungshandelns. Juventa, Weinheim, 2007

Sommerhalder, K.; Abel, T.: Gesundheitskompetenz. Eine konzeptuelle Einordnung. Institut für Sozial- und Präventivmedizin, Universität Bern, 2007

Stark, W.: Gemeinsam Kräfte entdecken – Empowerment als kompetenzorientierter Ansatz einer zukünftigen psychosozialen Arbeit. Lenz, A.; Stark, W. (Hrsg.): Empowerment. Neue Perspektiven für psychosoziale Praxis und Organisation. Fortschritte der Gemeindepsychologie und Gesundheitsförderung. Band 10. Dgvt, Tübingen, 2002, 55-76

Stark, W.: Partizipation. Mitwirkung und Mitentscheidung der BürgerInnen. BZgA (Bundeszentrale für gesundheitliche Aufklärung) (Hrsg.): Leitbegriffe der Gesundheitsförderung. Glossar zu Konzepten, Strategien und Methoden in der Gesundheitsförderung. 6. Auflage. Sabo, Schwabenheim a.d. Selz, 2006a, 170-172

Stark, W.: Empowerment. BZgA (Bundeszentrale für gesundheitliche Aufklärung) (Hrsg.): Leitbegriffe der Gesundheitsförderung. Glossar zu Konzepten, Strategien und Methoden in der Gesundheitsförderung. 6. Auflage. Sabo, Schwabenheim a.d. Selz, 2006b, 28-31

SVR (Sachverständigenrat für die Konzertierte Aktion im Gesundheitswesen): Bedarfsgerechtigkeit und Wirtschaftlichkeit. Gutachten 2000/2001. Nomos, Baden-Baden, 2002

WHO (World Health Organization): Ottawa Charter for health promotion, WHO, Genf, 1986

WHO (World Health Organization): Glossar Gesundheitsförderung. WHO, Genf, 1998

WHO Europa (World Health Organization, Regional Office for Europe): Erklärung von München. Pflegende und Hebammen – ein Plus für Gesundheit. EUR/00/5019309/6 00602 -17. Juni 2000

Temporale Kompetenz als Voraussetzung für das Prozessdenken in der Pflege

Switlana Endrikat

Im Rahmen einer Diplomarbeit wurden bei examinierten Pflegekräften quantitative und qualitative Daten zur Wahrnehmung von Prozessen erhoben und durch computergestützte Datenverarbeitung (multidimensionale Skalierung (MDS) und Clusteranalyse) ausgewertet. Es wurden formal-inhaltliche und organisatorisch-praktische Ebenen der Prozesswahrnehmung identifiziert. Gezeigt werden konnte, dass der Pflegeprozess als formales Instrument und nicht als notwendige Planungsgrundlage der praktischen Pflege wahrgenommen wurde. Ein Prozessdenken in der Wahrnehmung von Patientenphänomenen konnte nicht identifiziert werden. Nach der Intervention (Fortbildung zur Grundlagenvermittlung der Humanontogenetik) konnte festgestellt werden, dass die untersuchten Pflegekräfte sich ihrer temporalen Kompetenz nicht bewusst sind und somit diese Kompetenz nicht für die Analyse der Patientensituation nutzen.

1 EINLEITUNG

Die anhaltende Diskussion um Kosten und Qualität im Gesundheitswesen hat dazu geführt, dass die im Gesundheitswesen tätigen Institutionen ihre Dienstleistungen intensiv auf Qualität und Wirtschaftlichkeit hin überprüfen müssen. Ergebnisse der Qualitätsforschung im Gesundheitswesen belegen, dass die Orientierung an Prozessen ein wichtiges Instrument zur Verbesserung der Qualität und Wirtschaftlichkeit ist (Badura et al. 1995).

In der Literatur wird vermehrt darauf hingewiesen, dass die Prozessorientierung nur dann gelingen kann, wenn die Mitarbeiter eines Unternehmens die prozessorientierten Handlungsansätze verstehen (Falk 2005) und in Prozessen denken (Rathgeb 1994). Als Grundvoraussetzung des Prozessdenkens nennen Scholz & Vrohlings (1994) das prozessorientierte Wahrnehmen, Denken und Handeln.

Allgemein betrachtet ist das Denken ein kognitiver Prozess. Kognitionen strukturieren die Wahrnehmung und das Denken, indem sie gegebene Informationsinhalte in einzelnen Kognitionsdimensionen entfalten und nach bestimmten Kognitionsmustern auslegen. Die Art und Weise der kognitiven Strukturierung der Wahrnehmung ist für die Handlungsplanung bestimmend (Kohnen 1996a).

Die Untersuchung von Wahrnehmungs- und Kognitionsmustern der Pflegenden stellt einen relativ neuen Forschungsbereich der Pflegewissenschaft dar. Die wenigen existierenden Untersuchungen zeigen, dass die Wahrnehmungs- und Handlungsweisen der Pflegenden eine funktionale Orientierung haben. Diese wirkt sich sowohl auf die Patientenwahrnehmung als auch auf die Pflegeorganisation und -handlungen aus (Scupin 2003, Diedrich et al. 2007, Endrikat et al. 2009).

Die Dominanz funktionalorientierter Sicht- und Handlungsweisen der Pflegenden wurde auch in Arbeiten von Höhmann (1998, 2001) kritisiert. Die professionellen Handlungskonzepte, schreibt sie, beschränken sich auf die Schwerpunktaufträge des jeweiligen Arbeitsplatzes. Die Interventionen sind häufig auf isolierte Problemwahrnehmungen gerichtet, die in der Eigenlogik der Institution und Berufsgruppen interpretiert und abgearbeitet werden. Perspektiven und Unterstützungspotentiale der Angehörigen und der Patienten bleiben weitgehend unberücksichtigt. Es mangelt an Kontext-, Interaktions- und Prozessorientierung.

Nach Geier (1999) bedeutet die Prozessorientierung eine Veränderung in der Sicht- und Denkweise von einer Perspektive, die den einzelnen Prozesssegmenten in den Vordergrund stellt, zu einer Orientierung an entwicklungsbezogenen und ergebnisorientierten Zusammenhängen. Was bedeutet das nun für die Pflege?

2 PROBLEMDEFINITION UND FRAGESTELLUNG

Die Grundlage der pflegerischen Versorgung im Leistungsprozess bildet der Pflegeprozess. Er gilt als das Handlungsmodell der professionellen Pflege (WHO 1979) und stellt eine der wenigen weltweit etablierten pflegerischen Arbeitsmethoden dar. Im deutschen Kranken- und Altenpflegegesetz (KrPflG §3 2004, AltPflG §3 2003) ist die Anwendung und Umsetzung des Pflegeprozesses in der Praxis vom Gesetzgeber festgeschrieben.

Die Kernelemente dieses Verfahrens sind die Informationssammlung mittels der Pflegeanamnese, die Erkennung von Pflegeproblemen und Patientenressourcen, die Einschätzung des Pflegebedarfs, die Formulierung von Pflegezielen, die Pflegeplanung und die Durchführung von geplanten Pflegemaßnahmen, einschließlich die Dokumentation und die Evaluierung. Die Anwendung dieser Methode in der Pflegepraxis soll ein systematisches, organisiertes, kontinuierliches und überprüfbares Pflegeprozedere von der Aufnahme bis zur Entlassung ermöglichen (Baumberg et al. 2004).

Um die Pflege aber patienten- und prozessorientiert planen und erbringen zu können, muss der Mensch im klinischen Handeln vor- und nachklinisch, also pro- und retrospektiv, wahrgenommen werden (Scupin 2005).

Die Einschätzung der Patientensituation (Identifikation von Pflegeproblemen, Patientenressourcen usw.) findet in der Gegenwart statt. Die Planung der Pflege ist aber immer auf ein zukünftiges Ziel gerichtet, so dass die Pflegehandlungen prospektiv geplant sein müssen. Um prospektiv planen zu können, müssen die Informationen der Vergangenheit und Gegenwart gesammelt, aufbereitet, analysiert und in Bezug darauf:

- wie der zukünftige Pflegebedarf eines Patienten sich entwickeln kann,

- wie der Patient sich darauf einstellen kann,

- welchen Einfluss haben seine lebenslaufrelevante Pflegeerfahrungen auf seinen Bereitschafsgrad, die Pflege anzunehmen und /oder selbst zu übernehmen haben,

- welche Pflegeleistungen von welchen Pflegesystemen künftig benötigen werden,

- welche Pflegekompetenzen dem Patienten oder seinen Angehörigen vermittelt werden sollen,

- zu welchem Zeitpunkt,

interpretiert werden (Abb. 1).

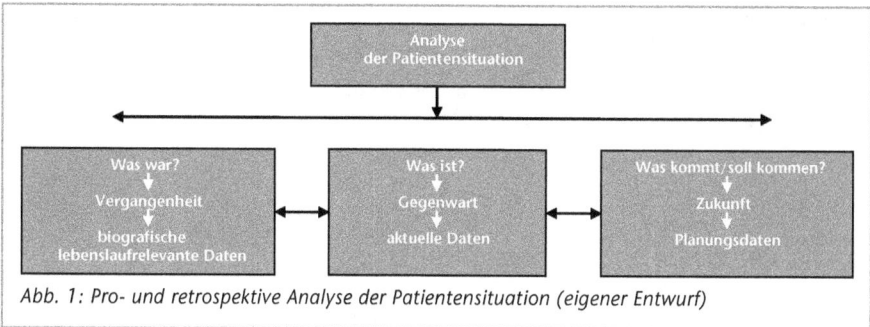

Abb. 1: Pro- und retrospektive Analyse der Patientensituation (eigener Entwurf)

Um im Pflegeprozess die bestmöglichen Lösungen für aktuelle und/oder potentielle Pflegeproblematiken zu entwickeln, muss die gegenwärtige Patientensituation als Resultat seiner Vergangenheit und gleichzeitig als Antizipation seiner Zukunft betrachtet werden. Dies ist eine notwendige Bedingung, um die komplexen Zusammenhänge des individuellen Entwicklungs- und Pflegeprozesses im zeitlichen Verlauf zu überblicken und das prospektive Pflegeverhalten des Patienten positiv zu beeinflussen.

Entscheidend für die pro- und retrospektive Orientierung im Wahrnehmen, Denken und Handeln ist die temporale Kompetenz, die in der Humanontogenetik als die Symmetrie von Vergangenheit und Zukunft im menschlichen Denken definiert wird (Wessel 1992).

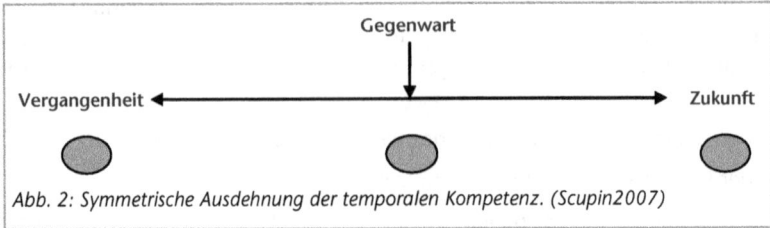

Abb. 2: Symmetrische Ausdehnung der temporalen Kompetenz. (Scupin2007)

Eine der Voraussetzungen der temporalen Kompetenz ist die kognitive Kompetenz (Wessel 2007). Kognitionen sind Strukturen der Wahrnehmung und des Denkens. Die Art und Weise der kognitiven Strukturierung der Wahrnehmung ist für die Handlungsplanung bestimmend (Kohnen 1996a).

Vor diesem Hintergrund sollten im Rahmen dieser Arbeit folgenden Fragen geklärt werden:

- Nach welchen Kognitionsmustern ist die Prozesswahrnehmung bei den Pflegenden strukturiert?

- Inwieweit kann die Fortbildung zur Grundlagenvermittlung der Humanontogenetik die Wahrnehmung der Pflegekräften im Bezug auf den Menschen und den Prozess seiner Pflege verändern?

3 METHODIK

Für die Identifikation der Wahrnehmungs- und Kognitionsmuster der Pflegenden wird die Methode der multidimensionalen Skalierung (MDS) und der Clusteranalyse angewandt.

Der Ablauf einer MDS beginnt in der Regel mit der Erhebung von Ähnlichkeitsdaten bzw. -urteilen. Die auf ihre Ähnlichkeit hin beurteilten Objekte/Begriffe werden im mehrdimensionalen Raum nach Auswertung durch das statistische Verfahren ALSCAL des SPSS-Programms als Punkt dargestellt. Die Abstände zwischen den Punkten repräsentieren die relativen Ähnlichkeiten. Mittels der MDS werden die diesen Ähnlichkeiten zugrunde liegenden Wahrnehmungsdimensionen abgeleitet.

Ziel der Clusteranalyse ist es, die Begriffe aufgrund wahrgenommener Ähnlichkeiten so in Gruppen zusammenzufassen, dass hierarchische Strukturen und die ihnen immanenten Bewertungsmaßstäbe offenbar werden (Kohnen & Siebert 1996). Folgende Abbildung stellt den schematischen Arbeitsablauf beider Methoden dar.

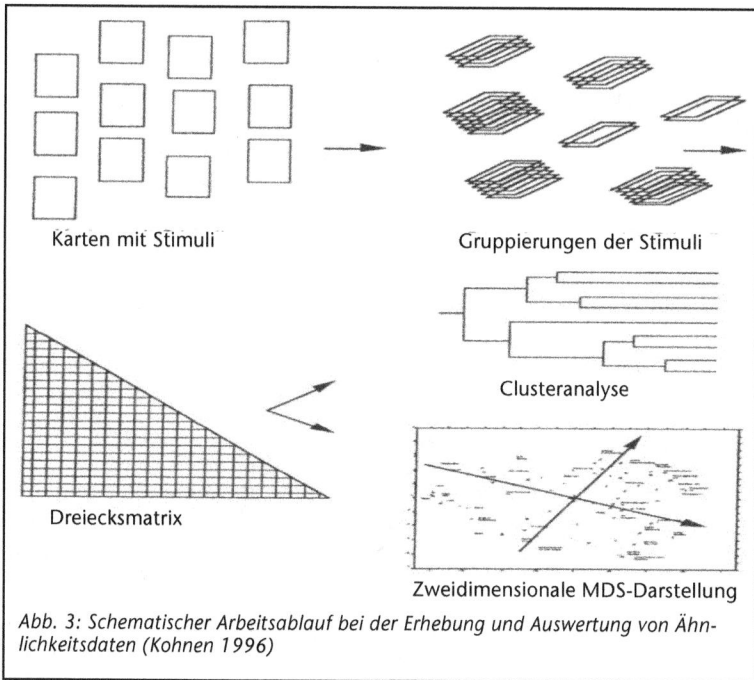

Karten mit Stimuli

Gruppierungen der Stimuli

Clusteranalyse

Dreiecksmatrix

Zweidimensionale MDS-Darstellung

Abb. 3: Schematischer Arbeitsablauf bei der Erhebung und Auswertung von Ähnlichkeitsdaten (Kohnen 1996)

Die beschriebenen Verfahren sind bereits bei einem relativ kleinen Stichprobenumfang von etwa 30 Probanden anwendbar. Bei einer Gruppe mit vergleichbarem kulturellen Hintergrund kann auch mit einer geringen Anzahl von Probanden von einer relativen Ähnlichkeit hinsichtlich ihrer Kognitionsstruktur ausgegangen werden (Kohnen 1996).

Die Methode des Lerntagebuches (LT) wird im Rahmen der humanontogenetischen Fortbildung als reflexives Instrument angesetzt. Die subjektiven, bewusst reflektierten Sichtweisen der Pflegenden repräsentieren Beurteilungsprozesse, die sich auf kognitive Einschätzungen der gehörten Lerninhalte und -themen beziehen. Diese Daten sind für die Interpretation der Posttesterhebungen wesentlich.

Die Auswertung von Lerntagebüchern erfolgte in Anlehnung an die Methode der qualitativen Inhaltsanalyse nach Mayring.

4 STICHPROBE

Die Untersuchung wurde in einer Klinik für Innere Medizin und Geriatrische Rehabilitation durchgeführt. Als Kriterien für die Teilnahme an der Studie wurden Freiwilligkeit und eine staatliche Anerkennung als Krankenpfleger, Altenpfleger, Gesundheits- und Krankenpfleger vorausgesetzt.

Für die Studiendurchführung konnten 50 examinierte Pflegekräfte gewonnen werden.

5 ERGEBNISSE

PRETEST-ERHEBUNG VON ÄHNLICHKEITSDATEN

Der Pretest dient der Identifikation von Wahrnehmungs- und Kognitionsmustern der Pflegenden in Bezug auf das Prozessdenken. Hierfür werden die Methoden der multidimensionalen Skalierung (MDS) und der Clusteranalyse eingesetzt. Der Ablauf einer MDS beginnt in der Regel mit der Erhebung von Ähnlichkeitsdaten.

Die Erhebung der Ähnlichkeitsdaten geht auf die standardisierten Untersuchungsverfahren von Kohnen (1996) zurück. Bevor jedoch die Pflegenden die Begriffe nach Ähnlichkeiten ordnen können, muss der Begriff „Prozessdenken" assoziiert werden. Da das Prozessdenken die Elemente der Planung und Organisation impliziert, wurde folgende Frage formuliert: „Welche Begriffe fallen Ihnen ein, wenn Sie an die Planung und Organisation Ihrer pflegerischen Arbeit denken?" 37 examinierten Kranken- und Altenpflegern (Arbeits-, Studienkollegen) wurden gebeten, alle ihnen einfallenden Begriffe zu dieser Fragestellung frei aufzulisten. 40 Begriffe wurden genannt (Tab. 1).

Diese Begriffe (Tab.1) wurden einzeln auf eine Karteikarte aufgeschrieben und mit entsprechenden Nummern auf der Rückseite gekennzeichnet.

Am Pretest nahmen 30 ausgebildete Pflegekräfte teil (n=30, w=24, m=6, Altersspanne: 20-56 J. a: Alter: M=36,4; Berufserfahrung M=17,0). Die Angaben und die Durchführung des Pretests waren für die Teilnehmer identisch.

Die Pflegenden wurden aufgefordert, sich den kompletten Kartensatz genau anzusehen und die Begriffe auf den Karten so in Gruppen zu ordnen wie sie in ihrer Vorstellung zusammengehören. Nach dem Gruppieren der Karten wurde die Pflegeperson nach ihrer persönlichen Begründung für die Gruppenbildung gefragt. Zusätzlich wurden auch persönliche Daten (Alter, Geschlecht und Berufsjahre) erfragt.

Die Kennzahlen jeder Kartengruppe wurden bei jeder Pflegeperson separat notiert und als gesammelte Rohdatei von allen Teilnehmern in ein „Word-Dokument" aufgenommen. Die Rohdatei wurde mit dem computergesteuerten Programm DELTA von

Assoziationsbegriffe	
1 Pflegeanamnese	21 Chaos
2 Pflegeplanung	22 Kontrolle
3 Bezugspflege	23 Störungen
4 PC- Arbeit	24 med. Diagnose
5 Teamarbeit	25 Personalplanung
6 Patientenkontakt	26 Patient
7 Gespräche	27 Pflegedurchführung
8 Absprachen	28 Allgemeinzustand
9 Dokumentationssystem	29 Pflegeziele
10 Zeitmanagement	30 Pflegeproblem
11 Terminierung	31 Ressourcen
12 Evaluation	32 Entlassungsstandards
13 Pflegestandards	33 Essverhalten
14 Pflegepersonal	34 Aufnahme
15 Dienstplan	35 Krankenbeobachtung
16 Medikamente	36 Arbeitsmaterial
17 Routinearbeit	37 Familie
18 Pflegediagnostik	38 Uneinigkeit
19 Koordination	39 Pflegeberichte
20 Interdisziplinär	40 Kundenorientierung

Tab. 1: Prozessbegriffe

Vollrath (1990) in eine Dreiecksmatrix transformiert, die die absolute Häufigkeit der Kombinationen der gesamten Begriffspaare wiedergibt.

Die gewonnenen Daten wurden mit den Prozeduren CLUSTER und ALSCAL des SPSS-Programms bearbeitet. Die Prozeduren ALSCAL und CLUSTER ermöglichen, Baumdiagramme der Klassifikation darzustellen und das Bild einer räumlichen Verteilung der Stimuli (MDS-Konfiguration) zu entwerfen (Abb. 4).

Nachdem die ermittelten Clustergruppen in der MDS-Grafik identifiziert worden sind (Abb. 4), müssen sie in Dimensionen unterteilt werden, damit eine Sachbestimmung zu den Objekten bzw. Begriffen möglich wird. Unter Berücksichtigung von Kontextdaten wird versucht, die einheitlichen Grunddimensionen zu finden, die in der Untersuchungsgruppe als Klassifikationsmerkmale der geordneten Gegenstände dienen. Die Interpretation der Dimensionen ist intuitiv und subjektiv, jedoch nicht willkürlich. Sie orientiert sich an Gegensätzen und Gemeinsamkeiten und kann anhand von Rangreihen dem Sinn nach statistisch überprüft werden (Kohnen & Siebert 1996).

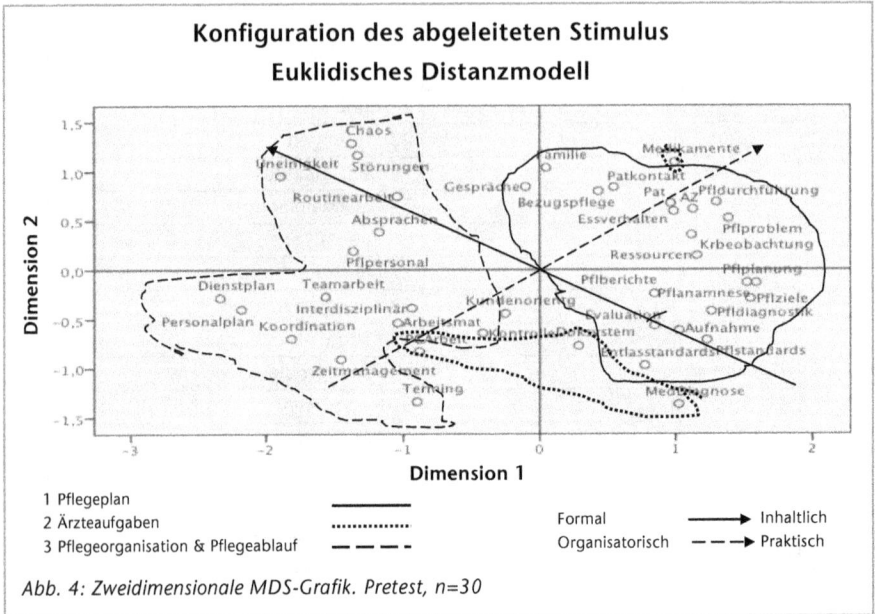

Konfiguration des abgeleiteten Stimulus
Euklidisches Distanzmodell

Abb. 4: Zweidimensionale MDS-Grafik. Pretest, n=30

Aufgrund der Clusteranalyse und der multidimensionalen Skalierung lassen sich zwei Dimensionen finden, die als formal – inhaltlich und organisatorisch – praktisch klassifiziert werden. Diese werden dann als Achsen in die geometrische Darstellung eingefügt (Abb. 4).

Die Richtigkeit der gefundenen Dimensionen wird dadurch überprüft, dass alle Objektpunkte durch Fällen einer Senkrechten auf diese Achse projiziert werden (Abb. 5).

In der Abbildung 5 ist die formal-inhaltliche Kognitionsdimension durch die Clustergruppen „Pflegeplanung" und „Ärzteaufgaben" repräsentiert. Sie liefert Aussagen darüber, wie der Pflegeprozess wahrgenommen wird und welche Kriterien die Pflegekräfte zur Analyse der Patientensituation verwenden.

Der Begriff „Patient" liegt in der Nähe folgender Begriffen: Allgemeinzustand, Essverhalten, Krankenbeobachtung, Familie. Diese Begriffe stellen die Kriterien zur Analyse der Patientensituation dar und werden für die Einschätzung des Ist-Zustandes (der Gegenwart) verwendet.

Interessant ist hier die Feststellung, dass die Handlungsschritte des Pflegeprozesses nicht zusammen mit dem Begriff „Patient" wahrgenommen werden. Diese Beobachtung kann darauf hinweisen, dass das Instrument Pflegeprozess formal wahrgenommen wird.

Die organisatorisch-praktische Kognitionsdimension ist durch die Clustergruppe „Pflegeorganisation & Pflegeablauf" vertreten. Sie liefert Aussagen darüber, wie der Prozess auf der Handlungsebene organisiert und umgesetzt wird.

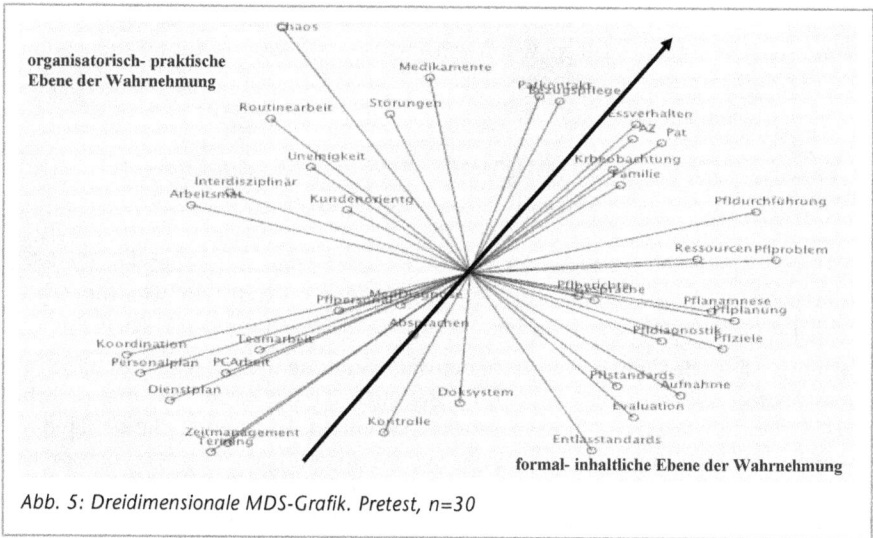

Abb. 5: Dreidimensionale MDS-Grafik. Pretest, n=30

Für die Prozessumsetzung auf der Handlungsebene soll der Planung die Rolle der Primärfunktion zugeschrieben werden im Sinne, dass alle anderen Funktionen ihre Bestimmung aus der Planung erfahren und so dem Regiment der Planung unterworfen sind (Steinmann & Schreyögg 1993). Da aber die Pflegeplanung formal wahrgenommen wird, nimmt sie kaum Einfluss auf die Organisation und den Ablauf der praktischen Pflege. Der Personal- und Dienstplan regelt den Einsatz von Pflegepersonen unabhängig von Patienten- bzw. Kundenorientierung. Die Beobachtung, dass der Begriff „Kundenorientierung" nicht in der Nähe der Begriffe: Personalplan, Dienstplan, Koordination liegt, bestätigt diese Annahme (Abb.5).

Die Ergebnisse der MDS und der Clusteranalyse lassen folgende Aussage zu:

- Die Prozesswahrnehmung wird im kognitiven Raum der untersuchten Pflegekräfte nach formal-inhaltliche und organisatorisch-praktische Kognitionsdimensionen strukturiert.

- Das Instrument Pflegeprozess wird formal wahrgenommen, jedoch nicht als notwendige Grundlage für die Planung und Organisation einer patienten- und prozessorientierten Pflegestruktur verwendet.

- Die Wahrnehmung des Pflegeprozesses als formales Instrument der praktischen Pflege kann auf das Fehlen eines theoretischen Betrachtungsrahmens hinweisen, der notwendig ist, um einen Konsens über die Struktur, Prozess und Ergebnis des pflegerischen Handelns zu bilden.

- Das Prozessdenken im Sinne der pro- und retrospektiven Orientierung bei Wahrnehmung und Analyse der Patientensituation konnte nicht festgestellt werden.

Um die Fähigkeit der Pflegekräfte zur pro- und retrospektiven Orientierung im Wahrnehmen und Denken zu schulen, wurde ein Fortbildungsblock zur Grundlagenvermittlung der Humanontogenetik angeboten.

INTERVENTION – FORTBILDUNG ZUR GRUNDLAGEN-VERMITTLUNG DER HUMANONTOGENETIK

Die Humanontogenetik erforscht im interdisziplinären Kontext die komplexe Entwicklung des menschlichen Individuums von der Zeugung bis zum Tode. Der Mensch als Prozess ist der zentrale Ausgangspunkt dieses Wissenschaftsansatzes (Wessel 2002). Konzepte, Methoden und Erkenntnisse der Humanontogenetik bieten einen allgemein anwendbaren, theoretischen Betrachtungsrahmen für die Bewertung menschlicher Entwicklungsmöglichkeiten in allen Lebensphasen und -situationen. Sie basieren auf Theorien der Entwicklung, der Einheit von Komplexität und Zeit, der biopsychosozialen Einheit Mensch und der Humanontogenese als lebenslange phasenhafte Individualentwicklung. Da die Pflege sowohl eine Voraussetzung für Entwicklung als auch ein Bedürfnis menschlichen Daseins ist, ist sie in die humanontogenetischen Konzepte mit einbezogen (Wessel et al. 2007).

Im zeitlichen Rahmen vom Oktober bis November 2009 führte Prof. Dr. phil. Karl-Friedrich Wessel drei Fortbildungsveranstaltungen zu folgenden Themen durch:

Zeitplan	Inhalt	Teilnehmer
22.10.08 10:00–12:00	Einführung: Humanontogenetik: ihr Gegenstand, ihr Ziel	
05.11.08 12:00–18:00	Grundlagen der Humanontogenetik: Der Mensch als Prozess Die Einheit von Komplexität und Zeit Die Phasen der menschlichen Entwicklung Die hierarchische Ordnung der menschlichen Kompetenzen	Examinierte Pflegekräfte (n=9)
19.11.08 12:00–18:00	Grundlagen der Humanontogenetik: Die Ökologie der Humanontogenese/Umwelten des Menschen Die sensiblen und kritischen Phasen der menschlichen Entwicklung Das Zeitwesen Mensch – homo temporalis Der souveräne Mensch Menschbilder in den Wissenschaften	

Tab. 4: Fortbildung zur Grundlagenvermittlung der Humanontogenetik

Neun examinierte Pflegekräfte (n=9, w=8, m=1 Alterspanne: 20-53 J. a; Alter: M=33,7, Berufserfahrung: M=14,2) aus der Pretestgruppe nahmen am Fortbildungsangebot teil.

Die Fortbildung zur Grundlagenvermittlung der Humanontogenetik hat zum Ziel, die Wahrnehmung der Pflegekräfte in Bezug auf den Mensch und den Prozess seiner Pflege zu schulen. Die Auseinandersetzung mit der Fortbildungsthematik sollte durch eine schriftliche Reflexion der Lerninhalte unterstützt werden. Als reflexives Instrument stand den Pflegenden das Lerntagebuch zu Verfügung.

Die Auswertung der Lerntagebücher erfolgte in Anlehnung an das Verfahren der qualitativen Inhaltsanalyse. Die reflektierten Inhalte wurden unter vier Hauptkategorien zusammengefasst. Die Kategorien wurden auf der Basis von Leitfragen aus den Lerntagebüchern gebildet (Tab. 5).

Kategorien	Reflektierte Inhalte
K1: Wichtige Sachverhalte & Konzepte	Individualität
	Umweltebenen des Menschen
	System der Kompetenz – Pflege/Entwicklung
	Temporale Kompetenz
	Entwicklungsphasen
K2: Bezüge zu eigenen Erfahrungen	Sensible Entwicklungsphasen
	Stabilität der Umweltebenen & Genesung
K3: Anregungen	Ethische Entscheidungen
	Sensible und kritische Entwicklungsphasen
K4: Praxisrelevante Inhalte	Individualität
	System der Kompetenz – Pflege/Entwicklung
	Temporale Kompetenz des Patienten
	Sensible und kritische Entwicklungsphasen
	Umweltebenen des Menschen
	Perspektive ändern

Tab. 5: Kategorien & Reflexionsinhalte

Die Analyse der Lerntagebücher lässt folgende Zusammenfassung zu:

- Die Konzepte und Theorien der Humanontogenetik wurden als Handlungsempfehlungen für den Umgang mit der Individualität und Kompetenz des Patienten in krisenhaften Situationen wie Krankheit und Pflegebedürftigkeit aufgefasst und verstanden.

- Die Relevanz der temporalen Kompetenz wurde nur für die Patientenseite angenommen. In keinem der Lerntagebücher wurden Überlegungen zur eigenen temporalen Kompetenz gefunden. Diese deutet daraufhin, dass die untersuchten Pflegekräfte sich ihrer temporalen Kompetenz nicht bewusst sind und somit diese Kompetenz nicht für die pro- und retrospektive Analyse der Patientensituation nutzen.

- Die Reflexion persönlicher Sichtweisen, Gedanken und Erfahrungen fiel den Pflegekräften schwer (in 18 von 24 abgegebenen LT wurden die jeweiligen Themen nur mit kurzen Angaben zum Teil in Stichpunkten notiert und dargelegt. In keinem LT wurde versucht, die Theorien der Humanontogenetik und der Pflege zu verknüpfen).

POSTTEST – ERHEBUNG VON ÄHNLICHKEITSDATEN

Im Posttest sollte untersucht werden, ob die humanontogenetische Fortbildung eine Veränderung der Wahrnehmung bei den Pflegenden bewirkt hat.

Im Anschluss an die dritte Fortbildungseinheit wurden bei Pflegekräfte (n=30, w=28, m=2, Altersspanne: 20-59 J. a, Alter: M=39,6; Berufserfahrung M=17,6) erneut qualitative und quantitative Daten zur Wahrnehmung von Prozessen erhoben und durch computergestützte Datenverarbeitung (multidimensionale Skalierung (MDS) und Clusteranalyse) ausgewertet.

Bei der Betrachtung des hierarchischen Clusterdiagramms und der MDS-Grafik konnte festgestellt werden, dass die Daten des Posttests sich nicht von denen des Pretests unterscheiden. Auch die Begründungen der Pflegekräfte für die Gruppenbildung haben sich als sehr ähnlich zu denen des Pretests erwiesen.

Zur Überprüfung dieser Beobachtung wurden auch die beiden Dreiecksmatrizen auf die Übereinstimmung der Kognitionsmuster in der ersten und der zweiten Erhebungen untersucht. Die Ergebnisse, die als relative und absolute Ähnlichkeiten in einem Pearson Korrelation (= 0,7) und Identitätskoeffizient (=0,9) ausgegeben wurden, sprechen für eine sehr große Ähnlichkeit der beiden Matrizen.

Die Auswertung der Posttestdaten zeigt, dass die kognitiven Grunddimensionen der Prozesswahrnehmung bei den untersuchten Pflegekräften nicht verändert wurden.

Kritisch muss hier angemerkt werden, dass die fortgebildeten Pflegekräfte nur 30% der Gesamtstichprobe im Posttest ausmachen, so dass die Daten nicht ausreichend valide sind, um den Wirkungseffekt der humanontogenetischen Fortbildung auf die Wahrnehmung und Kognitionen der Pflegenden beurteilen zu können.

Einen weiteren Kritikpunkt stellt auch die zeitliche Spanne zwischen dem letzten Fortbildungstermin und der Posttesterhebung dar, die aufgrund des Abgabetermins zu kurz gewählt wurde. Somit hatten die Pflegekräfte nicht ausreichend Zeit, um die vermittelnden Lerninhalte kognitiv adaptieren zu können.

Unter Berücksichtigung dieser Erfahrungen wäre eine Untersuchungswiederholung empfehlenswert. Inzwischen sind der Forscherin die Ergebnisse einer Projektarbeit (Bahlo-Hesselbach et al. 2009) bekannt, die eine positive Wirkung der humanontogenetischen Fortbildung auf die Wahrnehmung der Pflegekräfte belegen.

6 DISKUSSION

Zunächst muss festgehalten werden, dass mit der Anwendung der Methoden der MDS und der Clusteranalyse ein wissenschaftliches Neuland für die Pflege betreten wird. Da diese Methoden in der Pflegeforschung eher unbekannt sind, fehlt es an vergleichbaren Studien. Bis jetzt ist der Forscherin nur eine Studie (Diedrich et al. 2007) bekannt, die Methoden der MDS und der Clusteranalyse für die Untersuchung des Phänomens Prozessdenken verwendet hatte. Die Ergebnisse dieser Studie und der vorliegenden Arbeit sind nicht gleich, jedoch lassen sich Ähnlichkeiten bei der kognitiven Strukturierung der Wahrnehmung von Prozessen erkennen.

Die Studie erhebt keinen Anspruch auf Verallgemeinbarkeit. Bei dem hier angewandten Erhebungsverfahren (MDS & Clusteranalyse) geht es nicht um die repräsentative Erhebung von Kognitionsstrukturen. Vielmehr sollen vorhandene typische Formen aufgezeigt werden.

Die Wahrnehmung von Prozessen wird im kognitiven Raum der untersuchten Pflegekräfte nach formal-inhaltlichen und organisatorisch-praktischen Kognitionsdimensionen strukturiert. Dabei wurde der Pflegeprozess als formales Instrument und nicht als notwendige Planungsgrundlage der praktischen Pflege wahrgenommen.

Die Wahrnehmung des Pflegeprozesses als formales Instrument der praktischen Pflege weist auf das Fehlen eines theoretischen Betrachtungsrahmens, der notwendig ist, um einen Konsens über die Struktur, Prozess und Ergebnis des pflegerischen Handelns zu bilden. Diese macht die Notwendigkeit deutlich, Lern- und Praxiskonzepte zu entwickeln, welche die Anwendung des Pflegeprozesses theoriebasiert lehren und vermitteln.

Die Frage, welche Theorien hier zur Anwendung kommen sollen, bedarf einer grundsätzlichen Diskussion und kann hier nicht beantwortet werden. Einige Empfehlungen seien aber erlaubt.

Nach deutschem Kranken- und Altenpflegegesetz (KrPflG §3 2004, AltPflG §3 2003) soll der Pflegeprozess unter Berücksichtigung unterschiedlicher Pflege- und Lebenssituationen sowie Lebensphasen und die Selbständigkeit und Selbstbestimmung der Menschen geplant werden.

Diese kann aber nur dann erfüllt werden, wenn die professionell Pflegenden eine Zeitkompetenz (temporale Kompetenz) besitzen. Zeitkompetenz ist u.a. auch die Fähigkeit zu akzeptieren, dass ohne Kenntnisse über die Inhalte der jeweiligen Lebensphasen eines Menschen deren Pflege nur funktional geplant und ausgeführt werden kann (Scupin 2003).

Insofern müssen die Lern- und Praxiskonzepte der Pflege nicht nur umfangreiche Kenntnisse und Verständnisweisen von der Individualentwicklung des Menschen in allen seinen Lebensphasen und Situationen vermitteln, sondern auch die temporale Kompetenz der Pflegenden fördern. Die Förderung der temporalen Kompetenz ist notwendig, um die komplexen Zusammenhänge der individuellen Entwicklungs- und Pflegeprozesse zu erkennen und tragfähige Lösungen für die Patientenproblematiken zu entwickeln.

Die Konzepte und Modelle der Humanontogenetik stellen eine theoretische Basis für das Handeln im Pflegeprozess und für die wissenschaftliche Abstraktion in den Pflegewissenschaften dar (Wessel 2007). Die Einbeziehung der Humanontogenetik als integraler Bestandteil in der Aus-, Fort- und Weiterbildung im Pflegebereich kann daher sehr sinnvoll sein. An der FH Jena ist die Humanontogenetik in das Curriculum der Studiengänge MA und BA für Pflege bereits aufgenommen. Derzeit werden mehrere pflegerelevante Themen vor dem Hintergrund der humanontogenetischen Theorien untersucht. Es bleibt abzuwarten, welchen Einfluss diese Forschungsergebnisse auf die Entwicklung der Pflegewissenschaft und -praxis, aber auch auf das Denken und Handeln der Pflegenden nehmen werden.

LITERATUR

Badura, B.; Grande, G.; Janßen, H.; Schott, T. (1995): Qualitätsforschung im Gesundheitswesen. Ein Vergleich ambulanter und stationärer kardiologischer Rehabilitation. Juventa Verlage, Weinheim und München. S. 28

Baumberger, D. (2004): Grundlagen für die Erstellung der Pflegedokumentation im Berner Klinikinformationssystem (BEKIS). Expertenbericht zuhanden der Gesundheits- und Fürsorgedirektion des Kantons Bern (GEF). S. 7.

Bahlo-Hesselbach, U.; Becker-Merl, H.; Jermutus, G.; Siebert, K.; Wulff, J.; Ellwanger, G. (2009): Förderung der temporalen Kompetenz in Bezug auf Biographiearbeit bei geistig behinderten Menschen mit Demenz. Begleitung eines Schulungsangebots. Unveröffentlichte Projektarbeit. FH Jena. S. 52-55.

Diedrich, D.; Ohlsson, G.; Reimann, A.; Stettler, K.; Boock, A.; Verhoeven, O. (2007): Untersuchung der Wahrnehmung des Pflegeprozesses und der individuellen Arbeitsgestaltung von Pflegenden in Altenpflegeeinrichtungen und bei Mitarbeitern in ambulanten Pflegediensten. Unveröffentlichte Projektarbeit. FH Jena.

Endrikat, S.; Hasse, J.; Juriga, M.; Henckel, M.; Marx, K. (2009): Die Alltagskompetenz der pflegebedürftigen Menschen in der Wahrnehmung der Pflegenden. In: Hahn, S.; Stefan, H.; Abderhalden, C.; Needham, I.; Schulz, M.; Schoppmann, S. (2009): Leadership in der psychiatrischen Pflege. Eine Herausforderung für Praxis – Management – Ausbildung – Forschung – Politik. IBICURA, Unterostendorf. S. 86-95.

Falk, H. (2005): Von der Funktions- zur Prozessorientierung. http://www.iso9001.qmb.info/allgemein/prozessorientierung.htm in der Version vom 16.06.2005.

Geier, C. (1999): Optimierung der Informationstechnologie bei BPR-Projekten. Ein Modell zur Nutzenbeurteilung des Einsatzes von Informationstechnologien im Rahmen der Prozessgestaltung bei Business Process Reengineering-Projekten. Deutscher Universitäts-Verlag, Wiesbaden, S. 24.

Höhmann, U.; Müller-Mundt, G.; Schulz, B. (Hg.). (1998): Qualität durch Kooperation. Band 1. Mabuse, Frankfurt a. M.

Höhmann, U. (2001): Dissertation: Versorgungskontinuität durch „Kooperative Qualitätsentwicklung" und abgestimmtes Trajektmanagement. Martin-Luther-Universität, Halle, S.127-129.

Kohnen, N. (1996): Kognitionsforschung: Fragestellung und Forschungsinhalte In: Curare. Zeitschrift für Ethnomedizin., Nr.19 (1), VWB-Verlag für Wissenschaft und Bildung, Berlin. S. 3-9.

Kohnen, N. (1996a): Kognition: Struktur der Wahrnehmung und das Denken. In: Curare. Zeitschrift für Ethnomedizin., Nr.19 (1), VWB-Verlag für Wissenschaft und Bildung, Berlin. S. 9-21.

Kohnen, N., Siebert, U. (1996): Untersuchungsmethoden: Clusteranalyse und multidimensionale Skalierung. In: Curare . Zeitschrift für Ethnomedizin., Nr.19 (1), VWB-Verlag für Wissenschaft und Bildung, Berlin. S. 23-34.

Rathgeb, M. (1994): Einführung von Workflow-Management-Systemen. In: Hasenkamp, U.; Krin, S.; Syring, M. (Hg.). CSCW-Computer Supported Cooperative Work. Addison-Wesley., Bonn, Paris, Reading, Maas. S. 39-66.

Scholz, R.; Vrohlings, A. (1994): Realisierung von Prozessmanagement. In: Gaitandies, M., Scholz, R., Vrohlings, A.. Raster, M. (Hg.). Prozessmanagement – Konzepte, Umsetzung und Erfahrungen des Reengenieering. Hanser, München, Wien. S. 21-36.

Steinmann, H.; Schreyögg, G. (1993): Management. Grundlagen der Unternehmensführung. Konzepte-Funktionen – Fallstudien. 3. Aufl. Gabler, Wiesbaden, S. 9.

Scupin, O. (2003): Pflegebedürftig – Herausforderung oder das „Ende" des Leben? Der Entwurf einer subjektiven Theorie der Pflegebedürftigkeit. Berliner Studien zur Wissenschaftsphilosophie & Humanontogenetik. Band 21. Kleine Verlag, Bielefeld, S. 187.

Scupin, O. (2005): Gedanken zum Pflegemanagement – Ein praxisrelevanter Erweiterungsversuch. In: Kerres, A.; Seeberger, B. (Hg.).Gesamtlehrbuch Pflegemanagement. Springer, Heidelberg. S. 189-211.

Scupin, O. (2007). Workshop: Teilhabeorientierte Pflege. http://www.cbp.caritas.de/aspe_shared/form/show_formfile.asp?typ=publikationen&area=efvkelg&file_id=180724 in der Version vom 5.06.2007

Seidl, E., Walter, I. (1992): Pflege im Gesundheitssystem der Zukunft: Pflegeforschung und Pflegewissenschaft. In: Berner, P., Zapotoczky, K. (Hg.): Gesundheit im Brennpunkt. Zwischen Professionalisierung, Laiensystem und Bürokratie. Band 3, Veritas, Linz, S. 26.

Vollrath, I. (1990): Delta. PC-Programm. Shareware durch kohnen@.uni-duesseldorf.de.

Wessel, K-H. (1992): Die Symmetrie zwischen Vergangenheit und Zukunft – eine fundamentale Voraussetzung für die Souveränität. In: Wessel, K-H.; Mortag, M.; Ebert, W.; Eckinger, L. (Hg.) (1993): Bildungstheoretische Herausforderungen. Beiträge der Interdisziplinären Sommerschulen 1990 bis 1993. Berliner Studien zur Humanontogenetik. Band 8. Kleine Verlag, Bielefeld. S. 395-404.

Wessel, K-H. (1990): Zeit und Gegenwart. In: Wessel, K-H., Mortag, M., Ebert, W., Eckinger, L. (Hg.) (1993). Bildungstheoretische Herausforderungen. Beiträge der Interdisziplinären Sommerschulen 1990 bis 1993. Berliner Studien zur Humanontogenetik. Band 8. Kleine Verlag, Bielefeld, S. 12-27.

Wessel, K-H. (2001): Humanontogenetische Überlegungen zur Pflegewissenschaft. In: Humanontogenetik. Zeitschrift für Humanontogenetik. 4. Jahrg., Heft 1, Kleine Verlag., Bielefeld, S. 22-26.

Wessel, K-H. (2002): Humanontogenetik: Gegenstand und Ziel. In: Zeitschrift für Humanontogenetik. 5. Jahrg., Heft 1, Kleine Verlag, Bielefeld, S. 9-16.

Wessel, K.F. (2007): Kleine Chrestomatie zur Humanontogenetik. Studienbrief Bachelorstudiengang Pflege/Pflegeleitung. Modul 1.507-01-R. FH Jena

Wessel, K-F.; Scupin, O.; Beckel, G.; Diesner, T. (Hg.) (2007): Selbstsorge. Wissenschaftstheoretische und gesundheitspolitische Dimensionen. Berliner Studien zur Wissenschaftsphilosophie & Humanontogenetik. Band 22. Kleine Verlag, Bielefeld. S. 7

WHO (1979): Ausbildung von Krankenpflege- und Hebammenwesen. Symposium der Weltgesundheitsorganisation über Krankenpflegedienste – Tagung nationaler Beirat für Krankenpflege. In: Deutsche Krankenpflege-Zeitschrift, Beilage 7

Begriff	Abkürzung	Begriff	Abkürzung
1 Pflegeanamnese	Pflanamnese	21 Chaos	Chaos
2 Pflegeplanung	Pflplanung	22 Kontrolle	Kontrolle
3 Bezugspflege	Bezugspflege	23 Störungen	Störungen
4 PC-Arbeit	PCArbeit	24 med. Diagnose	MedDiagnose
5 Teamarbeit	Teamarbeit	25 Personalplanung	Personalplan
6 Patientenkontakt	Patkontakt	26 Patient	Pat
7 Gespräche	Gespräche	27 Pflegedurchführung	Pfldurchführung
8 Absprachen	Absprachen	28 Allgemeinzustand	AZ
9 Dokumentationssystem	Docksystem	29 Pflegeziele	Pflziele
10 Zeitmanagement	Zeitmanagement	30 Pflegeproblem	Pflproblem
11 Terminierung	Terming	31 Ressourcen	Ressourcen
12 Evaluation	Evaluation	32 Entlassungsstandards	Entlasstandards
13 Pflegestandards	Pflstandards	33 Essverhalten	Essverhalten
14 Pflegepersonal	Pflpersonal	34 Aufnahme	Aufnahme
15 Dienstplan	Dienstplan	35 Krankenbeobachtung	Krbeobachtung
16 Medikamente	Medikamente	36 Arbeitsmaterial	Arbeitsmat
17 Routinearbeit	Routinearbeit	37 Familie	Familie
18 Pflegediagnostik	Pfldiagnostik	38 Uneinigkeit	Uneinigkeit
19 Koordination	Koordination	39 Pflegeberichte	Pflberichte
20 Interdisziplinär	Interdisziplinär	40 Kundenorientierung	Kundenorientg

Anlage A: Abkürzungsverzeichnis für die MDS und die Clusteranalyse

Neue Medien in Bildungskontexten von Mitarbeitern aus der Gesundheits- und Krankenpflege

Ein rekonstruktiver Zugang zu berufsbezogenen (medialen) Lernhaltungen

Anna-Maria Kamin

Der Beitrag stützt die These, dass das Lernen mit Neuen Medien für die Mitarbeiter[1] in der Gesundheits- und Krankenpflege eine zunehmende Relevanz einnimmt, wobei Fragen der Integration dieser digitalen Lernsettings in Bildungskontexte abhängig sind von beruflichen Anforderungen, Bildungshintergrund und biografischen Lernerfahrungen. Diese Zusammenhänge sind bislang unzureichend geklärt und bedürfen einer empirischen Zugangsweise. Hinweise geben die ausgewählten Ergebnisse einer qualitativen Interviewstudie. Das erkenntnisleitende Interesse der Studie ist, wie berufsrelevantes Lernens in der Gesundheits- und Krankenpflege praktiziert wird und welche Bedeutung den (Neuen) Medien in diesem Zusammenhang zukommt. Anhand von drei ausgewählten Falldarstellungen, herausgearbeitet in Anlehnung an die dokumentarische Methode der Interpretation, werden handlungsleitende Orientierungen und typische Grundhaltungen für berufsbezogene Lernprozesse aufgedeckt. So kennzeichnet die Berufsgruppe das Bedürfnis nach sozialen Lernformen. Diese bieten bislang nur eingeschränkte Anknüpfungspunkte für digitale Lernszenarien, wie die Aussagen der Interviewpartner aufzeigen. Der kollegiale Austausch, Präsenzveranstaltungen und traditionelle Lernmedien wie Bücher und Fachzeitschriften dominieren derzeit den Wissenserwerb für die Zielgruppe. Abhängig von den individuellen Medienkompetenzen, spielen auch die Neuen Medien eine zunehmende Rolle im Arbeits- und Lernprozess. Generationsbedingte Medienerfahrungen üben dabei nicht den entscheidenden Integrationsfaktor aus – so die bisherigen Ergebnisse. Vielmehr sind die vielschichtigen beruflichen Anforderungen, mit denen die Pflegenden im Arbeitsalltag konfrontiert sind, handlungsleitend für Medienaneignungsprozesse. In Bezug auf die zukünftige Gestaltung von Fort- und Weiterbildungsmaßnahmen für die Zielgruppe gilt es nun zu bedenken, wie diese Bedürfnisse praktikabel umgesetzt werden können und Rahmenbedingungen für digitale Lernformen gestaltet werden können.

---

[1] Um einen guten Lesefluss zu gewährleisten, wird in diesem Beitrag auf eine geschlechtsspezifische Unterscheidung verzichtet. Die verwendeten Terminologien beinhalten somit jeweils beide Geschlechter.

EINLEITUNG

Computer, Internet und Multimedia sind inzwischen fester Bestandteil unserer In-
formations- und Kommunikationskultur in Beruf und Freizeit und sind zunehmend
auch in Lehr-Lernkontexte integriert. Die Neuen Medien bieten dabei die Chance,
neue Lern- und Bildungsgewohnheiten zu strukturieren (vgl. Marotzki 1997) und die
Möglichkeiten der Wissenserschließung zu erweitern. Bislang gibt es indes noch große
berufsbezogene und soziokulturelle Unterschiede beim Einsatz und bei der Akzeptanz
solcher digitaler Lernformen. So nimmt die Häufigkeit der intensiven Nutzung digitaler
Medien zu Bildungszwecken mit steigendem Rang des Schulabschlusses zu. Weitere
Faktoren sind der Berufsabschluss, das Alter sowie das Geschlecht der Anwender (vgl.
Treumann 2002, S. 77).

Das wissensintensive Berufsbild der Gesundheits- und Krankenpflege kennzeichnet
einen Dienstleistungscharakter sowie ein komplexes Anforderungsprofil. Im Zuge der
Professionalisierungsbestrebungen stellt sich nun die Frage, inwiefern das Potenzial
webbasierter Lernumgebungen auch für das Pflegepersonal relevant sein kann. Vor
allem vor dem Hintergrund, dass erlerntes Wissen schnell an Aktualität verliert und
Medizin- und Pflegeforschung ständig neue Erkenntnisse liefern, die den in den Einrichtungen tätigen Mitarbeitern zugänglich gemacht werden müssen, ist ein Bedarf
im Hinblick auf die Einbindung neuartiger digital unterstützter Wissenskommunikation
offensichtlich. Um den wandelnden Ansprüchen gerecht zu werden scheint es erforderlich, klassische Fort- und Weiterbildungskonzepte durch neue Ansätze zu ergänzen
(vgl. Kobbert 2006, S. 119).

Der Beitrag greift zunächst die jüngste Geschichte multimedialen Lernens auf.
Es folgt ein Abriss über den aktuellen Stand der Forschung bezüglich webbasierter Lernangebote für die Gesundheits- und Krankenpflege. Nach dem Aufzeigen
von Forschungsdesideraten und Forschungsfragen im darauffolgenden Abschnitt
wird das Forschungsdesign für die vorliegende Studie beschrieben. Anschließend
werden ausgewählte Ergebnisse anhand von drei Falldarstellungen und einem
kontrastiven Vergleich der Fälle dargestellt. Der abschließende Ausblick wirft Fragen im Hinblick auf die zukünftige Gestaltung von Fort- und Weiterbildungs-
angeboten für das Krankenpflegepersonal auf.

VON E-LEARNING ZU DIGITALEN LERNWELTEN

Seit den 1980er-Jahren sind Personal Computer (PCs) und seit den 1990er-Jahren
CD-ROM und das Internet weltweit zu selbstverständlichen Arbeits-, Informations-,
Kommunikations- und auch Lernmitteln avanciert. Neben der Arbeitsorganisation
spielen Computer und Internet auch zunehmend eine bedeutende Rolle im Hinblick

auf virtuelle Lernszenarien. Seit Anfang des neuen Jahrtausends findet das Schlagwort „E-Learning" Verwendung, um diese Entwicklungen zu subsumieren. Darunter werden „alle Arten des Lernens mit digitalen (elektronischen) Medien, sowohl Online- als auch Offline-Medien" (Reinmann 2008, S. 14). verstanden. Die Hoffnungen der Unternehmen und Organisationen, die mit dem Einsatz computerbasierter Lernmöglichkeiten im betrieblichen Kontext verbunden sind, sind vielschichtig. Neben lernmethodischen Gesichtspunkten sind auch organisatorische und monetäre Aspekte zu berücksichtigen. Die technischen Möglichkeiten durch grafische Gestaltung und simulative Effekte, so die Annahme von Industrie und Unternehmen, ermöglichen ein anschauliches und praxisnahes Lernen. Zeitliche und örtliche Unabhängigkeit von der Lerngruppe bieten für jeden Anwender die Chance, sein Lerntempo individuell und flexibel zu bestimmen. Durch die ubiquitäre Verfügbarkeit von Online-Medien erscheint der Zugriff auf aktuelle Informationen und Wissensbestände ‚just in time' und ‚on demand' dort, wo es gefordert ist, nämlich am Arbeitsplatz, möglich. Letztlich steht hinter dem Einsatz von E-Learning auch die Hoffnung, Kosten für Reise, Unterkunft und Gebühren für Präsenztrainings einzusparen (etwa Seufert/Back/Häusler, 2001, S. 23ff.).

Nachdem lange Zeit insbesondere Offline-Lösungen mit systematisch aufbereitetem Wissen in einem strikten Instruktionsdesign im Vordergrund standen, befindet sich die Weiterbildungsbranche auf dem Weg zu einer stärkeren Lerner- und Kooperationsorientierung. Die technischen Innovationen im Internetbereich ermöglichen zunehmend Kommunikation, Beteiligung und die Entwicklung von Netzwerkstrukturen (vgl. Meister/Kamin 2010, S. 133). Insbesondere in informellen und arbeitsplatzorientierten Lernsettings bieten Online-Medien unter dem Label Web 2.0 die Chance, im Netz zu partizipieren und zu produzieren und eröffnen so neue Dimensionen des webbasierten Lernens. Hugger und Walber (2010) sprechen in diesem Zusammenhang von „Digitalen Lernwelten" und weisen auf entsprechende Szenarien in pädagogischen Aufgaben- und Professionsfeldern hin.

Inwiefern, wie ausgeprägt und von welchen Zielgruppen das Lernpotenzial dieser digitalen Lernwelten auch tatsächlich genutzt wird, wird im wissenschaftlichen Diskurs gegenwärtig vielschichtig diskutiert. Zumal im Hinblick auf mediale Lernangebote derzeit vorwiegend auf deskriptive Studien zurückgegriffen werden kann. Diesbezüglich ist ein Defizit von hochwertigen Evaluations- und Interventionsstudien sichtbar (vgl. Volmar 2007, S. 89).

LERNEN MIT NEUEN MEDIEN IN DER GESUNDHEITS- UND KRANKENPFLEGE

Während computerbasierte Medien zur fortlaufenden beruflichen Qualifizierung in den letzten Jahren zum selbstverständlichen Bestandteil der Weiterbildungskultur vor allem in Großunternehmen und technikaffinen Berufsgruppen avanciert sind, wird das Fort- und Weiterbildungsgeschehen in der Gesundheits- und Krankenpflege weiterhin durch traditionelle Veranstaltungen in Präsenzform dominiert. Neue Medien – so die empirischen Befunde – sind für Bildungsmaßnahmen nur von untergeordneter Bedeutung. Knoppik konstatiert im Jahr 2004, dass E-Learning in der Aus-, Fort- und Weiterbildung im Pflegebereich so gut wie keine Rolle spielt und als neue Lehr- bzw. Lehrtechnik nur marginal thematisiert wird (vgl. ebd., S. 43). Auch in jüngster Zeit scheint die Entwicklung nicht progredient zu sein, beispielsweise belegen die Ergebnisse einer neueren Studie zum Status von E-Learning in Krankenhäusern, dass bei Ärzten bereits ein wichtiger Teil an Fortbildungen durch E-Learning-Angebote abgedeckt wird, währenddessen für das Pflegepersonal noch wenig angeboten wird (vgl. Dilling/Bohnet-Joschko 2007, S. 69). Konzepte und Einsatzszenarien für die Berufsgruppe der Pflegefachleute befinden sich noch weitgehend in der Experimentierphase.

Dennoch sind in jüngster Zeit für die Berufsgruppe eine Reihe von innovativen Projekten initiiert. Exemplarisch sei hier auf das in Kooperation mit hessischen Altenpflegeeinrichtungen konzipierte Projekt „PflegeWissen" hingewiesen. Das Projekt, welches 2006 mit dem European E-Learning Award eureleA ausgezeichnet wurde, entwickelt unter dem Fokus „Qualifizierung im Prozess der Pflegearbeit" computergestützte Pflegemodule und richtet Lernstationen am Arbeitsplatz der Pflegenden ein, um so die Mitarbeiter und Mitarbeiterinnen an das computergestützte Lernen systematisch heranzuführen (vgl. Kobbert 2006, S. 119).

Abgesehen von solchen expliziten E-Learning-Projekten bietet das Internet für das Krankenpflegepersonal inzwischen ein reichhaltiges Informationsangebot in Form von Webseiten, Portalen, Datenbanken, Foren, Blogs etc. Ebenso sind alle namhaften Fachzeitschriften, Berufsverbände und Pflegeforschungsinstitute im Internet präsent. Neben diesen Webseiten, die vornehmlich der Informationsbeschaffung dienen, bieten eine beachtliche Anzahl von Portalen sonstige Informationen zu pflegerelevanten Themen, Wissensdatenbanken, Jobangebote und News. Ebenso existieren inzwischen eine Reihe von pflegebezogenen Online-Foren zum Gedanken- und Wissensaustausch. Initiatoren der Foren sind in der Mehrzahl engagierte Pflegefachkräfte, denen es ein Bedürfnis ist, pflegerischen Themen im Web eine Öffentlichkeit zu verleihen. Eine gelungene Kombination aus informativen und kommunikativen Angeboten bietet das von der Careum – Stiftung initiierte Fachportal „Careum Explorer" (http://www.careum-explorer.ch/). Mit diesem Portal – explizit für nicht-ärztliche Berufe aus dem Gesundheitsbereich – hat sich die Stiftung zum Ziel gesetzt, die Aus-, Fort- und Weiterbildung in den Gesundheitsberufen zu fördern und den Zugang zu Fachinformationen zu erleichtern. Das Portal ist seit dem 01.09.2007 online und wird seitdem kontinuierlich erweitert. Ferner existieren kommerzielle Angebote in einer Vielzahl von Lernprogrammen, teilweise gesponsert von Pharmafirmen. Hier steht das E-Learning basierte Erlernen von Fachwissen unter produktrelevanten Aspekten zu einer bestimmten Thematik im Vordergrund.

Zusammenfassend kann konstatiert werden, dass webbasierte Lernszenarien für die Zielgruppe sich noch weitgehend in der Experimentierphase befinden. Zudem fehlt eine didaktisch- konzeptionelle Einbindung sowohl in formale als auch in informelle Settings.

FORSCHUNGSDESIDERATE UND FORSCHUNGSLEITENDES INTERESSE

Der im vorangegangenen Abschnitt beschriebene kurze Abriss über onlinebasierte Lernmöglichkeiten in der Gesundheits- und Krankenpflege erweckt den Anschein, dass auch für die entsprechende Berufsgruppe der Einzug digitaler Lernszenarien in den Arbeitsalltag lediglich eine Frage der Zeit zu sein scheint. An dieser Stelle setzt die vorliegende Studie an, da Fragen der Integration Neuer Medien in den Berufsalltag des Pflegepersonals bislang unzureichend geklärt sind. So bestehen Forschungslücken im Hinblick auf subjektive, biografisch-bedingte und anwendungsorientierte Faktoren. Inwieweit die ausgefeilten technischen Möglichkeiten bereits Anknüpfungspunkte für die Berufsgruppe bieten, ist im wissenschaftlichen Diskurs noch unzureichend betrachtet. Vereinzelte empirische Studien belegen die zurzeit große Diskrepanz zwischen technischen Möglichkeiten nachhaltiger Akzeptanz. Hinderlich erscheint die nicht ausreichende Medienkompetenz der Beschäftigten zu sein. Beispielsweise konstatiert Mayer, dass vielen Pflegenden das notwendige Recherchewissen zur Informationsbeschaffung fehlt, da sie beispielsweise noch nie in einer Datenbank recherchiert haben und das Wissen über Online-Informationsquellen sich häufig auf „Google" und „Wikipedia" reduziert (vgl. Mayer 2008, S. 150f.) Zudem besteht aus Sicht der Autorin ein Forschungsdesiderat im Hinblick auf individuelle Lernvoraussetzungen, Lernstrategien sowie typische Unterschiede im Nutzungsverhalten der Zielgruppe. Insofern müssen Muster herausgefunden werden, wie vernetzte Medien in die eigenen Bildungskontexte in Abhängigkeit von beruflichen Anforderungen, Bildungshintergrund und biografischen Lernerfahrungen integriert werden können.

FORSCHUNGSDESIGN

Der empirische Zugang zu den berufsbezogenen medialen Lerngewohnheiten erfolgte mittels teilstandardisierten Leitfadeninterviews aus einer Kombination aus biografisch-narrativen (vgl. Schütze 1983) und problemzentrierten (vgl. Witzel 1982) Fragenkomplexen. Der explorative Charakter der Studie begründete ein qualitatives Forschungsdesign. Der Leitfaden beinhaltet Fragen nach Praktiken beruflichen Lernens, Einstellungen zu Fort- und Weiterbildung und bildungsbiografischen Erfahrungen. Um die Bedeutung und den Einfluss der Medien zu erfassen, sind Fragen zu Mediengewohnheiten in Beruf und Freizeit integriert. Die Auswahl der Interviewpartner erfolgte nach dem Prinzip des kontrastiven Vergleichs bezüglich Geschlecht, Alter, Bildungshintergrund und Beruf, um Rückschlüsse auf geschlechts-, generations-, milieu- und berufsbezogene Spezifika zu erlangen. Insgesamt wurden 25 circa einstündige Interviews im Zeitraum von Januar bis September 2009 mit Mitarbeitern aus unterschiedlichen Arbeitsfeldern des Gesundheitswesens durchgeführt.[2]

Die Auswertung der Interviews erfolgte in Anlehnung an Bohnsacks Konzeption zur rekonstruktiven Sozialforschung. Das vierstufige Verfahren strebt nach einer formulie-renden und reflektierenden Interpretation und einer Fallbeschreibung eine Typenbil-dung mit theorieorientierten Hinweisen an. Das Verfahren folgt dem interpretativen Paradigma und hat das Ziel, immanente (sekundäre) Erzähl- und Interaktionsverläufe zu rekonstruieren und zu interpretieren. Das bedeutet, im Fokus der Auswertung steht der zweckrationale Zusammenhang bzw. das Motiv oder die Absicht, die hinter einer Handlung steht, kennzeichnend ist somit der Wechsel der Analyseeinstellung vom WAS zum WIE (vgl. ausführlicher in Bohnsack 2003).

BERUFSBEZOGENE (MEDIALE) LERNHALTUNGEN – DREI FALLDARSTELLUNGEN

In den nachfolgenden Abschnitten werden in Anlehnung an Bohnsacks dritten Auswer-tungsschritt der Fallbeschreibung (vgl. Bohnsack 2003, S.139ff.) Ausschnitte aus den Fall-darstellungen von Frau Bernhard, Frau Karl und Frau Rudolf dargestellt. Die Analyse der Komplexität des Einzelfalls bietet nach Marotzki die Chance, Prozesse der Bedeutungs- und Sinnherstellung und Prozesse der Erzeugung von Selbst- und Fremdbildern als ent-scheidende Faktoren für die Konstitution von Biografien herauszuarbeiten (vgl. ebd. 2000 S. 177). Ebenso ermöglicht eine detaillierte Fallbeschreibung, Gemeinsamkeiten und Kontraste zu identifizieren, um im Fortgang der Analyse Spannungsverhältnisse zwi-schen der Interpretation des Einzelfalls und der Abstraktion der Fälle zu Gunsten einer Generalisierbarkeit herauszuarbeiten (vgl. Rosenthal 2008, S. 197).

Die Falldarstellungen beschreiben drei Personen aus unterschiedlichen Berufsfeldern und Hierarchieebenen der Gesundheits- und Krankenpflege. Sie repräsentieren für die untersuchte Gruppe typische Einstellungen zum Lernen, zu Lerngewohnheiten und

---

[2] Der Kontakt zu den Interviewpartnern entstand durch das gemeinsame Forschungs- und Entwicklungs-projekt „Mediengestützte Wissenskommunikation und eLearning beim Diözesancaritasverband für das Erzbistum Paderborn e. V."

Medienpraktiken. Es handelt sich in Bezug auf ihr Alter, Bildungsniveau und Medienhandeln um maximal kontrastierende Fälle. Für die vorliegende Studie liefern die dargestellten Fälle Hinweise auf Spannungsverhältnisse, handlungsleitende Orientierungen und charakteristische Nutzungsmuster für die untersuchte Zielgruppe.

FRAU BERNHARD – BERUF ALS MOTOR FÜR DEN MEDIENANEIGNUNGSPROZESS

Frau Bernhard arbeitet seit einigen Jahren als Abteilungsleitung und Qualitätsmanagementbeauftragte im Bereich der Personalentwicklung in einem Krankenhaus der Maximalversorgung in einer mittelgroßen Stadt in Nordrheinwestfalen. Sie ist zum Zeitpunkt des Interviews 49 Jahre alt, nicht verheiratet und alleinstehend. Ihre Freizeit verbringt sie gerne im Kreise ihrer Familie und liest sehr gerne.

Frau Bernhard besuchte das Gymnasium, nach dem Abitur begann sie zunächst ein Lehramtsstudium für den Primarschulbereich. Dieses brach sie jedoch nach kurzer Zeit wieder ab, da wie sie betont: *das war mir einfach zu zu abgedriftet, und ich bin in dieser Universitätswelt einfach nicht zurecht gekommen.*[3] Ihrem Wunsch nach Arbeit mit Kindern folgend, ergab sich durch Zufall für Frau Bernhard die Möglichkeit, eine Ausbildung zur Kinderkrankenschwester zu absolvieren. Diese Entscheidung hat sie nie bereut, wie sie unterstreicht. In den darauffolgenden Jahren übte sie ihren Beruf in unterschiedlichen Tätigkeitsfeldern aus. Nach einiger Zeit geriet ihr ursprünglicher Berufswunsch, unterrichten zu wollen, wieder in den Vordergrund: *das war aber immer mein Wunsch auch dieses Unterrichten.* Aus diesem Grund begann sie ein berufsbegleitendes Fachhochschulstudium in Pflegepädagogik. Frau Bernhards Tätigkeitsfeld wechselte nun von der Stationstätigkeit in den Ausbildungsbereich und anschließend in das Aufgabengebiet der innerbetrieblichen Fort- und Weiterbildung. Zur Weiterqualifizierung folgten in den kommenden Jahren ein Studium in Pflegemanagement sowie ein Masterstudiengang in Personalentwicklung. Beide Studiengänge absolvierte sie ebenfalls begleitend zu ihrer beruflichen Tätigkeit, wobei sie ihr Beschäftigungsverhältnis auf eine Teilzeittätigkeit reduzierte. Neben ihrer jetzigen Berufstätigkeit ist sie Mitglied des Ethikkomitees der Einrichtung sowie als Pflegeexpertin in einem überregionalen ethisch beratenden Gremium tätig.

Wie aus ihrer Kurzbiografie ersichtlich, handelt es sich bei Frau Bernhard um eine überaus lernbereite Person. Ihre Berufsbiografie dokumentiert die über mehrere Jahrzehnte hinweg fast ununterbrochene Teilnahme an berufsbezogenen Fort- und Weiterbil-

---

[3] Bei den in kursiv gesetzten Abschnitten, handelt es sich um Interviewzitate. Die Interviews wurden in Anlehnung an Bohnsacks (2003, S. 235) Transkriptionsregeln verschriftlicht, aus Gründen der besseren Lesbarkeit wurden die Ausschnitte grammatikalisch minimal geglättet.

dungsmaßnahmen. Die Rolle traditioneller und Neuer Medien im Zusammenhang mit den Lernprozessen belegen grundlegende Orientierungsmuster[4], die sich innerhalb des Interviews in Gestalt von Fokussierungsmetaphern[5] wiederfinden. Charakteristisch für Frau Bernhards Medienumgang ist die ausgeprägte Berufsorientierung. So konstatiert sie: *Auch so der der erste Kontakt überhaupt mit EDV war über sowieso über die Arbeit.* Die beruflichen Anforderungen in ihrem neuen, nicht mehr durch die Praxis gekennzeichneten Tätigkeitsfeld, machten es notwendig, dass Medienaneignungsprozesse angestoßen wurden. Während sich Frau Bernhard in der Vergangenheit vorwiegend durch Bücher und Fachzeitschriften über aktuelle Veränderungen im Berufsfeld informierte, avanciert zunehmend das Internet für sie zum wichtigsten Informationsmedium. Ihrer Ansicht nach wird es durch die rapide Veraltung von Wissensbeständen immer schwieriger, *dem neuesten Stand gerecht zu werden*, wie sie bereits in der Eingangspassage des Interviews bekräftigt. Um diesen Herausforderungen zu begegnen, verändern sich auch ihre Mediengewohnheiten: *bei mir verändert sich das zunehmend mehr, dass das Internet das wichtigste Medium wird.* Die Informationsbeschaffung durch das Internet stellt im Prozess des lebenslangen Lernens eine unverzichtbare Hilfestellung bei der Bewältigung der täglichen Anforderungen dar. Neben dem gesellschaftlichen Wandel durch die neuen Informationstechnologien reflektiert Frau Bernhard die Veränderungsprozesse, die sich auch im Hinblick auf ihr Berufsfeld ergeben. Obwohl diese Prozesse für sie mit Verunsicherungen und Herausforderungen verbunden sind, stellt sie sich den veränderten Bedingungen. Im Verlauf des Gesprächs schildert sie Mechanismen und Strategien zur Bewältigung dieser Herausforderungen. Um, wie sie sagt, nicht in der Fülle von Informationen zu ersticken, bedient sie sich einer selbst auferlegten Norm: *sodass ich immer sage, mehr als zehn Internetadressen frag ich nicht ab.* Zur Strukturierung und Systematisierung ihrer Rechercheergebnisse hat sie sich analog eines Telefonadressbuchs ein Internetadressbuch angelegt, welches sie in regelmäßigen Abständen auf Aktualität überprüft und kontinuierlich erweitert.

In einer Gesamteinschätzung lässt sich im Interview mit Frau Bernhard zum einen eine grundsätzliche, ausgeprägte Lernbereitschaft feststellen, die stark an das berufliche Lernen gekoppelt ist. Charakteristisch hierfür erscheint ihre Berufsbiografie mit der Vielzahl an berufsbegleitenden Qualifizierungen. Diese ermöglichen ihr, im Gegensatz zum universitären Lehramtsstudium, ein handlungs- und praxisorientiertes Lernen, indem sie neu erworbene Erkenntnisse im Berufsalltag anwenden kann. Zum anderen dokumentiert das Interview eine skeptische Grundeinstellung gegenüber den neuen Informationstechnologien. Trotz dieser Vorbehalte gelingt es ihr, mediale Lernmöglichkeiten in

---

[4] In der Methodologie der dokumentarischen Methode bezeichnen Orientierungsrahmen sowohl explizite (kommunikative) als auch implizite (konjunktive) handlungsleitende Orientierungen; Normen und Welthaltungen (Siehe auch ausführlicher u.A. in Bohnsack 2003, S. 59ff.)

[5] Fokussierungsmetaphern kennzeichnen Passagen „in denen Zentren gemeinsamen Erlebens, d.h. Zentren eines für die Gesprächsbeteiligten (...) gemeinsame Erfahrungsraums sich dokumentieren" (ebd. 2003 S. 67)

unterschiedlichen Facetten gewinnbringend in ihrem Arbeitsalltag einzusetzen. Hierzu hat sie sich eine spezielle Strategie erarbeitet, die ihr Sicherheit und Kontrolle ermöglicht und mit der sie den Verunsicherungen begegnet. Die onlinebasierte Ordnerstruktur, die sie bei der Verwaltung von internetbasierten Informationen anwendet, ähnelt der von ihr wahrscheinlich praktizierten offline gestalteten Officeorganisation und vermittelt ihr damit Struktur und Vertrautheit. Hierdurch besteht für sie die Möglichkeit, eingeschliffene biografische Routinen aus anderen Arbeitsbereichen in neue Umgebungen zu transformieren. Eine vertraute Lernumgebung, feste Strukturen und Lernstrategien, die ein praxisorientiertes Lernen ermöglichen, scheinen hier zentrale Elemente zu sein. So nähert sie sich den neuen technischen Möglichkeiten, erwirbt zunehmend Routine und Kompetenzen und kann sie nutzbringend einsetzen. Charakteristisch und handlungsleitend für diesen Prozess sind die beruflichen Anforderungen, denen sich Frau Bernhard im Verlauf ihrer Bildungsbiografie immer wieder gestellt hat.

FRAU KARL – DOMINANZ INFORMELLEN KOLLEGIALEN LERNENS

Frau Karl, eine 45jährige Gesundheits- und Krankenpflegerin, ist nicht verheiratet und allein lebend. Seit mehreren Jahren ist sie als Stationsleitung einer interdisziplinären Station mit Schwerpunkt Gynäkologie in einem Krankenhaus der Regelversorgung in einer nordrheinwestfälischen Kleinstadt tätig. In ihrer Freizeit liest Frau Karl sehr gerne und pflegt den Kontakt zu Freunden und Familie.

Nach dem Realschulabschluss übte Frau Karl zunächst eine Aushilfstätigkeit als Staplerfahrerin in der Warenwirtschaft eines Kaufhauses aus. An diese Tätigkeit gelangte sie zunächst durch einen Ferienjob. Auf Grund des guten Verdienstes, *die haben mich geködert mit soviel Geld*, und der guten Arbeitsbedingungen übte sie diese Tätigkeit über mehrere Jahre aus. *Ich hab dann erstmal nicht drüber nachgedacht, hab diesen monotonen Job gemacht, eigentlich ohne viel nachzudenken.* Relativ spontan entschloss sie sich nach mehrjähriger Tätigkeit eine Ausbildung zur Krankenschwester zu absolvieren, *und dann auf einmal Schlag auf Schlag da war mir das nicht genug.* In diesem Krankenhaus ist sie noch immer tätig. Frau Karl bildet sich in ihrem Beruf kontinuierlich weiter, sie nahm bereits an einer Fachweiterbildung zur Stationsleitung und an einer Praxisanleiterausbildung teil, darüber hinaus nimmt sie regelmäßig interne und externe Fortbildungsangebote war.

Im Interview thematisiert und reflektiert sie ihre grundlegenden Haltungen und Einstellungen zum Thema Lernen, welche im Verlauf ihrer Biografie einen diametralen Wandel unterlegen sind. Während der Schulzeit spielten für sie Lernerfolg und Lernbegeisterung keine Rolle, da sie *diesen Sinn nie verstanden* habe und damals *nie gewusst habe, warum sie eigentlich lerne,* ebenso charakterisiert sie sich mit dem Attribut *bockig,* womit sie ihre mangelnde Lernwilligkeit kennzeichnet. Eine grundlegende Veränderung dieser Einstellung fand mit Beginn ihrer Berufsausbildung zur Krankenschwester statt. Von Anfang an bestimmten Freude und Spaß den Lernprozess, eine Entwicklung, die sich auch in der weiteren Berufsausübung fortschreibt. Frau Karl spricht im Verlauf des Interviews gar davon das *Lernen zu lieben*. Diesen fundamentalen Wandel begründet sie mit einer veränderten Lebenseinstellung, dessen Ursache sie durch die Trennung von ihrem damaligen Partner begründet.

Im Hinblick auf die Mediennutzungsgewohnheiten lässt sich festhalten, dass in Frau Karls Lebens- und Arbeitsalltag sowohl traditionelle als auch Neue Medien ein fester Bestandteil sind. Sie gibt an, vorwiegend durch das Fernsehen zu lernen, dennoch nutzt sie vor allem in der Freizeit auch moderne Webanwendungen wie den Internettelefondienst „Skype", um mit einer in den USA lebenden Freundin in Kontakt zu bleiben, ebenso nimmt sie an einem onlinebasierten Sprachlernprogramm teil.

Im beruflichen Bereich spielen webbasierte Lernmöglichkeiten, speziell die Internetrecherche, nur eine untergeordnete Rolle: *die Recherchiererei über verschiedene Themen, Pflegeprobleme oder irgendwas im Krankenhaus übers Internet ist sehr schwierig*. Diesbezüglich kann sie derzeit keinen Mehrwert erkennen und greift auf routinierte Lernformen zurück.

Über formalisierte Lernangebote in Form von internen und externen Fortbildungsangeboten hinaus, stellt der persönliche berufliche Austausch mit Kollegen einen festen Bestandteil des beruflichen Alltags für Frau Karl dar. Diese Form des Lernens scheint eine essentielle Ressource für sie zu sein, aus der ihre Lernmotivation gespeist wird. Der Austausch findet sowohl während der Arbeitszeit als auch in der Freizeit in Form von kollegialen Stammtischen statt. Im Verlauf des Interviews nimmt das Thema „Austausch" die Form einer Fokussierungsmetapher an, d.h. die Treffen scheinen im Zentrum des Erlebens zum Thema „Beruf" zu stehen. Immer wieder im Verlauf des Interviews greift sie in homologen Anschlussäußerungen das Thema auf. In der folgenden Passage kommt es zum dramaturgischen Höhepunkt: *also der Austausch ist eigentlich ständig da. Wir treffen uns ein, zwei Mal die Woche und dann kann ich sagen, ein ständiger Austausch, eigentlich, Erfahrung sammeln und Austausch. Das ist wichtig für mich! Sehr wichtig, ja.* Die Interpretation der Passage gibt Hinweise, dass im Vordergrund des Austauschs für Frau Karl scheinbar nicht die Diskussion auf fachlicher und inhaltlicher Ebene steht. Vor allem die Bestätigung ihres eigenen Handelns scheint für sie im Zentrum zu stehen, was durch Aussagen wie das tut einfach gut sowie durch das folgende Zitat deutlich wird: *Ich finde das bringt einem auch unheimlich viel. Auch vielleicht, äm, einfach nur diese Bestätigung, okay, du machst es auch gut, ne. Das tut ja auch mal gut.* Der intensive Kontakt im Kollegenkreis ermöglicht ihr darüber hinaus Orientierung und somit ein Lernen an Vorbildern. Eine Lernform, die für Frau Karls Lernbiografie konstituierend zu sein scheint.

In einer Gesamteinschätzung kann konstatiert werden, dass Frau Karls Lernhaltungen durch das Bedürfnis nach sozialen Lernformen gekennzeichnet sind. Diese praktiziert sie in der Mehrheit durch informelle Settings, in Form von kollegialen Austauschmöglichkeiten und dem Lernen an Vorbildern. Neben dem fachlichen Austausch erfährt

Frau Karl durch diese Kommunikationsmöglichkeit zum einen Bestätigung ihres eigenen Handelns, zum anderen bieten ihr die Gespräche im Kollegenkreis Orientierung und Vorbilder. Virtuell vernetzte Aktivitäten wie beispielsweise der Austausch in Foren, Chats oder Communities, wie ihn Frau Karl in ihrer Freizeit bereits praktiziert, kommen diesen Bedürfnissen im beruflichen Bereich derzeit nicht nach. Zudem werden solche Kommunikationsformen auch nicht in ihrem kollegialem Umfeld praktiziert, sodass sie diesbezüglich nicht auf die gewohnten Austauschmöglichkeiten in der Peergroup zurückgreifen kann.

Die Interpretation lässt den Schluss zu, dass Frau Karls ausgeprägtes Bedürfnis nach Rückversicherung durch ihre ungewöhnliche und nicht-lineare Bildungsbiografie mit dem späten Einstieg in die Berufsausbildung begründet sein könnte. Die für sie bedeutsame Orientierungs- und Vorbildfunktion, in Gestalt von familiärer Unterstützung in der Jugend- und Adoleszenz, fehlten Frau Karl vermutlich in der Vergangenheit. Dieser Umstand könnte der Grund für die fehlende Berufsausbildung nach dem mittleren Bildungsabschnitt gewesen sein.

FRAU RUDOLF – MANGELNDE RELEVANZ FÜR DIGITALE LERNMÖGLICHKEITEN

Frau Rudolf, eine 25-jährige Gesundheits- und Krankenpflegerin, ist seit Beendigung ihrer Ausbildung auf einer gynäkologisch-chirurgischen Station in einem Krankenhaus der Regelversorgung in einer ländlich geprägten Gegend beschäftigt. Sie ist seit einem halben Jahr verheiratet, ihr Ehemann ist ebenfalls im Pflegeberuf beschäftigt. In naher Zukunft plant das Paar, eine Familie zu gründen.

Frau Rudolf besuchte nach dem Realschulabschluss eine zweijährige Fachoberschule mit dem Schwerpunkt Sozial- und Gesundheitswesen und erlangte so die Fachhochschulreife. Anschließend absolvierte sie ihre Ausbildung als Gesundheits- und Krankenpflegerin. An ihrer Ausbildungsstätte ist sie auch zurzeit noch beschäftigt. Zur Vertiefung ihrer Kenntnisse nahm sie bereits an einem berufsbegleitenden Praxisanleiterkurs teil. Als gewähltes Mitglied der Mitarbeitervertretung des Krankenhauses engagiert sie sich darüber hinaus für die Bedürfnisse und Wünsche der Mitarbeiter gegenüber dem Arbeitgeber.

Frau Rudolf kann bereits auf langjährige Erfahrungen mit dem Computer zurückgreifen. In ihrer Realschulzeit erlangte sie durch den Informatikunterricht und entsprechende Kurse grundlegende Kenntnisse im Bereich der instrumentell-qualifikatorischen Medienkunde.[6] Sie selbst empfindet den Computer als selbstverständliches und schon

---

[6] Die Medienkunde nach Baackes Medienkompetenzmodell, umfasst das Wissen über die heutigen Mediensysteme, die instrumentell-qualifikatorische Dimension meint die Fähigkeit, neue Geräte auch bedienen zu können. (vgl. Baacke 1996, S. 120.)

immer da gewesenes Arbeitsmittel. So konstatiert sie: *ja, es ist jetzt irgendwie, ja, eingegangen in Fleisch und Blut wie man da halt mit umzugehen hat.* Daher bereitet es ihr keinerlei Probleme, die im Krankenhausalltag immer umfangreicher werdenden Programme zur Datenverarbeitung, zur Patientendokumentation oder zur logistischen Organisation zu bedienen: von *daher ist es für mich total einfach damit [Anmerk. Computer] umzugehen.*

In Bezug auf Lern- und Bildungsprozesse dominieren traditionelle Lernmedien wie Fachbücher und Fachzeitschriften den Arbeitsalltag von Frau Rudolf. Die Möglichkeiten der digitalen Medien zu Lernzwecken spielen in ihrem Arbeitsalltag nur eine untergeordnete Rolle. Auf die intendierte Eingangsfrage bezüglich Praktiken des beruflichen Lernens im Arbeitsalltag nennt sie neben den verpflichtenden Einweisungen in neue Geräte das Abonnement einer Fachzeitschrift und das Lesen von Fachliteratur als erste Lernoption. Diese klassischen Printmedien spielen auch bei der Überbrückung von Wissensdefiziten im Prozess der Arbeit eine entscheidende Rolle. So greift sie, um einen ihr unbekannten Fachbegriff nachzuschlagen, auf das klassische medizinische Nachschlagwerk Pschyrembel in Printform zurück, obwohl das Werk für die Mitarbeiter auch in digitaler Form zur Verfügung steht.

Das Interview mit Frau Rudolf dokumentiert ein Spannungsverhältnis zwischen der Nutzung von traditionellen zu Neuen Medien. Obwohl sie auf langjährige Erfahrungen mit dem Medium Computer zurückgreifen kann, dominieren traditionelle Lernangebote den Arbeitsalltag von Frau Rudolf. Ihre in der Schulzeit erworbenen Grundkenntnisse im Bereich der instrumentell-qualifikatorischen Medienkunde werden während der Ausbildungszeit nicht kontinuierlich erweitert und an die aktuellen Medienentwicklungen angepasst. Aus diesem Grund verfügt Frau Rudolph über keine differenzierten Suchstrategien im Internet, obwohl sie diese Form der Informationsbeschaffung regelmäßig praktiziert: *und irgendwelche Stichwörter geb ich dann halt im Internet in irgend ne, eigentlich in die Suchmaschine, äm, bei Google ein.* Diese Form der Informationsbeschaffung verbleibt jedoch auf der unspezifischen Ebene. Die Begriffe „irgendwelche Stichwörter" und „irgend ne Suchmaschine", ohne eine nähere Erläuterung, geben den Hinweis, dass für sie diese Suche nur wenig hilfreich ist und sie diesbezüglich vermutlich nicht auf weitreichende Erfahrungen zurückgreifen kann. Insgesamt verbleibt die Beschreibung unpräzise und oberflächlich, was für eine generelle Unsicherheit und Unkenntnis in Bezug auf Recherchestrategien im Internet spricht. Überdies kommt Frau Rudolf auch mit den traditionellen Angeboten zum Ziel, sodass eine weiter reichende Internetkompetenz für die beruflichen Anforderungen derzeit nicht zwingend erforderlich zu sein scheint. Lerndimensionen über die Stichwortsuche im Internet hinaus befinden sich außerhalb des Blickfeldes von Frau Rudolf. Frau Rudolf hat keine Vorstellungen von ergänzenden webbasierten Lernmöglichkeiten. Die Nutzung von Foren, Blogs, Lernplattformen oder Ähnlichem scheinen ihr unbekannt zu sein.

Insgesamt münden diese Vorstellungen bei Frau Rudolf in ein zurückhaltendes Nutzungsmuster gegenüber den Neuen Medien. Auffallend in der Medienbiografie von Frau Rudolf ist, dass trotz früher Nutzung des Computers und der inzwischen langjährigen Erfahrung keine Habitualisierung und Durchdringung des Alltags durch computerbasierte Technologien eingetreten ist. Insofern kann bei Frau Rudolf von einem Einschnitt innerhalb ihrer mediensozialisatorischen Erfahrungen durch Computer und Internet gesprochen werden. Im Interview berichtet sie vom ihrem Arbeitsalltag, welcher durch die vielfältigen organisatorischen und menschlichen Herausforderungen geprägt ist und denen sie sich in engagierter Weise stellt. Mediale Lernangebote scheinen derzeit kaum Platz und Relevanz innerhalb des Arbeitsprozesses zu haben.

KOMPARATIVE ANALYSE – GEMEINSAMKEITEN UND KONTRASTE

Während der fallimmanente Vergleich auf Basis von Eigenrelationierungen fungiert, indem sich die untersuchten Personen von anderen Personen abgrenzen, bietet die Herausarbeitung von fallübergreifenden Gemeinsamkeiten und Kontrasten Vergleichsmöglichkeiten auf Basis thematischer und biografisch bedingter Erfahrungen (vgl. Nohl 2007, S. 255 ff.).

Die Falldarstellungen von Frau Bernhard, Frau Karl und Frau Rudolf geben Hinweise auf diffuse habituelle Lernmuster, -gewohnheiten und -routinen. Diese Kontraste sind der Methodologie der dokumentarischen Methode folgend erst dann konturiert sichtbar, wenn sie vor dem Hintergrund von Gemeinsamkeiten der einzelnen Fälle beobachtbar werden (vgl. Bohnsack 2003, S. 143). Die bisherigen Interpretationsergebnisse decken eine Reihe von Gemeinsamkeiten auf. So sind in allen Fällen eine starke Berufsorientierung und ein hoher Grad an Identifikation mit dem Arbeitsfeld erkennbar. Jede der drei vorgestellten Personen beteiligt sich intensiv am beruflichen Lernen und zeigt hohe formale Weiterbildungsaktivitäten. Bei Frau Bernhard drückt sich das berufliche Engagement in einer ausgeprägten Aufstiegs- und Qualifikationsorientierung aus. Diese ist bei Frau Karl und Frau Rudolf weniger ausgeprägt, ihre Weiterbildungsaktivitäten bestehen aus dem Besuch von institutionellen Veranstaltungsformen auf der mittleren Führungsebene. Während Frau Bernhard vorwiegend alleine lernt, präferiert Frau Karl ein soziales Lernen gekoppelt an ein Lernen an Vorbildern. Hier stellt sich die Frage, inwieweit Lernsettings, d.h. Umgebungen in denen Lernhandlungen stattfinden, den Grad der Reflexivität beim Wissenserwerb beeinflussen können. Die dominante Rolle sozialer Lernformen, wie sie besonders prominent im Interview mit Frau Karl dokumentiert ist, scheint zum Erwerb neuer Bildungswege und -strukturen weniger hilfreich zu sein als die intensive Beschäftigung mit dem Lerngegenstand, wie es Frau Bernhard während ihrer berufsbegleitenden Studiengänge praktiziert. Diese Zusammenhänge bedürfen jedoch einer fundierteren Analyse.

Auffallend in allen drei vorgestellten Fällen ist eine prinzipielle Lesebegeisterung, hier ist vertiefend zu interpretieren, inwieweit diese Fähigkeit mit einer generellen beruflichen Lernbereitschaft korrespondiert und als Schlüsselkompetenz für den beruflichen Lernerfolg zu betrachten ist.

Die medienbiografischen Erfahrungen der Befragten dokumentieren, dass das Lernen an Gewohnheiten und Routinen gebunden ist. Diese sind in der Schulzeit entstanden und bei Frau Bernhard und Frau Karl mit traditionellen Lernmedien wie Büchern und Zeitschriften verbunden. Neue Lernformen erfordern einen Transformationsprozess, dessen Gelingen die Flexibilität, sich auf neue Herausforderungen einzulassen, erfordert. Besonders deutlich ist das Festhalten an Routinen bei Frau Bernhard erkennbar, beispielsweise bei der Informationsbeschaffung und dem informellen Lernen mithilfe des Internets. Insgesamt ist analog den traditionellen Lerngewohnheiten zu konstatieren, dass die Mediengewohnheiten in allen Fällen eng mit den beruflichen Anforderungen verknüpft sind. Für Frau Bernhard, die durch ihre Tätigkeit in der Personalentwicklung zumeist mit administrativen Aufgaben beschäftigt ist, sind die Anforderungen, sich mit den Neuen Medien vertraut zu machen am zwingensten. Das Alter ist in der vorliegenden Untersuchung nicht die entscheidende Determinante, wie das Beispiel der 25-jährigen Frau Rudolf erkennen lässt. Für Berufstätige im Stationsdienst, wie Frau Karl und Frau Rudolf, findet Lernen vielfach in der Gruppe statt. Da das kollegiale Umfeld derzeit nicht auf ein kollektives Medienwissen zurückgreifen kann, ist die Relevanz der Thematik im Arbeitsprozess dementsprechend gering. Das führt zu unzureichenden Austauschmöglichkeiten im Kollegenkreis über mediale Lernangebote. Neue Praktiken können sich in diesem – in Bezug auf Medientechnik – wenig inspirierenden Klima nicht etablieren.

AUSBLICK

Aus den bisherigen Ergebnissen der Studie sind bereits erste Rückschlüsse für die zukünftige Gestaltung von Fort- und Weiterbildung im Krankenpflegebereich zu ziehen, wenngleich der Fortgang der Analyse auf methodologischer Ebene weitere Kontrastierungen erfordert. So sind Vergleiche zu männlichen Interviewpartnern, zu weniger bildungsaffinen Personen sowie Kontraste zu den über das Krankenpflegepersonal hinaus befragten Professionen herzustellen. In diesem Zuge sind die bereits gefundenen Orientierungsrahmen zu einer Typik zu abstrahieren und durch weitere Differenzierungen in eine Typologie zu verorten (vgl. Bohnsack 2003 S.143 ff.). Aus dieser lassen sich im Anschluss Hinweise für die Praxis ableiten.

Die Falldarstellungen und die komparative Analyse lassen den Schluss zu, dass die Potenziale der reflexiven Wissensaneignung durch die Neuen Medien für die Zielgruppe derzeit nur bedingt wahrgenommen werden. Um die Mitarbeiter in der Gesundheits- und Krankenpflege dauerhaft an digitale Lernformen zu binden, scheint es erforderlich, dass die berufliche Relevanz für die Berufstätigen erkennbar ist. Zur Unterstützung des Lernprozesses ist ein Fortbildungsbedarf hinsichtlich der Anwendung und Bewertung aktueller Medienentwicklungen erkennbar. Um Nutzungsbarrieren zu vermeiden, sollten die Lernangebote an die individuelle Lernbiografie der Pflegenden anknüpfen.

Da diese – wie die Aussagen der Interviewpartner zeigen – vor allem mit sozialen Lernformen verankert sind, sollten die Angebote virtuelle Lerngemeinschaften mit Austauschmöglichkeiten bereitstellen. Die weitreichenden Kompetenzen des informellen Lernens und das berufliche Engagement, welches die Mitarbeiter auszeichnen, können dabei als wertvolle Ressource betrachtet werden. Vielleicht gelingt es in naher Zukunft, diese in mediale Gestaltungsformen zu transformieren. In jedem Fall sollten digitale Lernarrangements ein Additiv und kein Substitut für die Präsenzveranstaltungen sein.

LITERATUR

Baacke, D. (1996): Medienkompetenz - Begrifflichkeit und sozialer Wandel. In: Rein, A. von (Hg.): Medienkompetenz als Schlüsselbegriff. Bad Heilbrunn: Klinkhardt Verlag, S. 112–124.

Bohnet-Joschko, S.; Dilling, J. T. (2007): Integriertes E-Learning in Krankenhäusern. In: Bohnet-Joschko, S. (Hg.): Wissensmanagement im Krankenhaus. Effizienz- und Qualitätssteigerung durch versorgungsorientierte Organisation von Wissen und Prozessen. Wiesbaden: Dt. Univ.-Verl., S. 63–77.

Bohnsack, R.(2003): Rekonstruktive Sozialforschung. Einführung in qualitative Methoden. 5. Aufl. Opladen: Barbara Budrich Verlag.

Hugger, K.-U.; Walber, M. (Hg.) (2010): Digitale Lernwelten. Konzepte, Beispiele und Perspektiven: VS Verlag für Sozialwissenschaften.

Knoppik, J. (2004): Möglichkeiten von E-Learning in der Pflege. In: PrInterNet, Jg. 6, H. 1, S. 42–49.

Kobbert, E. (2006): Projektbeispiel: Innovationsverbund PflegeWissen. Weiterbildung in der Pflege – multimedial und mobil. In: Henning, P.-A.; Hoyer, H. (Hg.): eLearning in Deutschland. Berlin: Uni-Edition, S. 119–133.

Marotzki, W. (1997): Digitalisierte Biographien? Sozialisations- und bildungstheoretische Perspektiven virtueller Welten. In: Lenzen, D.; Luhmann, N. (Hg.): Bildung und Weiterbildung im Erziehungssystem. Lebenslauf und Humanontogenese als Medium und Form. Frankfurt am Main: Suhrkamp, S. 175–198.

Marotzki, W. (2000): Qualitative Biographieforschung. In: Flick, U.; Kardorff von, E.; Steinke, I. (Hg.): Qualitative Forschung. Ein Handbuch. Reinbek bei Hamburg: Rowohlt, S. 175–186.

Mayer, S. (2008): Deutschsprachige Pflege-Fachinformation heute und morgen. In: Pflegewissenschaft, H. 3, S. 148–152.

Meister, D. M.; Kamin, A-M. (2010): Digitale Lernwelten in der Erwachsenen- und Weiterbildung. In: Hugger, K.-U.; Walber, Markus (Hg.): Digitale Lernwelten. Konzepte, Beispiele und Perspektiven: VS Verlag für Sozialwissenschaften, S. 103–114.

Nohl, A-M. (2007): Komparative Analyse: Forschungspraxis und Methodologie dokumentarischer Interpretation. In: Bohnsack, R.; Nentwig-Gesemann, I.; Nohl, A-M. (Hg.): Die dokumentarische Methode und ihre Forschungspraxis. Grundlagen qualitativer Sozialforschung. Wiesbaden: VS Verlag für Sozialwissenschaften, S. 255–276.

Reinmann, G. (2008): Lernen und Lehren im Zeitalter des Web 2.0. ein Streifzug durch den aktuellen Stand beim E-Learning in verschiedenen Bildungskontexten. In: medien + erziehung, Jg. 52, H. 2, S. 13–20.

Rosenthal, G. (2008): Interpretative Sozialforschung. Eine Einführung. Weinheim: Juventa-Verlag

Schütze, Fritz (1983): Biographieforschung und narratives Interview. In: Neue Praxis, H. 3, S. 283–293.

Seufert, S.; Back, A.; Häusler, M. (2001): E-Learning – Weiterbildung im Internet. Das „Plato-Cookbook" für internetbasiertes Lernen. Kilchberg: SmartBooks.

Treumann, K. P. (2002): Medienkompetenz im digitalen Zeitalter. Wie die neuen Medien das Leben und Lernen Erwachsener verändern. Opladen: Leske + Budrich.

Vollmar, H. Ch. (2007): E-Learning und Blended-Learning als Instrumente des Wissenstransfer. In: Bohnet-Joschko, S. (Hg.): Wissensmanagement im Krankenhaus. Effizienz- und Qualitätssteigerung durch versorgungsorientierte Organisation von Wissen und Prozessen. Wiesbaden: Dt. Univ.-Verl., S. 79–96.

Witzel, A. (1982): Verfahren der qualitativen Sozialforschung. Überblick und Alternativen. Frankfurt a. M.: Campus Verlag.

Inhalte der Gesundheitsförderung in der vorberuflichen Bildung:

Welche Gesundheitskompetenzen bringen Schülerinnen und Schüler nach der 10. Klasse auf Basis geltender Lehrpläne mit in die Berufsbildung?

Peter Krauss-Hoffmann, Volker Schneider

Im Fokus der vorgelegten Studie stand die Frage, in welchem Maße Lerninhalte und Lernziele zur schulischen Gesundheitsförderung in ausgewählte Lehrpläne der Unterrichtsfächer Biologie und Sport der Bundesländer Baden-Württemberg, Schleswig-Holstein und Thüringen zu den Jahrgangsklassen der Sekundarstufe I in Deutschland einbezogen werden und welche inhaltliche Ausrichtung diese curricularen Ansätze bezüglich der schulischen Gesundheitsförderung aufgreifen. Im Rahmen der hier vorgelegten Teilergebnisse der Gesamtstudie werden die Ergebnisse der Lehrplanuntersuchungen zum Bildungsplan 2004 (Baden-Württemberg) vorgestellt, um darauf aufbauend Handlungsempfehlungen für die Lehrplanarbeit und die gesundheitspädagogische Arbeit im Umfeld der Schulen zu bieten.

Insgesamt lässt sich auf der Basis des hier dargelegten Untersuchungsmaterials, das nur einen Teil der Gesamtstudie darstellt, folgendes belegen:

• Lerninhalte und Lernziele zu Sachgebieten der schulischen Gesundheitsförderung werden in hohem Umfang und mit hoher Verbindlichkeit in den untersuchten Lehrplänen der Bundesländer aufgeführt.

• Aspekte der Ressourcenorientierung sind unterrepräsentiert. Einzelthemen (z. B. die psychische Gesundheit) fehlen weitgehend.

• Bei den Biologielehrplänen dominieren schulartunabhängig humanbiologische Themen, bei den Sportlehrplänen die Themen Bewegung und Unfallvermeidung.

1. AUSGANGSLAGE UND HANDLUNGSBEDARF

Die Grundidee der Gesundheitserziehung lässt sich bis in das griechische Erziehungsideal zurückverfolgen. Auch in Deutschland kann hierzu auf eine lange Bildungstradition zurückgegriffen werden.

Eine schulische Gesundheitsförderung, die über die Kenntnis von Risikofaktoren und Vermeidungsstrategien hinausgeht und aktiv „sachliche Gesundheitsfaktoren" (Schneider 1990) oder die Entwicklung einer „guten und gesunden Schule" (Paulus 2000) avisiert, kam verhältnismäßig spät in die didaktische Diskussion.

Im Zuge der PISA Ergebnisse ist nun auch der Gesichtspunkt „gesundes Lernen" stärker in den Fokus gerückt. Inzwischen zeigen Untersuchungen zur Kindergesundheit (KIGGS) außerdem einen Handlungsbedarf auf Seiten der Gesundheit der Jugendlichen, auf die die Schule reagieren sollte.

Die Schule – insbesondere der Unterricht – bietet dazu einen wichtigen Ansatzpunkt, denn das zentrale „Geschäft" der Schule ist der Unterricht. Aus diesem Grunde sind verbindliche Aussagen zu Inhalt und Form von Unterricht unerlässlich. Dies leistet ein Lehrplan. Generell ist ein Wandel in der Lehrplanformulierung zu beobachten: „(...) ein Wandel beim Übergang von den tradierten Bildungsideen der Vergangenheit mit ihrer normativen Bestimmtheit und relativen Geschlossenheit in Richtung auf die eher offenen Planungsvorgaben der jüngeren Lehrplangeneration (...)" (Heimann, 1994).

Trotz der gewährten Freiheiten für die Lehrperson und des relativen Autonomiegrads der Schulen bleiben Lehrpläne als rechtsverbindliche Grundlage erhalten. Dies wird durch die Forderung nach Bildungsstandards eher noch verstärkt, um evaluierbare und vergleichbare „Lernstände" herzustellen. Sie bilden daher auch die Datengrundlage für vorliegende Untersuchung.

2. ZIEL DER UNTERSUCHUNG

Ziel der Gesamtuntersuchung war es, eine Information über den Sachstand der schulischen Gesundheitserziehung in den Lehrplänen mit Hilfe von Lehrplananalysen zu erarbeiten, um Ansätze zur Weiterentwicklung der Lehrpläne zu bieten.

Als **zentrale Forschungsfrage** ergab sich damit zu prüfen, inwiefern die Lehrpläne ausgewählter Unterrichtsfächer, die einen substantiellen Beitrag zur schulischen Gesundheitsförderung in der Sekundarstufe I leisten, konkrete Aussagen zur schulischen Gesundheitsförderung treffen und in welcher Güte diese erfolgen, weil Lehrpläne, Richtlinien oder Bildungspläne eine vergleichbare und verbindliche Grundlage der Arbeit in den Schulen darstellen.

Dabei sind indes generell zwei **Grundprobleme von Lehrplananalysen** zu berücksichtigen:

- Lehrplananalysen geben keine Aussagen darüber, inwiefern das in den Lehrplänen eingeforderte Wissen tatsächlich lehr- oder lernwirksam wird, um die Handlungskompetenz für ein sicherheits- und gesundheitsgerechtes Verhalten der Schülerinnen und Schüler zu verbessern.

- Lehrplananalysen liegen aufgrund der „Reduktion der Innovationszyklen" meist erst dann vor, wenn die folgende Lehrplangeneration vor der Veröffentlichung steht. Sie bilden aufgrund der Pluralität und des Gestaltungswillens in der Umsetzung der Kulturhoheit nur ein „Zeitfenster" ab.

Lehrplananalysen – auch die vorliegende Arbeit – nehmen primär eine strukturanalytische Bestandsaufnahme vor (Jeismann u.a., 1989). Dessen ungeachtet geben Lehrplananalysen – bei zeitnaher Vorlage – wichtige Hinweise zur Fortschreibung der Lehrpläne und offerieren Hinweise für vertiefende pädagogische und psychologische Fragestellungen sowie die Entwicklung von Lehr- und Lernmaterialen.

3. ARBEITSHYPOTHESEN

Um Erkenntnisse zur Rezeption der Ansätze zur schulischen Gesundheitsförderung in den Lehrplänen zu generieren, werden folgende Arbeitshypothesen formuliert:

- Die **Arbeitshypothese 1** ist, dass die untersuchten Lehrpläne die Sachgebiete der schulischen Gesundheitsförderung nicht vollständig abdecken.

- Die **Arbeitshypothese 2** ist, dass die untersuchten Lehrpläne ressourcenorientierte Ansätze schulischer Gesundheitsförderung nicht berücksichtigen.

- Die **Arbeitshypothese 3** ist, dass die untersuchten Lehrpläne personen- oder organisationsbezogene Zugänge schulischer Gesundheitsförderung nicht aufgreifen.

4. METHODISCHES VORGEHEN

Auf dieses Forschungsziel hin erfolgten dann **Planung und Auswahl des Forschungsdesigns.** Dazu wurden verschiedene Studien zu Lehrplananalysen betrachtet, um die Grenzen und Möglichkeiten verschiedener Instrumentarien einzuschätzen.

Verschiedene methodische Zugänge erschienen zur Prüfung der Arbeitshypothesen nicht geeignet, um die zentrale Forschungsfrage systematisch und intersubjektiv nachvollziehbar zu beantworten, weil die Aussagen über die inhaltliche Breite und thematische Tiefe der Lerninhalte mittels quantitativer Forschung nur ein beschränktes Bild auf die Lehrpläne und Lernziele zur schulischen Gesundheitsförderung abbilden. Dazu wurde indes eine Einschränkung auf die gesundheitserzieherischen Kernfächer Biologie und Sport (Jüdes, 1987) oder affiner Fachverbünde vorgenommen.

Aus diesem Grund fiel die Entscheidung zugunsten eines **Forschungsdesigns** der **qualitativen Sozialforschung** und zwar der **Dokumentenanalyse** (Mayring, 2002). Mit einer Dokumentenanalyse konnte eine große Materialvielfalt mit geringen Fehlerquellen systematisch bearbeitet werden. Außerdem war es von großem Vorteil, dass in diesem Falle die Bildungspläne, Lehrpläne und Bildungsstandards, in kurzer Zeit zu beschaffen waren, ohne eine umfangreiche Datenerhebung durchführen zu müssen.

Als **Untersuchungsverfahren** wurde zur Datenauswertung die **Inhaltsanalyse** genutzt. Diese stellt ein Verfahren dar, bei dem das Forschungsmaterial nicht erst hergestellt werden muss, z. B. durch Befragung oder Beobachtung, sondern es geht dabei um eine Zusammenstellung und Analyse bereits vorliegender Dokumente, im Falle der vorliegenden Studie sind dies Lehrpläne.

Die für die vorgelegte Studie ausgewählte methodische Variante der Inhaltsanalyse bildet die **„Qualitative Inhaltsanalyse"** nach Mayring. Deren zentrale Stärke besteht darin, das Textmaterial streng methodisch kontrolliert zu analysieren (Mayring, 2002).

Die „Qualitative Inhaltsanalyse" analysiert Texte schrittweise mit theoriegeleiteten am Material entwickelten Kategoriensystemen. Intuitive Deutungen mit subjektiven Assoziationen, die weder objektiv noch reliabel sind, sollen durch dieses regelgeleitete und systematische Durcharbeiten des Textes vermieden werden. Die Interpretationen werden damit intersubjektiv nachvollziehbar (Bortz/Döring, 2006). Dies unterscheidet die Inhaltsanalyse von der stärker interpretativen, hermeneutischen Bearbeitung von Texten (Mayring, 2002).

Auf dieser methodischen Basis wurden Lehrpläne der gesundheitserzieherischen Kernfächer Biologie und Sport, fachlich korrespondierender Fächerverbünde ausgewählter Bundesländer der Bundesrepublik sowie der KMK-Bildungsstandards für den Mittleren Schulabschluss ausgewertet.

Die Lerninhalte zur schulischen Gesundheitsförderung in allgemeinbildenden Schulen (Klassen 5-10) wurden in Bezug auf die Sachgebiete Unfallvermeidung, Gesundheitsfördernde Ernährung, Bewegung/Sport, Prävention „moderner" Zivilisationskrankheiten, Individualhygiene und Zahngesundheitspflege, Sexualerziehung sowie Sucht und Drogenprävention (BZgA, 2001) in Anlehnung an die Methode der „Qualitativen Inhaltsanalyse" (Mayring, 2008) systematisch erfasst und ausgewertet.

Zur Durchführung der Lehrplananalysen wurde dazu ein Erfassungs- und Auswertungsinstrumentarium mit zwei Analyserastern (AR1 und AR2) sowie analyseleitenden Fragen (AF1-AF4 mit fachlich-inhaltlich ausgerichteten Fragen sowie AF5-AF8 mit methodisch-didaktisch ausgerichteten Fragen) entwickelt, das eine kriteriengeleitete systematische Auswertung ermöglicht.

Auf der Basis dieses Forschungsdesigns gliederte sich die Studie in vier Schritte:

• Identifizierung von Aussagen zu Sicherheit und Gesundheit in ausgewählten Lehrplänen der Sekundarstufe I und Erfassung der Fundstellen anhand eines Kategoriensystems sowie systematische Analyse der identifizierten Fundstellen und Beurteilung der Einzellehrpläne

• Deskription der Einzelergebnisse der ausgewählten Lehrpläne vor dem Hintergrund der vorhergehenden Analysen zum Aufzeigen der Defizite oder der Potentiale

- Vergleich ausgewählter Lehrpläne anhand festgelegter Vergleichskriterien
- Gesamtbeurteilung der Lehrpläne und Darlegung von Empfehlungen zur Fortentwicklung

5. AUSGEWÄHLTE ERGEBNISSE

In dieser Kurzdarstellung zur Posterpräsentation, die im Rahmen des 10. Internationalen Kongresses für Pflege- und Gesundheitspädagogik vom 09.-11. September 2010 in Salzburg erfolgte, sollen kurz ausgewählte Teilergebnisse vorgestellt werden, die sich auf die Analyseergebnisse des Bildungsplans des Bundeslandes Baden-Württembergs beschränken. Die Gesamtstudie wird als Dissertationsschrift unter dem Titel „Gesundheitsförderung an allgemeinbildenden Schulen, Eine vergleichende Lehrplananalyse ausgewählter fachspezifischer und fachübergreifender curricularer Ansätze zur Gesundheits- und Sicherheitserziehung in den Klassen 5-10" (Krauss-Hoffmann, 2011), publiziert.

Insgesamt lässt sich für Baden-Württemberg folgendes aufgrund des Bildungsplanes 2004 belegen:

- Themen und Ziele der Gesundheitserziehung werden in hohem Umfang und als Lehrplanbestandteil in den untersuchten Lehrplänen der Bundesländer aufgeführt.

- In den gymnasialen Lehrplänen erhält Gesundheitserziehung durchgehend ein größeres Gewicht.

- Lehrpläne, die dem Fachunterrichtsprinzip folgen, weisen häufiger Gesundheitsthemen auf. In Baden-Württemberg gehen in diesem Kontext offensichtlich einige gesundheitsbezogene Lerninhalte im Zuge der Einrichtung der Verbundfächer verloren.

- Im Gegensatz zu Lehrplänen anderer Länder sind im Bildungsplan 2004 Baden-Württembergs verschiedene ressourcenorientierte Aspekte der Gesundheitserziehung enthalten.

- Aspekte psychischer oder sozialer Gesundheit fehlen in fast allen der untersuchten Lehrpläne.

- In der Biologie dominieren schulartunabhängig humanbiologische Informationen und Hygieneaspekte. Beziehungen zu anderen Fächern werden nicht explizit hergestellt.

- Der Sportunterricht fokussiert hingegen die Sachgebiete Bewegungsförderung und Unfallvermeidung, ohne explizite Bezüge zu anderen Fächern aufzuzeigen.

Die nachfolgende Detailbetrachtung mit **zwei Fokussierungen** zu den drei Bildungsstandards

- „Naturwissenschaftliches Arbeiten (NWA)" (Realschule)
- „Wirtschaft, Arbeit und Gesundheit (WAG)" (Realschule)
- „Materie-Natur-Technik (MNT)" (Hauptschule)

zeigt dazu Ansatzpunkte zur Fortentwicklung auf. Die vorgenannten Bildungsstandards
wurden mit Blick auf die Anzahl der Unterrichtsstunden (24 Stunden in den Klassen
5 bis 10) und die daraus resultierende quantitative und qualitative Relevanz bezogen
auf die „Scientific literacy" ausgewählt.

- **Fokus: Sachgebiete und übergreifende Themen zur schulischen Gesundheitsförderung**

Die Sachgebiete werden nicht vollständig berücksichtigt. Durch die Zusammenlegung
der naturwissenschaftlichen Fächer in den Fächerverbund „NWA" gehen einige Themen verloren, die zuvor als naturwissenschaftlicher Fachunterricht (Biologie) verankert waren: So sind die Themen „Gesundheitsfördernde Ernährung" oder der Bereich
„Sucht und Drogenprävention" weder im Fächerverbund „NWA" noch im Fächerverbund „WAG" expliziert.

Schwerpunktsetzungen zu Themen der Gesundheitserziehung sind in den Jahrgangsstufen nicht erkennbar, denn die Lerninhalte – mit Ausnahme einiger Lernziele, die
spiralcurricular angeordnet sind (z. B. Unfallvermeidung, Sexualerziehung sowie die
Individualhygiene) – wurden über alle Jahrgangsstufen verteilt. Kritisch ist hervorzuheben, dass der umfangreiche inhaltliche Rahmen der „Präambel" zum Bildungsplan
nicht mit konkreten Umsetzungen in den nachfolgenden Lehrplanformulierungen
verbunden wird. Eine erfolgreiche Umsetzung im Unterricht dürfte indes nicht un-
wesentlich von der Konkretisierung in den einzelnen Abschnitten des Bildungsplans
abhängen. Einige Beispiele seien dazu genannt:

Das Thema „**Unfallvermeidung**" bezieht sich naturgemäß auf Risikofaktoren, es wird
– das Thema deutlich verengend – z. B. mit dem Thema „Energiedichte" verknüpft
und entspricht den alten Vorschriften aus Chemie und Physik.

Das Thema „**Prävention moderner Zivilisationskrankheiten**" ist sachlich zutreffend
mit „**Individualhygiene und Zahngesundheitspflege**" und entsprechenden human-
biologischen Kenntnissen verbunden. Hier zeigt sich ein ressourcenzentriertes Vorgehen.

Der Bezug auf Ressourcen wird besonders im Sachgebiet **Sexualerziehung** offensichtlich, indem betont wird: „(...) das Wahrnehmen-Können des eigenen Körpers in seiner
Gesamtheit, seinen Gefühlen und seiner Sexualität (...) (bildet) die Grundlage für eine
aufgeklärte und gesunde Lebensführung". Damit wird ein zeitgemäßes Verständnis der
Jugendsexualität aufgegriffen.

Die beiden Themenbereiche **Gesundheitserziehung und Umweltschutz**, die bisher weitgehend getrennt voneinander stehen, werden im Fächerverbund „NWA" sinnvoll miteinander verbunden: Durch die Verknüpfung von Gesundheitserziehung mit den Themen „Nutzung von Technologien" und „Nachhaltigkeit in der Natur" deutet sich implizit ein integriertes Verständnis von Gesundheit, Umwelt und Mitwelt bzw. Gesellschaft an. Damit versteht der Lehrplan „NWA" den Menschen als Einheit von Körper und Psyche und geht damit über eine bloße biomedizinisch geprägte Betrachtungsweise deutlich hinaus. Dies spiegelt im Kern ein modernes Verständnis von Gesundheit als Prozess und Reaktion auf bestimmte Bedingungen aus dem „Selbst", der „Mitwelt" und der „Umwelt" implizit wieder.

• **Fokus: Ansatzpunkte für gesundheitswissenschaftliche und pädagogische Konzepte**

Die Grundausrichtung orientiert sich an einem erweiterten Verständnis von Gesundheit, das man der **Ottawa-Charta** implizit zuordnen kann. Eine ressourcenorientierte Gesundheitsförderung wird angedeutet, wie man aus den Bezeichnungen „Wohlbefinden und Leistungsfähigkeit" oder „Lebenszuversicht" ableiten kann. Die Rückführung auf das pädagogische Konzept von Hentig (Hentig, 2003) in der Präambel zeigt allerdings, dass hier aber nicht die modernen Auffassungen aus den Gesundheitswissenschaften aufgegriffen werden. Zu fordern wäre demnach, auch in der Didaktik neue Gesichtspunkte aus dem sozialwissenschaftlichen und aus dem medizinischen Bereich aufzunehmen und mit den didaktischen Ansätzen einer „guten und gesunden Schule" (Paulus) sowie den methodischen und sachlichen Gesundheitsfaktoren (Schneider) zu verknüpfen.

Der „**Setting-Approach**" wird nicht ausdrücklich genannt. Ebenso fehlen explizit die didaktischen Begriffe „**Gesundheitsressource**" oder „**Salutogenese**". Hinweise auf diese Begriffe lassen sich indirekt finden: So sollen beispielsweise die Kenntnisse so vermittelt werden, dass sie für die Schülerinnen und Schüler im „Alltagsleben erfahrbar sind". Sie sollen „naturwissenschaftliche Erkenntnisse in Alltagssituationen nutzen und anwenden". Des Weiteren wird die „seelische Entwicklung des Menschen" als Teil des Themenkomplexes „Den menschlichen Körper und seine Gesunderhaltung verstehen" eingeordnet. Diese Ausführungen verdeutlichen, dass der „ganze Mensch" mit seinen physischen und psychischen Ressourcen mit dem Ziel der Gesunderhaltung und der Ermöglichung einer „aufgeklärten und gesunden Lebensweise" als Leitbild eingefordert wird.

In methodischer Hinsicht in Bezug auf „**gesundes Lernen**" muss festgestellt werden, dass der Bildungsplan keine konkreten Vorschläge für die Unterrichtsgestaltung enthält, es wird jedoch darauf verwiesen, dass „(...) Kenntnisse und Fähigkeiten durch eigenes Experimentieren, Recherchieren und Reflektieren erworben werden (...)" oder: „Der Einsatz des PCs als Werkzeug zum Wissenserwerb, zum Dokumentieren und zum Präsentieren ist beim Naturwissenschaftlichen Arbeiten eine Selbstverständlichkeit (...)". Ferner wird vermerkt, dass „Schülerinnen und Schüler die Natur erfahren und begreifen (sollen)" und dazu „(...) die direkte Begegnung mit der Natur (...) einen besonderen Stellenwert (habe)". Lernziele werden genannt, es fehlen aber Ausführungen zur Lernzielkontrolle. Damit wird eine methodische Verkürzung auf Handlungsorientiertheit vorgenommen, ohne auf moderne Lerntheorien oder auf die Stellungnahmen zum Unterrichtsstil (PISA) einzugehen.

Insgesamt kann festgestellt werden, dass wichtige zeitgemäße Themen der schulischen Gesundheitsförderung (z. B. Umgang mit Stress, Merkmale eines gesunden Lebensstils, Ernährung und hinreichende Bewegung) nicht im Verbund aufgriffen werden, und auch nicht die Verbindung mit dem „Setting-Approach" wenigstens angedeutet wird. Vor diesem Hintergrund ist zu problematisieren, ob die gesundheitsbezogenen Anforderungen ausreichen, den hohen Anspruch der Präambel einerseits und andererseits die Ergebnisse der gesundheitsorientierten Schulforschung angemessen umzusetzen.

6. Hinweise zur Lehrplanentwicklung

Ziel der vorgenannten Bildungsstandards ist es, eine „naturwissenschaftliche Grundbildung" („**Scientific literacy**") zu vermitteln, die die Teilhabe an unserer naturwissenschaftlich und technisch ausgerichteten Kultur möglich macht, also als ein Weg zur gesellschaftlichen Partizipation zu verstehen ist (Spörhase, 2004). Mit dieser „Scientific literacy" kann eine gesundheitliche Kompetenz verbunden werden, die als Fähigkeit des Menschen verstanden werden kann, „erworbene Fähigkeiten und soziale Regeln sowie Wissensbestände sach- und situationsgerecht sowie zum richtigen Zeitpunkt zum Erreichen eines gesundheitsbezogenen Ziels einzusetzen" (Kardorff, 2003).

Damit wird eine „**Health literacy**" bzw. Gesundheitskompetenz (Soellner u.a., 2009) eingefordert. Diese enthält Wissen und Verständnis gesundheitlicher Zusammenhänge, Fähigkeiten und Fertigkeiten im Umgang mit der eigenen Gesundheit, Wissen über die Grenzen naturwissenschaftlichen Verstehens und die Einstellungen und Denkhaltungen zum Wert Gesundheit. Die „Health literacy" muss aber durch flankierende Maßnahmen einer organisatorisch-schulischen Gesundheitsförderung begleitet werden, wenn sie dazu beitragen soll, die Gesundheitskompetenz der Jugendlichen als Prämisse für eine persönliche Gesundheit vor dem Einstieg in die Berufswelt auszubilden.

Als theoretische Grundlagen für die Optimierung von Bildungsstandards, die dazu beitragen, dieses Ziel zu erreichen, können die nachfolgenden vier Ansätze herangezogen werden:

- Die **Definition der WHO** (1948), die eine umfassende, soziale, mentale und humanbiologische Gesundheitsvorstellung verfolgt und ebenso eine politische Dimension impliziert.

- Der Ansatz der **Salutogenese** (Antonovsky, 1993), der das Augenmerk verstärkt auf die Faktoren lenken will, welche zusammenfassend als Kohärenzsinn die persönliche, medizinische Gesundheit realisieren. Dieses Konzept erweitert die Stresstheorie im Hinblick auf die persönliche Gesundheit, ohne dass nachgewiesen wäre, ob und wie der als zentral postulierte Kohärenzsinn zu vermitteln ist und ob bzw. wie er sich in persönlicher medizinisch erfassbarer Gesundheit niederschlägt.

- Das – pädagogisch – ausgerichtete Konzept der Förderung von **Gesundheitsfaktoren** (Schneider, 1993), die als solche auf Grund medizinischer und psychologischer Forschungsdaten nachgewiesen worden sind, stellt – der pädagogischen Tradition folgend – die Enkulturation der Person verbunden mit sozialen und umweltbezogenen Faktoren in das Zentrum. Auch hier muss indes festgestellt werden, dass trotz der pädagogischen Plausibilität eine Erfolgssicherung auf wissenschaftlicher Ebene bisher nicht geleistet wurde.

- Der Ansatz der **Organisationsentwicklung** der Schule, die die „gute und gesunde Schule" (Paulus, 2003) als gesellschaftliche und gesundheitsförderliche Aufgabe betrachtet.

7. ZUSAMMENFASSUNG

In allgemeinbildenden Schulen lernen die Jugendlichen sehr häufig Risikofaktoren. Es mangelt leider immer noch an der Auseinandersetzung mit Schutzfaktoren (Hurrelmann, 2006) und der Förderung von Gesundheitsfaktoren (Schneider, 2003).

Obwohl im Bildungsplan 2004 Baden-Württembergs bereits einige Aspekte zur Ressourcenorientierung aufgeblendet werden, sind diese Ansätze als eine fundierte Basis zur Entwicklung eines gesundheitsförderlichen Lebensstils bei den Jugendlichen unterrepräsentiert.

Insgesamt fehlt es damit an einer fundierten Basis zum Auf- bzw. Ausbau der Gesundheitskompetenz der Jugendlichen in der Schule und in der Berufsbildung und darüber hinaus im Sinne des lebensphasenübergreifenden Erhalts der persönlichen Gesundheit und der „Beschäftigungsfähigkeit" als Teil des lebenslangen Lernens (Krauss-Hoffmann u.a., 2006).

Auch wenn Lehrplananalysen keine Ergebnisse über tatsächliche Unterrichtsabläufe und deren Lernerfolge bieten, geben sie einen guten Einblick darüber, was von staatlicher Seite an die Schülerschaft herangetragen werden soll. Daher kann – trotz aller Einschränkungen – eine Lehrplananalyse wie die vorliegende wichtige Denkstöße für drei Bereiche bieten:

- Lehrplan- und Schulkulturentwicklung

- Entwicklung von Lehr- und Lernmaterialien

- Zielgruppenspezifische Qualifizierungsmaßnahmen

Es gilt somit, die Gesundheitskompetenz der Schülerinnen und Schüler nach der Erfüllung der Schulpflicht bzw. beim Einstieg in die Arbeits- und Berufswelt zusätzlich zu festigen, denn der Zusammenhang von Bildung und Gesundheit fordert Erziehungs- und Bildungseinrichtungen als zentrale Settings der Gesundheitsförderung (Heindl, 2003) heraus.

Mit Blick auf die Folgen des demographischen Wandels gilt es damit vor diesem Hintergrund die persönliche Gesundheit als höchstes Gut bei den Kindern und Jugendlichen zu entwickeln und Rahmenbedingungen zu schaffen, um die Entwicklung individueller Handlungskompetenz zu fördern.

Bildungs- bzw. Lehrpläne bilden dazu den von unserer Gesellschaft und Volkswirtschaft gewünschten Kanon der Allgemeinbildung ab. Die individuelle Gesundheitskompetenz sollte dabei als Teil der „Scientific literacy" ein fester Bestandteil sein.

Bildungsstandards benennen hierzu erwünschte Lernziele bzw. Kompetenzen der Schülerinnen und Schüler zu einem bestimmten Zeitpunkt ihrer Bildungsbiographie. Kompetenzen könnten dabei als gezeigtes – auch gesundheitsorientiertes – Verhalten verstanden werden. In Anlehnung an das psychologisch geprägte Kompetenzkonzept von Weinert ist Kompetenz – dies gilt auch für die gesundheitsbezogene Kompetenz – indes nicht als das Verhalten selbst, sondern als verfügbare bzw. erlernbare kognitive Fähigkeit zu verstehen, um bestimmte Probleme und Aufgaben zu lösen (Weinert, 2001). Folgt man diesem Ansatz, dann können Kompetenzen als psychologische Konstrukte mittels Messinstrumente operationalisiert werden (Köller, 2007) und letztlich auch „testbar" sein.

Bei diesem Perspektivenwechsel hin zur „Outcome-Orientierung", die einen Abschied von der Stofforientierung (Sander, 2008) darstellt, sollte jedoch das Thema „Gesundheit" hinreichend berücksichtigt werden. Die vorliegende Untersuchung der Bildungsstandards, insbesondere von Fächerverbünden, lässt dahingehend begründete Zweifel aufkommen.

Die Gesundheitspädagogik als „teilinstitutionalisierte" erziehungswissenschaftliche Teildisziplin, die als Analyse und Umsetzung von wissenschaftlich begründeten Strategien der Beeinflussung des gesundheitsrelevanten Verhaltens über die Vermittlung geeigneter Wissensbestandteile, auf die Förderung gesundheitsrelevanter Einstellungen und Verhaltensdispositionen und die Gestaltung gesundheitsrelevanter Lern- und Lebenswelten abzielt (Wulfhorst, 2002), könnte hierzu wichtige Beiträge leisten.

LITERATUR

Antonovsky, A., Gesundheitsförderung versus Krankheitsförderung, In: Psychosomatische Gesundheit, Versuch einer Abkehr vom Pathogenese-Konzept, hrsg. v. Franke, A. und Broda, M., Tübingen, 1993, S. 3–14

Bortz, J. und Döring, N., Forschungsmethoden und Evaluation für Human- und Sozialwissenschaftler, Heidelberg, 2006

Bundeszentrale für gesundheitliche Aufklärung (Hrsg.), Gesundheit für Kinder und Jugendliche, Reihe: Konzepte, Bd. 1, 2. Aufl., Köln, 2001

Heindl, I., Studienbuch Ernährungsbildung, Ein europäisches Konzept zur schulischen Gesundheitsförderung, Bad Heilbrunn, 2003

Heimann, W., Lehrpläne, In: Helms. S. u.a. (Hrsg.), Neues Lexikon der Musikpädagogik, Kassel, 1994, S. 151–153

Hentig, H. v., Die Schule neu denken, Eine Übung in pädagogischer Vernunft, Weinheim u. Basel, 5. Aufl., 2003

Hurrelmann, K., Gesundheitssoziologie, Eine Einführung in sozialwissenschaftliche Theorien von Krankheitsprävention und Gesundheitsförderung, Weinheim/München, 2006

Jeismann, K.-E. u. Schönemann, B., Geschichte Amtlich, Lehrpläne und Richtlinien der Bundesländer, Analyse, Vergleich, Kritik, Frankfurt/Main, 1989

Jüdes, U., Jutzi, K. G. u. Rohde, R., Lehrplananalyse Gesundheitserziehung, Theoretisches Konzept, Methoden, Kategorien, Zusammenfassung der Ergebnisse, Institut für die Pädagogik der Naturwissenschaften an der Universität Kiel (IPN), Kiel, 1987

Kardorff, E. v., Kompetenzförderung als Strategie der Gesundheitsförderung, In: Leitbegriffe der Gesundheitsförderung, Glossar zu Konzepten, Strategien und Methoden in der Gesundheitsförderung, hrsg. v. der BZgA, Schwabenheim a. d. Selz, 2003a, S. 134–137

Koeller, O., Bildungsstandards, einheitliche Prüfungsanforderungen und Qualitätssicherung in der Sekundarstufe II, In: Bildungsstandards, Chancen und Grenzen, Beispiele und Perspektiven, hrsg. v. Benner, D., Paderborn/München/Wien/Zürich, 2007, S. 13–28

Krauss-Hoffmann, P. u. Wittmann, S., Lebenslanges Lernen zu Sicherheit und Gesundheit, Ein Ansatz zur Verknüpfung von Lernen, Arbeiten und Gesunderhaltung, In: Prävention, Zeitschrift für Gesundheitsförderung, 29 Jg., Heft 3/2006, S. 66–70

Krauss-Hoffmann, P., Gesundheitsförderung an allgemeinbildenden Schulen, Eine vergleichende Lehrplananalyse ausgewählter fachspezifischer und fachübergreifender curricularer Ansätze zur Gesundheits- und Sicherheitserziehung in den Klassen 5–10, Hamburg, 2011

Mayring, P., Einführung in die qualitative Sozialforschung, Weinheim/Basel, 2002

Mayring, P., Qualitative Inhaltsanalyse, Grundlagen und Techniken, Weinheim/Basel, 2008

Paulus, P., Von der Ottawa-Charta zur Resolution von Thessaloniki und darüber hinaus, Gesundheitserziehung in der Schule im Wandel zur schulischen Gesundheitsförderung, In: Wege zu einer gesünderen Schule, Handlungsebenen, Handlungsfelder und Bewertung, hrsg. von Paulus, P. u.a., Tübingen, 2000, S. 11–22

Sander, W., Wie standardisierbar ist Bildung?, Chancen und Probleme von Bildungsstandards in Deutschland, In: Bildung zwischen Standardisierung und Heterogenität – ein interdisziplinärer Diskurs, Wiesbaden, 2009, S. 11–33

Schneider, V., Motiviert für Gesundheit?, Inhalte und Methoden einer schulischen Gesundheitsförderung, In: Gropengiesser, I. und Schneider, V., Gesundheit, Wohlbefinden, Zusammenleben, Handeln, Friedrich-Jahresheft VIII, Seelze, 1990, S. 30–33

Schneider, V., Entwicklungen, Konzepte und Aufgaben schulischer Gesundheitsförderung, Vom Konzept der Risikofaktoren zum Konzept der Förderung von Gesundheitsfaktoren, In: Gesunde Schule, Gesundheitserziehung/Gesundheitsförderung/Schulentwicklung, hrsg. v. Priebe, B., u. a, Weinheim/Basel, 1993, S. 39–72

Schneider, V., Gesundheitsförderung in der Schule und Lebensstil, In: Gesundheitsfördernde Schule – eine Utopie, hrsg. v. Aregger, K. und Lattmann, U. P., Luzern, 2003

Soellner, R., Huber, S., Lenartz, N. u. Rudinger, G., Gesundheitskompetenz – ein vielschichtiger Begriff, In: Zeitschrift für Gesundheitspsychologie, 17. Jg. Heft 3/2009, S. 105–113

Spörhase-Eichmann, U., Ziele des Biologieunterrichts, In: Biologiedidaktik, Praxishandbuch für die Sekundarstufe I und II, hrsg. v. Spörhase-Eichmann u. a., Berlin, 2004, 25–67

Wulfhorst, B., Theorie der Gesundheitspädagogik, Aufgabe und Funktion von Gesundheitserziehung, Weinheim/München, 2002

„So ein Theater"

Ist die didaktische Methode des Forumtheaters ein geeigneter Weg Berufs- bildnerInnen in ihrer Rollenfindung und ihrer Handlungskompetenz zu unterstützen?

Beatrice Loosli, Manuela Grieser, Fabio Knöfler

PraxismentorInnen (BerufsbildnerInnen) begleiten Studierende in deren Praktika. Diese pädagogische Aufgabe erfüllen Mentoren häufig neben den pflegerischen Aufgaben. Immer wieder kommt es zu herausfordernden Praxissituationen, die zu Rollenkonflikten führen (Mentor vs. Pflegefachperson).

Um PraxismentorInnen auf diese Konfliktsituationen vorzubereiten oder sie in deren Lösung zu unterstützen, wurde die didaktische Methode Forumtheater entwickelt. Beim Forumtheater bringen KursteilnehmerInnen kritische Praxissituationen ins Forum ein, welche von Schauspielern oder den Kursteilnehmern selbst nachgestellt werden. Ziel ist es, Lösungsstrategien zu finden, um mit den schwierigen Situationen umzugehen. In vorliegender Studie wurde evaluiert, ob die Methode Forumtheater als Coaching- intervention für PraxismentorInnen geeignet ist, um deren Handlungskompetenz und deren Rollenverständnis zu verbessern.

I. HINTERGRUND

Die Universitären Psychiatrischen Dienste Bern (UPD) bilden auf 25 stationären, teil- stationären und ambulanten Ausbildungseinheiten Studierende aus. Die Ausbildung von Studierenden in der Diplompflege wird in den UPD gemäß internem Ausbil- dungskonzept umgesetzt. Jährlich absolvieren etwa 100 Studierende (Auszubildende Diplompflege) ein Praktikum an den UPD, welches zwischen 5 und 22 Wochen dauert. Deren Praxisanleitung auf den Stationen erfolgt durch BerufsbildnerInnen (BB). Die Rolle der BB lässt sich mit der Rolle der Praxismentorin vergleichen. BB sind als diplo- mierte Pflegefachleute angestellt und führen eine pädagogische Zusatzfunktion aus. Sie planen, gestalten, strukturieren und bewerten den Praxiseinsatz von einer oder mehreren Studierenden. Gerade diese Doppelfunktion kann zu Herausforderungen für die BB führen. Sie finden beispielsweise im hektischen Arbeitsalltag nicht genügend Raum, um ihre Zusatzaufgaben in der Ausbildung gut umzusetzen und stehen nicht für ihre Rechte und damit auch für ihre Rolle als BB ein:

Fallbeispiel: BerufsbildnerInnen arbeiten nach einem einheitlichen Bildungskonzept. Dieses weist wöchentlich sieben Stunden pro Studierende/Studierenden aus, um beispielsweise Reflexionsarbeit, Standortgespräche oder Theorie-Praxis-Transfer durchzuführen. Im Berufsalltag kommt es jedoch häufig zu personellen Engpässen, Notfällen und unvorhersehbaren Situationen, in denen sich die BerufsbildnerInnen zwischen ihrer Rolle als Pflegefachperson und Ausbildungsperson entscheiden müssen. Die Rolle der Ausbildungsperson nimmt dann häufig zweite Priorität an.

Eine weitere Herausforderung kann der Umgang mit Konflikten sein. Konflikte treten in Zusammenhang mit Studierenden auf, aber auch im Team mit Kolleginnen und Kollegen. Dies kann nach Austausch mit anderen BerufsbildnerInnen verlangen. Da pro Station nur eine Berufsbildnerin/ein Berufsbildner eingesetzt ist, müssen Entscheidungen alleine getroffen werden.

Fallbeispiel: Eine Berufsbildnerin hat Probleme mit der ihr zugeteilten Studierenden. Diese weist häufige Abwesenheiten auf, erbringt die Leistungen nicht gemäß ihrem Kompetenzkatalog und bricht bei Konfrontationen in Tränen aus. Die BB steht im Konflikt, mehr Zeit und Energie in die Studierende zu investieren („helfen wollen"), oder die Studierende so zu behandeln, wie sie andere Studierende auch behandelt. Da die BB die einzige für Ausbildung verantwortliche Person auf der Station ist, fühlt sie sich „allein gelassen".

Im Rahmen von mehrmals im Jahr stattfindenden Qualitätszirkeln wurden diese Probleme von den BB immer wieder angesprochen und nach Lösungsansätzen gesucht, eine wesentliche Veränderung blieb jedoch aus. Deshalb entstand die Idee, diesem Phänomen mittels Forumtheater zu begegnen und die BB in ihrer Rollengestaltung zu unterstützen. Das Forumtheater soll Handlungsstrategien eröffnen, die in konflikthaften Situationen eine angemessene Lösung herbeiführen. Ein weiteres Ziel ist es, einen Einfluss auf die Gruppenzusammengehörigkeit zwischen den BB zu nehmen: sie sollen BB anderer Stationen als Ressource wahrnehmen und damit das Gefühl „alleine dazustehen" überwinden können.

II. BESCHREIBUNG DER METHODE FORUMTHEATER

Das Forumtheater wurde in den 60er Jahren in Brasilien durch Augusto Boal (1995) entwickelt. Sein Anliegen ist, Apathie zu überwinden, die Unterdrückung auslöst, um wieder Handlungsfähigkeit zu erlangen. In seiner ursprünglichen Form ging es im Forumtheater darum, politische Themen der Unterdrückung aufzugreifen und aktiv Lösungsansätze zu entwickeln (Axter M. 2001). Forumtheater findet meist im Rahmen eines offenen Workshops statt. Es wird von zwei professionell ausgebildeten Theaterpädagogen durchgeführt (www.forumtheater.com). Generative Themen der Teilnehmenden werden dabei als „Modellszenen" aufbereitet und dem Publikum (Kursteilnehmer) vorgestellt. Zuerst wird dem Publikum eine Szene vorgespielt, die schlecht und unbefriedigend endet. Ein Joker (Moderator) ermutigt das Publikum, diese Szenen im Dialog zu einem besseren Ende zu bringen. Die Zuschauenden können sich in die dargestellten Szenen einwechseln und die Schauspielenden – die schwache, diskriminierte oder benachteiligte Charaktere spielen – ersetzen. Im Forumtheater hebt sich die Grenze zwischen Bühne und Zuschauerraum auf, der Zuschauer wird zum „Zuschauspieler" (Zupan-Sebos 2003).

An den UPD wurden bisher 2 Kurse „Forumtheater – Berufsbildnerinnen als RegisseurInnen" mit dieser theaterpädagogische Methode angeboten (Mai 2009 und Mai 2010). Die Kurse können je nach Zielsetzung und Setting sehr unterschiedlich aufgebaut sein.

Forumtheater läuft in vier Phasen ab, welche an das Psychodrama (Moreno (1988) angelehnt sind. Im Folgenden wird die Umsetzung des Forumtheater-Workshops „BerufsbildnerInnen als RegisseurInnen" vom Mai 2010 differenziert dargestellt,

VORPHASE:

BEGRÜSSUNG, VORSTELLUNG, KLÄRUNG DER BEDÜRFNISSE

Zuerst erfolgt eine kurze Begrüßung der TeilnehmerInnen und die Vorstellung der Methode Forumtheater. In 4er-Gruppen werden anschließend Erwartungen und Wünsche der Teilnehmenden ausgetauscht. Danach wird in 8er-Gruppen umformiert und sich erneut ausgetauscht. Dabei können Anpassungen im Tagesablauf vorgenommen werden. Die Ergebnisse unserer Befragung „Erwartungen, Wünsche, lieber nicht" werden im originalen Wortlaut dargestellt:

Auszug der Ergebnisse der Gruppenarbeit „Erwartungen, Wünsche, lieber nicht"

- *„habe nicht so viele Wünsche"*
- *„lieber nicht so viel Verantwortung, nicht so exponieren, lieber nicht Schauspielern, lieber konsumieren"*
- *„niemand soll unter Druck gesetzt werden"*
- *„Schlimmste: Langweile aushalten"*
- *„Chli Lustig haben, Leichtigkeit der Verantwortung, nicht nur Probleme wälzen, die kennen wir bereits"*
- *„heute Lust auf ‚Verstehen', Methoden kennen lernen, übergeordnetes Wissen erhalten"*

Abb. 1: Auszug Gruppenarbeit „Erwartungen, Wünsche, lieber nicht" des Kurses „BB als Regisseurin"

PHASE 1: ERWÄRMUNGSHASE

Ohne Aufwärmen kann eigenes Wissen nur schwer abgerufen und somit auch keine neuen Erkenntnisse angeknüpft werden. In der Aufwärmung wird die Wahrnehmung geweckt indem etwas Unübliches geschieht. Ziel ist es, Routine zu unterbrechen und Automatismen aufzulösen. Die Teilnehmenden sollen aus einer „automatischen" zu einer „erforschenden Grundstimmung" geführt werden (Zupan-Sebos 2003). Beispiele für Aufwärmübungen finden sie in Abbildung 2.

Beispiele für Aufwärmübungen

1) Soziometrische Fragen werden durch Aufstehen beantwortet nach Moreno (1989)

- Wer der hier Anwesenden arbeitet als BerufsbildnerIn?
- Wer arbeitet im ambulanten Bereich/Wer arbeitet im stationären Bereich?
- Wer von Ihnen hat schon mal daran gedacht, die Zusatzfunktion des Berufs-bildners einfach hinzuschmeißen?
- Wer von Ihnen hat das Gefühl, in seiner Rolle als BerufsbildnerIn von der Lei-tung nicht ausreichend unterstützt zu werden?
- Wer von Ihnen kennt mindestens einen anderen Zuschauspieler/eine andere Zuschauspielerin hier im Raum – Zwei, Drei?

2) Spiegelübung (Boal 1998, 1999)

Bitte stehen Sie auf und widmen Sie sich kurz Ihrem Nachbar/Ihrer Nachbarin. Es ist wichtig, alles nonverbal zu machen. Nun beginnt die eine Person, langsam Bewegungen zu machen und die andere Person zeichnet diese nach. Es ist auch möglich, ausgefallene Bewegungen zu machen – nur langsam müssen sie sein. Sie wechseln untereinander ab, ohne sich Zeichen zu geben. Führender und Geführter wechseln ab, ohne dass jemand anderes merken könnte, wann der Wechsel geschieht.

3) Partnerübung:

Je zwei etwa gleich große Teilnehmende stellen sich gegenüber auf und versuchen sich wegzudrängen

4) Kreuz- und Kreisübung (Boal 1998, 1999)

Sie schreiben mit der Hand ihren ganzen Namen unter die Bewertung eines Schülers/einer Schülerin (in die Luft) – bitte noch einmal, damit sich die Hand gut daran gewöhnt. Mit der anderen Hand machen Sie eine atemstimulierende Einreibung bei einem Patienten. Gut, nun wie Sie ja selbst wissen, ist Pflege komplex, nicht zuletzt deshalb, weil so viel gleichzeitig geschieht – da ist die Studierendenbetreuung und die PatientInnenbetreuung. Kombinieren Sie beide Bewegungen gleichzeitig. Bitte noch lächeln dazu. Sie haben gesehen, dass das nicht einfach ist. Nun, damit wir nicht so einseitig überlastet sind, bitte ich Sie aufzustehen und mit dem Fuß ein STOP Zeichen in die Luft zu malen. OK, nun würde ich versuchen alles zusammen zu kombinieren, um gewappnet zu sein für den Ernstfall im Pflegealltag (nach Zupan-Sebos 2003).

Abb. 2: Beispiele für Aufwärmübungen

PHASE 2: AKTIONSPHASE

SCHRITT 1: REFLEXION VON PRAXISSITUATIONEN

Bevor man mit der Methode Forumtheater beginnen kann, muss zuerst eine „schwierige Praxissituation" gefunden werden, die dann in der Aktionsphase zu einem „Theaterstück" umgewandelt wird. Dies kann vor dem Workshop oder im Workshop geschehen.

Die Situation muss zuerst in Erinnerung gerufen und dann mit einer Person näher besprochen werden. Ein Arbeitsauftrag könnte so aussehen:

Arbeitsauftrag einzeln: Überlegen Sie sich in Einzelarbeit zwei gelungene und zwei schwierige Situationen mit Studierenden. Gehen Sie danach mit einer Kollegin/einem Kollegen zusammen und tauschen Sie sich über die gelungene Situation aus. Heben sie das Positive in dieser gelungenen Situation hervor. Malen sie jeder einzeln ein „Bild der Stimmung" in dieser positiven Situation.

Ziele dieses Arbeitsschrittes sind:

• Themenschwerpunkte für das Forumtheater zu sammeln,

• Gedankenaustausch innerhalb der Gruppe zu ermöglichen und gemeinsame Problemdefinitionen zu finden,

• Katharsiserlebnisse zu erkennen und Solidarität zu entwickeln, in dem die Gruppenteilnehmer die verschiedenen Situationen vergleichen,

• Sich gedanklich zu sammeln.

SCHRITT 2: SCHLAGZEILEN BILDEN

Im Schritt 2 wird ein Negativbeispiel überdacht und in Form einer Schlagzeile formuliert. Die Schlagzeile wird auf ein A4-Blatt geschrieben und im Raum sichtbar positioniert. Ziele dieses Arbeitsschrittes sind:

• Aufwärmen der musischen Kräfte der Kursteilnehmer/innen,

• Zuspitzung des Problems in Form einer Amplifikation als Brücke zum szenischen Denken (Dramatisierung),

• Auflockerung durch Humor und die Besichtigung der anderen Schlagzeilen.

In Abbildung 3 finden sie Beispiel für Schlagzeilen aus dem Kurs „BerufsbildnerInnen als Regisseurin.

Auszug der Ergebnisse „Schlagzeilen bilden"

- *Studierende weint und weint und nervt*
- *Studierende kritisieren Berufsbildnerin: Wo bleibt die Qualität in der Ausbildung*
- *Unfähige Ausbilder schützen selber kranke Studierende*
- *Pflegestudi ohne Emotionen*
- *Skandal: Ist Studierendenbetreuung ein 24-Stunden Job?*
- *Studierende kennt ihre Grenzen nicht! Nähe und Distanz in der Psychiatrie kein Thema?!*
- *Studierende nimmt Patientin nach Hause, Krankenkasse zahlt nicht*
- *Lernende kritisieren BB: „wo bleibt die Qualität ab in der Ausbildung?"*
- *Studierende (18) im ersten Lehrjahr, gibt nichts von sich preis*

Abb. 3: Auszug „Schlagzeilen bilden" des Kurses „BB als Regisseurin"

SCHRITT 3: VIGNETTE AUFBAUEN

Die Struktur einer Vignette wird auf einem Flipchart vorgestellt und kurz erläutert. Unter Vignette versteht man im Forumtheater ein kurzes szenisches Spiel, das „Acting out" eines Anliegens/eines Phänomens nach J. L. Moreno (1989). Diese kurze Szenerie kann realistisch, surreal oder sehr abstrakt dargestellt werden. Sie kann verbal oder nonverbal ausgespielt werden. Abbildung 4 zeigt die Grundstruktur einer Fallvignette:

Struktur einer Vignette:

- *Setting klären: definieren Sie in der Gruppe, wo diese Szene stattfindet, welche Personen hier anwesend sind, in welchem Jahrhundert sie sich befinden.*
- *Titel der Szene*
- *Spannungsbogen: Start – Story – Fine*
- *Nur erfundene Namen oder soziale Benennungen*
- *Verbal oder non-verbal*
- *Real oder surreal – oder beides in Kombination*
- *ca. 3-5 Minuten Spieldauer*

Abb. 4: Struktur einer Vignette

Kursteilnehmende mit konkreten Anliegen beschreiben ihre Problemstellungen. Vorzugsweise formiert man Gruppen, welche ähnliche Problemstellungen haben. Anschließend wird die konkrete Vignette erarbeitet. Zwei Fallbeispiele des Kurses „BB als RegisseurInnen" werden im Folgenden beschrieben:

Vignette 1: Grenzenlos

Eine psychiatrische Abteilung mit hoher Patientenfluktuation. Eine Studierende im letzten Praktikum. Viele Personen sind anwesend, der technische Dienst, die Studierende, Pflegende sind im Raum. Ein Gespräch zwischen der Studierenden und der Berufsbildnerin ist im vollen Gange. Ein weinender Patient sucht Hilfe, es „brennt" in allen Ecken der Station. Die Studierende wirkt unselbständig. Der Patient will sie am Arm nehmen, er zerrt an ihr. Eine diplomierte Pflegende will dann den Patienten mit zu sich nach Hause nehmen. Die BB will dann selber den Patienten zu sich nach Hause nehmen und dafür die Studierende loswerden.

Vignette 2: Ein schwarzer Tag

Der Morgen war sehr hektisch, Aufnahmen, Notfälle, dazu dauerte die Arztvisite eine Stunde länger als vorgesehen. Die Arbeiten des Morgens sind nicht abgeschlossen, die Pflegedokumentation muss nachgeführt werden, der Austritt ist nicht abgeschlossen und die Fallbringerin als Tagesverantwortliche und eine weitere Pflegende aus der Frühschicht haben noch keine Pause gemacht. Kurz, sie haben hart gearbeitet, konnten aber trotzdem nicht alle anstehenden Arbeiten erledigen, sie fühlen sich müde und hungrig. Die Dienstübergabe steht an und die Zuteilung der noch unerledigten Aufgaben. Es sind weitere Eintritte geplant. Der Assistenzarzt kommt dazu und will umgehend eine Auskunft. Zu alldem kommt noch hinzu, die Fallbringerin muss dringend noch heute ein Abschlussgespräch mit einem Auszubildenden führen, er hat seinen letzten Tag auf der Station. Die beiden Pflegenden aus der Spätschicht kommen völlig relaxed auf die Station. Sobald sie bemerken, dass die Situation nach wie vor hektisch ist, machen sie den Pflegenden aus der Frühschicht Vorwürfe, sie hätten nicht seriös gearbeitet, was das soll, ihnen ein solches Chaos zu hinterlassen, sie motzen. Die Fallbringerin fühlt sich dadurch zusätzlich frustriert und hätte von den Kollegen Unterstützung und Verständnis erwartet.

SCHRITT 4: FORUMTHEATER SPIELEN

Freiwillige aus der Gruppe spielen mit Unterstützung der Theaterpädagogen die Szene – die Fallbringerin übernimmt ihre eigene Rolle.

Zu jeder Szene werden Assoziationen der Zuschauer aufgenommen. Folgende Assoziationen wurden zu den oben beschriebenen Vignetten genannt:

Surrealistisch, Alltag, Wissen ist Macht – nicht Wissen macht auch nichts, Multitasking, Überforderung, Mitleid, Zuwendung, vom totalen Chaos bis zur totalen Struktur alles vorhanden.

Während des Forumtheaters gilt der Grundsatz: Unterdrückung wird vom Volk (den Zuschauspielern) definiert. Wenn das Volk findet, dass es hier kein Problem gibt oder das Problem woanders liegt, muss das von der Moderation aufgenommen werden. Es kann dazu kommen, dass eine Szenen noch einmal verschärft gespielt werden muss. Die Schauspieler (Protagonisten) können befragt werden „Wie geht es Ihnen, haben Sie etwas zu sagen?". Sollte das Publikum danach immer noch keine Unterdrückung verspüren, wird ein Abschluss hergestellt, indem die Spielleitung ein Statement abgibt. Ursachen hierfür können sein: oberflächliche Recherche, Dramaturgie des Problems wurde nicht auf den Punkt gebracht, Thema ist tabuisiert oder auch Kulturunterschiede.

PHASE 3: INTERVENTIONSPHASE

In der Interventionsphase geht es darum, dass die ZuschauspielerInnen sich Lösungsstrategien/Interventionen überlegen, wie man die Probleme anders lösen könnte. Es besteht die Möglichkeit, die Idee im Theaterstück umzusetzen oder nur auszusprechen. Auf einem Flipchart werden sowohl die ausgespielten als auch verbal genannte Interventionen festgehalten. Um Interventionen zu formulieren, können folgende Leitfragen helfen (Zupan-Sebos 2003):

- Was könnte die fokussierte Figur tun, um sich freier zu fühlen, freier zu handeln?
- Was müsste geschehen, damit sich die Lage verbessert?
- Was müsste die Person tun, um das zu verändern, was vorgeschlagen wurde?
- Wer könnte die fokussierte Person dazu bringen, so zu reagieren, damit sich für beide Agierenden in ihrer Wechselbeziehung eine Verbesserung einstellen würde?
- Was hat sich durch die Intervention verändert? Für wen, auf welche Weise?
- Wie realistisch ist der Vorschlag?
- Was bedeutet diese Veränderung ganz konkret, wer müsste was sagen oder tun?
- Ist der Vorschlag ein Wunsch, den man wie durch Zauberei gerne umgesetzt hätte?
- Was müsste passieren, damit Neues alltäglich werden könnte?
- Ist die intervenierende Person genügend gestützt?
- Ist der Zuschauspielerin/dem Zuschauspieler klar, was sie/er verändern möchte?
- Übernimmt die Zuschauspielerin/der Zuschauspieler die Position der dargestellten Figur?

Einige erarbeitete Lösungsstrategien für die in Phase 2 beschriebene Fallvignette „Ein schwarzer Tag" wird im Folgenden dargestellt.

Lösungsstrategie: Sich erklären

Die Fallbringerin versucht den beiden Pflegenden aus der Spätschicht die Situation zu erklären, aufzuzeigen, dass sie hart gearbeitet haben – diese reagieren darauf nicht, bleiben bei ihren Vorwürfen.

Lösungsstrategie: Autoritär sein

Die Fallbringerin übernimmt ganz autoritär die Führung, weist die Pflegenden aus der Spätschicht in militärischem Ton zurecht, weist Aufgaben zu – im ersten Moment beruhigt sich die Szene, doch rasch regt sich Widerstand und das Chaos wird größer, die Pflegenden verweigern sich

Lösungsstrategie: Das Einfache zuerst

Die Fallbringerin lässt die Pflegenden aus der Spätschicht links liegen und spricht sich zuerst mit der Kollegin aus der Frühschicht ab. Diese nimmt ihre Arbeit auf, dann widmet sie sich dem Anliegen des Arztes – währenddessen verlassen die Pflegenden der Spätschicht die Szene und machen mal Pause

Lösungsstrategie: Szenenwechsel

Die Fallbringerin bittet die Mitarbeitenden der Spätschicht in einen anderen Raum und beschreibt ihnen die Situation, bespricht die anfallenden Arbeiten und teilt diese gemeinsam mit ihnen zu. Währenddessen widmet sich die andere Mitarbeiterin dem Anliegen des Arztes und führt in Ruhe die Pflegedokumentation – die Mitarbeitenden der Spätschicht werden kooperativ, die Frühschicht ist immer noch hungrig

PHASE 4: PROZESSANALYSE

An die Interventionsphase sollte eine Prozessanalyse anschließen. Ziel ist es, einen ersten Schritt in den Praxistransfer zu leisten. Dabei geht man teilweise den Weg über einen theoretischen Bezugsrahmen. Das neue Wissen wird mit einem theoretischen Modell verknüpft und davon ausgehend werden Handlungsveränderungen beschlossen. Kernfragen könnten sein:

- Wie können die Veränderungsvorschläge nutzbar gemacht werden?

- Wie würde man Veränderungsprozesse steuern?

- Wie werden Veränderungsvorschläge mit neuem Wissen verbunden und wie kann der Vorgang des Transfers in das eigene Handeln positiv unterstützt werden?

FEEDBACKRUNDE

In der Feedbackrunde wird der Workshop reflektiert und der Lerngewinn evaluiert. Einige Ergebnisse der feedbackrunde „BB als RegisseurInnen" finden sie in folgender Abbildung:

Ausschnitt der Ergebnisse der Feedbackrunde

* *Ich bin enttäuscht, es hat mir nichts gebracht darzustellen, welche Probleme wir haben, es sind keine Lösungsansätze oder Lösungen besprochen worden. Das einzig schöne war die exzellente schauspielerische Leistung der Kollegin.*

* *Für mich spannend, hätte gerne Folgetag. Auch Einstieg und theoretischer Teil nach dem Mittagessen waren gut. Interventionen Rollentausch, sehr spannend.*

* *Interaktives war extrem spannend. Hätte gerne noch mehr gehört.*

* *Als interdisziplinäres Team, schon sehr viel Supervision gehabt. Wow zu den Interventionen, das war viel wirksamer, besser als 20 Supervisionsstunden.*

* *Das Forumtheater hat mir sehr gut gefallen, das Feedback wird so klar dargestellt. War sehr anregend. Es macht etwas mit einem.*

* *Den Nachmittag hätte ich gerne länger gehabt, um zu schauen, wie mit solchen Situationen umzugehen ist: Einführung kürzer, Forumtheater länger. Jetzt steht man so fragend da, es ist jetzt einfach fertig, wir haben noch gespielt in einer Rolle und jetzt ist es abrupt fertig.*

* *Learning By Doing, am Morgen keine Peinlichkeit zu erleben, das ist erfüllt worden.*

Abb. 5: Feedback aus dem Kurs „BB als RegisseurInnen"

III. ZIEL DER UNTERSUCHUNG UND FRAGESTELLUNGEN

Forumtheater ist bisher ein unerprobtes didaktisches Instrument im Rahmen der pädagogischen Unterstützung von BB. Die vorliegende Untersuchung möchte prüfen, wie der Kurs „Forumtheater – Berufsbildnerinnen als Regisseurin" von den BB eingeschätzt wird. Zudem soll evaluiert werden, inwieweit sich die BB durch die Bearbeitung der im Kurs vorgestellten Situationen auf die Praxis vorbereitet fühlen und ob es ihnen möglich ist, einen Praxistransfer zu schaffen. Hieraus ergeben sich folgende Fragestellungen:

1) Wie evaluieren KursteilnehmerInnen am Ende der Veranstaltung den Kurs?

2) Gibt es Unterschiede bezüglich der Einschätzung nach dem Besuch des zweiten Kurses ein Jahr später?

3) Welchen persönlichen Lerngewinn bezüglich Rollenfindung und Handlungskompetenz beschreiben Kursteilnehmer am Ende des Kurses?

IV. METHODE

Zur Beantwortung der ersten Fragestellung wurden qualitative und quantitative Methoden gewählt. Für die Kursevaluation wurde ein Fragebogen eingesetzt, wie er in den UPD für alle Weiterbildungen im Bereich Pflege und Pädagogik benutzt wird. Der erste Teil des Evaluationsfragebogens besteht aus geschlossenen Fragen, was eine quantitative Datenanalyse erlaubte. Um zusätzlich einen Einblick in die Bedürfnisse und eine differenzierte Meinung der Teilnehmenden in Bezug zum Kurs zu erhalten, besteht der zweite Teil des Fragebogens aus offenen Fragen, welche qualitativ ausgewertet wurden.

Die zweite Forschungsfrage wurde ebenfalls mit Hilfe einer qualitativen und quantitativen Methode beantwortet. Zum einen schätzten die Teilnehmenden mittels subjektiver Analogskala ihre Fähigkeiten in drei verschiedenen Bereichen vor und nach dem Kurs ein. Mit der qualitativen Methode des Fokusgruppeninterviews konnte zudem ein tieferer Einblick in das Erleben der Teilnehmenden gewonnen werden.

SETTING

Derzeit sind 38 BB an den UPD auf 25 Ausbildungsstationen tätig. Jede BB muss jährlich obligatorisch eine innerbetriebliche pädagogische Fortbildung besuchen. 2009 und 2010 zielte die Fortbildung unter anderem auf eine verbesserte Rollenfindung der BB ab und wird mit der Methode Forumtheater umgesetzt. Es wurden 2 Kurse „Berufsbildnerin als Regisseurin" 2009 und 2010 mit je 8 Unterrichtseinheiten durchgeführt. Die Fortbildung wird während der Arbeitszeit besucht.

STICHPROBE

Im Mai 2009 haben 31 TeilnehmerInnen am Kurs teilgenommen. Alle (n=31) haben diesen Kurs auch evaluiert. Der Rücklauf liegt somit bei 100 %.

Der zweite Kurs im Mai 2010 wurde von 24 Personen besucht. Von diesen 24 Personen hatten 12 Teilnehmende bereits den ersten Kurs besucht und 12 Personen nahmen nur an diesem zweiten Kurs teil. Somit unterschieden wir zwei Gruppen: eine erfahrene Gruppe (N=12), welche beide Kurse besucht hatte (Kurse 2009 und 2010) und eine unerfahrene Gruppe, welche nur den zweiten Kurs (2010) besuchte.

INSTRUMENTE ZUR KURSEVALUATION

FRAGEBOGEN GESCHLOSSEN FRAGEN

Beide Kurse wurden am Ende mit einem Fragebogen evaluiert, welcher die folgenden sechs geschlossenen Fragen enthielt: Wie beurteilen Sie ...

* ... den inhaltlichen Aufbau der Fortbildung?
* ... die eingesetzten Fortbildungsunterlagen?
* ... die fachlichen Fähigkeiten der Kursleitung?
* ... die Atmosphäre während der Fortbildung?
* ... die Organisation als ganzes?

sowie

* Die Stoffmenge ist ...

Mit Ausnahme der Stoffmenge wurden alle Evaluationskriterien auf einer 4-Punkt-Likert-Skala mit den Bewertungseinheiten „sehr gut" bis „schlecht" bewertet. Das Kriterium Stoffmenge konnte mit „zu gering", „angemessen" oder „weiß nicht" eingestuft werden.

FRAGEBOGEN OFFENE FRAGEN

Ein weiterer Fragebogen enthielt offene Fragen und eine Spalte für Freitext. Folgende Bereiche wurden vom Kursteilnehmer abgefragt:

* Was fanden Sie an der Fortbildung besonders gut?
* Was könnte an der Fortbildung verändert werden?
* Was möchten Sie sonst noch mitteilen?

Instrumente zum persönlichen Lerngewinn

Fragebogen geschlossene Fragen

Beide Kurse wurden am Ende mit einem Fragebogen evaluiert, welcher die folgenden zwei geschlossenen Fragen enthielt:

* Wie schätzen sie Ihren persönlichen Wissenszuwachs ein?
* Die Praxisrelevanz ist für mich...

Beide Fragen konnten auf einer 3-Punkt-Likert Skala mit „groß", „gering" oder „weiß nicht" eingestuft werden.

SUBJEKTIVE ANALOGSKALA

Auf einer visuellen Analogskala konnten die TeilnehmerInnen ihre persönliche Durchsetzungsfähigkeit, die Problemlösekompetenz und die Entscheidungsfähigkeit vor und nach dem Kurs von „niedrig" bis „hoch" einschätzen. Um die Einschätzung zu erleichtern und praxisnah zu gestalten, wurde ein Fallbeispiel vorgegeben:

> *Stelle dir vor, du bist auf deiner Station und hast ein Abschlussgespräch mit deiner Schülerin um 14.00 geplant. Du hast heute den letzten Tag mit ihr Dienst. Um 13.50 Uhr passiert etwas Unverhofftes (z. B. eine Bezugspatientin von dir verletzt sich selbst /der Angehörige einer Bezugspatientin möchte dich sprechen und ist sehr drängend /der Stationsarzt möchte unbedingt mit dir über deine Bezugspatientin sprechen). Wie würdest du dich in solch einer „schwierigen" Situation bezüglich der folgenden Punkte (Durchsetzungsfähigkeit, Problemlösekompetenz, Entscheidungsfähigkeit) einschätzen?"*

Zudem gaben die TeilnehmerInnen auf dem Fragebogen an, ob sie das erste Mal an dem Kurs teilgenommen hatten oder ob sie bereits das zweite Mal teilnehmen.

INTERVIEWLEITFADEN

In leitfadengestützten Fokusgruppeninterviews werden die TeilnehmerInnen im Mai 2010, im Anschluss an die Bildungsveranstaltung von externen Personen befragt. Da es Teilnehmer gab die das erste Mal teilnahmen und andere, die bereits das zweite Mal den Kurs besuchten, wurden 2 Interviewgruppen gebildet (Erfahrene/Unerfahrene). Der Interviewleitfaden fokussierte folgende Fragen:

1) Viele von euch erleben in der Praxis häufig die Situation, sich zwischen ihrer Aufgabe als Pflegefachperson und BerufsbildnerIn entscheiden zu müssen. Hat der heutige Kurs dir diesbezüglich Anregungen gegeben, hat er dich beeinflusst? Wie hat er dich beeinflusst?

2) Der Kurs sollte unter anderem auch dem Austausch untereinander und der Gruppenförderung dienen. Welcher Gruppe fühlt ihr euch vordergründig zugehörig? Wie würdet ihr eure Zugehörigkeit zur Gruppe der BerufsbildnerInnen beschreiben? Wie könnte man von der Gruppe der BerufsbildnerInnen profitieren? Welche Unterstützungsmöglichkeiten könnte man von der Gruppe erwarten? Welche Bedeutung hat das Erfahrungswissen von KollegInnen für euch und inwiefern könnt ihr davon profitieren?

3) Ihr geht jetzt gleich nach Hause: Was konkret nehmt ihr in eurem Rucksack mit? Welches theoretische Wissen nehmt ihr mit? Welche Handlungskompetenzen nehmt ihr mit?

4) Gibt es sonst noch etwas, was ihr uns gerne mitteilen möchtet?

AUSWERTUNG

Die Ergebnisse der Fragebögen zur Kursevaluation wurden in einem ersten Schritt mit Hilfe des Statistical Package for Social Science (SPSS 15.0) ausgewertet. In einem zweiten Schritt wurden die Mittelwerte des ersten Kurses mit denjenigen des zweiten Kurses verglichen. Auch die Daten der Selbsteinschätzung durch die Teilnehmenden mit der subjektiven Analogskala wurden mit SPSS 15.0 ausgewertet und die Mittelwerte vor und nach dem Kurs miteinander verglichen. Um den Zusammenhang zwischen zwei Variablen darzustellen, wurden nicht-parametrische Tests durchgeführt (Signifikanzniveau 0.05). Die Daten der Fokusgruppeninterviews wurden auf Tonband aufgenommen, inhaltlich transkribiert, mit dem Computerprogramm OpenCode 3.4 nach der strukturierenden Inhaltsanalyse (Mayring 2007) ausgewertet.

V. ERGEBNISSE

5.1 FRAGESTELLUNG 1: KURSEVALUATION

ERGEBNISSE DES FRAGEBOGENS

In den Bereichen „Inhaltlicher Aufbau" (2009: MW: 1.91 vs. 2010: MW: 2.29), „fachliche Fähigkeit der Kursleitung" (MW: 1.43 vs. MW: 1.56), „Atmosphäre" (MW: 1.53 vs. MW: 1.83) und „Organisation" (MW: 2.00 vs. MW: 2.29) gibt es keine signifikanten Unterschiede zwischen den Beurteilungen der Kurse 2009 und 2010 durch die Teilnehmenden. Einzig im Bereich „Eingesetzten Fortbildungsunterlagen" (MW: 2.03 vs. 2.55) gibt es einen signifikanten Unterschied (p=0.021).

Ebenfalls keinen signifikanten Unterschied gab es bei den Evaluationskriterien „Stoffmenge" (2009: MW: 2.06 vs. 2010: MW: 1.87), „persönlicher Wissenszuwachs" (MW: 2.00 vs. MW 1.96) und „Praxisrelevanz" (MW: 1.57 vs. MW: 1.67). Die Stoffmenge scheint für die meisten Teilnehmenden in beiden Kursen angemessen gewesen zu sein, sie wurde jedoch im zweiten Kurs häufiger mit „zu gering" eingestuft als im ersten Kurs.

Tabelle 1 und 2 zeigen eine Übersicht zu den Evaluationskriterien im Vergleich der Kurse 2009 und 2010.

ERGEBNISSE DER OFFENEN FRAGEN IM FRAGEBOGEN

Besonders gut gefiel den TeilnehmerInnen des Kurses 2009 die Atmosphäre während des Kurses, welche von vielen als lebhaft und spielerisch beschrieben wird. Zudem war es für viele eine Gelegenheit, sich aktiv auszutauschen und einander kennenzulernen.

	Kurs 2009 Zufriedenheit % (n)				Kurs 2010 Zufriedenheit % (n)			
	sehr gut	gut	mäßig	schlecht	sehr gut	gut	mäßig	schlecht
Aufbau	31.3(10)	50.0(16)	15.6(5)	3.1(1)	8.3(2)	54.2(13)	37.5(9)	-
Unterlagen	23.3(7)	50.0(15)	26.7(8)	-	-	50.0(11)	45.5(10)	4.5(1)
Kursleitung	60.0(18)	36.7(11)	3.3(1)	-	50.0(9)	44.4(8)	5.6(1)	-
Atmosphäre	53.1(17)	40.6(13)	6.3(2)	-	29.3(7)	58.3(14)	12.5(3)	-
Organisation	25.8(8)	51.6(16)	19.4(6)	3.2(1)	4.2(1)	62.5(15)	33.3(8)	-

Tab. 1: Kurszufriedenheit

	Kurs 2009 Zufriedenheit % (n)			Kurs 2010 Zufriedenheit % (n)		
	gering	angemessen	zu groß	gering	angemessen	zu groß
Stoffmenge	6.5(2)	80.6(25)	12.9(4)	21.7(5)	69.6(16)	8.7(2)

Tab. 2: Stoffmenge

Die Rollenspiele und die unterschiedlichen Methoden, welche von der Kursleitung eingesetzt wurden, waren weitere positive Aspekte, welche von den TeilnehmerInnen hervorgehoben wurden.

Viele TeilnehmerInnen gaben an, sie würden den Ablauf des Kurses ändern. So hätten viele gerne am Morgen den theoretischen Teil gesehen und am Nachmittag die Rollenspiele durchgeführt. Den theoretischen Teil am Nachmittag empfanden einige als ermüdend. Weiter empfanden einige TeilnehmerInnen die Zeit als zu knapp um sich tiefer mit den Problemen auseinander zu setzen.

Im Kurs 2010 wurde von vielen TeilnehmerInnen die Mischung von spielerischer Atmosphäre und theoretischen Inputs als positiv bewertet. Ebenso fanden die Rollenspiele und der Austausch mit den anderen BerufsbilderInnen Anklang. Einige hätten sich für den Austausch mehr Zeit gewünscht und etliche empfanden die Einführung als zu lange. Auch die Praxisrelevanz wurde von manchen Kursbesuchern in Frage gestellt.

5.2 FRAGESTELLUNG 2: HANDLUNGSKOMPETENZ UND ROLLENFINDUNG

ERGEBNISSE AUS DEM FRAGEBOGEN

Der Wissenszuwachs wird in beiden Kursen überdurchschnittlich häufig als gering eingestuft, wobei es bei der Einstufung keinen großen Unterschied zwischen den beiden Kursen gab. Die Praxisrelevanz empfand die Mehrheit der Teilnehmenden des Kurses 2009 als groß, während 50% der Teilnehmenden des Kurses 2010 diese als gering einstuften. Tabelle 3 zeigt einen Überblick:

	Kurs 2009 Zufriedenheit % (n)			Kurs 2010 Zufriedenheit % (n)		
	groß	gering	weißnicht	groß	gering	weiß nicht
Wissenszuwachs	24.1(7)	51.7(15)	24.1(7)	26.1(6)	52,2(12)	21.7(5)
Praxisrelevanz	60.7(17)	21.4(6)	17.9(5)	41.7(10)	50.0(12)	8.3(2)

Tab. 3: Wissenszuwachs und Praxisrelevanz

ERGEBNISSE DER SUBJEKTIVEN ANALOGSKALA

Gruppe Erfahrene (Teilnehmer, die bereits das zweite Mal den Kurs besuchen)

Bei der Gruppe der Erfahrenen gab es beim Vergleich der Mittelwerte vor und nach dem Kurs im Bereich der Durchsetzungsfähigkeit (MW: 7.936; SD: 2.1426 vs. MW: 7.609; SD: 1.0549), der Problemlösekompetenz (MW: 8.118; SD: 1.1990 vs. MW: 7.564; SD: 0.7672) und der Entscheidungsfähigkeit (MW: 8.300; SD: 1.8215 vs. MW: 7.873: SD: 0.8833) keine signifikanten Unterschiede. Die Kursteilnehmer schätzten sich sogar nach dem Kurs in allen Bereichen tiefer ein.

Gruppe Unerfahrene (Teilnehmer, die das erste Mal am Kurs teilnehmen)

Auch bei der Gruppe der Unerfahrenen gab es beim Vergleich der Mittelwerte vor und nach dem Kurs im Bereich der Problemlösekompetenz (MW: 7.723; SD: 0.7350 vs. MW: 8.092; SD: 1.1034) und im Bereich der Entscheidungsfähigkeit (MW: 7.862; SD: 1.4163 vs. MW: 8.454; SD: 1.3289) keine signifikanten Unterschiede. Durchschnittlich schätzen sich die Teilnehmer aber in beiden Bereichen höher ein als vor dem Kurs. Anders sieht das Resultat des Mittelwertvergleiches im Bereich der Durchsetzungsfähigkeit aus. Hier gibt es einen signifikanten Unterschied zwischen der subjektiven Selbsteinschätzung vor und nach dem Kurs. Tabelle 4 stellt die Ergebnisse der Durchsetzungsfähigkeit dar:

Unerfahrene	N	Mittelwert	Standardabweichung	Signifikanz
Durchsetzungsfähigkeit vor dem Kurs	13	7.269	1.4020	0.013
Durchsetzungsfähigkeit nach dem Kurs	13	8.423	1.0207	

Tab. 4: Durchsetzungsfähigkeit

ERGEBNISSE DER FOKUSGRUPPENINTERVIEWS

Die Ergebnisse der Fokusgruppeninterviews werden im Folgenden (Tabelle 5) nach den Kategorien „Erleben der BerufsbildnerInnen als Gruppe", „Praxisvorbereitung", und „Rollenverständnis" dargestellt. Zudem wird aufgezeigt, welche Aussagen aus der Gruppe der Erfahrenen und welche aus der Gruppe der Unerfahrenen resultieren.

Kategorie	Erfahrene	Unerfahrene
Erleben der BB als Gruppe	**Austausch im Allgemeinen** „Mir ist bewusst geworden, dass die Bildungsverantwortliche (z. B. bei Konflikten) im Austausch eine Rolle spielen kann."	**Austausch im Allgemeinen** • „Das Kennen von anderen BerufsbildnerInnen erleichtert mir den Austausch" • „Bei Problemen würde ich am ehesten die Beziehungen zu anderen BerufsbildnerInnen nutzen" • „Ich habe keine Hilfe nötig"
	Austausch im Kurs • „Ich hatte ein stärkeres Gefühl, einer Gruppe anzugehören" • „Ich werde den Austausch mit anderen BerufsbilderInnen aktiv suchen"	**Austausch im Kurs** • „Für den Austausch ist ein anderer Rahmen nötig" • „Ich fand die Zeit zu knapp, um andere kennenzulernen" • „Es hat mich erstaunt, wie gut alle BerufsbilderInnen ihre Materie kannten" • „Die Rolle der Berufsbilderin wurde meiner Meinung nach zu wenig diskutiert"
Lerngewinn	• „Mir wurde bewusst, dass es zu wenig Austausch zwischen der Schule und der Praxis gibt" • „Ich habe eine neue Methode kennengelernt" • „Der Lerngewinn ist mir unklar" • „Der Kurs inspirierte mich, experimentierfreudiger zu werden" • „Das Forumtheater werde ich nicht direkt im Umgang mit Studierenden anwenden können" • „Der Kurs hat mir für die Praxis nichts gebracht" • „Der Kurs gab mir Ideen zum Umgang mit „schwierigen" Studierenden" • „Der Kurs zeigte mir neue Lösungsansätze und andere Blickwinkel"	• „Im Forumtheater habe ich meine persönlichen Grenzen kennengelernt" • „Der Kurs hat in mir das Interesse an der Methode geweckt" • „Der Kurs hat mir keinen direkten Nutzen gebracht" • „Ich frage mich, was in mir in einigen Tagen vom Kurs übrig bleibt" • „Durch den Kurs habe ich verschiedene Lösungsansätze kennengelernt" • „Ich werde meine Kommunikation wieder bewusster wahrnehmen" • „Der Kurs hatte keine Auswirkungen auf meine Funktion als BB" • „Der Kurs hat mich inspiriert, mit den Studierenden etwas verrücktes auszuprobieren wenn etwas nicht funktioniert" • „Mir wurde durch den Kurs deutlich, wie wenig Zeit wir in der Praxis haben und wie viel Zeit die Studierenden brauchen würden"
Rollenverständnis	• „Ich kann die Rollen BerufsbildnerIn und Pflegefachperson besser differenzieren" • „Die Rolle der BerufsbildnerIn zu verlassen kann mir helfen, neue Lösungen zu finden" • „Ich habe deutlich gesehen, dass meine Rolle einen Einfluss auf die Studierenden hat" • „Der Kurs hat mich in meiner Rolle als BerufsbildnerIn bestärkt" • „Es wurde mir bewusst, dass wir verschiedene Rollen haben"	• „Die Doppelrolle, welche man als BB ausübt ist belastend" • „Ich sehe keinen Konflikt aufgrund der Doppelrolle" • „Ich fühle mich in erster Linie als Pflegefachperson und in zweiter Linie als BerufsbildnerIn"

Tab. 5: Ergebnisse der Fokusgruppeninterviews

VI. DISKUSSION

Die Methode Forumtheater wurde ausschließlich mit MitarbeiterInnen der Organisation UPD durchgeführt. Die Stichprobenzahl ist sehr gering. Eine Übertragung der Studienergebnisse auf andere Settings ist nicht möglich.

Durch die Evaluationsstudie kann zusammenfassend gesagt werden, dass die Kurse mit der Methode Forumtheater als „gut" evaluiert wurden. Mängel gab es eher im organisatorischen Bereich. Es lassen sich keine ganz klaren Aussagen machen, inwieweit die Methode Forumtheater geeignet ist, BerufsbildnerInnen in ihrer Handlungskompetenz zu coachen. Im Folgenden wird zu den 2 Forschungsfragen differenziert Stellung genommen:

1) Die Kurszufriedenheit der Kurse „Forumtheater – Berufsbildnerin als Regisseurin" lag mehrheitlich im Bereich gut und sehr gut. Die zwei durchgeführten Kurse im Vergleich wiesen keine signifikanten Unterschiede auf. Die Kurszufriedenheit liegt zwar im „Gut-Bereich", konnte aber durch die offenen Fragestellungen differenzierter evaluiert werden, sodass Schwächen des Kurses deutlich wurden (Kursablauf, Theorie-Praxis-Verteilung, zeitliche Aspekte). Die theaterpädagogische Methode findet positiven Anklang, welcher sich im spielerischen und lebhaften Ablauf und in den Rollenspielen erklärt.

2) Zum persönlichen Lerngewinn der einzelnen TeilnehmerInnen lässt sich folgendes sagen: Die Praxisrelevanz des Kursinhaltes war für einige TeilnehmerInnen gegeben, für viele jedoch auch nicht vorhanden. KursteilnehmerInnen, welche den Kurs das erste Mal besuchten, schätzen sich in der Durchsetzungsfähigkeit signifikant höher ein. Eine Erklärung hierfür könnte das Kennenlernen verschiedener Lösungsansätze und der persönlichen Grenzen im Kurs sein. Ein interessantes Ergebnis zeigt sich in der Mittelwertanalyse der subjektiven Analogskalen der erfahrenen KursteilnehmerInnen. Diese schätzen sich im Bereich Entscheidungsfähigkeit, Problemlösekompetenz und Durchsetzungsfähigkeit nach dem Kurs schlechter ein (nicht statistisch signifikant). Eine Ursache könnte in der Auseinandersetzung mit dem Rollenverständnis liegen: „Ich habe deutlich gesehen, dass meine Rolle einen Einfluss auf die Studierenden hat"; „Es wurde mir bewusst, dass wir verschiedene Rollen haben". Es besteht die Möglichkeit, dass die intensive Auseinandersetzung mit der eigenen Rolle zu einer vorübergehenden Verunsicherung führt, die sich bei der unmittelbaren Befragung nach dem Kurs zeigt. Eine weitere Ursache könnte sein, dass die TeilnehmerInnen keine direkte Übertragbarkeit einer „theaterpädagogisch nachgestellten Situation" in die Praxis erkennen: „ Das Forumtheater werde ich nicht direkt im Umgang mit Studierenden anwenden können"; „Der Kurs hat mir für die Praxis nichts gebracht".

VII. SCHLUSSFOLGERUNGEN

- Forumtheater ist eine innovative Methode, welche den Teilnehmenden durch die spielerisch lockere Atmosphäre zusagt.

- Nach unseren Erfahrungen sollte die Kursmethode im Vorfeld transparent dargestellt werden, und der/die Kursteilnehmende muss sich bewusst für den Kurs entscheiden.

- Die Bereitschaft zur Auseinandersetzung und aktiven Teilnahme an einer Methode wie Forumtheater, im Sinne von Experimentierfreude und Bereitschaft zur Selbstreflexion, ist unseres Erachtens eine wichtige Voraussetzung. Hartmut von Hentig hat in diesem Sinne einen sokratischen Eid für Lehrende verfasst: Damit verpflichte ich mich, so gut ich kann, selbst vorzuleben, wie man mit den Schwierigkeiten, den Anfechtungen und Chancen unserer Welt und mit den eigenen immer begrenzten Gaben, mit der eigenen immer gegebenen Schuld zurecht kommen kann (von Hentig 2003).

- Es ist sinnvoll, einen mehrtägigen Kurs durchzuführen, da die TeilnehmerInnen neben dem Interesse am Kursinhalt einen hohen Bedarf nach Austausch untereinander haben.

- Bei der Kursplanung sollte man Sorge tragen, dass ein gutes Verhältnis zwischen Theorie und Praxis besteht und sich theoretische und praktische Anteile abwechselnd ergänzen.

- Für einen guten Lerngewinn ist es wichtig, dass dem Praxistransfer eine große Bedeutung während des Kurses beigemessen wird – für Teilnehmende ist es nicht immer möglich, das auf einer Metaebene erarbeitete Wissen als neue Handlungsstrategiemöglichkeit zu erkennen und auf die tatsächliche praktische Handlung zu transferieren.

LITERATUR

Axter, M.: „Das Theater der Unterdrückten" Augusto Boals und seine Präsentation in der Gegenwart, Stuttgart: Ibidem Verlag (2001)

Boal, A.: Legislative theatre, London: Routledge (1998)

Boal, A.: Der Regenbogen der Wünsche: Methoden aus Theater und Therapie, Hannover: Kallmeyer Verlag (1999)

Forumtheater Agorà: http://www.forumtheater.com, Zugriff 15.07.2010

Fox, J.: Psychodrama und Soziometrie von Jakob Levy Moreno. New York und Köln: Springer Verlag, 1989

Mayring, Ph.: Qualitative Inhaltsanalyse. Grundlagen und Techniken. Weinheim: Deutscher Studien Verlag, (2007) 9. Auflage

Moreno, J. L.: Gruppenpsychotherapie und Psychodrama. Einleitung in die Theorie und Praxis, Stuttgart: Thieme (1988)

Moreno, J. L. (Hrsg.): Jacob L. Moreno – Auszüge aus seiner Autobiographie, Köln: inscenario (1995)

Moreno, J. L.: Psychodrama und Soziometrie. Essentielle Schriften, Köln: Ed. Hum. Psychologie (1989)

von Hentig, H.: Die Schule neu denken. München und Wien: Carl Hanser Verlag (1993) S. 258f.

von Hentig, H.: Die Schule neu denken: eine Übung in pädagogischer Vernunft; München: Beltz Verlag (2003)

Zupan-Sebos, L.: „Wenn eins und eins mehr als zwei gibt" Ein Forumtheaterstück zur Theorie-Praxis-Thematik, Pflegewissenschaft 2003 (2)

Berufsbegleitend Studieren – Ein Gesundheitsrisiko?

Konzeption und Umsetzung einer Lehrveranstaltung zum Thema „Gesundheitsförderung"

Eva Brunner, Olivia Kada

Berufsbegleitend zu studieren bietet einerseits die Möglichkeit, sich beruflich und persönlich weiterzuentwickeln, ist andererseits aber mit zahlreichen Belastungen assoziiert. Fehlende Unterstützung, Zeitmangel bei der Orientierung im System Hochschule (Giacobbi, Tuccitto & Frye, 2007) sowie die Vereinbarkeit von Arbeit, Studium und familiären Verpflichtungen (Evans, Brown, Timmins & Nicholl, 2007) sind wesentliche Stressoren. Im Zuge des berufsbegleitenden Studiums Gesundheits- und Pflegemanagement (Fachhochschule Kärnten, Studienbereich Gesundheit und Pflege) ist das Thema Gesundheitsförderung aus zweierlei Sicht von hoher Relevanz: Einerseits soll Gesundheitsförderung für Studierende umgesetzt werden, andererseits stellt Gesundheitsförderung einen integralen Bestandteil des Curriculums dar.

Im Sommersemester 2009 wurde dementsprechend eine Lehrveranstaltung für berufsbegleitende Studierende (N = 18) angeboten: Neben der Vermittlung theoretischer Grundlagen wurden Methoden zur Erhebung von Belastungen und Ressourcen am Arbeits- und Studienplatz vorgestellt und angewandt. Die Studierenden füllten den Kurzfragebogen zur IST- und SOLL-ANALYSE der Arbeitstätigkeit (KFZA; Prümper, Hartmannsgruber & Frese, 1995; n = 17) aus und nahmen an einem von zwei Gesundheitszirkeln zum Studienalltag teil (n = 8 bzw. n = 10).

Die Erhebung mittels KFZA zeigt, dass vor allem für die Bereiche „Arbeitsinhalte" und „Ressourcen" Handlungsbedarf besteht (Martin, Prümper & von Harten, 2008). Demnach fehlt es im Arbeitsalltag der Studierenden an ganzheitlichen und vielfältigen Aufgaben, die Arbeitsbelastungen sowie Umgebungsbelastungen werden als zu hoch eingeschätzt. Hinsichtlich der Ressourcen besteht der Wunsch nach mehr Handlungsspielraum und besserer Zusammenarbeit im Team. Die Gesundheitszirkel-Arbeit identifiziert zeitlichen Druck (Mehrfachbelastungen) sowie organisatorische Aspekte des Studiums als zentrale Belastungen.

Aus hochschuldidaktischer Sicht bietet eine derartige Lehrveranstaltungskonzeption die Möglichkeit, problemorientiertes und lernerzentriertes Lernen zu fördern und gleichzeitig wesentliche Informationen für eine Verbesserung der Studienwelt zu sammeln. Um den mannigfaltigen Belastungen, die die Arbeits- und Studienwelt von berufsbegleitenden Studierenden charakterisieren, begegnen zu können, benötigt es settingübergreifende Ansätze der Gesundheitsförderung – Betriebliche und Hochschulische Gesundheitsförderung müssen miteinander kombiniert werden.

1. EINLEITUNG

Pflegekräfte, die neben ihrer Tätigkeit ein berufsbegleitendes Studium absolvieren, sind mit der Herausforderung konfrontiert, Arbeit, Studium und Privatleben zu vereinbaren (Johnson, Batia, & Haun, 2008). Dies kann Quelle vielfältiger Stressoren sein: Die Bewältigung der Prüfungen sowie das wissenschaftliche Schreiben werden als belastende akademische Herausforderungen beschrieben (Evans, Brown, Timmins & Nicholl, 2007). Inadäquate Selbstorganisation, fehlendes Feedback und Desorientierung im System Hochschule sowie der Leistungsdruck sind weitere Aspekte, die das Hochschulleben berufsbegleitender Studierender überschatten (Brunner, Maier, Gritsch & Jenull, 2009; Großmaß & Hofmann, 2007). Weiter führt die fehlende Unterstützung von Seiten der ArbeitgeberInnen häufig zu dem Problem, dass die Studierenden für die Teilnahme an Lehrveranstaltung nicht frei bekommen, was den Studienerfolg gefährden kann (Rochford, Connolly & Drennan, 2009). Aufgrund fehlender Zeit für familiäre Angelegenheiten entstehen Schuldgefühle und soziale Spannungen nehmen zu (Stanley, 2003). Zusätzlich ist der Pflegeberuf an sich mit mannigfaltigen Belastungen assoziiert, wie etwa Zeitdruck, Personalmangel, Konflikte im interprofessionellen Team sowie Konfrontation mit Leiden und Tod (Jenull, Salem & Brunner, 2009). Stereotype Vorstellungen über die Pflege und ein geringer gesellschaftlicher Status wirken sich negativ auf die Attraktivität dieses Berufsfeldes und das Selbstbild von Pflegekräften aus (Jinks & Bradely, 2004; Kada & Brunner, 2010; McAllister& McKinnon, 2009). In Österreich wird die Pflegeausbildung nach wie vor vorwiegend an Schulen für Gesundheits- und Krankenpflege und nicht auf Hochschulniveau angeboten (Spitzer & Perrenoud, 2006). Dadurch werden die akademische Entwicklung sowie die Verbesserung des gesellschaftlichen Bildes der Pflege inhibiert. Viele Pflegekräfte streben daher nach dem Abschluss eines berufsbegleitenden Studiums – einerseits, um die Qualität des eigenen beruflichen Handelns sicherzustellen, andererseits, um bessere Karrierechancen und ein höheres Ansehen zu bekommen.

Ob berufsbegleitende Studierende die beschriebenen Herausforderungen erfolgreich bewältigen können, hängt von ihren individuellen Copingstrategien ab. Die transaktionale Stresstheorie (Lazarus, 2007) oder die Theorie der Salutogenese (Antonovsky, 1987) bieten hierbei eine theoretische Basis. Beide Ansätze gehen davon aus, dass wir im täglichen Leben mit einer Vielzahl an Stressoren konfrontiert sind, die – bei langfristig maladaptiven Bewältigungsversuchen – zu Stress führen. Ein schlechter Gesundheitszustand, psychosomatische Symptome und gesundheitlich riskantes Verhalten (z. B. Rauchen, Alkoholkonsum, Selbstmedikation) sind häufig die Folgen, wobei die Prävalenz unter Pflegekräften und berufsbegleitend Studierenden besonders hoch ist (Dodd, Al-Nakeeb, Nevill, & Forshaw, 2010; Jenull, Salem & Brunner, 2009; Unger & Wroblewski, 2007). Gesundheitsförderliche Interventionen, die auf das individuelle Verhalten und die strukturellen Aspekte abzielen, können Ressourcen aktivieren und Belastungen reduzieren. Um die Maßnahmen auf die Bedürfnisse der Zielgruppe „berufsbegleitende Studierende" maßschneidern zu können, müssen zwei Lebenswelten im Sinne der Ottawa Charter (WHO, 1986) betrachtet werden: der Arbeitsplatz und die Hochschule.

An der Fachhochschule Kärnten, Studienbereich Gesundheit und Pflege, wird ein berufsbegleitendes Studium für Gesundheits- und Pflegemanagement angeboten, das primär VertreterInnen aus Gesundheitsberufen anspricht. Die meisten Studierenden sind Pflegekräfte. Neben Inhalten wie etwa Gesundheitsökonomie, Sozialpolitik oder Gesundheitsrecht sind die Gesundheitswissenschaften ein wesentlicher Bestandteil des Studiums. Letztere thematisieren unter anderem Gesundheitsförderung, die im Pflegeberuf eine bedeutsame Rolle einnimmt:

1. Pflegekräfte sind in Österreich gesetzlich verpflichtet, Gesundheitsförderung für PatientInnen zu realisieren (vgl. GuKG, Schwamberger, 2006).

2. In der Pflege Tätige müssen im Sinne von Selbstpflege über die eigene Gesundheit reflektieren und gesundheitsförderliche Strategien verwirklichen, um ihr Wohlbefinden zu fördern und lange im Beruf verbleiben zu können (Kratvis, McAllister-Black, Grant & Kirk, 2010).

3. Die berufsbegleitenden Studierenden müssen Gesundheitsförderung als wesentliche Leadership-Aufgabe erkennen, um ihre (zukünftigen) MitarbeiterInnen motivieren und am Arbeitsplatz halten zu können (Federal Association of Company Health Insurance, 1999).

Von diesen Überlegungen ausgehend wurde von der Erstautorin im Sommersemester 2009 eine Lehrveranstaltung für berufsbegleitende Studierende konzipiert und umgesetzt. Neben der Vermittlung theoretischer Konzepte und Modelle wurden Methoden zur Erhebung von Belastungen und Ressourcen am Arbeits- und Studienplatz nicht nur vorgestellt, sondern auch praktisch erprobt. Das Lehrveranstaltungskonzept basiert auf Blended Learning – einer Kombination aus eLearning und traditioneller Präsenzlehre (Akkoyunlu, & Yılmaz-Soylu, 2008). Dabei fördert die virtuelle Lernumgebung selbstgesteuertes Lernen (Johnson, Hornik & Salas, 2008) und ein hohes Ausmaß an Flexibilität, was besonders für berufsbegleitende Studierende entlastend sein kann. Darüber hinaus werden die Studierenden im Umgang mit Informations- und Kommunikationstechnologien (IKT) geschult (Kiteley & Ormrod, 2009).

2. Methoden

Die TeilnehmerInnen der Lehrveranstaltung sollten – einem partizipativen Ansatz folgend – in die Gestaltung der Lehrveranstaltung eingebunden und zu aktivem Lernen motiviert werden (Eugéne, 2006). Dies fördert die Konstruktion von Wissen und die Entwicklung von Kompetenzen (Baid & Lambert, 2010; Vittrup & Davey, 2010). Zu diesem Zweck wurde Gesundheitsförderung am Arbeitsplatz und in der Hochschule nicht nur theoretisch vorgestellt, sondern die Studierenden hatten die Möglichkeit, anhand eines quantitativen Fragebogens (Kurz-Fragebogen zur Arbeitsanalyse, KFZA; Prümper, Hartmannsgruber & Frese, 1995) über die eigenen Arbeitsbedingungen zu reflektieren. Weiter wurden im Zuge von Gesundheitszirkeln (GZ; Friczewski, 2010; Meggeneder & Sochert, 1999) Ressourcen und Belastungen, die sich im Zuge des Studiums ergeben, diskutiert und Lösungsstrategien für letztere erarbeitet. Die Situation der Studierenden kann somit basierend auf quantitativen und qualitativen Daten, die der Philosophie der Mixed Methods folgend (Plano Clark & Creswell, 2008) erhoben wurden, beschrieben werden.

Tabelle 1 liefert nähere Informationen zu den angewandten Methoden. Die Auswertung der quantitativen Daten erfolgte mittels PASW Statistics 17. Für die Dokumentation der GZ-Arbeit kamen Moderationstechniken zur Anwendung (z. B. Themenpriorisierung, Problem-Analyse-Lösungs-Schema; Lipp & Will, 2008); die Gesundheitszirkel wurden von den beiden AutorInnen im Tandem durchgeführt, ein umfassendes Protokoll wurde von der Lehrveranstaltungsleiterin erstellt und im Sinne kommunikativer Validierung (Steinke, 2004) mit den Studierenden diskutiert. Qualitativ inhaltsanalytische Techniken (Elo & Kyngäs, 2008; Mayring & Brunner, 2010) halfen bei der Identifizierung der Hauptbelastungen (als Kategorien bezeichnet) und der Definition der jeweiligen Ein- und Ausschlusskriterien (als Kategoriendefinitionen bezeichnet).

3. Die Lehrveranstaltungs-TeilnehmerInnen

Insgesamt besuchten 18 Studierende die Lehrveranstaltung. Alle nahmen an den Gesundheitszirkeln teil (nGZ1 = 8; nGZ2 = 10), 17 Personen beantworteten den Fragebogen. Im Mittel waren die Studierenden 36.41 Jahre (SD = 7.84) alt, die durchschnittliche Wochenarbeitszeit lag bei 29.03 Stunden (SD = 8.836). Die meisten Befragten waren weiblich (n = 15), die Berufserfahrung betrug im Schnitt 14 Jahre (SD = 7.81).

KFZA	Gesundheitszirkel
• Quantitative Erfassung der Arbeitsbedingungen	• Qualitative Exploration von Ressourcen und Belastungen
• 26 Items, 5-stufige Likert-Skala (1 = trifft gar nicht zu bis 5 = trifft völlig zu oder 1 = sehr wenig bis 5 = sehr viel)	• 6-10 TeilnehmerInnen (ExpertInnen in eigener Sache)
• 4 Dimensionen	• Freiwillige, zeitlich und thematisch begrenzte Arbeit
Arbeitsinhalte: Vielseitigkeit & Ganzheitlichkeit	• Externe oder interne Moderation
Stressoren: qual./quant. Arbeitsbelastungen, Arbeitsunterbrechungen, Umgebungsbelastungen	• TeilnehmerInnen aus einer hierarchischen Ebene ("Berliner Modell") oder
Ressourcen: Handlungsspielraum, soziale Rückendeckung, Zusammenarbeit	• aus unterschiedlichen hierarchischen Ebenen ("Düsseldorfer Modell")
Organisationsklima: Information und Mitsprache, Betriebliche Leistungen	• Partizipative Entwicklung von Maßnahmen
• Hohe Werte weisen auf gute Bedingungen hin, mit Ausnahme der Stressoren (hohe Werte – hohes Ausmaß an Stressoren)	• „Need for prep and wrap-up" → Dokumentation!
• Vergleich IST-/SOLL-Werte	• Häufig angewandt im Zuge Betrieblicher Gesundheitsförderung
Martin, Prümper & von Harten, 2008; Prümper, Hartmannsgruber & Frese, 1995	Aust & Ducki, 2004; Meggeneder & Hirtenlehner, 2006; Meggeneder & Sochert, 1999
Mixed Methods quantitativ ⇔ qualitativ	

Tab. 1: Methoden

4. ERGEBNISSE

Es zeigten sich signifikante Unterschiede zwischen den IST- und SOLL-Werten in allen Dimensionen des KFZA (vgl. Abbildung 1). Demnach wünschen sich die Studierenden vielseitigere und ganzheitlichere Arbeitsinhalte, weniger Stressoren (z. B. qualitative Arbeitsbelastungen), mehr Ressourcen (z. B. soziale Rückendeckung, Zusammenarbeit) sowie ein besseres Organisationsklima (z. B. Information und Mitsprache).

Unter Verwendung der Grenzwerte, die von Martin, Prümper und von Harten (2008) vorgeschlagen werden, konnte vor allem im Bezug auf die Stressoren und das Organisationsklima für viele Studierende ein mittlerer bzw. hoher Handlungsbedarf festgestellt werden (vgl. Tabelle 2).

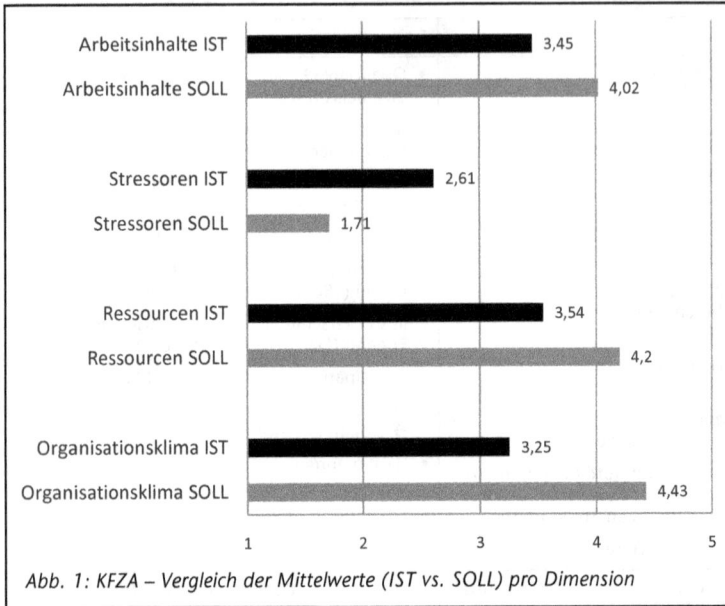

Abb. 1: KFZA – Vergleich der Mittelwerte (IST vs. SOLL) pro Dimension

Arbeitsinhalte			Stressoren			Ressourcen			Organisationsklima		
nHb	mHb	hHb	nHb	mHb	hHb	nHb	mHb	hHb	nHb	mHb	hHb
10	4	3	6	11	0	9	6	0	5	10	2

nHb = niedriger Handlungsbedarf; mHb = mittlerer Handlungsbedarf; hHb = hoher Handlungsbedarf. Die Anzahl der Personen pro Kategorie, getrennt nach Dimensionen, ist dargestellt. Bei der Skalenbildung „Ressourcen" ergaben sich zwei missing values.

Tab. 2: Handlungsbedarf nach KFZA-Dimensionen

Die GZ-Arbeit führte zur Identifikation zahlreicher Ressourcen: Die Studierenden betonten die Möglichkeit, sich durch das Studium persönlich weiterentwickeln zu können. Zusätzlich kommt es zu einer Förderung des professionellen Handelns. Die Unterstützung durch StudienkollegInnen und die MitarbeiterInnen der Hochschule wurde ebenso als positiver Aspekt gewertet. Weitere wesentliche Ressourcen sind die Infrastruktur der Hochschule und der im Zuge des Studiums realisierte Theorie-Praxis-Transfer. In weiterer Folge wurde eine Reihe an Belastungen gesammelt und diskutiert. Tabelle 3 fasst jene zusammen, denen die Studierenden Top-Priorität eingeräumt haben.

Kategorie	Kategoriedefinition
Fehlende Flexibilität	Anwesenheitspflicht bei den Kursen
Druck	Zeit- und Leistungsdruck
Organisatorischer Rahmen	(Zu) lange Lehrveranstaltungstage, unklare Kursziele, intransparente Prüfungsbedingungen
Arbeit-Studium-Familie Imbalance	Vereinbarkeitsproblematik, Reduktion sozialer Kontakte
Fehlende Selbstdisziplin	Inadäquates individuelles Zeitmanagement

Tab. 3. Gesundheitszirkel – Belastungen an der Hochschule (Top-Priorität)

In weiterer Folge wurden unter Anwendung eines Problem-Lösungs-Analyse-Schemas (Lipp & Will, 2008) zahlreiche Maßnahmen für die Reduktion der wahrgenommenen Belastungen von den Studierenden erarbeitet. Folgend einige Beispiele:

- Um die fehlende Flexibilität durch die Anwesenheitspflicht zu minimieren und die Vereinbarkeit von Arbeit, Studium und Familie zu erleichtern, wünschen sich die Studierenden einen vermehrten Einsatz von Blended Learning.

- Eine verbindliche Lehrveranstaltungsbeschreibung, die die Ziele, Inhalte und Prüfungsbedingungen beinhaltet, soll verpflichtend zu Kursbeginn an die Studierenden ausgegeben werden.

- Spezielle Seminare und Beratungsangebote an der Hochschule können helfen, Zeitdruck und fehlende Selbstdisziplin zu bearbeiten.

- Um fehlender Unterstützung von Seiten der ArbeitgeberInnen vorzubeugen, sollen die Studierenden vor Studienbeginn potentielle Veränderungen durch das Studium mit KollegInnen und Vorgesetzten diskutieren und einen Ausbildungsvertrag abschließen, der die Entlastung von Arbeitsverpflichtungen zu Lehrveranstaltungszeiten schriftlich festhält.

- Für eine adäquate Einschätzung der Herausforderungen, die mit einem berufsbegleitenden Studium verbunden sind sollen erfahrene Studierende als Testimonials Studieninteressierten für Fragen zur Verfügung stehen. Dadurch können realistische Erwartungen gefördert werden und die Ausfallsrate während des Studiums minimiert werden.

5. DISKUSSION

Die Lehrveranstaltung zum Thema Gesundheitsförderung für berufsbegleitend Studierende an der Fachhochschule Kärnten, Studienbereich Gesundheit und Pflege, fördert aktives Lernen und die Partizipation der TeilnehmerInnen (Baid & Lambert, 2010; Vittrup & Davies, 2010). Die Studierenden wurden durch die Reflexion über eigene Arbeits- und Studienbedingungen aktiv in einen gesundheitsförderlichen Prozess involviert. Somit vermittelte die Lehrveranstaltung nicht nur theoretisches Wissen zum Thema Gesundheitsförderung, sie kann als gesundheitsförderliche Intervention per se angesehen werden. Die folgenden Aspekte können als Schlüsselbotschaften festgehalten werden:

- Die Studierenden waren durch die Möglichkeit der Partizipation sehr motiviert und engagiert. Dies zeigte sich in der hohen Anwesenheitsrate in dieser Lehrveranstaltung.

- In Übereinstimmung mit anderen empirischen Befunden (Evans, Browns, Timmins & Nicholl, 2007; Johnson, Batia & Haun, 2008; Rochford, Connolly & Drennan, 2009) konnten zahlreiche Belastungen berufsbegleitend Studierender identifiziert werden.

- Die quantitative Erhebung erbrachte vor allem Handlungsbedarf am Arbeitsplatz in Hinblick auf die Stressoren und das Organisationsklima.

- Die Realisierung von Gesundheitszirkeln erwies sich als brauchbar, um Studierenden eine Stimme zu geben. Eine detaillierte Dokumentation und strukturierte Analyse sind unabdingbar, um intersubjektive Nachvollziehbarkeit zu gewährleisten (Steinke, 2004).

- Die Studierenden sammelten eine Reihe an potentiellen Maßnahmen zur Reduktion der Belastungen am Studienplatz. Nun dienen diese Ideen als Grundlage für die Verbesserung der Bedingungen an der Hochschule; die Lehrveranstaltung kann somit als „Kick off" für die Realisierung von Gesundheitsförderung im Setting Hochschule (Tsouros, Dowding, Thompson & Dooris, 1998; Whitehead, 2004) interpretiert werden.

- Um die Gesundheit berufsbegleitend Studierender umfassend fördern zu können, müssen settingübergreifende Konzepte angedacht werden, um die Belastungen durch Studium und Arbeitsplatz, die miteinander in Wechselwirkung stehen, minimieren zu können.

LITERATUR

Akkoyunlu, B. & Yılmaz-Soylu, M.: Development of a scale on learner's views on blended learning and its implementation process. Internet and Higher Education, 2008, 11, 26-32

Antonovsky, A.: Unravelling the Mystery of Health. Jossey Bass, London, 1987

Aust, B. & Ducki, A.: Comprehensive health promotion interventions at the workplace. Experiences with health circles in Germany. Journal of Occupational Health Psychology, 2004, 9, 258-270

Baid, H. & Lambert, N.: Enjoyable learning: The role of humour, games, and fun activities in nursing and midwifery education. Nurse Education Today, 2010, 30, 548-552

Brunner, E., Maier, M. & Gritsch, A. & Jenull, B.: Die Universität – ein kohärentes Setting? Messung des studentischen Kohärenzgefühls. Prävention und Gesundheitsförderung, 2009, 4, 66-70

Dodd, L.J., Al-Nakeeb, Y., Nevill, A. & Forshaw, M.J.: Lifestyle risk factors of students: A cluster analytical approach. Preventive Medicine, 2010, 51, 73-77

Elo, S. & Kyngäs, S.: The qualitative content analysis process. Journal of Advanced Nursing, 2008, 62, 107-115

Eugéne, C.: How to teach at the university level through an active learning approach? Consequences for teaching basic electrical measurements. Measurement, 2006, 39, 936-946

Evans, W., Brown, G., Timmins, F. & Nicholl, H.: An exploratory study identifying the programme related stressors among qualified nurses completing part-time degree courses. Nurse Education Today, 2007, 27, 731-738

Federal Association of Company Health Insurance: Quality Criteria of Workplace Health Promotion. 1999. Online in Internet: http://www.enwhp.org/fileadmin/downloads/quality_criteria_01.pdf [26.08.2010]

Friczewski, F.: Partizipation im Betrieb: Gesundheitszirkel & Co. In G. Faller (Hrsg.), Lehrbuch Betriebliche Gesundheitsförderung (S. 149-155). Hans Huber, Bern, 2010

Giacobbi, P.R., Tuccitto, D.E. & Frye, N.: Exercise, affect, and university students' appraisals of academic events prior to the final examination period. Psychology of Sport and Exercise, 2007, 8, 261-274

Großmaß, R. & Hofmann, R.: Übergang ins Studium – Entwicklungsaufgabe und Statuspassage im Spiegel von Beratungserfahrungen. Verhaltenstherapie & Psychosoziale Praxis, 2007, 39, 799-805

Jenull, B., Salem, I. & Brunner, E.: Is caring for the elderly a health risk? A qualitative study on work experience, coping and health behaviours of nurses. International Journal of Psychology Research, 2009, 4, 345-369

Jinks, A.M. & Bradely, E.: Angels, handmaiden, battleaxe or whore? A study which examines changes in newly recruited students nurses' attitudes to gender and nursing stereotypes. Nurse Education Today, 2004, 24, 121-127

Johnson, B., Batia, A.S. & Haun, J.: Perceived stress among graduate students: roles, responsibilities, & social support. VAHPERD, Spring 2008, 31-35

Johnson, R.D., Hornik, S. & Salas, E.: An empirical examination of factors contributing to the creation of successful e-learning environments. International Journal of Human-Computer Studies, 2008, 66, 356-369

Kada, O. & Brunner, E.: Maskulinität und Femininität in Selbst- und Idealbildern diplomierter Gesundheits- und Krankenschwestern Pflegezeitschrift, 2010, 63, 490-495

Kiteley, R.J. & Ormrod, G.: Towards a team-based, collaborative approach to embedding e-learning within undergraduate nursing programmes. Nurse Education Today, 2009, 29, 623-629

Kratvis, K., McAllister-Black, R., Grant, M. & Kirk, C.: Self-care strategies for nurses: A psycho-educational intervention for stress reduction and the prevention of burnout. Applied Nursing Research, 2010, 23, 130-138

Lazarus, R.S.: Stress and emotion: a new synthesis. In A. Monat, R. S. Lazarus, & G. Reevy (Eds.), The Praeger Handbook on Stress and Coping (pp. 34-51). Praeger, Westport, 2007

Lipp, U. & Will, H.: Das große Workshop-Buch. Konzeption, Inszenierung und Moderation von Klausuren, Besprechungen und Seminaren. Beltz, Weinheim, 2008

Martin, P., Prümper, J. & von Harten, G.: Ergonomie-Prüfer zur Beurteilung von Büro- und Bildschirmarbeitsplätzen (ABETO). Bund-Verlag, Frankfurt am Main, 2008

Mayring, P. & Brunner, E.: Qualitative Inhaltsanalyse. In B. Friebertshäuser & A. Prengel (Hrsg.), Handbuch Qualitative Forschungsmethoden in der Erziehungswissenschaft (S. 323-333). Juventa, Weinheim, 2010

Meggeneder, O. & Hirtenlehner, H. (Hrsg.): Zehn Jahre betriebliche Gesundheitsförderung in Österreich. Mabuse, Frankfurt am Main, 2006

Meggeneder, O. & Sochert, M.R.: WHP interventions and work organisation: the health circle approach. Promotion & Education, 1999, 6, 14-16

McAllister, M. & McKinnon, J.: The importance of teaching and learning resilience in the health disciplines: a critical review of the literature. Nurse Education Today, 2009, 29, 371-379

Plano Clark, V.L. & Creswell, J.W.: The mixed methods reader. Sage, Thousand Oaks, CA, 2008

Prümper, J., Hartmannsgruber, K. & Frese, M.: KFZA. Kurz-Fragebogen zur Arbeitsanalyse. Zeitschrift für Arbeits- und Organisationspsychologie, 1995, 39, 125-132

Rochford, C., Connolly, M. & Drennan, J.: Paid part-time employment and academic performance of undergraduate nursing students. Nurse Education Today, 2009, 29, 601-606

Schwamberger, H.: Bundesgesetz über Gesundheits- und Krankenpflegeberufe (Gesundheits- und Krankenpflegegesetz – GuKG) mit den hierzu erlassenen Verordnungen, Gesetzesmaterialien, weiteren Erläuterungen und Verweisen. Verlag Österreich, Wien, 2006

Spitzer, A. & Perrenoud, B.: Reforms in nursing education across Western Europe: implementation processes and current status. Journal of Professional Nursing, 2006, 22, 162-171

Stanley, H.: The journey to becoming a graduate nurse: a study of the lived experience of part-time post-registration students. Nurse Education in Practice, 2003, 3, 62-71

Steinke, I.: Quality criteria in qualitative research. In U. Flick, E v. Kardoff, and I. Steinke (Eds.), A companion to qualitative research (pp. 184-190). Sage, London, 2004

Tsouros, A.D., Dowding, G., Thompson, J. & Dooris, M. (Eds.): Health Promoting Universities. Concept, experience and framework for action. WHO Regional Office for Europe, Copenhagen, 1998. Online in Internet: http://www.euro.who.int/__data/assets/pdf_file/0012/101640/E60163.pdf [26.08.2010]

Unger, M. & Wroblewski, A.: Studierenden-Sozialerhebung 2006. Bericht zur sozialen Lage der Studierenden. IHS, Wien, 2007

Vittrup, A.-C. & Davey, A.: Problem based learning – ‚Bringing everything together' – A strategy for graduate nurse programs. Nurse Education in Practice, 2010, 10, 88-95

Whitehead, D.: The health promoting university (HPU): the role and function of nursing. Nurse Education Today, 2004, 24, 466-472

WHO: Ottawa Charter for Health Promotion. First International Conference on Health Promotion Ottawa, 21 November 1986 – WHO/HPR/HEP/95.1. 1986. Online in Internet: http://www.who.int/hpr/NPH/docs/ottawa_charter_hp.pdf [26.08.2010]

Didaktische und curriculare Konsequenzen der Evaluation des Modellversuchs „PFLEGE – LEBEN": Eine generalistische Pflegeausbildung"

für die Schulentwicklung der Freien Krankenpflegeschule e. V. an der Filderklinik

Gernot Adolphi, Mathias Bonse-Rohmann, Sybille Rommel, Monika Kneer

Das Modellprojekt: „PFLEGE – LEBEN: Eine generalistische Pflegeausbildung" wurde durch das Ministerium für Arbeit und Soziales Baden-Württemberg genehmigt und mit finanzieller Unterstützung mehrerer Stiftungen an der Freien Krankenpflegeschule (FKS) an der Filderklinik e.V. zwischen Oktober 2006 und September 2010 durchgeführt. Innerhalb des Projekts wurde ein generalistisch ausgerichtetes Curriculum entwickelt, erprobt und evaluiert. Eine Besonderheit hierbei ist die Ausrichtung an der von Rudolf Steiner begründeten Anthroposophie.

Im Mittelpunkt der Evaluation seitens der Hochschule Esslingen (5/2008 – 6/2010) standen einerseits die Entwicklung und Implementierung eines generalistisch konzipierten Curriculums und andererseits die Evaluation des komplexeren Ausbildungsprozesses sowie Ausbildungserfolges. Die Fragestellung der Evaluation konzentrierte sich darauf, ob und inwiefern es gelingt, ein Curriculum für die generalistische Pflegeausbildung so zu entwickeln, dass sowohl der für die Einrichtung elementare anthroposophische Anspruch erkennbar bleibt als auch eine fundierte Berufsbefähigung der Auszubildenden für alle drei pflegeberuflichen Arbeitsfelder erreicht wird.

In enger Anlehnung an den Workshop ist diese Dokumentation in drei Teile aufgebaut:

1. Überblick über das Modellprojekt

2. Ausgewählte Evaluationsergebnisse

3. Didaktische und curriculare Konsequenzen für die Schulentwicklung

Die Entwicklung einer neuen Ausbildungskonzeption ist für eine kleine Schule eine große Herausforderung und berührt die gesamte Ausbildungsorganisation. Die vorliegenden Evaluationsergebnisse bieten für die didaktische und curriculare Schulentwicklung wertvolle Impulse.

1 ÜBERBLICK ÜBER DAS MODELLPROJEKT

Ausgangspunkt des Modellvorhabens an der Freien Krankenpflegeschule an der Filderklinik e.V. war neben der Modellklausel (§ 4 Abs. 6 KrPflG, AltPflG) die Überzeugung, dass eine Strukturierung der Pflegeausbildung nach Lebensphasen nicht mehr zeitgemäß ist. In einer pflegeberuflichen Ausbildung müssen grundlegende Qualifikationen für den Pflegeberuf erworben werden und es muss auch die Persönlichkeitsentwicklung der Pflegenden in Ausbildung im Vordergrund stehen. Die generalistische Pflegeausbildung an der FKS orientiert sich an der Anthroposophie Rudolf Steiners. Ein wichtiger Leitgedanke in der Anthroposophie ist, dass der Mensch als freies Wesen eine Entwicklung innerhalb des gesamten Lebenswegs vollzieht. Im Verlauf seiner Entwicklung und Biografie kommt es – bedingt durch das Lebensalter, in besonderen Lebenssituationen (z. B. rund um Geburt und Tod, in seelischen Krisen) oder durch Krankheitskrisen – zu Situationen, in welchen der Mensch der pflegerischen Unterstützung bedarf. Aus diesem Grunde war es für die Freie Krankenpflegeschule mehr als nahe liegend, eine Ausbildung mit einem generalistischen Ansatz zu konzipieren, die den Menschen in seiner Gesamtheit betrachtet, das Menschliche in den Mittelpunkt stellt und dies für die Pflegenden in Ausbildung selbst authentisch erlebbar macht.

1.1 ZIELE DES MODELLPROJEKTS

Ziel der Curriculumentwicklung ist es, ein zukunftsfähiges und modernes Ausbildungskonzept zu erarbeiten, das dem Bedarf an professioneller Pflege gerecht wird. Darüber hinaus werden die Projektziele folgendermaßen konkretisiert:

- Zusammenführung der Ausbildungsberufe Altenpflege, Gesundheits- und Krankenpflege sowie Gesundheits- und Kinderkrankenpflege in einen dreijährigen Ausbildungsgang.

- Entwicklung pflegeberuflicher Handlungskompetenz, um die Auszubildenden auf zukünftige Anforderungen im Gesundheits- und Pflegeberuf vorzubereiten.

- Persönlichkeitsentwicklung im Sinne der Professionalisierung des eigenen Pflegeverständnisses, Entwicklung von menschlicher Reife und einem eigenen Erkenntnisinteresse.

- Entwicklung eines grundlegenden beruflichen Kompetenzprofils als Vorbereitung auf sehr unterschiedliche, an der Biographie des Menschen orientierte Arbeits- und Handlungsfelder im Pflegeberuf.

- Erweiterung des Berufsqualifikationsprofils im Hinblick auf eine Anschlussfähigkeit auf dem europäischen Arbeitsmarkt.

1.2 BESCHREIBUNG DER AUSBILDUNGSEINRICHTUNG

Die Freie Krankenpflegeschule mit 60 Ausbildungsplätzen wird vom gleichnamigen gemeinnützigen Verein getragen und wurde im Jahre 1982 eröffnet. In Sorge um den qualifizierten Nachwuchs wurde die Gründung der Krankenpflegeschule maßgeblich durch die Filderklinik initiiert, einem gemeinnützigen Gemeinschaftskrankenhaus der regionalen Versorgung mit 219 Betten. Die Filderklinik bietet im Bereich der Akut- und Ganzheitsmedizin ein umfassendes, ganzheitliches Angebot. Seit einigen Jahren ist die Freie Krankenpflegeschule auch wirtschaftlich von der Filderklinik unabhängig. Diese Unabhängigkeit bietet der Schule den Freiraum und die notwendige Flexibilität, um die Pflegeausbildung modern und zukunftsorientiert zu gestalten. Die Praxiseinsätze der Pflegenden in Ausbildung erfolgen überwiegend in der Filderklinik und werden ergänzt durch ein breites und qualifiziertes Praxisangebot von knapp 30 Kooperationspartnern der unterschiedlichsten Handlungsfelder in der Pflege. Weltweit ist die Freie Krankenpflegeschule eine der wenigen Ausbildungsstätten für den Pflegeberuf, die in inhaltlicher und methodischer Hinsicht auf der Basis der anthroposophischen Menschen- und Welterkenntnis arbeitet.

Der private Bildungsträger beschäftigt derzeit sechs Lehrkräfte, die vier Planstellen besetzen. Zusätzlich sind eine Praxisanleiterin und ein Praxisanleiter zu je 50% an der Schule angestellt. Für die Dauer des Modellprojekts wurden zwei Stellen zusätzlich geschaffen: Eine Stelle mit 100% für die Projektkoordinatorin und eine projektbezogene Lehrerstelle zu 50% unterstützten das Kollegium während der Projektentwicklung. Das gesamte Projekt und die zusätzlichen Stellen wurden im Wesentlichen durch Stiftungsgelder (Mahle-Stiftung GmbH, Mathilde-Völker Stiftung, Software-AG Stiftung und Zukunftsstiftung Gesundheit) finanziert.

1.3 RAHMENDATEN ZUM MODELLPROJEKT

Das Modellprojekt hatte eine Laufzeit von insgesamt vier Jahren (Oktober 2006 – September 2010) und wurde von der Hochschule Esslingen evaluiert. Die Ausbildungsdauer hat das Ministerium für Arbeit und Soziales Baden-Württemberg auf drei Jahre festgelegt.

Am 01. April 2007 startete die Modellausbildung mit 22 Teilnehmerinnen und Teilnehmern. Die Zugangsvoraussetzungen waren die bisher an der Schule Üblichen: Realschulabschluss, 18 Jahre oder älter, dreimonatiges Pflegepraktikum und eine erste Auseinandersetzung mit Inhalten der Anthroposophie. Für den Modellkurs gab es kein spezielles Bewerbungs- oder Aufnahmeverfahren. Alle Bewerber/-innen wurden mithilfe eines Bewerbungsgesprächs im Hinblick auf die individuellen Voraussetzungen, die eigene Motivation und ihr Ziel hin eingeschätzt und ausgewählt. In diesem Gespräch erfolgte auch eine Information zur generalistischen Ausbildung. Im Rückblick auf das

Modellprojekt wurde deutlich, dass sich die meisten Bewerberinnen und Bewerber gezielt aufgrund der anthroposophischen Ausrichtung der Schule beworben haben, und nur teilweise wegen der generalistischen Ausbildung, die jedoch von der überwiegenden Zahl der Bewerber ausgesprochen positiv bewertet wurde.

Insgesamt 18 Auszubildende haben die generalistische Pflegeausbildung im März 2010 mit dem Berufsabschluss „Gesundheits- und KrankenpflegerIn" und einem Zusatzzertifikat für die generalistische Ausbildung abgeschlossen. Zwischen Ausbildungsbeginn und -ende gab es mehrere Ein- und Austritte, die einerseits mit mangelnder Eignung und andererseits persönlich und gesundheitlich begründet waren.

1.4 BESCHREIBUNG DER BESONDERHEITEN UND DER STRUKTUR DES MODELLPROJEKTS

a) Generalistischer Ansatz

Die FKS orientierte sich bei der Curriculumentwicklung neben den geltenden Berufsgesetzen (KrPflG und AltPflG) mit den jeweiligen Ausbildungs- und Prüfungsverordnungen (KrPflAPrV, AltPflAPrV) auch an bedeutenden Curricula unterschiedlicher Modellprojekte, die entweder integriert, integrativ oder generalistisch ausgerichtet sind. Folgende Aspekte standen bei der Entwicklung des generalistischen Ansatzes im Vordergrund:

- Entwicklung von Basiskompetenzen und Basiswissen
- Lebenslauf- und Entwicklungsorientierung
- Arbeitsprozesssteuerung in der Pflege
- Zukünftige Aufgaben- und Praxisfelder in der Pflege
- Einbeziehung der anthroposophische Menschen- und Welterkenntnis

Um zu vermeiden, dass die Ausbildungsinhalte der drei Pflegeberufe nur additiv in einen gemeinsamen Pflegeberuf zusammengeführt werden, muss der Blick auf die gemeinsame Basis der drei Berufe gerichtet sein. Bei der Entwicklung der Ausbildungskonzeption der FKS wurden die Aufgabenfelder, Basiskompetenzen und Arbeitsprozesse der jeweiligen Berufe betrachtet und curricular verankert. Damit soll ein grundlegendes Berufsprofil professioneller Pflege beschrieben werden, welches die Auszubildenden für den jetzigen und zukünftigen Bedarf qualifiziert und die Pflege in Bezug auf das Lebensalter, aber auch unter Berücksichtigung weiterer Merkmale wie aktueller Gesundheitszustand, lebensbedrohliche Situation, chronische Erkrankung, Behinderung, Rehabilitation, psychosoziale Aspekte, Lebensqualität, Gesundheitsbegriff, Beratungs- und Anleitebedarf, ethische Aspekte usw. gestalten.

b) Kompetenzmodell der Freien Krankenpflegeschule an der Filderklinik

Das Kompetenzmodell liegt dem gesamten Curriculum zugrunde und wird auch in der praktischen Ausbildung (Auswertungsbogen, Einschätzung von erworbenen Kompetenzen in der Praxis, z. B. in der praktischen Prüfung) genutzt.

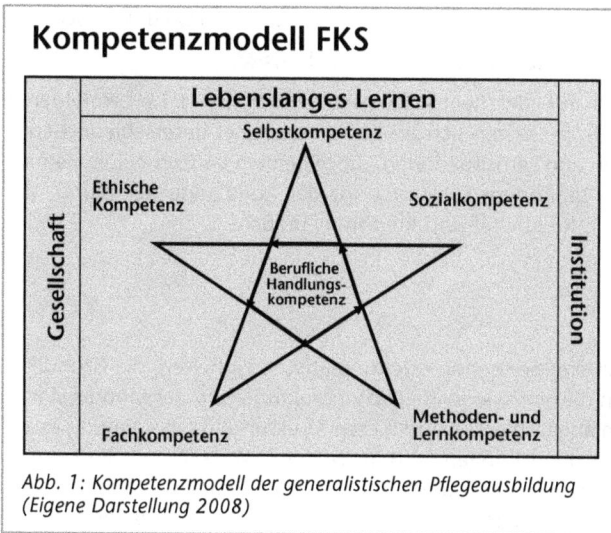

Abb. 1: Kompetenzmodell der generalistischen Pflegeausbildung (Eigene Darstellung 2008)

Die berufliche Handlungskompetenz der generalistischen Pflegeausbildung an der Freien Krankenpflegeschule an der Filderklinik setzt sich aus den genannten fünf Kompetenzbereichen zusammen. Die Kompetenz, die bei der Pflegeausbildung an der FKS im Vordergrund steht ist die Selbstkompetenz. Das heißt: Die Persönlichkeitsentwicklung der Pflegenden in Ausbildung steht an oberster Stelle. Die berufliche Handlungskompetenz fußt auf der Fach- sowie Methoden- und Lernkompetenz. Beide Kompetenzen bilden sozusagen das Fundament. Die Sozialkompetenz und die ethische Kompetenz bilden das Zentrum der beruflichen Handlungskompetenz und stehen daher an den beiden mittleren Sternspitzen auf gleicher Ebene.

c) Kunst in der Pflegeausbildung

Ein weiteres Element, welches die Ausbildung der Basiskompetenzen und die Entwicklung der Persönlichkeit unterstützen und fördern soll, ist der künstlerische Unterricht. Kunst setzt eine innere Bewegung in Gang, schult die Gestaltungsfähigkeit und konfrontiert den künstlerisch Tätigen mit seinen eigenen Fähigkeiten und Unzulänglichkeiten. Künstlerischer Unterricht in der Pflegeausbildung stellt eine Besonderheit dar, welche zur Förderung der Kompetenzentwicklung aus berufspädagogischer Sicht berechtigt erscheint. Die nunmehr fast 28-jährigen Erfahrungen mit künstlerischem Unterricht an der FKS zeigen den Erfolg dieses Konzepts deutlich auf, wenngleich die

Kompetenzentwicklung im Rahmen des Gesamtkonzepts der Ausbildung gesehen werden muss. Die These der Bildungswirkung von künstlerischem Unterricht wird von verschiedenen Seiten und durch vielfältige Erfahrungen – nicht nur in anthroposophischen Bildungseinrichtungen – bestätigt. In diesem Zusammenhang sei auf die Arbeit der Gesellschaft für Ausbildungsforschung und Berufsentwicklung (GAB München) verwiesen (vgl. Brater 2008; vgl. Büchele 2007). Aus diesen Erfahrungen heraus bestätigen sich die persönlichkeitsbildenden Effekte des künstlerischen Übens.

d) Struktur des generalistischen Curriculums

Das Curriculum für die theoretische Ausbildung ist in 12 Lernfelder unterteilt. Die einzelnen Lernfelder setzen sich zusammen aus einer unterschiedlichen Anzahl an Modulen, Epochen und Lernsituationen, die allgemein als Curriculumelemente bezeichnet werden. Diese besondere Struktur trägt der Auffassung Rechnung, dass berufliches Lernen Struktur, Kreativität und Rhythmus braucht.

MODULE

Module sind zusammengehörende thematische Einheiten, die Grundlagenwissen vermitteln. Durch die überwiegende Fächerstrukturierung der Module sind diese Wissensgebiete in sich abgeschlossen und bieten Struktur und Orientierung in der Ausbildung. Das Wissen aus den Modulen wird im weiteren Verlauf in vielen Lernsituationen und Epochen genutzt und angewandt. Beispiele für Module sind Wissensgebiete wie Kommunikation/Interaktion, Hygiene, Gesundheitsförderung und Prävention, Recht, Kinder und Jugendliche sowie alte Menschen. In diesen Einheiten werden zu verschiedenen Zeitpunkten im Ausbildungsverlauf unterschiedliche Themenstellungen bearbeitet. Ein Modul ist in der Regel nicht zeitnah abgeschlossen, sondern ist in Teilmodule auf einen längeren Ausbildungszeitraum verteilt.

LERNSITUATIONEN

In den Lernsituationen werden anhand von Fall- und Pflegesituationen fächerübergreifend Handlungsstrategien entwickelt. Kennzeichnend ist die Orientierung am Handeln von Menschen, und so ist handlungsorientiertes Lernen ein zentrales Element. Dabei wird auf die Inhalte der Module und Epochen zurückgegriffen sowie neues Wissen mit kreativen Unterrichtsmethoden erarbeitet. Lernsituationen werden zeitnah abgeschlossen.

EPOCHEN

In den Epochen sind rhythmisch wiederkehrende Inhalte verankert, Inhalte, die ein übendes Wiederholen erfordern. Bei diesen Themenstellungen arbeiten sich die Auszubildenden zunächst in das Thema ein und vertiefen es relativ zeitnah. Durch erste Praxiserfahrungen kann sich der Inhalt zunächst festigen. Das gleiche Thema wird dann in einem höheren Ausbildungsstand wieder aufgegriffen und erneut, z.T. unter einem anderen Blickwinkel (Praxiserfahrungen, problemhaltige Situationen, Auffrischung) ergänzt, vertieft und geübt. Die Epochen sind in der Regel über den gesamten Ausbildungsverlauf verteilt. Folgende Themen sind beispielsweise als Epochen gestaltet: Körperpflege, rhythmische Einreibungen, Kunst, Kinästhetik, Lernen lernen usw.

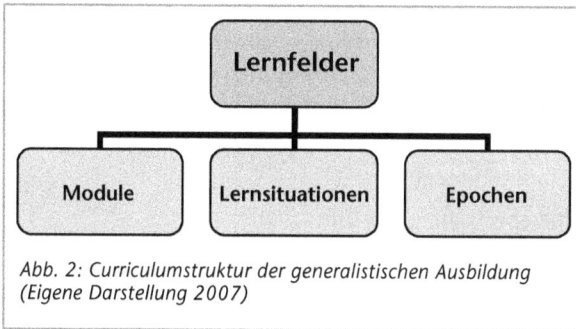

Abb. 2: Curriculumstruktur der generalistischen Ausbildung
(Eigene Darstellung 2007)

2 EVALUATION DES CURRICULUMS FÜR DIE GENERALISTISCHE PFLEGEAUSBILDUNG AN DER FREIEN KRANKENPFLEGESCHULE AN DER FILDERKLINIK E.V. ANHAND AUSGEWÄHLTER ASPEKTE

Mit der externen Evaluation des Modellversuchs „PFLEGE – LEBEN" wurde – als Anforderung des genehmigen Sozialministeriums Baden-Württemberg – seitens der Freien Krankenpflegeschule an der Filderklinik e.V. die Hochschule Esslingen (Fakultät Soziale Arbeit, Gesundheit und Pflege) beauftragt.

Die Projektleitung wurde zunächst von Frau Prof. Dr. Claudia Bischoff-Wanner vom 01.04.2008 bis zum 31.08.2009 geleistet. Zum 01.09.2009 übernahm Herr Prof. Dr. Mathias Bonse-Rohmann die Projektleitung und betreute den Evaluationsprozess bis zum Abschluss am 31.08.2010. Das Evaluationsprojekt wurde durchgängig unterstützt durch die wissenschaftliche Mitarbeit von Frau Sybille Rommel, Dipl. Pflegepädagogin (FH).

Die folgenden Aussagen orientieren sich an der Struktur der Präsentation im Rahmen des Workshops und werden an entsprechenden Stellen durch Erläuterungen aus dem Bericht „Evaluation des Curriculums für die generalistische Pflegeausbildung an der Freien Krankenpflegeschule an der Filderklinik e.V. anhand ausgewählter Aspekte" (BISCHOFF-WANNER, C.; BONSE-ROHMANN, M.; ROMMEL, S. 2010) ergänzt.

2.1 ZIELE DER EXTERNEN EVALUATION

Die Zielsetzung bzw. vertraglich vereinbarte Aufgabenstellung der externen Evaluation des Modellprojektes „PFLEGE LEBEN" seitens der Hochschule Esslingen bezog sich vor allem auf eine Bewertung folgender ausgewählter Aspekte (zugleich Evaluationsbereiche):

* Die Konzeption des Curriculums,

* die fortlaufende Entwicklung des Curriculums,

* eine punktuelle Evaluation des Lernerfolgs und

* eine Abschluss-Evaluation der Perspektiven der betroffenen Zielgruppen (Projekt- und Lehrerteam, Praxisvertreter/-innen und Auszubildende)

Eine umfassende wissenschaftliche Begleitung des Gesamtprojektes (z. B. Analyse der Umsetzung des Curriculums im Unterricht und in berufspraktischen Ausbildungssituationen) war nicht intendiert.

2.2 FRAGESTELLUNGEN

Entsprechend des zugrunde gelegten Evaluationskonzeptes sollten der Freien Krankenpflegeschule an der Filderklinik e.V. Informationen bereitgestellt werden, die es möglich machen, das neue generalistisch orientierte Ausbildungscurriculum hinsichtlich folgender Fragen einzuschätzen:

Fragestellungen der Evaluation

* Ist es möglich, die Auszubildenden mittels eines einheitlichen („generalistischen") Curriculums so auf die drei unterschiedlichen Pflegebereiche (Altenpflege, Gesundheits- und Krankenpflege, Kinderkrankenpflege) vorzubereiten, dass aufgrund des Curriculums begründet vermutet werden kann, dass am Ende der Ausbildung die Schüler/innen kompetent sind, in allen drei Pflegebereichen zu arbeiten und damit die Ziele der Berufsgesetze erfüllt sind (Berufsbefähigung)?

* Wird das Curriculum so entwickelt, dass es den allgemein anerkannten Prüfkriterien für die Curriculumentwicklung (vgl. Deutscher Bildungsrat 1974) entspricht sowie den „Konstruktionsprinzipien für Lehrpläne" der Kultusministerkonferenz.

- Sind die selbst gesetzten Ziele im Curriculum umgesetzt?

- Sind die didaktischen Entscheidungen berufspädagogisch begründet und sind diese im Hinblick auf die angestrebten Ziele angemessen?

- Ist das Curriculum so entwickelt worden, dass die gesetzlich vorgeschriebenen Inhalte aller drei Pflegeberufe exemplarisch aber adäquat und gleichgewichtig in Theorie und Praxis vertreten sind?

- Ist der Lernfeldansatz ein adäquates curriculares Mittel, um die angestrebte Zielsetzung der Berufsbefähigung für alle drei Pflegebereiche zu erreichen?

- Ist der Lernfeldansatz im Curriculum im berufspädagogischen Sinn angemessen umgesetzt?

Diese Fragen sollten am Ende des Evaluationsprozesses möglichst vollständig beantwortet werden können und werden deshalb unter Gliederungspunkt 2.5 „Zusammenfassung und Empfehlungen" entsprechend auf die Erreichung der impliziten Anforderungen dieser Fragestellungen überprüft.

2.3 EVALUATIONSBEREICHE UND METHODEN ZU DEN EINZELNEN UNTERSUCHUNGSABSCHNITTEN

Ausgehend von der Zielsetzung der externen Evaluation wurden folgende vier grundlegende Bereiche definiert:

A EVALUATION DER KONZEPTIONSPHASE DES CURRICULUMS

Als Zeitraum zur Analyse der Konzeptionsphase des Curriculums wurde die Phase des Vorliegens des ersten Dokuments zur Projektidee (08.02.2005) bis zum Beginn des ersten Ausbildungsgangs des Modells (31.03.2007) festgelegt. Die Evaluation der Konzeptionsphase fokussierte zunächst den Entwicklungsprozess der generalistischen Ausbildung an der Freien Krankenpflegeschule an der Filderklinik e.V. und hatte einen retrospektiven Charakter. Um eine Mehrperspektivität zu gewinnen, wurde für diesen Evaluationsbereich ein komplexes Design in Form einer Analyse von Dokumenten und einer Befragung unterschiedlicher Zielgruppen gewählt. So wurden einerseits die Dokumente aus diesem Zeitraum (08.02.2005 bis 31.03.2007) einer kriterienorientierten Dokumentenanalyse unterzogen und anderseits parallel sowohl das Projektleitungsteam (im Rahmen von Einzelinterviews) als auch die Auszubildenden zum Entwicklungsprozess insbesondere zu didaktischen Entscheidungen und zur Ausbildungsorganisation (mittels eines standardisierten Befragungsinstruments) befragt.

B EVALUATION DER FORTLAUFENDEN CURRICULUMENTWICKLUNG

In den Mittelpunkt dieses Evaluationsbereiches wurde das Gesamtcurriculum gestellt. Dazu wurden alle Dokumente des Curriculums seit Beginn des ersten Ausbildungsgangs am 01.04.2007 bis zum 31.05.2010 analysiert. Dies begründet sich damit, dass die Curriculumentwicklung ein fortlaufender Prozess war und einzelne Dokumente z. B. wichtige Curriculumelemente erst relativ spät angeschlossen werden konnten und dadurch der Zugang für das Evaluationsteam der Hochschule zu diesen Dokumenten erst in der Schlussphase möglich war. Ein wichtiger Hinweise an dieser Stelle ist die Tatsache, dass die konkrete methodische Umsetzung des Curriculums in Form von Unterricht am Lernort Schule oder Anleitung am Lernort Praxis nicht Gegenstand dieses Evaluationsbereichs war.

C PUNKTUELLE EVALUATION DES LERNERFOLGS

Die punktuelle Evaluation des Lernerfolgs erstreckte sich über den gesamten Zeitraum und wurde parallel zur Dokumentenanalyse zu zwei Zeitpunkten (Juli 2008 und Mai 2009) durchgeführt. Durch *schriftliche Befragungen mittels spezifischer Befragungsinstrumente* relevanter Zielgruppen (Auszubildende, Lehrerteam und Praxisvertreter/innen) zur Umsetzung des Curriculums wurde die Selbst- und Fremdeinschätzung ausgewählter Aspekte des Lernerfolgs durch eine weitere Befragung mittels Fragebogen erhoben. Hieran schloss sich ergänzend eine Masterarbeit zur Selbst- und Fremdeinschätzung der Kompetenzentwicklung während der generalistisch orientierten Ausbildung an, in der forschungsmethodisch ebenfalls ein *standardisierter Fragebogen* eingesetzt wurde.

D ABSCHLUSSEVALUATION

In der Schlussphase des Projekts (14.03. 2010 und 23.03.2010) wurden die drei Zielgruppen erneut zum Curriculumprozess und Ausbildungserfolg befragt. Damit sollte aus Sicht des Lehrerteams, der Auszubildenden und der Praxisvertreter/innen eine zusammenfassende Einschätzung der generalistisch ausgerichteten Pflegeausbildung erfasst werden. Diese Befragungen wurden jeweils spezifisch als *Gruppeninterviews* durchgeführt und entsprechend systematisch ausgewertet.

2.4 ERGEBNISSE: CURRICULUMKONSTRUKTION UND FORTLAUFENDE ENTWICKLUNG, LERNERFOLG UND ABSCHLUSS-EVALUATION

Ausgewählte Ergebnisse werden differenziert nach den vier Evaluationsbereichen im Folgenden dargestellt. Dabei kann diese Auswahl nur schlaglichtartig erfolgen. Als

Grundlage der in der Dokumentenanalyse zu prüfenden Kriterien fungierten die Fragestellungen der externen Evaluation, zu denen jeweils Unterpunkte bzw. Indikatoren konstruiert wurden.

2.4.1 ZUSAMMENFASSENDE ERGEBNISSE DER DOKUMENTENANALYSE ZUR KONZEPTIONSPHASE DES CURRICULUMS (EVALUATIONSBEREICH A)

Erfüllte Kriterien:

- Entwicklung des Curriculums durch die Schule (Projekt-Team)
- Festlegung der künftigen Berufsbezeichnung
- Kontakte zu ähnlichen Projekten und Berücksichtigung der entsprechenden Erfahrungen
- Entscheidungen entsprechend dem aktuellen Stand der berufspädagogischen Diskussion
- Leitbildentwicklung, Curriculumtheorie als Grundlage, Ausbildungsziele und Kompetenzmodell
- Ausführliche Information über die generalistische Ausbildung im Bewerbungsverfahren
- Erweiterter Pflegebegriff aus den Berufsgesetzen
- Exemplarische Berücksichtigung aller drei Pflegeberufe

Ansatzweise **erfüllte Kriterien:**

- (+) Transparenz der Entscheidungen und Begründungen des Trägers
- (+) Entscheidung im Konsens aller Beteiligten ...
- (+) Curriculare Einbindung der Praxis
- (+) Fachliche und pädagogische Qualifikation des Lehrerteams
- (+) Einhaltung der Bestimmungen der Berufsgesetze (AltPflG)
- (+) Sicherung fächerübergreifenden Unterrichtes

Nicht **erfüllte Kriterien:**

- Berücksichtigung der inhaltlichen Vorgaben der Ausbildungs- und Prüfungsverordnungen (AltPflAPrV)
- Berücksichtigung zeitlicher Vorgaben der Ausbildungs- und Prüfungsverordnungen (AltPflAPrV) in Theorie und Praxis

Anzumerken ist hierzu, dass die ausschließliche Fokussierung auf die KrPflAPrV durch die gesetzliche Vorgabe, sich für einen Berufsabschluss zu entscheiden, zumindest in der Prüfung determiniert wurde.

2.4.2 ZUSAMMENFASSENDE ERGEBNISSE DER DOKUMENTENANALYSE DER FORTLAUFENDEN CURRICULUMENTWICKLUNG (EVALUATIONSBEREICH B)

Die kriterienorientierte Analyse aller im Zeitraum der fortlaufenden Entwicklung vorgelegten Dokumente (01.04.'07 - 31.05.'10) ergab folgende Ergebnisse:

Erfüllte Kriterien:

- Gleichgewichtung der drei Pflegeberufe in Zielformulierungen erkennbar.

- Kompetenzorientierung (Berufliche Handlungskompetenz, Persönlichkeitsentwicklung) erkennbar.

- Lernfelder entsprechen dem berufspädagogischen Standard und reflektieren den erweiterten Pflegebegriff.

- Lernsituationen bilden eine berufliche Handlung ab.

- Fächerübergreifendes Prinzip in der Inhaltsauswahl erkennbar.

- Praktische Lernorte bilden unterschiedliche Arbeits- und Handlungsfelder entsprechend den Berufsgesetzen ab.

- Sicherung der praktischen Ausbildung durch Praxisinstrumente.

- Beteiligung der Auszubildenden am Curriculumprozess und in Evaluationssitzungen.

Ansatzweise erfüllte Kriterien:

- (+) Gleichgewichtige Abbildung von Lernfeldern und Lernsituationen für alle drei Pflegeberufe.

- (+) Gleichgewichtung der unterschiedlichen Praxiseinsätze.

- (+) Übereinstimmung des generalistischen Leistungsüberprüfungskonzept mit dem zugrunde gelegten Lehr-/Lernkonzept.

- (+) Lernfelder bilden das Spezifische, die theoretische und praktische Ausbildung und in ihrer Gesamtheit den zu erlernenden Beruf ab.

- (+) Lehr-/Lernarrangements sind überwiegend handlungsorientiert und bilden eine vollständige Handlung ab.

- (+) Anbahnung des Transfers in den beruflichen Alltag.

- (+) Praktischer Ausbildungsplan (Praxisaufgaben).

- (+) Systematische Kooperationsstrukturen der Lernorte.

- (+) Regelmäßige Information der Praxis über den Fortgang des Projekts.

2.4.3 ZUSAMMENFASSENDE ERGEBNISSE ZUR PUNKTUELLEN EVALUATION DES LERNERFOLGS – SYNOPSE ALLER DREI ZIELGRUPPEN (EVALUATIONSBEREICH C)

Insgesamt wurde eine schriftliche Befragung der relevanten Zielgruppen Lehrerteam, Auszubildende und Praxisanleiter/-innen durchgeführt, deren Ergebnisse hier synoptisch zusammengefasst werden:

1. Motivation

- Den Auszubildenden wird eine hohe Motivation, Lernbereitschaft und persönliche Entwicklung bescheinigt, was in der Selbsteinschätzung der Auszubildenden bestätigt wird. Dies wird nicht ausschließlich auf die generalistische Ausbildung zurückgeführt.

2. Inhalte Curriculum

- Theoretisches und praktisches Wissen wird im Bereich Kinderkrankenpflege durch alle befragten Zielgruppen als zu gering eingeschätzt.
- Die Lernenden werden angemessen gefordert.
- Die Integration der drei Pflegezweige wird unterschiedlich erfolgreich erlebt.

3. Lernprozess

- Es herrscht weniger Offenheit und Interesse gegenüber den spezielleren Themen der Altenpflege und der Kinderkrankenpflege.
- Der Einsatz handlungsorientierter Methoden wird überwiegend als angemessen beurteilt.
- Die Lernbegleitung durch die Lehrer/innen wird sehr geschätzt.

4. Theorie-Praxis-Transfer

- Die Vielzahl der Praxiseinsätze von kurzer Dauer wird hinsichtlich des Lernerfolgs in Frage gestellt.
- Das Fachwissen der Auszubildenden wird vor allem zu Beginn der Praxiseinsätze als unzureichend empfunden.

5. Lernortkooperation

- Insgesamt wird die Zusammenarbeit von Theorie und Praxis positiv erlebt.
- Mehr Fachkompetenz (auch medizinisch-naturwissenschaftlich) wird gewünscht.

6. Perspektiven im Beruf

- Die Handlungsfähigkeit wird für alle drei Berufe als ausreichend, das Grundlagenwissen hingegen als zu gering eingeschätzt.

- Eindeutig zeigt sich, dass der bevorzugte Arbeitsbereich in der Gesundheits- und Krankenpflege liegt.

- Insgesamt wird in allen drei Zielgruppenbefragungen eine insgesamt hohe Zufriedenheit mit der generalistischen Ausbildung deutlich.

2.4.4 AUSGEWÄHLTE ERGEBNISSE DER ABSCHLUSSEVALUATION (EVALUATIONSBEREICH D)

Aus den insgesamt sechs Teilbereichen der Abschlussevaluation sollen folgend nur Ergebnisse zu zwei Bereichen aus der Perspektive der Praxisanleiter/-innen vorgestellt werden:

Theorie-Praxis-Transfer

- Die Auszubildenden sind organisatorisch, aber fachlich oft nicht auf den Praxiseinsatz vorbereitet.

- Die Auszubildenden können durch Vor- und Nachgespräch gut in der persönlichen und fachlichen Entwicklung beurteilt werden.

- Die Praxisanleiter/innen haben die Betreuung der Auszubildenden als Herausforderung erlebt.

Perspektiven im Beruf

- Die Prognose für die generalistisch Ausgebildeten wird abwartend gestellt. Deren Einsatzfähigkeit wird jedoch durchaus hoch eingeschätzt.

- Chancen werden in der Selbstlernfähigkeit und der Vielseitigkeit der Auszubildenden gesehen.

- Die Befragten sprechenden den Auszubildenden eine hohe Anerkennung aus.

2.5 ZUSAMMENFASSUNG UND EMPFEHLUNGEN

Die zunächst folgende Zusammenfassung bezieht sich auf die Beantwortung der unter Punkt 2.2 dargestellten Fragestellungen der externen Evaluation:

2.5.1 ZUSAMMENFASSUNG

(1) Berufsbefähigung in allen drei Pflegebereichen? Ergebnis: Ansatzweise erfüllt.

(2) Orientierung an anerkannten Prüfkriterien? Ergebnis: Überwiegend erfüllt

(3) Umsetzung der selbst gesetzten Ziele der Freien Krankenpflegeschule an der Filderklinik e.V. im Curriculum nachvollziehbar? Überwiegend erfüllt

(4) Berufspädagogische Begründung didaktischer Entscheidungen und deren Angemessenheit im Hinblick auf die angestrebten Ziele ? Ergebnis: Voll erfüllt

(5) Gesetzlich vorgeschriebene Inhalte aller drei Pflegeberufe exemplarisch aber adäquat und gleichgewichtig in Theorie und Praxis vertreten? Ergebnis: Exemplarisch erfüllt

(6) Lernfeldansatz als adäquates curriculares Mittel, um die angestrebte Zielsetzung der Berufsbefähigung für alle drei Pflegebereiche zu erreichen? Ergebnis: Voll erfüllt

(7) Lernfeldansatz im Curriculum im berufspädagogischen Sinn angemessen umgesetzt? Ergebnis: Voll erfüllt

2.5.2 EMPFEHLUNGEN

Ausgehend von den Ergebnissen der Evaluation und deren Vergleich mit den Ergebnissen des Schlussberichts der wissenschaftlichen Begleitung des Modellversuchs „Pflege in Bewegung" (Klaes, L. & Weidner, F., 2008) wurden Empfehlungen zu folgenden vier Aspekten formuliert:

1. Empfehlung: Integration der drei Pflegebereiche (Generalistische Ausbildung)

- Verstärkte Einbeziehung des Altenpflegegesetzes und entsprechende Berücksichtigung der AltPflAPrV im Curriculum und perspektivisch in der Prüfung.

- Verstärkte Berücksichtigung und deutlichere Vertiefung des Berufsfeldes der Gesundheits- und Kinderkrankenpflege in der Theorie und insbesondere in der Praxis.

Dies gilt, sofern eine hinsichtlich der drei Pflegebereiche tatsächlich gleichgewichtige generalistische Pflegeausbildung und eine höhere Einsatzfähigkeit auch in den klassischen Bereichen der Gesundheits- und Kinderkrankenpflege und Altenpflege angestrebt wird.

2. Empfehlung: Weitere Entwicklung des Curriculums

- Fertigstellung eines Praxiscurriculums zur Verbesserung der Integration der Pflegebereiche.

- Beteiligung der Praxisanleiter/innen an der Konzeption und Entwicklung eine generalistisch ausgerichteten Praxiscurriculums.

- Verantwortung für die Entwicklung und Optimierung von Praxisaufgaben bei den Praxisanleitern/innen.

- Verstärkte Einbeziehung der Expertise der Lehrer/innen in die weitere Curriculumentwicklung bzw. auch künftige Revisionen.

- Fortsetzung und ggf. Erweiterung regelmäßiger prozessbegleitender Beratungen und berufspädagogische Fortbildungen. Dazu wird Einbeziehung der Praxisanleiter/innen ausdrücklich empfohlen.

- Formulierung von Lernsituationen - konsequente Fortsetzung, Vervollständigung, Evaluation und erneute Überarbeitung.

3. Empfehlung: Kommunikationsstrukturen erweitern

- Überprüfung und ggf. Optimierung der Gremienstrukturen zur Vernetzung von Theorie und Praxis (insbesondere intensivere Beteiligung von externen Kooperationspartnern).

- Vernetzung mit einer Altenpflegeschule und Kinderkrankenpflegeschule auf den Ebenen Schulleitung, Lehrer/-innen und Praxisanleiter/innen (gemeinsame Fortbildungen, wechselseitige Hospitationen, Teamteaching ...).

4. Empfehlung: Theorie-Praxis-Transfer

- Optimierung bzw. Fortsetzung der Überarbeitung der Praxisaufgaben (Terminologie, einheitliche Form, Kompetenzbeschreibung, Schwierigkeitsgrad etc.)

- Reflexion und Beratung zu den Praxisaufgaben auch im betrieblichen Kontext, um auch dort Konsequenzen formulieren zu können.

- Überprüfung der Anzahl, Dauer und Qualität der Praxiseinsätze.

2.6 PERSPEKTIVEN

- Analysen des Prüfungsprozesses und der Prüfungsergebnisse erscheinen als künftige Aufgaben der Forschung sehr lohnend.

- Eine Analyse des Übergangs und der beruflichen Handlungsfähigkeit von Absolventinnen und Absolventen des Modellprojektes „PFLEGE LEBEN" wäre sinnvoll, um die tatsächliche Bewährung der generalistisch ausgebildeten Pflegekräfte in der Berufspraxis zu klären.

- Der Freien Krankenpflegeschule an der Filderklinik e.V. kann eine sehr günstige Ausgangsposition angesichts einer zu erwartenden generalistischen pflegeberuflichen Ausbildung attestiert werden.

- Eine (tatsächlich gleichgewichtige) generalistische Ausbildung unter Berücksichtigung der derzeitigen Ausbildungsinhalte und erforderlichen Praxiseinsätze erscheint in einem Zeitraum von drei Jahren unrealistisch.

- Lebenslanges Lernen bzw. vertiefende pflegebereichsspezifischere Fortbildungen auf Basis einer generalistischen (Basis-) Ausbildung könnten ggf. eine noch unvollständigen Berufsbefähigung in den Bereichen der Gesundheits- und Kinderkrankenpflege und der Altenpflege kompensieren helfen.

3 KONSEQUENZEN DER EVALUATIONS-ERGEBNISSE FÜR DIE SCHULENTWICKLUNG

Mit der Entwicklung und Umsetzung des Modellprojekts: PFLEGE – LEBEN: Eine generalistische Pflegeausbildung hat die Freie Krankenpflegeschule an der Filderklinik eine große Aufgabe angenommen und umgesetzt. Die Herausforderung innerhalb des Modellprojekts bezieht sich auf die gesamte Schul-, Unterrichts- und Ausbildungsorganisation. Nicht zuletzt wird deshalb von einem so genannten zweifachen Paradigmenwechsel gesprochen. Dieser Begriff wurde durch das Bundesministerium für Familie, Senioren, Frauen und Jugend (BMFSFJ) geprägt, das im Abschlussbericht zum Modellvorhaben „Pflegeausbildung in Bewegung" diese Herausforderungen in allen der dort evaluierten acht Modellprojekten beschreibt (vgl. BMFSFJ 2008, 24). Der Paradigmenwechsel in der Berufspädagogik bezieht sich auf die strukturellen Veränderungen in der Curriculumentwicklung und -konstruktion von der Fächerorientierung hin zur Situations- und Kompetenzorientierung. Der berufspädagogische Paradigmenwechsel bezieht sich auf die Zusammenführung der bisher getrennten Berufsausbildungen und den so genannten umfassenden Pflegebegriff, der sich „...nicht nur auf kurative und sozialpflegerische Aspekte beschränkt, sondern auch gesundheitsfördernde, präventive, rehabilitative und palliative Anteile berücksichtigt,..." (BMFSFJ 2008, 24f.).

Auch die FKS hat die Erfahrung gemacht, dass dieser zweifache Paradigmenwechsel eine wesentliche Rolle spielte. Die Entwicklung und Erprobung einer neuen Ausbildungskonzeption erfasst und berührt alle Teilbereiche einer Ausbildungsstätte.

Die Projektlaufzeit betrug insgesamt 4 Jahre (Oktober 2006 – September 2010). In dieser Zeit wurde das Curriculum entwickelt und gleichzeitig implementiert. Die Vorlaufzeit des Modellprojekts war insgesamt sehr kurz angesetzt (1/2 Jahr), was in der Folge einige Hürden und Schwierigkeiten mit sich brachte. Um nach Ende der Projektlaufzeit an diesen begonnen Entwicklungsprozess anzuknüpfen, bieten die Evaluationsergebnisse der Hochschule Esslingen konkrete und wichtige Anhaltspunkte.

3.1 WEITERENTWICKLUNG DES MODELLPROJEKTS

Die Evaluationsergebnisse machen deutlich, dass Verbesserungen in folgenden Bereichen nötig sind:

1. Integration der drei Pflegebereiche

2. Weitere Entwicklung des Curriculums

3. Erweiterung der Kommunikationsstrukturen

4. Theorie-Praxis-Transfer

(Bischoff-Wanner/Bonse-Rohmann/Rommel 2010, 66)

Um Qualitätsverbesserungsprozesse zu initiieren, müssen die Ebenen der Schulentwicklungsprozesse genauer eingegrenzt werden. Systematische und umfassende Schulentwicklungsprozesse können grundsätzlich zwei Bereichen zugeordnet werden: der institutionellen und der pädagogischen Schulentwicklung (vgl. Keuchel et al. 2003, 438).

Die **institutionelle Schulentwicklung** an der Freien Krankenpflegeschule zielt ab auf:

- Längerfristige Zielsetzung

- Kooperation- und Kommunikationsstrukturen

- Personalentwicklung

- ...

Der Bereich der **pädagogischen Schulentwicklung** enthält die Bereiche

- Curriculumentwicklung

- Lernfeldansatz/Unterrichtsentwicklung

- Lernerfolgsbewertungs- und Prüfungskonzept

- Theorie-Praxis-Transfer

3.1.1 INSTITUTIONELLE SCHULENTWICKLUNG

Im Folgenden werden die Bereiche näher ausgeführt, die sich aus den Evaluationsergebnissen als besonders wichtig für die Weiterentwicklung ergeben. Zunächst wird die Ebene der institutionellen Schulentwicklung betrachtet:

a) Längerfristige Zielsetzung

Die selbst gesetzten Ziele im Rahmen des Modellprojekts wurden fast vollständig erreicht. Nach Abschluss des Modellprojekts erfolgt in einem nächsten Schritt die Auseinandersetzung mit den langfristigen Zielen der Bildungseinrichtung. Das besondere Profil der Schule soll weiterentwickelt werden. Die Freie Krankenpflegeschule hat bereits in mehreren Konferenzen, die „Zukunftswerkstatt" genannt werden, innerhalb des Lehrerkollegium, der Schulverwaltung und des Vorstands über die Weiterentwicklung der Institution diskutiert. Hierbei spielte die Zukunft der Pflegeausbildung im Kontext eines Gesamtbildungskonzeptes für die Pflegeberufe, die Rechts- und Geschäftsform der Schule sowie die Frage nach der Bildung einer Akademie für Pflegeberufe eine entscheidende Rolle. Der Prozess, der durch die Zukunftswerkstatt angestoßen wurde, hat zur Folge, dass eine kontinuierliche Auseinandersetzung mit der kurz- und längerfristigen Zielsetzung der Schule erfolgt. Die Ziele sollten insgesamt nicht zu hoch bzw. unrealistisch gewählt werden. Angesichts der weiterhin großen Herausforderungen und der Komplexität einer beruflichen Ausbildung will sich das Kollegium die wichtigsten Aspekte auswählen und sich auf die Umsetzung und Verbesserung dieser einzelnen Aspekte konzentrieren.

b) Kooperations- und Kommunikationsstrukturen

Mit dem Modellprojekt veränderten sich die Kommunikations- und Kooperationsstrukturen an der Schule deutlich. Unterschiedliche Arbeitsgruppen und Gremien wurden gebildet, und durch die enorme Ausweitung der Anzahl der Kooperationspartner kam es zu großen Veränderungen in der Lernortkooperation. Im Laufe der Modellphase wurde zunehmend deutlich, dass das große Spektrum der Kooperationseinrichtungen einerseits eine große Bereicherung, andererseits auch ausnehmend schwierig ist. Die Lernortkooperation stellt insbesondere bei denjenigen Einrichtungen eine zusätzliche Herausforderung dar, die räumlich weiter entfernt sind. Ein wichtiges Instrument zur Kommunikation und Kooperation sind regelmäßige Konferenzen, in denen Informationen ausgetauscht und Anforderungen an die Einsätze transparent gemacht werden können. Im Rahmen des Modellprojekts hat aus zeitlichen Gründen nur eine große Fachtagung für alle Kooperationspartner stattgefunden. Eine weitere überregionale Tagung ist geplant. Die regionalen Kooperationspartner werden auf Wunsch und bei Interesse zu den monatlichen Konferenzen für praktische Ausbildung an die Schule eingeladen, nehmen dieses Angebot allerdings kaum oder gar nicht wahr (Kneer et al. 2010, 97).

Die Schule hat sich vorgenommen, im weiteren Verlauf der Curriculumentwicklung und -implementierung die Beratung und Praxisbegleitung im Hinblick auf die externen Kooperationspartner zu intensivieren. Hierzu soll ein Konzept zur Praxisbegleitung entwickelt werden, das Kriterien für die Praxiseinsätze und die Praxisbegleitung enthält. Dieses Konzept sollte mögliche Lösungen für folgende Fragestellungen enthalten:

1. Wie können Informationen schnell und zielführend ausgetauscht werden?

2. Wie werden Gespräche und Beschlussfassungen innerhalb der Lernortkooperation geführt und wer ist daran beteiligt?

3. Welche Formen der Beziehung zwischen den Lernorten können zu einer Verbesserung beitragen?

(vgl. Keuchel et al. 2003, 447)

Erste Überlegungen hierzu sind regelmäßige Newsletter, Praxisbesuche, Konferenzen, gemeinsame Fortbildungen und Arbeitsgruppen sowie Praxistage für die Lehrkräfte in den jeweiligen Bereichen.

c) Personalentwicklung

Die Qualität der Ausbildung und damit die Erreichbarkeit der gesetzten Bildungsziele hängen maßgeblich von der Qualität von Schule, Unterricht und Ausbildungsqualität in der Praxis ab (vgl. Keuchel et al. 2003, 435). Mit der Umsetzung des Modellprojekts wurde der Lernfeldansatz an der Schule implementiert und eine neue inhaltliche und didaktische Struktur auf den Weg gebracht. Die wichtigsten Aspekte hierbei sind:

- Umstellung auf selbstorganisierte und handlungsorientierte Unterrichtsmethoden
- Ausrichtung der Unterrichtskonzeptionen an dem Konzept der vollständigen Handlung
- Umsetzung der Situationsorientierung im Unterricht
- Zeitnahe Bearbeitung von Themenkomplexen und die damit einhergehende höhere Zahl an zusammenhängenden Unterrichtsstunden pro Woche
- Integration der Inhalte der drei Pflegeberufe
- Erweiterung des Pflegebegriffs auf gesundheitsfördernde, rehabilitative und palliative Anteile

Dank der Drittmittelförderung durch die genannten Stiftungen konnten die Lehrenden interne und externe Angebote an unterstützenden Fortbildungen nutzen, die sich hauptsächlich auf den Lernfeldansatz und die Kompetenzorientierung bezogen. Doch aus den Evaluationsergebnissen wird ersichtlich, dass sich bei den Lehrkräften sowie den Praxisanleiter/-innen weiterhin die Notwendigkeit nach berufspädagogischen Fortbildungen ergibt. So ist es notwendig, die Kompetenzen von Lehrenden und Praxisvertretern im Hinblick auf selbstorganisierte, handlungs- und schülerorientierte Lernmethoden wie z. B. dem problembasierten Lernen weiter auszubauen.

Zur Erweiterung der berufsfachlichen Kompetenz ist das gesamte Schulkollegium aufgefordert, den eigenen Fortbildungsbedarf kontinuierlich selbst einzuschätzen.

3.1.2 Pädagogische Schulentwicklung

Der Kern der Schulentwicklungsprozesse im Anschluss an das Modellprojekt bezieht sich auf die **pädagogische Schulentwicklung**. Hier stehen die Weiterentwicklung des Curriculums, die Erstellung eines Praxiscurriculums und die Entwicklung eines Lernerfolgsbewertungs- sowie Prüfungskonzeptes im Vordergrund.

a) Curriculumentwicklung – Curriculumrevision

Um die **Integration der drei Pflegeberufe** in die generalistische Ausbildung zu verbessern, möchte die Schule die Umsetzung des generalistischen Ansatzes in Theorie und Praxis überprüfen. Eine tatsächliche Gleichgewichtung aller drei Pflegezweige mit dem Ziel einer vollständigen Berufsbefähigung in allen Handlungsfeldern der Pflege ist in nur drei Jahren schwer umsetzbar (vgl. Bischoff-Wanner et al. 2010, 71). Im Rahmen des Modelprojekts war es der Schule wichtig, den besonderen Ansatz aus der Anthroposophie beizubehalten und der Persönlichkeitsentwicklung weiterhin eine große Bedeutung beizumessen. Vor diesem Hintergrund ist die Ausgestaltung des generalistischen Ansatzes an unserer Schule zu betrachten. Es kann nicht gelingen, alle drei Berufe in der gleichen Zeit wie vorher in einen Ausbildungsgang zu integrieren. Das Anliegen ist vielmehr, eine grundlegende Auseinandersetzung mit dem Pflegeberuf selbst und eine Reflexionsfähigkeit anzubahnen, die es den Auszubildenden und späteren Absolventen möglich macht, Pflegesituationen vor dem Hintergrund des Pflegeverständnisses fachgerecht, verantwortungsbewusst und selbstkritisch zu bewältigen und zu bewerten sowie aufgrund einer hohen Reflexionsfähigkeit eine hohe Lernbereitschaft zu entwickeln.

b) Inhaltliche Curriculumentwicklung

Gleichwohl wird bei einer inhaltlichen Curriculumrevision die erneute und vertiefte Auseinandersetzung mit dem Altenpflegegesetz, die Überprüfung der Lernsituationen im Hinblick auf die Inhalte aus der Gesundheits- und Kinderkrankenpflege, die Frage nach einer tatsächlichen Gleichgewichtung der drei Pflegebereiche sowie die Erweiterung und Vertiefung der spezifischen Inhalte eine große Rolle spielen. Erste Überlegungen im Hinblick auf eine Schwerpunktbildung innerhalb der dreijährigen Ausbildung und die Intensivierung des Problembasierten Lernens sollen erneut geprüft, konkretisiert und ggf. konzeptionell verankert werden.

Weitere Punkte, die überarbeitet und überprüft werden müssen sind:

- Anthroposophische Ausrichtung des Curriculums
  - Grundkurs anthroposophische Pflege
  - Individuelle Schwerpunktsetzung im Verlauf der dreijährigen Ausbildung
- Überarbeitung der Dreijahresplanung
  - unter Beteiligung des Lehrerkollegiums, der Praxisanleiter/-innen und ggf. Honorardozenten,
  - Überprüfung des zeitlichen Aufbaus in Bezug auf die Problematik von Stofffülle vs. Zeitdruck
  - Überprüfung der fachwissenschaftlichen Ausrichtung

c) Umsetzung des Lernfeldansatzes/Unterrichtsentwicklung

Innerhalb des Lernfeldansatzes wurde, passend zum pädagogischen und erwachsenengerechten Konzept der Schule, eine Struktur mit Modulen, Epochen und Lernsituationen gewählt. Im weiteren Verlauf muss eine vertiefte Auseinandersetzung mit der Curriculumstruktur erfolgen. Denkbar sind kleinere Arbeitsgruppen, die sich mit den Curriculumelementen beschäftigen, diese überprüfen und weiterentwickeln. Neben der Expertise der Lehrenden muss die Beurteilung der Praxisanleiter/-innen und der Honorardozenten vermehrt einfließen. Ebenso wird über eine prozessbegleitende Beratung und weitere berufspädagogische Fortbildungen nachgedacht, die sich auf folgende Punkte beziehen:

- Entwicklung und Umsetzung von Lehr-Lernarrangements
  - Vollständige Handlung – von der Fach- zur Handlungssystematik
  - Kompetenzorientierung und kompetenzorientierte Lernerfolgskontrollen
  - Problembasiertes Lernen

- Handlungs- und Schülerorientierte Unterrichtsmethoden
- Fallarbeit
- Team-Teaching
- Erwachsenenbildung
- Lernbegleitung/Lernberatung
- Fachwissenschaftliche Orientierung im Hinblick auf die generalistische Ausbildung
- Unterrichtsevaluation, Unterrichtsqualität und Unterrichtsentwicklung

d) Unterrichtsentwicklung

Die Unterrichtsentwicklung als Kern der pädagogischen Schulentwicklung ist ein weiterer Schwerpunkt im Rahmen der Qualitätsverbesserungsprozesse. Zum Thema Unterrichtsqualität können folgende Fragestellungen erste Anhaltspunkte geben:

1. Werden die Inhalte von den Lernenden verstanden, ist der Unterricht zeitflexibel und methodisch abwechslungsreich?
2. Was tut die Pflegeschule, um Unterrichtsqualität im Blick zu behalten und zu verbessern?
3. In welcher Weise bietet die Schule Unterstützung bei individuellen Lernproblemen an?

(Keuchel et al. 2003, 446)

Erste Schritte zur Verbesserung und Entwicklung der Unterrichtsqualität wurden im Rahmen des Projekts bereits eingeleitet. So wird jede Lernsituation im letzten Schritt des Unterrichtsprozesses mithilfe unterschiedlicher Methoden evaluiert. Zudem erfolgt eine schriftliche Auswertung durch die Lehrenden. Unterrichtsevaluation, Selbstevaluation und Individualfeedback sind wertvolle Instrumente zur Weiterentwicklung der Unterrichtsqualität und zur Unterstützung des Lehr- und Lernprozesses.[1]

e) Theorie-Praxis-Transfer

Einen wichtigen Schwerpunkt im Rahmen der pädagogischen Schulentwicklung stellt auch die Verbesserung des Theorie-Praxis-Transfers dar. Folgende Fragestellungen können hier hilfreich sein:

1. Sind Pflegeschule und Pflegepraxis bemüht zu erkunden, wodurch das Lernen jeweils erschwert bzw. erleichtert wird?
2. Herrscht aus Sicht der Lernenden ein gutes Lernklima?

(vgl. Keuchel et al. 2003, 446)

---

[1] Siehe hierzu Thimet 2007; Krug/Kneer 2008

Derzeit besteht die praktische Ausbildung an der Freien Krankenpflegeschule an der Filderklinik aus folgenden Elementen:

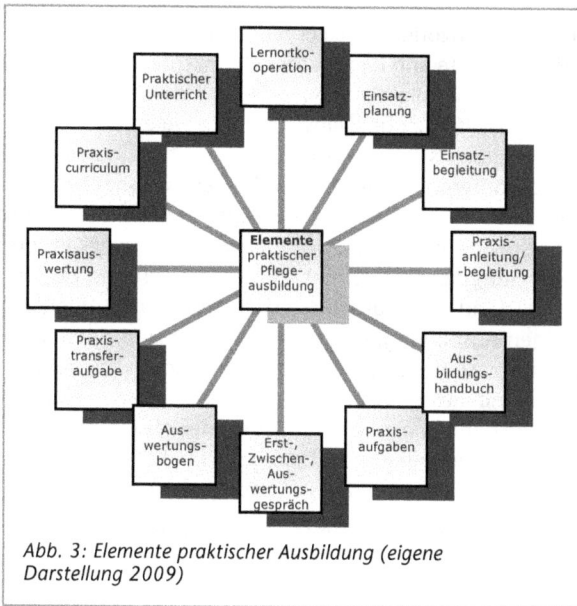

Abb. 3: Elemente praktischer Ausbildung (eigene Darstellung 2009)

Mit den Praxisanleiter/-innen konnten einige dieser Elemente neu entwickelt und eingeführt werden. Als nächsten Schritt ist die **Entwicklung eines Praxiscurriculums** geplant und bereits auf den Weg gebracht. Alle bestehenden Praxisaufgaben werden derzeit überarbeitet und vollständig in die Verantwortung der PraxisanleiterInnen gelegt. Die Aufgaben waren bisher mehr tätigkeits- als kompetenzorientiert und hatten einen sehr hohen theoretischen und schriftlichen Anteil. In Zukunft wären Kompetenzbeschreibungen mit aufzunehmen und Aufgaben zu entwickeln, die unterschiedliche Schwierigkeitsgrade aufweisen. Bei der Überarbeitung der Praxisaufgaben ist die Zusammenarbeit mit den Lehrenden wünschenswert und eigentlich unabdingbar. Ein guter Nebeneffekt hierbei kann die Verbesserung der Lernortkooperation sein.

Die Entwicklung des Praxiscurriculums soll unter der Leitung der beiden Praxisanleiter der Schule in enger Zusammenarbeit mit den Lehrenden und den PraxisanleiterInnen der Klinik erfolgen. Ein Praxiscurriculum beschreibt die Inhalte der praktischen Ausbildung. In der Veröffentlichung des Bundesministeriums für Familie, Senioren, Frauen und Jugend „Die praktische Altenpflegeausbildung" wird als Mindeststandard festgelegt, was ein Praxiscurriculum beinhalten und was bei der Erstellung beachtet werden muss. Ein Praxiscurriculum legt fest „Wann" (Ausbildungsstand), „Was" (Ausbildungsinhalte), „Wer" (Aufgaben/Verantwortlichkeiten), „Wo" (Lernorte, Einsatzplanung) und

„Wie" (methodische Vermittlung) die praktische Ausbildung gestaltet ist (vgl. BMFSFJ 2010, 73ff.).

f) Lernerfolgsbewertungs- und Prüfungskonzeption

In Bezug auf das kompetenzorientierte Lernen in Theorie und Praxis sowie das Ausbildungsziel müssen detaillierte und handhabbare Konzepte zur Verfügung stehen, die es möglich machen, den Lernerfolg der Pflegenden in Ausbildung einzuschätzen. Hierbei sind sowohl die Fremd- als auch die Selbsteinschätzung zu berücksichtigen. Während der Projektlaufzeit ergaben sich erste Überlegungen für ein solches Konzept in den regelmäßigen Blockkonferenzen, in denen die Leistungsnachweise wie Klausuren, Referate usw. abgestimmt wurden. Für die praktische Ausbildung wurde ein Konzept für Praxisanleitung sowie ein neuer Auswertungsbogen entwickelt, um die erreichten Kompetenzen während eines Praxiseinsatzes auszuwerten und Lernempfehlungen zu geben. Zugleich entstand der Wunsch nach veränderten Prüfungsmodalitäten zum Ende der dreijährigen Ausbildung, die gekennzeichnet sind durch eine erwachsenengerechte Prüfungsform sowie eine Kompetenzmessung, die praktische, schriftliche und mündliche Prüfung besser verbindet. Zunächst erfolgte eine Veränderung der Zwischenprüfung, die dann in eine ähnliche Form der Abschlussprüfung münden soll. Im weiteren Verlauf der Curriculumentwicklung soll ein Lernerfolgsbewertungskonzept entwickelt werden, das folgenden Fragestellungen nachgeht:

1. Wie können Lernfortschritte gegenüber früheren Leistungen und im Verhältnis zu den zuvor formulierten Erwartungen beurteilt werden?

2. Wie kann Transferleistung beurteilt werden?

(Keuchel et al. 2003, 446f.)

3.2 ZUSAMMENFASSUNG UND FAZIT

Das Modellprojekt war und ist eine wesentliche Bereicherung für die Pflegeausbildung und die Schulentwicklung an der Freien Krankenpflegeschule an der Filderklinik. Die Herausforderungen waren immens, doch alle Beteiligten haben diese Aufgabe aufgrund einer hohen Identifikation mit der Schule, den Auszubildenden, der anthroposophischen Ausbildung und nicht zuletzt dem Pflegeberuf selbst sehr gut gemeistert.

Die Evaluationsergebnisse sind insgesamt zufriedenstellend und bieten der Schule wertvolle und konkrete Anknüpfungspunkte für Verbesserungen und Weiterentwicklung. Die Unsicherheit, wie es mit der Pflegeausbildung weitergehen wird, bleibt. Doch wohin sich die Pflegeausbildung auch entwickelt, es wird entscheidend sein, den zukünftigen Anforderungen durch eine entsprechend konzipierte Ausbildung zu begegnen. Für diese Aufgabe ist die anthroposophisch erweiterte, generalistische Pflegeausbildung des Modellprojekts: „PFLEGE – LEBEN: Eine generalistische Pflegeausbildung" der Freien Krankenpflegeschule an der Filderklinik eine gute und fundierte Grundlage.

LITERATUR

BISCHOFF-WANNER, CLAUDIA; BONSE-ROHMANN, MATHIAS; ROMMEL, SYBILLE: Evaluation des Curriculums für die generalistische Pflegeausbildung an der Freien Krankenpflegeschule an der Filderklinik e.V. anhand ausgewählter Aspekte". Unveröffentlichter Forschungsbericht, Hochschule Esslingen 2010.

BRATER, MICHAEL: Formen der Integration von künstlerischem Üben in der Berufsbildung. Januar 2008. Online unter http://www.gab-muenchen.de/media/downloads/formen_der_integration_von_knstlerischem_ben_in_der_berufsbildung.pdf am 09.03.2010.

BÜCHELE, UTE: Arbeitshandeln muss künstlerisch werden. Veranstaltung vom 28. Juni 2007, aus der Reihe „Geometrie der Arbeit 3". Leipzig. Veranstalter: Burg Giebichenstein, Hochschule für Kunst und Design Halle. Online unter http://www.gab-muenchen.de/media/downloads/20070723_vortrag_arbeitshandeln_muss_knstlerisch_ub_v1.pdf am 05.08.2010.

BUNDESMINISTERIUM FÜR FAMILIE, SENIOREN FRAUEN UND JUGEND: Die praktische Altenpflegeausbildung. Ein Handbuch des Servicenetzwerkes Altenpflegeausbildung für ambulante und stationäre Einrichtungen. 2. Aufl. Herausgegeben von BMFSJ Berlin 2010. Online unter http://www.altenpflegeausbildung.net/snaa/thema/abh/HB_Altenpflegeausbildung.pdf am 01.09.2010.

BUNDESMINISTERIUM FÜR FAMILIE, SENIOREN, FRAUEN UND JUGEND: Pflegeausbildung in Bewegung. Ein Modellvorhaben zur Weiterentwicklung der Pflegeberufe. Schlussbericht der wissenschaftlichen Begleitung. Herausgegeben von BMFSJ Berlin 2008. Online unter http://www.dip.de/fileadmin/data/pdf/material/PiB_Abschlussbericht.pdf am 01.09.2010.

DEUTSCHER BILDUNGSRAT: Empfehlungen der Bildungskommission zur Förderung praxisnaher Curriculum – Entwicklung. Stuttgart 1974.

KEUCHEL, REGINA; ROES, MARTINA; KRIPPNER, ANTJE; GÖRRES, STEFAN: Qualitätsmanagement im Bildungsbereich. In: Falk, Juliane; Kerres, Andrea (Hg.): Didaktik und Methodik der Pflegepädagogik. Handbuch für innovatives Lehren im Gesundheits- und Sozialbereich. Weinheim: Juventa-Verl., 2003, S. 427–452.

KRUG, SABINE; KNEER, MONIKA: Unterrichtsevaluation an Kranken- und Kinderkrankenpflegeschulen. Die Bedeutung im Lehr-Lernprozess: VDM Verlag Dr. Müller, 2008.

KLAES, LOTHAR; WEIDNER, FRANK et al: Pflegeausbildung in Bewegung. Ein Modellvorhaben zur Weiterentwicklung der Pflegeberufe im Auftrag des Bundesministeriums für Familie, Senioren, Frauen und Jugend. Schlussbericht der wissenschaftlichen Begleitung. Herausgegeben von BMFSJ Berlin 2008.

KNEER, MONIKA; GUBBA-HOKE, ULRIKE; ADOLPHI, GERNOT: Curriculum für eine anthroposophisch erweiterte, generalistische Pflegeausbildung Entwicklung und Umsetzung des Modellprojekts: „PFLEGE – LEBEN: Eine generalistische Pflegeausbildung". Projektbericht – Teil A-C. Curricularer Begründungsrahmen. Freie Krankenpflegeschule an der Filderklinik e.V. Filderstadt, 24. September 2010.

THIMET, SUSANNE: Operativ Eigenständige Schule. Das Konzept OES an beruflichen Schulen in Baden-Württemberg. Ministerium für Kultus, Jugend und Sport Baden-Württemberg. Online unter http://www.schule-bw.de/schularten/berufliche_schulen/oes/aktuell/OES_broschuere_071011.pdf am 18.02.2010.

Workshop Pflegefilm

Thomas Koch, Stefanie Krebs

Der semiprofessionelle Pflegesimulationsfilm bietet nicht nur einen großen pädagogischen Mehrwert, sondern auch ein gutes Preisleistungsverhältnis. Wir produzieren solche Videos. Ziel der Instruktionsfilme ist es, pflegerisches Handeln, im Rahmen einer Simulation, nachvollziehbar darzustellen. In diesem Workshop werden die Produktion dieser Filme und deren Einsatz als Lern- und Lehrmedium thematisiert. Gemeinsam überlegten die Workshopteilnehmer, wie man die Filme auf einer internetbasierten Lernplattform multimedial vernetzen kann und mit anderen Medien im Unterricht einsetzt.

FRAGEN ZUR FILMPRODUKTION

Es gibt viele Möglichkeiten in der Pflegeausbildung das Medium Film einzusetzen. In diesem Workshop sind wir der Frage nachgegangen, wie man mit selbstproduzierten, semiprofessionellen Videofilmen Pflegesimulationen darstellen und diese Filme mit anderen Medien vernetzen kann. Es geht also um Videotutorials, die Pflegehandlungen nachvollziehbar machen. Solche Videoanleitungen eignen sich zum Selbststudium. Man kann sie aber auch im Frontalunterricht einsetzen und anschließend gemeinsam besprechen. In Pflegeinstitutionen können diese Filme den schriftlich fixierten Pflegestandard ergänzen und über das Intranet des Hauses den Mitarbeitern zugänglich gemacht werden.

Wir haben uns zum Thema Film verschiedene Fragen gestellt und die folgenden Antworten gefunden:

WARUM SELBST PRODUZIEREN?

Selbstproduzierte, semiprofessionelle Videoanleitungen zeichnen sich durch eine hohe Anschaulichkeit, eine große Informationsdichte und durch Realitätsnähe aus. Das macht sie zur optimalen Ergänzung zu schriftlichen und grafischen Lernmaterialien. Gute Instruktionsfilme haben einen hohen pädagogischen Mehrwert. Außerdem sind sie im Bereich der Krankenpflege Mangelware. Zu dem sind Pflegehandlungen oft nicht evidenz-basiert und es gibt, gerade in Detailfragen unterschiedliche Auffassungen, wie eine Pflegehandlung auszuführen ist. Im Hinblick auf eine qualitätssichernde Standardisierung sollte wenigstens innerhalb einer Ausbildungs- oder Pflegeinstitution Einigkeit über die Ausführung herrschen und auf der Basis dieser Einigung kann eine Videoanleitung erstellt werden, die genau auf die eigenen Anforderungen zugeschnitten ist. Ein anderer Aspekt ist die immer kürzer werdende Halbwertzeit des Wissens, die eine dezentralisierte Eigenproduktion nahe legt. Das gibt uns die Möglichkeit bestehendes Filmmaterial immer wieder zu modifizieren und zeitnahe anzupassen.

WARUM SEMIPROFESSIONELL PRODUZIEREN?

Professionelle Filme sind teuer, denn der Auftrag, ein Filmprojekt zu realisieren muss extern an Fachleute vergeben werden. Hier wird man in der Regel ein filmtechnisch einwandfreies Produkt erhalten. Oft kommen in diesen Filmen aber pädagogische und pflegerische Aspekte zu kurz. Personelle Ressourcen der Auftraggeber werden dabei nur ungenügend berücksichtigt. Laienhaft produzierte Videos sind kostengünstig haben aber einen eingeschränkten didaktischen Wert. Zoomfahrten, wacklige Aufnahmen und schlechte Schnitte strengen den Zuschauer an und lenken vom Lerngegenstand ab. Semiprofessionelle Filme bieten eine hohe filmtechnische Qualität unter Einbezug der personellen Ressourcen der auftraggebenden Institution. Die Akteure agieren zwar nicht so souverän wie Schauspieler und die Off-Stimme klingt nicht so geschliffen, wie die Stimme eines Fernsehsprechers, aber der didaktische Wert des Films ist dadurch nicht beeinträchtigt. Das Filmmaterial wirkt authentisch. Die Mitwirkenden kennen die Gegebenheiten in der Institution und werden das Filmmaterial genau darauf abstimmen. Ein filmtechnisch geschulter Mediendidaktiker mit krankenpflegerischem und pädagogischem Hintergrund wird den produzierten Film viel gezielter auf die Adressatenbedürfnisse ausrichten können, als das ein reiner Videofilmer vermag. Auch hier wird der Film nicht den künstlerischen und filmtechnischen Anforderungen genügen, den niveauvolle Fernsehbeiträge haben. Berücksichtigt der Mediendidaktiker aber einige grundlegende Regeln des filmtechnischen Handwerks, wird der Film eine akzeptable Qualität erhalten. Der semiprofessionell produzierte Film hat ein gutes Preisleistungsverhältnis.

WARUM PFLEGE SIMULIEREN?

Bei Pflegesimulationen werden Laienschauspieler eingesetzt, die Menschen mit bestimmten Krankheitsbildern darstellen können. Diese Laienschauspieler sind belastbarer als kranke Menschen. Mit ihnen können mehr Einstellungen gedreht werden und wichtige Details der Pflegehandlung lassen sich so mit dem gewonnenen Filmmaterial genauer zeigen. Auch ist die Pflegesimulation nicht in dem Masse den krankenpflegerischen Aspekten unterworfen, wie dies bei realer Pflege der Fall wäre. Didaktische Gesichtspunkte und filmtechnische Erfordernisse können bei Simulationen eher berücksichtigt werden.

WAS IST EINE PFLEGERISCHE HANDLUNG AUS FILMTECHNISCHER SICHT?

Eine krankenpflegerische Handlung ist, aus filmtechnischer Sicht, ein strukturierter Bewegungsablauf in einem dreidimensionalen Raum. Die Struktur besteht in der Regel aus vorbereitenden, durchführenden und nachbereitenden Tätigkeiten, die sich wiederum in einzelne Handlungsschritte unterteilen lassen. Die Struktur der Pflegehandlung ist in einen Zeitrahmen eingebettet. Die Handlung hat also einen Anfang und ein Ende. Mit methodisch-didaktischen Mitteln muss die Struktur der Pflegehandlung filmisch dargestellt werden. Was im Filmbild gezeigt wird, bestimmen vor allem die pflegefachlichen Aspekte. Mit film-technischen Mitteln, wie dem hollywood continuity system muss der dreidimensionale Bewegungsablauf in die Zweidimensionalität der Filmbilder übersetzt werden.[1]

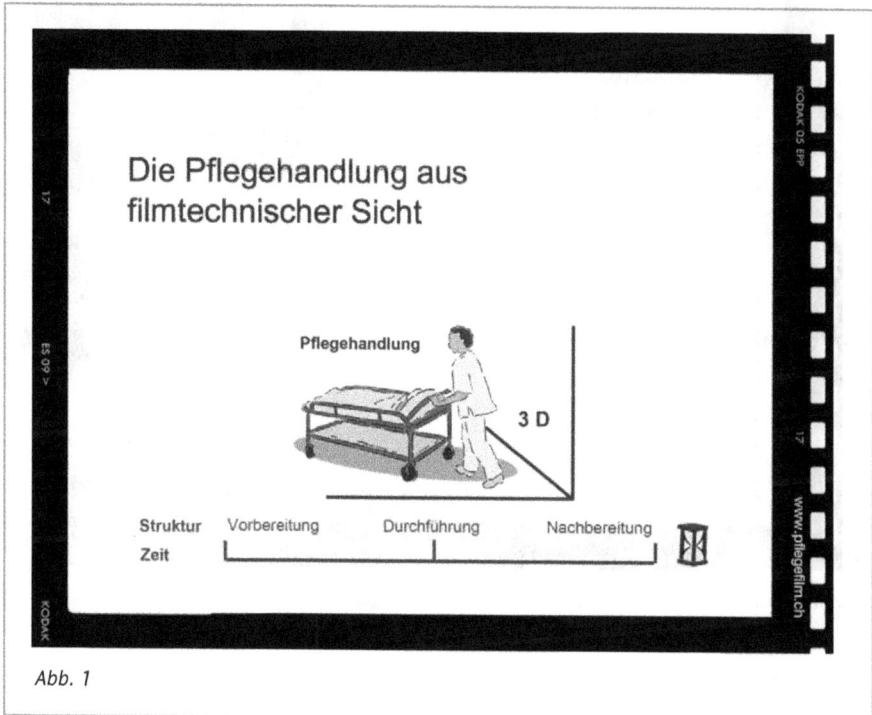

Abb. 1

---

[1] Th. Koch: Filmrealisationskonzept der DVD – Produktionsgruppe des ABZ Curriculumverbund HF Pflege; 2010; Winterthur

Welche Aspekte bestimmen den Faktor Zeit im Film?

Drei Aspekte bestimmen den Faktor Zeit. Hier stellen sich einige Grundsatzfragen: Soll die pflegerische Handlung genauso dargestellt werden, wie sie in der Realität dauert? Oder soll die Struktur und die Details der Handlung in einer didaktischen Verlangsamung herausgearbeitet werden? Oder soll man den Sehgewohnheiten der Adressaten gerecht werden, die eine Verkürzung der Handlung aus Kinofilm und Fernsehen gewöhnt sind? Die Entscheidung ist ein Abwägen. Wir haben vor allem die methodisch-didaktischen Aspekte gewichtet und verlangsamen entsprechend. Den Sehgewohnheiten wollen wir durch eine hohe Schnittfrequenz und durch klare ästhetische Bilder gerecht werden. Pflegefachlich achten wir darauf, dass die Handlung trotz der Verlangsamung als realistisch erlebt wird und legeartis ist.

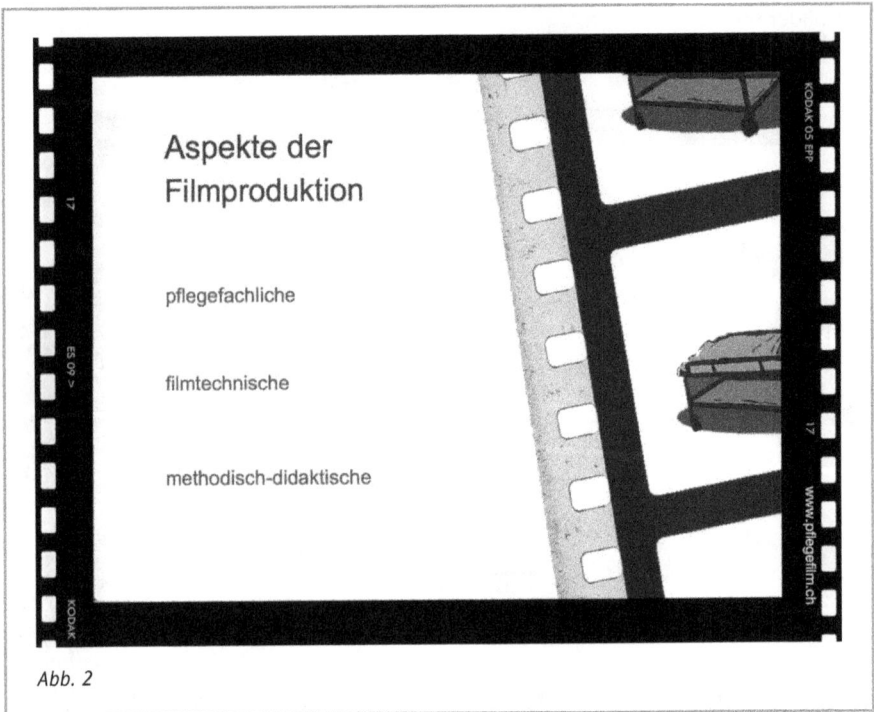

Abb. 2

Welche Dimensionen pflegerischen Handelns sollen filmisch dargestellt werden?

Soll die Abbildung eine Pflegehandlung vollständig sein, müssen vier Dimensionen dargestellt werden: die pflegefachliche, die medizintechnische, die psychologische und die soziale. So erhalten die Filme einen Mehrwert gegenüber den Pflegefilmen, die von den Fachverlagen angeboten werden und sich oft auf die handlungstechnischen Bereich beschränken.

Wie sieht der Workflow zur Filmproduktion aus?

Der Workflow besteht aus den drei Arbeitsbereichen Preproduktion, Produktion und Postproduktion. Ein Mediendidaktiker übernimmt die meisten Arbeiten von der Konzeption über die Realisation bis zur Publikation. Unterstützt wird er von Pflegeexperten, die die pflegefachlichen Rahmenbedingungen vorgeben.

Was passiert in der Preproduktion?

Am Anfang der Filmproduktion steht der Auftrag einer Institution. Dann erfolgt das Briefing durch den Pflegeexperten, der die Pflegehandlung im Film darstellen wird. Mit Fotos und schriftlichen Notizen halten wir fest, wie die Pflegehandlung abläuft und

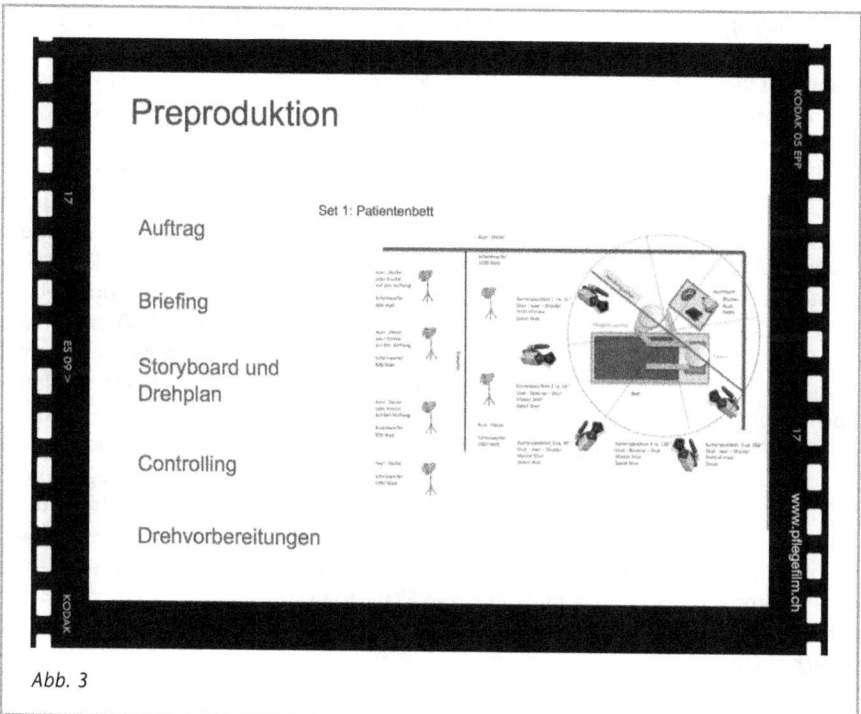

Abb. 3

welche Aspekte von besonderer Wichtigkeit sind. Auf der Basis dieser Informationen erstellen wir dann das Storyboard und einen Drehplan, in denen der Ablauf detailliert beschrieben wird. Kameraeinstellungen und Kamerapositionen sind dort minutiös aufgeführt. Das Storyboard wird den Pflegeexperten und den Verantwortlichen zur Kontrolle vorgelegt. Ist das Storyboard freigegeben, können Drehtermine fixiert, Drehorte reserviert und Requisiten organisiert werden.

WAS PASSIERT IN DER PRODUKTION?

Die Produktion beginnt mit dem Setaufbau. Es werden Kameras installiert, Mikrophone verteilt und der Ton geprüft. Das Einleuchten des Sets mit Filmlampen erfordert Erfahrung und viel Fingerspitzengefühl. Ziel ist es, störende Schatten zu eliminieren und das für Krankenhäuser typische weiche Licht zu erzeugen. Beim Ton muss die Aufnahme des Nutzsignals optimiert und Störgeräusche minimiert werden. Letzteres geschieht z. B. durch das Aufhängen von Vorhängen um Hall zu vermeiden. Trittgeräusche werden durch das Bekleben der Schuhsohlen mit Filz abgemindert und laut raschelnde Papierverpackungen muss man anfeuchten. Wir arbeiten mit einem externen Tonaufnahmegerät und Funkmikrofonen. Ist die Technik installiert muss die Continuity gesichert werden. Das heißt, dass während der Aufnahmen alles seinen Platz hat und nichts versehentlich verschoben wird. Sollten Requisiten, wie z. B. eine Wasserflasche zwischen zwei Schnitten, wie von Geisterhand die Position wechseln, würde das den Zuschauer irritieren und vom Lerngegenstand ablenken. Als nächstes werden die Darsteller instruiert und im Filmbild positioniert. Dann wird in einem Zwölfstundenarbeitstag das Storyboard abgearbeitet. Der Mediendidaktiker ist Regisseur, Regieassistent, Beleuchter, Tonmeister und Kameramann in Personalunion. Das ist kostengünstig, aber sehr anstrengend und erfordert hochkonzentriertes Arbeiten. Optimal werden die Aufgaben auf zwei Personen verteilt. Die eine macht die Regie-, Licht- und Kameraarbeit, die andere die Regieassistenz und steuert den Ton. Gefilmt wird mit zwei Spiegelreflexfotokameras vom Typ Canon 5D Mark II. Diese Geräte haben eine Videofunktion. Sie sind aber unkomfortabel in der Anwendung und erfordern eine gute Logistik. Im Gegensatz zu einer Videokamera bieten sie ein qualitativ hochwertiges Bild und die Möglichkeit ablenkende Bildinformationen in der Unschärfe aufzulösen und wesentliche Bildinhalte durch Schärfe hervorzuheben. Eine Kamera wird mit einem 33 bis 80 mm Objektiv ausgestattet und macht halbtotale bis halbnahe Einstellungen. Die andere Kamera hat ein 80 bis 200 mm Objektiv und wird für Nahe, Großaufnahmen und Detaileinstellungen verwendet. Die Verwendung von zwei Bildaufnahmegeräten ermöglicht später saubere Schnitte. Ton und Kameras werden in der Postproduktion mittels der eingesetzten Filmklappe synchronisiert. Die Off-Stimme wird in improvisierten Tonstudios aufgenommen. Am Ende gilt es die gewonnen Daten zu sichern und das Set abzubauen.

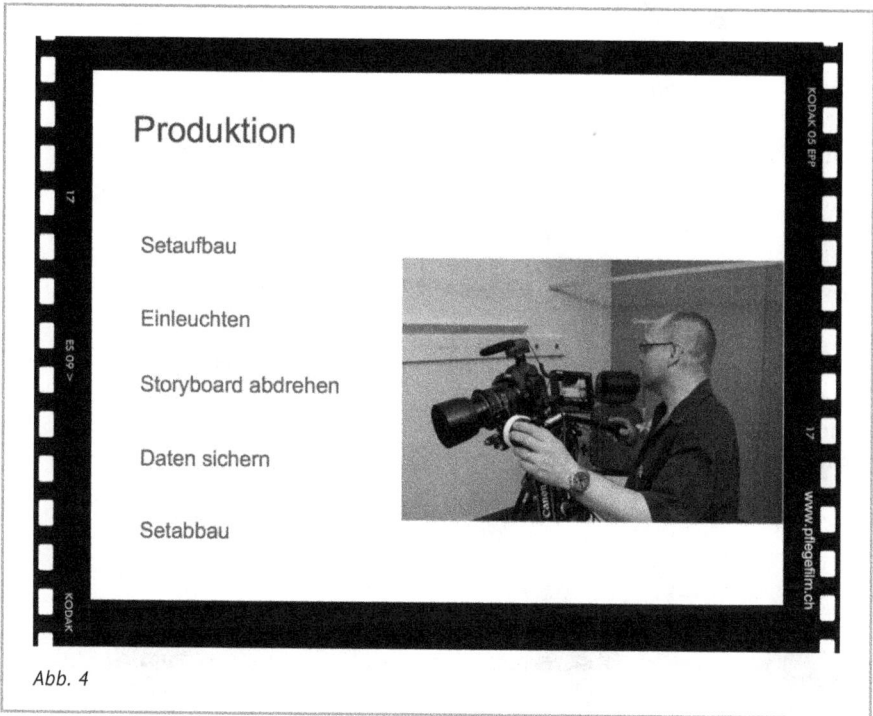

Abb. 4

WAS PASSIERT IN DER POSTPRODUKTION?

In der Postproduktion muss das gewonnene Rohmaterial in bearbeitungstaugliche Formate konvertiert werden. Der Filmschnitt erfolgt mit dem Programm Final Cut Pro, Grafiken werden mit Adobe Photoshop und Animationen mit Adobe After Effects erstellt. Publiziert werden die Filme auf Lernplattformen, Intranets oder auf DVD. Auch die Einbindung in Apps für Smartphons ist machbar.

WIE HOCH IST DER PRODUKTIONSAUFWAND?

15 Minuten Film:
40 Arbeitsstunden Preproduktion:
2 Stunden Pflegeexperte, 2 Stunden pflegewissenschaftliche Assistenz,
36 Stunden Mediendidaktiker

40 Arbeitsstunden Produktion:

12 Stunden Pflegeexperte, 12 Stunden pflegewissenschaftliche Assistenz, 16 Stunden Mediendidaktiker

40 Arbeitsstunden Postproduktion:

1 Stunde Pflegeexperte, 1 Stunde pflegewissenschaftliche Assistenz, 38 Stunden Mediendidaktiker

Gesamt: 120 Stunden + Pauschale für einen Tag Simulationspatienteneinsatz

Der Aufwand, der für die Filmproduktion betrieben werden muss, legt nahe, dass man mit anderen Institutionen kooperiert und die Filme gemeinsam nutzt. Auch mit einem gezielten Marketing und dem Verkauf der Filme lassen sich die Produktionskosten senken.

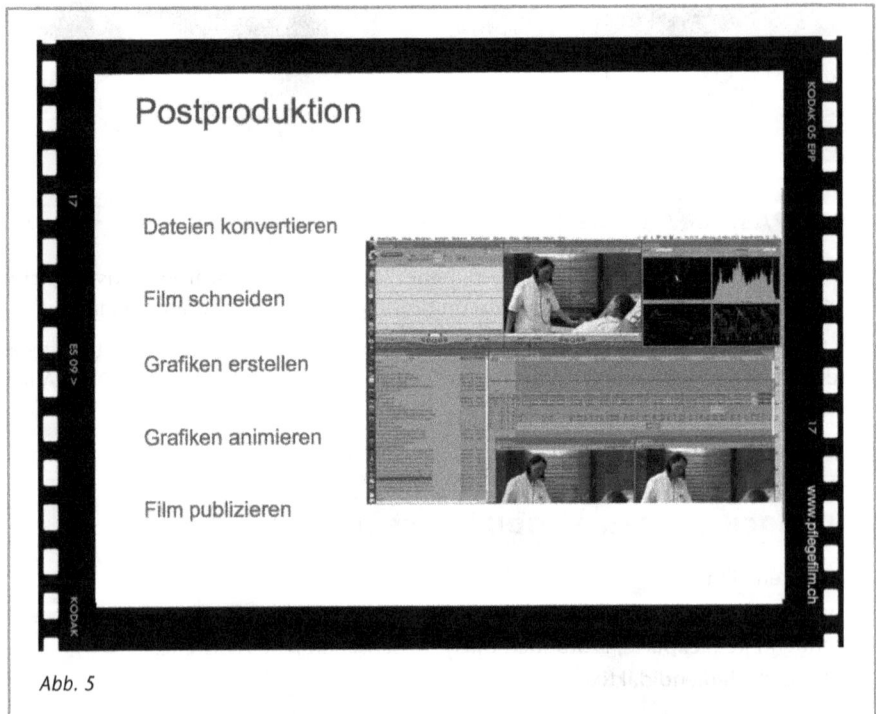

Abb. 5

PFLEGESIMULATIONSFILME IM UNTERRICHT

Der Einsatz einer Unterrichtsmethode wird von drei bestimmenden Faktoren geprägt: dem Lernziel, dem Lerner und den Ressourcen.

Das **Lernziel** gibt uns Thema, sowie Art und Stufe der Taxonomie vor. Thema und Taxonomiestufe z. B. aus dem kognitiven Bereich oder psychomotorische Lernziele können eine unterschiedliche Anwendung von Lehrfilmen notwendig machen.[2]

Der **Lerner** ist durch seine persönlichen Verhaltensweisen und Vorlieben geprägt. Die Möglichkeiten für die Aufnahme von praktischen Erfahrungen sind unter anderem durch das Ausbildungsprogramm vorgegeben. Wird die Praxis nicht formal in die Ausbildung einbezogen oder sind die Lernbedingungen in der Praxis nicht für alle Lernende gleich, kommt der Unterrichtsmethode für die praktische Pflegehandlung ein großer Stellenwert zu. Ausbildungsprogramme, die Personen mit Berufserfahrung nachschulen, müssen flexibel auf die unterschiedlichen Ausbildungsbedingungen in der Praxis reagieren.

Der dritte bestimmende Faktor ist die Schule selbst mit ihren **Ressourcen**. Lernende profitieren im Bereich der praktischen Ausbildung von spezialisierten Lehrpersonen, Praxiszimmern und Demonstrationsmaterialien. Die Produktion und der Einsatz der Videoanleitungen sollten in enger Absprache mit diesen Lehrpersonen geschehen.

ERSATZ FÜR DIE DIREKTE PRAXISERFAHRUNG

Die direkte zielgerichtete Erfahrung von Situationen und Handlungen hat einen hohen Lernerfolg. Die lernintensive Praxiserfahrung bleibt aber Lernenden verwehrt, wenn eine Ausbildung rein schulisch ist und die in der Ausbildung thematisierten Pflegehandlungen am Arbeitsplatz nicht ausreichend ausgeführt werden können. Ein Beispiel ist der Unterricht zum Thema Einlage eines Blasendauerkatheters.

Im Gegensatz zu anderen Medien bietet der Film hier die Möglichkeit, die gesamte Situation, in der sich die Pflegehandlung abspielt, darzustellen. Dabei werden nicht nur die mechanischen Tätigkeitsschritte gezeigt, sondern auch die Interaktion zwischen Pflegenden und Patient, inklusive der Kommunikation. So entsteht ein reales Abbild der Wirklichkeit. Der Lerner fühlt sich unter Umständen selber emotional angesprochen und erkennt die Bedeutung der Pflegehandlung für den Patienten. Allerdings ist

---

[2] S. Schewior-Popp: Handlungsorientiertes Lehren und Lernen; Taxonomie der Lernziele im kognitiven Bereich nach B.Bloom et al. 1986; Taxonomie der Lernziele im psychomotorischen Bereich nach Dave 1968; S. 59; 1998; Stuttgart

es wichtig den Film mit anderen methodisch-didaktischen Mitteln zu untermauern. So sollen Handlungslisten den Teilnehmenden einen ersten Eindruck vom Ablauf der Tätigkeit geben. Durch diese Vorbereitung können sie sich dann besser auf den Film konzentrieren. Anschließend wird die sinnliche Erfahrung durch das Erkunden des eingesetzten Arbeitsmaterials ermöglicht. In Kleingruppen lernen sie die Gegenstände kennen und probieren sie aus.

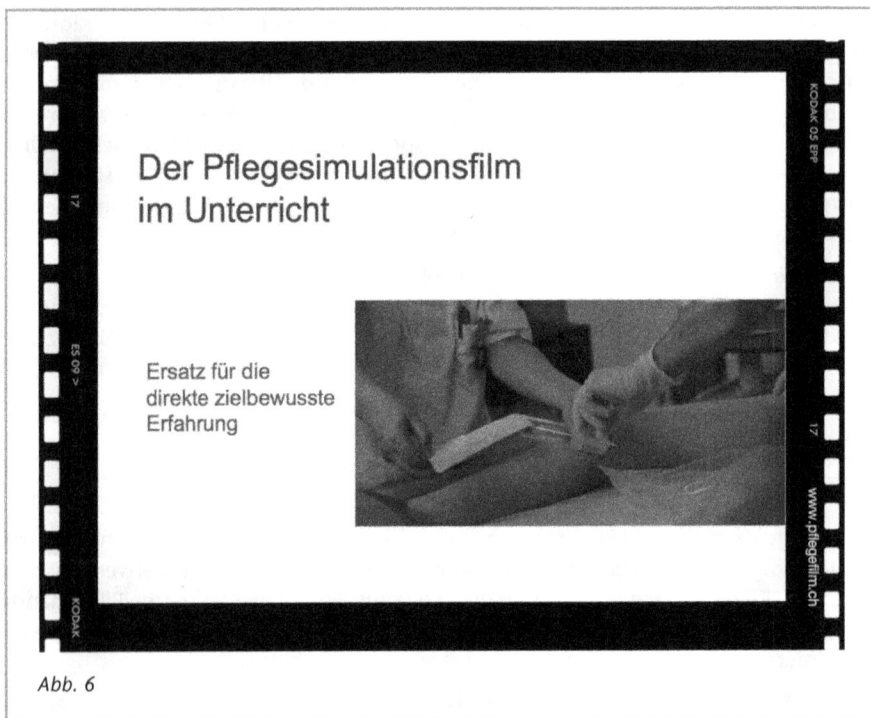

Abb. 6

ÜBERPRÜFEN DER DIREKTEN PRAXISERFAHRUNG

Ein zweites Beispiel aus dem Bereich der direkten zielgerichteten Erfahrung ist der Umstand, dass eine Handlung von Auszubildenden im bisherigen Arbeitsalltag bereits durchgeführt wurde. Das jedoch nicht immer korrekt. In Nachholbildungen im Gesundheitswesen haben z. B. viele Lernende praktische Erfahrungen im Messen von Puls und Blutdruck, wobei das Wissen teilweise oberflächlich und ungenau ist. Hier ist es zunächst wichtig, die Lernenden mit einem Vorkenntnistest abzuholen, sie für das anscheinend bekannte Thema zu interessieren und Lücken aufzuzeigen. Bewährt hat sich in diesem Fall auch die selbstgesteuerte Erarbeitung der Theorie mittels E-Learning-Ressourcen. Wird in diesem Rahmen der Film angeschaut, ist es möglich die eigene Vorgehensweise mit der im Video zu vergleichen. Da der Film als Modell über einen längeren Zeitraum zur Verfügung steht und ein „Umlernen" nicht von heute auf morgen geschieht, haben die Lernenden genügend Zeit ihre Arbeitsweise zu reflektieren und zu modifizieren. Im Unterricht können Diskrepanzen zwischen Vorerfahrung und Film thematisiert werden. Das Wissen wird durch Arbeitsblätter vertieft, die für jeden Handlungsschritt Begründungen fordern.

ERGÄNZUNG DER UNTERRICHTSDEMONSTRATIONEN

Die Demonstration am Modell oder am Lehrerkollegen ist wertvoll, denn die Lehrperson kann mit ihren Erklärungen die Pflegehandlungen begreifbar machen. Danach führen die Lernenden die Tätigkeit, z. B. die Blutentnahme unter Aufsicht gegenseitig durch. Teilweise kann in einer späteren Phase oder auch in der Prüfungssituation mit Simulationspatienten gearbeitet, so dass eine Realitätsnähe zum Pflegealltag gegeben ist.

Sehen wir uns dabei den Aspekt Ressourcen an: Für dieses Unterrichtssetting braucht es spezialisierte Lehrpersonen, ausreichendes Unterrichtsmaterial (Modelle und Verbrauchsmaterial), räumliche und zeitliche Ressourcen um mit optimalen Gruppengrößen zu arbeiten. Selbst wenn alle diese Voraussetzungen gegeben sind, ist die Demonstration für die Lernenden eine unterschiedlich effektive Lernerfahrung: Fast jeder Lerner nimmt eine eigene räumliche Perspektive ein, wobei manche Handlungen durch den Ausführenden verdeckt sind, bzw. aus der bestehenden Entfernung im Detail nicht gesehen werden können. Die Demonstration setzt zudem eine hohe Konzentrationsleistung bei den Lernern voraus, damit sie alle Schritte nachvollziehen können. In der Gruppe ist die Gefahr der Ablenkung, z. B. durch andere Lernende, groß.

Der Film unterstützt den positiven Lerneffekt der Demonstrationen. Die Demonstrationssituation kann durch das Anschauen des Films so häufig wiederholt werden, bis eine gewisse Sicherheit entsteht. Die eigene Handlung kann zudem mit dem Film immer wieder überprüft werden und so formt sich die nötige Präzision aus. Zugleich sieht der Lernende durch die Patientensituation im Film ein erstes patientenbezogenes Fallbeispiel und das weckt vielleicht sein Interesse für weitere Situationen der Praxis. Sind die personellen, räumlichen und materiellen Ressourcen nur teilweise vorhanden, ist der Film, wenn er mit ansprechenden Lernmaterialien unterstützt wird, auch in finanzieller Hinsicht effektiv.

FILM ALS HAUPTTRÄGER DER INFORMATION

Der Film kann Inhalte darstellen, die der Lernende weder in der Schule und nur in seltenen Fällen in der Praxis kennenlernt, z. B. eine intensivmedizinische Überwachung. Hier kann der Zuseher in die fremde Situation eintauchen und ein Verstehen ist dadurch möglich.

Ein wichtiger Aspekt für den Lernerfolg ist dabei die Einstellung des Lerners zum Medium mit dem er lernt. Die Ankündigung einen Film zu sehen, lässt das Gefühl von Entertainment bei den Lernenden aufkommen und die ernsthafte Beschäftigung mit dem Thema und mit den gezeigten Situationen bleibt mitunter aus. Hier ist es wichtig eine gezielte Vor- und Nachbereitung zu planen um auf wesentliche Teile aufmerksam zu machen oder um eine tiefere Verarbeitung zu initiieren. Die Einstimmung auf den Film kann in Einzel- oder Gruppenarbeiten erfolgen, die Erwartungen an den Film können abgefragt werden oder bereits zu Beginn können Fokusfragen den Zuseher leiten. Diese Fragen können im Anschluss in verschiedener Form aufgegriffen und beantwortet werden. Mit dem Film selbst ist eine Lernkontrolle z. B. anhand einzelner Bildausschnitte möglich.

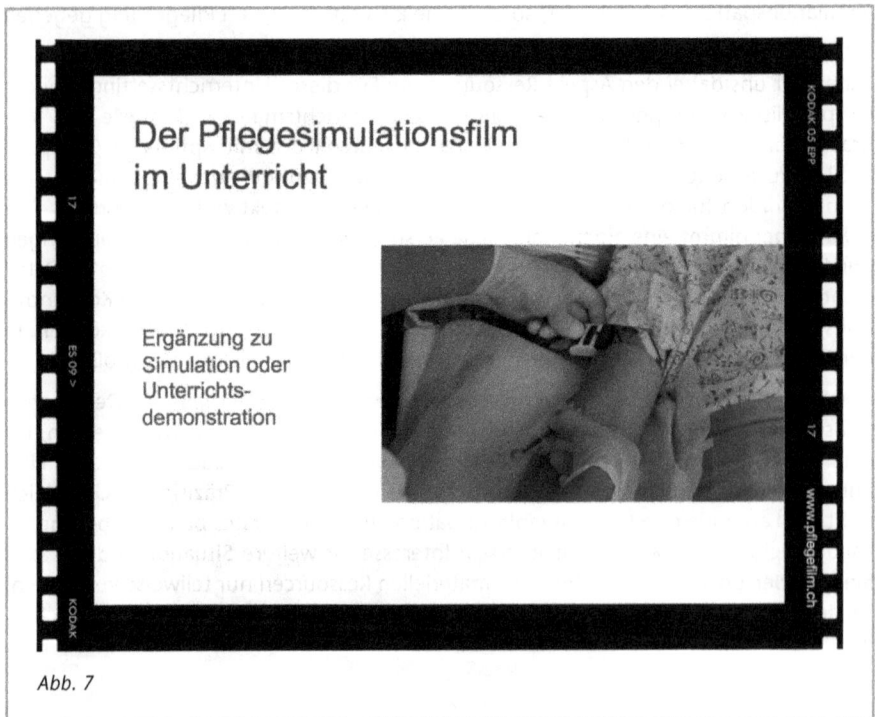

Abb. 7

VOR- UND NACHTEILE DES PFLEGESIMULATIONSFILMS

Alle Medien und Methoden haben ihre eigenen Vor- und Nachteile. Die Vor- und Nachteile des Pflegesimulationsfilms sind:

VORTEILE

- Hohe Anschaulichkeit
- Große Informationsdichte
- Realitätsnähe
- Vielfältige Einsatzmöglichkeiten im Bereich des Lernen und Lehrens
- Je nach Publikationsform beliebig oft zugänglich

NACHTEILE

- Die Filmerfahrung der Adressaten bezieht sich oft ausschließlich auf die Aspekte Unterhaltung und Entspannung. Lehrfilme werden von ihnen dann in diesem Kontext wahrgenommen. Die Haltung wird passiv und konsumorientiert.
- Das Filmbild und der Filmton enthalten, auch bei guter Regie- und Kameraarbeit, irrelevante Informationen.
- Film hat eine festgelegte Betrachtungsdauer und -abfolge. Hier kann es zu Aufmerksamkeits- und Verständnislücken kommen.
- Film ist ein Einweg-Kommunikationsmittel und lässt keine Rückkopplung zu.
- Film folgt einer festgelegten inhaltlichen Struktur, die der Betrachter nicht immer in seine individuelle Erfahrungs- und Wissensstruktur einzubauen vermag.[3]

Die Nachteile des Pflegesimulationsfilms können z. B. durch die multimediale Vernetzung mit anderen Medien und durch die sinnhafte Integration in den Unterricht kompensiert werden. Vorschläge dazu wurden im Workshop erarbeitet.

---

[3] R. Kittelberger, I. Freisleben: Lernen mit Video und Film; S. 19 ff; 1991; Weinheim

Einführung des ausbildungsintegrierenden Bachelorstudiengangs Pflege Dual

an der Katholischen Stiftungsfachhochschule München in Kooperation mit fünf Berufsfachschulen

Erste Ergebnisse aus der Begleitforschung

Katharina Lüftl, Andrea Kerres

Der ausbildungsintegrierende Bachelorstudiengang Pflege Dual verknüpft ein akademisches Studium mit der Ausbildung in einem Pflegeberuf. Neben dem Abschluss als staatl. examinierte Altenpfleger oder Gesundheits- und Krankenpfleger (Dauer 3 Jahre) erlangen die Absolventen den Bachelor of Science (Dauer 4,5 Jahre). Das Studienangebot der KSFH München zeichnet sich durch einen gerontologischen Schwerpunkt aus. Für die Teilnehmer gibt es drei Lernorte: Berufsfachschule, Hochschule und Pflegeeinrichtungen. Die ersten Schülerstudierenden haben im Wintersemester 09/10 ihr duales Studium aufgenommen. Dieses wird in Kooperation mit zwei Berufsfachschulen für Krankenpflege und zwei Berufsfachschulen für Altenpflege durchgeführt. Das Forschungsprojekt „Implementationsforschung Pflege Dual" evaluiert den ersten Studiendurchgang. Ziel ist es, auf Grundlage der Forschungsergebnisse Entscheidungshilfen für die Weiterentwicklung des Studiengangs zu geben, sich abzeichnende Probleme frühzeitig bearbeiten zu können, die Beteiligten an allen Lernorten zu unterstützen und Auswirkungen des neuen Studienmodells in Erfahrung zu bringen. Hierfür werden im Laufe des ersten Studiendurchgangs insgesamt neun schriftliche Befragungen bei den Schülerstudierenden, Auszubildenden der herkömmlichen Ausbildung, Praxisanleitern, Pflegedienst- und Heimleitungen, Lehrenden der Berufsfachschulen und Lehrenden der Hochschule durch-geführt. Im ersten Jahr haben drei Erhebungen stattgefunden. Erste Ergebnisse daraus werden im folgenden Beitrag vorgestellt.

Seit dem Wintersemester 2009/2010 gibt es an der Katholischen Stiftungsfachhochschule München den ausbildungsintegrierenden Bachelorstudiengang Pflege Dual. Dieser verknüpft ein akademisches Studium mit der Ausbildung in einem Pflegeberuf. Neben dem Abschluss als staatl. examinierte Altenpfleger oder Gesundheits- und Krankenpfleger (Dauer 3 Jahre) erlangen die Absolventen den Bachelor of Science (Dauer 4,5 Jahre).

Das Studienangebot der KSFH München zeichnet sich durch einen gerontologischen Schwerpunkt aus und wird in Kooperation mit zwei Berufsfachschulen für Altenpflege

Kooperierende Berufsfachschulen

- *Die Berufsfachschule für Altenpflege St. Korbinian des Caritasverbandes der Erzdiözese München-Freising e.V.,*

- *Die Evangelischen PflegeAkademie Hilfe im Alter der Inneren Mission München gGmbH,*

- *Die Berufsfachschule für Gesundheits- und Krankenpflege Maria Regina der barmherzigen Schwestern des hl. Vinzenz von Paul,*

- *Die Berufsfachschule für Gesundheits- und Krankenpflege Dritter Orden und Barmherzige Brüder,*

- *Die Berufsfachschule für Gesundheits- und Krankenpflege der Amper Kliniken AG am Klinikum Dachau.*

Abb. 1: Kooperierende Berufsfachschulen

sowie drei Berufsfachschulen für Gesundheits- und Krankenpflege durchgeführt (vgl. hierzu Abb. 1).

Die akademisch ausgebildeten Pflegenden werden dafür qualifiziert, in der direkten Patientenversorgung eigenverantwortlich professionelle Pflege zu planen, durchzuführen und zu evaluieren. Sie lernen, bedarfsgerechte Konzepte für die Versorgung pflegebedürftiger Menschen zu erarbeiten, Problemlösungsprozesse zu steuern und Projekte zu aktuellen Entwicklungen im Gesundheitsbereich durchzuführen. Das Studium befähigt zum wissenschaftlich fundierten und ethisch reflektierten Arbeiten. Der Gesundheitsförderung kommt dabei eine besondere Bedeutung zu. Als berufliche Perspektiven in der Pflegepraxis eröffnen sich z. B. die Rollen einer Primary Nurse, eines Pflegeexperten in der Pflege- und Angehörigenberatung oder die eines Casemanagers (KSFH, 2009).

Für die Teilnehmer gibt es beim ausbildungsintegrierenden Bachelorstudium drei Lernorte: Die Berufsfachschule, die Pflegeeinrichtungen und die Hochschule. Aufgrund ihres Doppelstatus als Auszubildende und Studierende werden die Lernenden „Schülerstudierende" genannt.

An vier der kooperierenden Berufsfachschulen lernen Schülerstudierende in gemischten Klassen zusammen mit Auszubildenden der herkömmlichen Pflegeausbildung. Eine Berufsfachschule für Gesundheits- und Krankenpflege hat für ihre Schülerstudierenden eine eigene, homogene Klasse gebildet.

Das Forschungsprojekt „Implementationsforschung Pflege Dual" evaluiert den ersten Studiendurchgang. Ziel ist es, auf Grundlage der Forschungsergebnisse Entscheidungshilfen für die Weiterentwicklung des Studiengangs zu geben, sich abzeichnende Probleme frühzeitig bearbeiten zu können, die Beteiligten an allen Lernorten zu unterstützen und Auswirkungen des neuen Studienmodells in Erfahrung zu bringen. Um diese Ziele zu erreichen, sollen folgende Forschungsfragen beantwortet werden:

- Welche Ressourcen und Probleme treten im Implementierungsprozess von „Pflege Dual" auf?
- Welche Unterstützung benötigen die Beteiligten an allen Lernorten?
- Welche Modifikationen in der Konzeption des Studiengangs sind nötig?

Geplant ist es, die Forschungsergebnisse in einer Handreichung zusammenzufassen und diese neuen Berufsfachschulen zur Verfügung zu stellen, die in das Kooperationsbündnis mit der Katholischen Stiftungsfachhochschule einsteigen. Die Projektfinanzierung erfolgt durch die Josef-und-Luise-Kraft-Stiftung, die sich die Förderung der Altenhilfe zum Ziel gesetzt hat.

Das Untersuchungsdesign wurde als quantitative Längsschnittstudie angelegt. Insgesamt neun schriftliche Befragungen finden begleitend zum ersten Studiendurchgang statt. Bisher wurden die ersten drei Erhebungen durchgeführt und ausgewertet (vgl. hierzu Abb. 2).

1. Erhebung	Status vor Beginn des dualen Studiengangs
2. Erhebung	Drei bis vier Monate nach Beginn des dualen Studiengangs
3. Erhebung	Acht bis neun Monate nach Beginn des dualen Studiengangs
4. Erhebung	Ende des ersten Jahres
5. Erhebung	Ende des zweiten Jahres
6. Erhebung	Ende des dritten Jahres (Examen als Altenpfleger /in bzw. Gesundheits- und Krankenpfleger/in)
7. Erhebung	Kurz nach Beginn des vierten Jahres
8. Erhebung	Ende des vierten Jahres
9. Erhebung	Nach viereinhalb Jahren (Abschluss des Dualen Studiengangs)

Abb. 2: Übersicht über die geplanten Erhebungen

Befragt werden verschiedene Personengruppen, die am ausbildungsintegrierenden Bachelorstudiengang beteiligt sind (vgl. hierzu Abb. 3). Diese sind die Schülerstudierenden, die Pflegelehrer der kooperierenden Berufsfachschulen, die Praxisanleiter, die Führungskräfte[1] der Pflegeeinrichtungen für die praktische Ausbildung und die Lehrenden der Katholischen Stiftungsfachhochschule. In die Stichprobe wurden auch die Auszubildenden der herkömmlichen Pflegeausbildung aufgenommen, die diese im Herbst 2009, also zeitgleich mit den Schülerstudierenden, an den kooperierenden Berufsfachschulen begonnen haben.

---

[1] Pflegedienstleitungen, Heimleitungen

Stichprobe

- Anfangs 59, aktuell 54 Schülerstudierende
- 40 Pflegelehrer
- 162 Praxisanleiter
- 124 Auszubildende
- 38 Führungskräfte
- 8 Professoren der KSFH

(n = 436)

Abb. 3: Stichprobe

ERGEBNISSE

Bei der ersten Befragung konnte ein Rücklauf von 71%, bei der zweiten Befragung ein Rücklauf von 84% verzeichnet werden. Der Rücklauf der dritten Befragung sank auf 53%. Grund hierfür ist eine geringe Beteiligung der Praxisanleiter, die möglicherweise darauf zurückzuführen ist, dass viele Praxisanleiter im ersten Studienjahr noch keine Schülerstudierenden angeleitet haben.

Aus der Vielfalt der gewonnenen Daten wurde für diesen Beitrag folgende Auswahl getroffen: Die Ergebnisse geben Antwort darauf, wie die Befragten den ausbildungs-integrierenden Bachelorstudiengang als Qualifikation für die Pflegepraxis bewerten. Es wird dann – anhand einiger ausgewählter – Aspekte darauf eingegangen, wie sie die Umsetzung des dualen Pflegestudiums an den drei Lernorten beurteilen. Geschildert wird auch, welche Faktoren den Schülerstudierenden an ihrem dualen Bachelorstudien-gang besonders gut gefallen und welche sie als Belastung erleben. Im Anschluss daran wird thematisiert, wie Pflegelehrer das Lernklima in den heterogenen und in der homo-genen Klasse an der Berufsfachschule wahrnehmen. Weitere Ergebnisse zeigen auf, wie die Pflegelehrer die Schülerstudierenden im Hinblick auf ihre Fähigkeiten einschätzen. Diese Ergebnisse werden damit verglichen, wie die Pflegelehrer die Fähigkeiten der Auszubildenden bewerten. Zuletzt wird in den Blick genommen, welchen Unterstüt-zungsbedarf die Befragten äußern und wie diesem entsprochen werden konnte.

Auf Wunsch zahlreicher Pflegelehrer und Praxisanleiter wurden die in der Altenpflege und in der Gesundheits- und Krankenpflege erhobenen Daten getrennt voneinander ausgewertet.

WIE BEURTEILEN DIE BETEILIGTEN DAS VORHABEN, PFLEGENDE MIT EINEM AUSBILDUNGSINTEGRIERENDEN BACHELORSTUDIENGANG FÜR DIE PFLEGEPRAXIS ZU QUALIFIZIEREN (1. BEFRAGUNG)?

Es ließ sich feststellen, dass 76% der Pflegelehrer aus der Gesundheits- und Krankenpflege das Vorhaben richtig fanden, Pflegende mit einem ausbildungsintegrierenden Bachelorstudiengang für die Pflegepraxis zu qualifizieren. Die verbleibenden 24% äußerten sich in der Mitte zwischen richtig und falsch. In der Altenpflege waren 64% der Pflegelehrer davon überzeugt, dass das Vorhaben richtig ist. 36% bewerteten es zwischen richtig und falsch.

Die Einschätzung der Führungskräfte, die die potenziellen Arbeitgeber der Absolventen von Pflege Dual darstellen, fiel etwas kritischer aus. Hier schätzten 69% der Führungskräfte aus der Gesundheits- und Krankenpflege das Vorhaben als richtig ein, 25% bewerten es in der Mitte zwischen richtig und falsch und 6% fanden es falsch. Im Vergleich dazu äußerten nur 50% der Führungskräfte aus der Altenpflege, das Vorhaben richtig zu finden, 25% positionierten sich in der Mitte der Skala zwischen richtig und falsch und 25% wollten hierzu noch keine Angabe machen.

Von den Praxisanleitern der Gesundheits- und Krankenpflege befürworteten ebenso nur 51% das Vorhaben, Pflegende mit dem dualen Studium für eine Tätigkeit in der Praxis zu qualifizieren. 38% urteilten im mittleren Bereich der Skala und 9% fanden es falsch. Da nach der ersten Erhebung nur drei ausgefüllte Fragebögen von Praxisanleitern aus der Altenpflege vorlagen, wurde die Frage bei der dritten Erhebung wiederholt. Das Ergebnis zeigte sich dann wie folgt: 49% der Praxisanleiter aus der Altenpflege fanden das Vorhaben richtig, 43% urteilten in der Mitte zwischen richtig und falsch und 4% kreuzten falsch an. Die restlichen 4% machten keine Angabe.

WIE BEWERTEN DIE SCHÜLERSTUDIERENDEN DIE UMSETZUNG DES DUALEN PFLEGESTUDIUMS (2. BEFRAGUNG)?

Drei bis vier Monate nach Studienbeginn fühlten sich alle Schülerstudierenden der Altenpflege und 82% der Gesundheits- und Krankenpflege gut an ihrer Berufsfachschule aufgenommen.

70% der Schülerstudierenden aus der Altenpflege und 98% aus der Gesundheits- und Krankenpflege gaben an, dass die Berufsfachschulunterrichte wie im Stundenplan vorgesehen stattfinden. Im Vorfeld des Studiengangs war von manchen Pflegelehrern die Sorge vor Problemen im Bereich der Stundenplanung geäußert worden. Grund hierfür war die enge terminliche Verzahnung zwischen den drei Lernorten. Die Befragungsergebnisse zeigen jedoch auf, dass die Stundenplanung besser gelingt als angenommen.

Bedenken waren auch dahingehend diskutiert worden, inwieweit die Doppelbelastung aus Ausbildung und Studium die Schülerstudierenden überfordern werde. In der zweiten Befragung gaben jedoch nur 10% der Schülerstudierenden aus der Altenpflege und 7% aus der Gesundheits- und Krankenpflege an, sich überfordert zu fühlen.

Der Großteil der Schülerstudierenden fühlte sich auch gut in der Pflegepraxis aufgenommen (80% in der Altenpflege, 84% in der Gesundheits- und Krankenpflege). Jedoch äußerten in der Altenpflege auch 20% der Schülerstudierenden, sich beim Praxiseinsatz gar nicht gut aufgenommen zu fühlen. Gründe dafür können darin liegen, dass 20% der Schülerstudierenden aus der Altenpflege eine ablehnende Haltung der Pflegenden gegenüber ihrem Studiengang bemerkten. In der Gesundheits- und Krankenpflege stellten sogar 48% der Schülerstudierenden eine Ablehnung Pflegender gegenüber dem Studiengang fest, was sich jedoch nicht negativ auf den zwischenmenschlichen Kontakt auszuwirken schien.

Die Schülerstudierenden wurden auch danach gefragt, wie gut sie die Vorbereitung der Praxisanleiter auf ihren praktischen Einsatz bewerten. Hier gaben nur 60% der Schülerstudierenden aus der Altenpflege an, dass die Praxisanleiter gut vorbereitet sind, 20% stimmten dem gar nicht zu. In der Gesundheits- und Krankenpflege fiel die Bewertung noch negativer aus. Hier äußerten 46% der Schülerstudierenden, dass die Praxisanleiter gut vorbereitet sind, 20% stimmten dem gar nicht zu. Anzumerken ist jedoch, dass in dem Fragebogen „gute Vorbereitung" nicht näher definiert worden war. Aus Sicht des Forschungsteams sollte dieser Frage nachgegangen werden. Antworten darauf, welche Erwartungen Schülerstudierende an die Vorbereitung der Praxisanleiter haben, könnten beispielsweise eine Gruppendiskussion mit Schülerstudierenden liefern.

In ihrer Entscheidung für den ausbildungsintegrierenden Bachelorstudiengang fühlten sich bei der zweiten Befragung 90% der Schülerstudierenden in der Altenpflege und 77% der Schülerstudierenden in der Gesundheits- und Krankenpflege bestätigt.

WIE BEWERTEN DIE PFLEGELEHRER DIE UMSETZUNG DES DUALEN PFLEGESTUDIUMS (2. BEFRAGUNG)?

Bei der zweiten Befragung der Pflegelehrer stellte sich heraus, dass nur 40% der Pflegelehrer in der Altenpflege und 77% der Pflegelehrer in der Gesundheits- und Krankenpflege die Entscheidung für die Einführung des ausbildungsintegrierenden Bachelorstudiengangs an ihrer Berufsfachschule befürworten. Gründe für die kritische Bewertung der Pflegelehrer von Altenpflegeschulen können darin liegen, dass auch nur 40% von ihnen die ersten Monate als gut organisiert beschreiben. In der Gesundheits- und Krankenpflege sind es im Gegensatz dazu 95% der Pflegelehrer, die die ersten Monate als gut organisiert wahrnehmen.

Ein Augenmerk wurde auch darauf gerichtet, inwiefern zwischen den Pflegelehrern schulintern und schulübergreifend ein Austausch über Fragen des ausbildungsintegrierenden Bachelorstudiengangs stattfindet. Das Forschungsteam geht davon aus, dass ein gegenseitiger Erfahrungsaustausch und Dialog darüber, wie mit erlebten Herausforderungen umgegangen wurde, im Einführungsprozess hilfreich und unterstützend wirken kann. Deutlich wurde jedoch, dass ein solcher Dialog bisher nur in geringem Maße stattfindet. So äußerten nur 10% der Lehrenden an Altenpflegeschulen und 45% der Pflegelehrer in der Gesundheits- und Krankenpflege, dass innerhalb ihres Lehrerkollegiums ein regelmäßiger Austausch zu Themen des dualen Studiengangs stattfindet. Auch nur 10% der Altenpflegelehrer und 12% der Gesundheits- und Krankenpflegelehrer gaben an, sich schulübergreifend auszutauschen. Es liegt die Vermutung nahe, dass es sich dabei um die Schulleitungen und ihre Stellvertretungen handelt, die sich ca. alle drei Monate mit Vertretern des Fachbereichs Pflege der Katholischen Stiftungsfachhochschule und der Studiengangsleitung von Pflege Dual zu Kooperationstreffen und Qualitätsentwicklungsgesprächen zusammenfinden.

Praxisanleiter waren im Rahmen der zweiten Erhebung nicht befragt worden, da zu diesem Zeitpunkt nur ein geringer Teil von ihnen Erfahrung in der Praktischen Anleitung von Schülerstudierenden hatte sammeln können.

WIE BEWERTEN DIE SCHÜLERSTUDIERENDEN DIE UMSETZUNG DES DUALEN PFLEGESTUDIUMS (3. BEFRAGUNG)?

Bei der dritten Befragung der Schülerstudierenden, die acht bis neun Monate nach Studienbeginn durchgeführt wurde, fühlten sich 75% der Schülerstudierenden in der Altenpflege (gesunken um 15%) und 78% der Schülerstudierenden in der Gesundheits- und Krankenpflege (gestiegen um 1%) in ihrer Entscheidung für den dualen Studiengang bestätigt. Ursachen für den gesunkenen Wert in der Altenpflege wurden nicht erfragt, lassen sich aber darin vermuten, dass Schülerstudierende der Altenpflege Sorge haben, den Anforderungen des Studiengangs nicht gerecht werden zu können. Nähere Angaben dazu finden sich weiter unten in diesem Beitrag bei der Frage, was Schülerstudierende an ihrem dualen Studiengang belastet.

Die Frage danach, ob sich Schülerstudierende überfordert fühlen, war bei dieser Befragung differenziert worden in eine inhaltliche und eine quantitative Überforderung. Dabei stellte sich heraus, dass sich in der Altenpflege 13% der Schülerstudierenden inhaltlich teilweise überfordert fühlten. Bei den Schülerstudierenden der Gesundheits- und Krankenpflege äußerten 3%, sich inhaltlich vollständig und 28%, sich inhaltlich teilweise überfordert zu fühlen. Von der Menge fühlten sich 38% der Schülerstudierenden in der Altenpflege teilweise überfordert. Bei den Schülerstudierenden der Gesundheits- und Krankenpflege äußerten 18% eine vollständige quantitative und 43% eine teilweise quantitative Überforderung.

In der Praxis fühlten sich bei der dritten Befragung nur noch 63% der Schülerstudierenden aus der Altenpflege (gesunken um 17%) und 75% der Schülerstudierenden aus der Gesundheits- und Krankenpflege (gesunken um 5%) gut aufgenommen. Ursache dafür könnte beispielsweise sein, dass die Schülerstudierenden mit zunehmender Praxiserfahrung differenziertere Kriterien für die Beurteilung der Praxis und höhere Erwartungen entwickeln. Eine weitere mögliche Ursache ergibt sich daraus, dass die Schülerstudierenden die Vorbereitung ihrer Praxisanleiter auf die praktischen Einsätze nach acht bis neun Monaten fast genauso kritisch wie in der vorhergehenden Befragung bewerten: 63% der Schülerstudierenden aus der Altenpflege (gestiegen um 3%) und 48% der Schülerstudierenden aus der Gesundheits- und Krankenpflege (gestiegen um 2%) gaben an, dass die Praxisanleiter gut auf die Praxiseinsätze vorbereitet waren.

Noch vor Studienbeginn hatten einige Praxisanleiter die Sorge geäußert, Fragen der Schülerstudierenden zu pflegewissenschaftlichen Themen nicht adäquat beantworten zu können. Deshalb wurden die Schülerstudierenden danach gefragt, ob die Praxisanleiter bei den praktischen Einsätzen ihre fachlichen Fragen beantworten konnten. Sowohl in der Altenpflege als auch in der Gesundheits- und Krankenpflege bejahten 75% der Schülerstudierenden diese Frage. Dieses Thema wird in den folgenden Erhebungen weiterverfolgt. Zudem ist zu überlegen, inwieweit eine Qualifizierung von Praxisanleitern im Bereich Pflegewissenschaft möglich ist. Bisher findet Fortbildung für Praxisanleiter im dualen Studiengang statt, jedoch konzentriert sich diese auf andere Themen (siehe Frage weiter unten zum Unterstützungsbedarf der Praxisanleiter).

WIE BEWERTEN DIE PFLEGELEHRER DIE UMSETZUNG DES DUALEN PFLEGESTUDIUMS (3. BEFRAGUNG)?

Bei der dritten Befragung der Pflegelehrer beschrieben 64% der Pflegelehrer aus der Altenpflege (gestiegen um 24%) und 94% der Pflegelehrer aus der Gesundheits- und Krankenpflege (gesunken um 1%) die ersten Monate des dualen Studiengangs als gut organisiert.

Wieder wurde erfragt, inwieweit innerhalb der Lehrerkollegien oder auch schulübergreifend ein Austausch über Fragen des ausbildungsintegrierenden Bachelorstudiengangs stattfindet. Dabei stellte sich heraus, dass in der Altenpflege ein leichter Anstieg zu verzeichnen war. Nun berichteten 21% der Pflegelehrer von Altenpflegeschulen (gestiegen um 11%), dass schulintern ein regelmäßiger Austausch stattfindet. In der Gesundheits- und Krankenpflege bestätigten dies nur noch 39% der Pflegelehrer (gesunken um 6%). In der Altenpflege tauschten sich inzwischen 39% der Lehrer (gestiegen um 29%) und in der Gesundheits- und Krankenpflege 21% der Pflegelehrer (gestiegen um 9%) schulübergreifend aus. Diese Ergebnisse zeigen auf, dass noch keine regelmäßigen Treffen für alle Pflegelehrer institutionalisiert worden sind. Das Forschungsteam hat deshalb die Einrichtung schulübergreifender Kollegialer Beratungstreffen für Schulleitungen und für Lehrer vorgeschlagen. Dabei handelt es sich um einen teilnehmer- und themenzentrierten Dialog, bei dem Personen Fallsituationen schildern, die sie im Kontext des ausbildungsintegrierenden Bachelorstudiengangs erlebt und als problematisch empfunden haben. Gemeinsam können dann Lösungsvorschläge entwickelt und diskutiert werden (Kerres, 2006, S. 16-17).

Festzustellen war auch, dass nur wenige Lehrer in Kontakt mit den Professoren der Katholischen Stiftungsfachhochschule stehen. Sowohl in der Altenpflege als auch in der Gesundheits- und Krankenpflege gaben nur 17% der Lehrer an, sich regelmäßig mit Professoren des Fachbereichs Pflege auszutauschen. Wieder wird vermutet, dass es sich dabei um die Leitungskräfte und ihre Stellvertretungen handelt, die die Kooperationstreffen und Qualitätsentwicklungsgespräche besuchen. Um die Vernetzung aller Lernorte untereinander zu fördern und zielgerichtet zu planen, wird im Rahmen der vierten Befragung zusammengetragen, wie die Befragten die bisherige Vernetzung der Lernorte bewerten und wie sie sich die Vernetzung für die Zukunft wünschen.

WIE BEWERTEN DIE PRAXISANLEITER DIE UMSETZUNG DES DUALEN PFLEGESTUDIUMS (3. BEFRAGUNG)?

Aus Sicht aller Praxisanleiter in der Altenpflege (100%) ist zum Zeitpunkt der dritten Befragung die organisatorische Abstimmung zwischen Berufsfachschule reibungslos gelungen. In der Gesundheits- und Krankenpflege fiel die Bewertung schlechter aus: Hier bewerteten nur 43% der Praxisanleiter die organisatorische Abstimmung zwischen Berufsfachschule und Pflegepraxis als reibungslos. Anzumerken ist jedoch, dass in der Gesundheits- und Krankenpflege aufgrund der wechselnden und kürzeren Einsätze der Schülerstudierenden ein komplexerer Abstimmungsbedarf besteht.

Auch die Praxisanleiter waren gefragt worden, ob sie sich untereinander regelmäßig über Themen des dualen Studiengangs austauschen. Dies bejahten nur 20% der Praxisanleiter aus der Altenpflege und 31% der Praxisanleiter aus der Gesundheits- und Krankenpflege. Die Einführung einrichtungsinterner oder einrichtungsübergreifender Kollegialer Beratungstreffen bietet sich nach Meinung des Forschungsteams auch für Praxisanleiter an.

40% der Praxisanleiter aus der Altenpflege und 37% der Praxisanleiter aus der Gesundheits- und Krankenpflege äußerten, dass mit der Schule ein regelmäßiger Austausch über den Bachelorstudiengang stattfinde. Auch dieser Dialog ist nach Ansicht der Untersuchenden zu intensivieren.

Welche Faktoren gefallen den Schülerstudierenden an ihrem dualen Bachelorstudiengang besonders? Welche erleben sie als Belastung (3. Befragung)?

Auf die Frage danach, was den Schülerstudierenden besonders an ihrem dualen Bachelorstudiengang gefalle[2], führten 88% der Schülerstudierenden aus der Altenpflege und 93% der Schülerstudierenden aus der Gesundheits- und Krankenpflege die praktischen Pflegeerfahrungen an. 63% der Schülerstudierenden aus der Altenpflege und 68% der Schülerstudierenden aus der Gesundheits- und Krankenpflege gefiel besonders die freundliche Aufnahme in den Pflegeteams. 50% der Schülerstudierenden aus der Altenpflege und 68% der Schülerstudierenden aus der Gesundheits- und Krankenpflege gaben die Praxisanleitung an. Dieses Ergebnis steht im Widerspruch dazu, dass die Schülerstudierenden die Praxisanleitung kritisch bewertet hatten. Offensichtlich honorieren die Schülerstudierenden das Engagement der Praxisanleiter. Deutlich wird zudem, dass die Praxiseinsätze für die Schülerstudierenden sehr wichtig sind und maßgeblich zu ihrer Motivation für den ausbildungsintegrierenden Bachelorstudiengang beitragen.

Darüber hinaus gab es weitere Aspekte, die den Schülerstudierenden besonders gefielen: So wurde beispielsweise das gute Klassenklima an der Berufsfachschule benannt. 50% der Schülerstudierenden aus der Altenpflege und 70% der Schülerstudierenden aus der Gesundheits- und Krankenpflege gefiel dieses an ihrem dualen Studiengang besonders. Außerdem schätzten 63% der Schülerstudierenden aus der Altenpflege besonders die fachlichen Themen der Fachhochschulmodule. Hier hatten im ersten Studienjahr insbesondere pflegewissenschaftliche und gerontologische Lehrveranstaltungen stattgefunden. In der Gesundheits- und Krankenpflege äußerten 63% der Schülerstudierenden, besonders von der Unterstützung durch die Pflegelehrer an den Berufsfachschulen angetan zu sein.

Belastet fühlten sich Schülerstudierende in der Altenpflege vor allen Dingen von Sorgen darüber, ob sie den Anforderungen des dualen Studiengangs auf Dauer gerecht werden können. 62% gaben Bedenken der mittleren Ausprägung an, ob sie der Menge der Anforderungen gewachsen sind und 50% äußerten Sorgen der mittleren Ausprägung, ob sie die inhaltlichen Anforderungen bewältigen können.

In der Gesundheits- und Krankenpflege fühlten sich 43% der Schülerstudierenden durch eine skeptische Haltung von Pflegenden und Auszubildenden gegenüber dem dualen Studiengang belastet. 40% gaben an, als Belastung zu empfinden, dass an der Berufsfachschule mehr von ihnen erwartet werde als von Auszubildenden der herkömmlichen Ausbildung. Dabei ist anzumerken, dass zwischen den Lehrenden der Berufsfachschulen kein Konsens in der Frage besteht, ob man von Schülerstudie-

---

[2] Mehrfachantworten waren bei dieser Frage möglich

renden mehr erwarten solle. Diese Frage wurde bisher sehr kontrovers diskutiert. Das Forschungsteam vertritt den Standpunkt, dass diese Erwartungen daran zu orientieren sind, welche Lernvoraussetzungen bei den Schülern vorhanden sind. Im Sinne einer Binnendifferenzierung wäre es dann möglich, die leistungsstärkeren Schüler – unabhängig davon ob sie Auszubildende oder Schülerstudierende sind – mit zusätzlichen oder anspruchsvolleren Aufgaben zu fordern.

WIE BEWERTEN PFLEGELEHRER DAS LERNKLIMA IN DEN HETEROGENEN UND IN DER HOMOGENEN KLASSE AN DER BERUFSFACHSCHULE (3. BEFRAGUNG)?

Helmke (2008, S. 220) zufolge beeinflusst das Lern- und Arbeitsklima in einer Klasse das Lernen der Schüler maßgeblich. Zu einem lernförderlichen Klima gehört nach Meyer (2009, S. 47) beispielsweise gegenseitiger Respekt unter den Schülern. Auf die Frage danach, wie Lehrende der Altenpflege, wo Schülerstudierende und Auszubildende gemeinsam lernen, das Lernklima in den gemischten Klassen beurteilen, bewerteten 64% den Umgang unter den Lernenden als freundlich. Lehrende aus der Gesundheits- und Krankenpflege, die ebenfalls gemischte Klassen unterrichten, kamen zu einem ähnlichen Ergebnis. Hier bewerteten 67% den gegenseitigen Umgang der Lernenden als freundlich. Die Einschätzung der Lehrenden, die in der homogenen Schülerstudierenden-Klasse unterrichten, liegt mit 72% nur wenig höher. 57% der Lehrenden aus der Altenpflege und 89% der Lehrenden aus heterogenen Gesundheits- und Krankenpflege-Klassen gaben an, dass sich die Lernenden gegenseitig ernst nehmen. Von den Lehrenden der Gesundheits- und Krankenpflege, die in homogenen Schülerstudierenden-Klassen unterrichten, gaben 78% an, dass sich die Lernenden untereinander ernst nehmen. Deutlich wird bei dieser Einschätzung, dass es zwischen den Auszubildenden und den Schülerstudierenden noch zu keinen Konflikten gekommen ist. Konfliktpotenzial könnte beispielsweise dann entstehen, wenn Auszubildende sich durch das duale Studium abgewertet fühlen.

WIE SCHÄTZEN PFLEGELEHRER DIE SCHÜLERSTUDIERENDEN IM HINBLICK AUF IHRE FÄHIGKEITEN EIN (3. BEFRAGUNG)? WIE BEWERTEN SIE DIE FÄHIGKEITEN DER AUSZUBILDENDEN (3. BEFRAGUNG)?

Die Pflegelehrer waren in der dritten Befragung gebeten worden, die Fähigkeiten der Schülerstudierenden und die Fähigkeiten der Auszubildenden auf einer sechsstufigen Skala von „trifft voll und ganz zu" bis „trifft gar nicht zu" einzuschätzen, wobei „trifft voll und ganz zu" die beste Bewertung darstellte. Den Untersuchenden war bei dieser Frage bewusst, dass es individuelle Unterschiede zwischen den Lernenden gibt. Trotzdem wurde um eine durchschnittliche Einschätzung der beiden Gruppen gebeten, um durch wiederholtes Nachfragen im Laufe des Studiengangs herauszufinden, ab wann sich Unterschiede zwischen Auszubildenden und Schülerstudierenden ergeben und worin diese bestehen. In der dritten Befragung zeigten sich Unterschiede in der Einschätzung des sprachlichen Ausdrucksvermögens, der Übernahme von Verantwortung, dem kritischen Hinterfragen von Sachverhalten, der Kritikfähigkeit und dem Beherrschen des Lernstoffes gemäß Ausbildungsstand. Diese stellten sich folgendermaßen dar: In der Gesundheits- und Krankenpflege gaben 72% der Pflegelehrer den Schülerstudierenden die beste Bewertung für die Fähigkeit, sich verbal flüssig auszudrücken, während dies nur 17% der Pflegelehrer bei den Auszubildenden feststellten. In der Altenpflege gaben 50% der Pflegelehrer den Schülerstudierenden die beste Bewertung für die Fähigkeit, sich verbal flüssig auszudrücken und 43% stellten dies bei den Auszubildenden fest. 50% der Lehrenden der Gesundheits- und Krankenpflege stimmten dem voll und ganz zu, dass Schülerstudierende gerne Verantwortung übernehmen, während nur 22% der Lehrenden dies bei den Auszubildenden ankreuzten. Lehrende der Altenpflege sehen im Hinblick auf die Übernahme von Verantwortung keinen Unterschied zwischen Schülerstudierenden und Auszubildenden. Gleiches gilt für das kritische Hinterfragen von Sachverhalten. In der Gesundheits- und Krankenpflege stimmten 50% der Pflegelehrer dem voll und ganz zu, dass Schülerstudierende Sachverhalte kritisch hinterfragen während nur 17% dies bei den Auszubildenden angaben. 61% der Lehrenden in der Gesundheits- und Krankenpflege hielten es für voll und ganz zutreffend, dass die Schülerstudierenden den Lernstoff gemäß Ausbildungsstand beherrschen während nur 33% dies bei den Auszubildenden meinten. In der Altenpflege hielten 57% der Pflegelehrer für voll und ganz zutreffend, dass Schülerstudierende den Lernstoff gemäß Ausbildungsstand beherrschen und nur 43% kreuzten dies bei den Auszubildenden an.

Lehrende der Gesundheits- und Krankenpflege schreiben Auszubildenden jedoch etwas mehr Kritikfähigkeit zu. Hier waren 28% der Pflegelehrer voll und ganz der Meinung, dass Auszubildende Kritik annehmen können während kein Pflegelehrer dies bei den Schülerstudierenden feststellte. Anders stellt sich die Bewertung durch Lehrende in der Altenpflege dar. Hier waren 50% der Lehrer voll und ganz der Meinung, dass Schülerstudierende Kritik annehmen können und nur 29% meinten das bei den Auszubildenden.

Es stellt sich die Frage, warum die Lehrenden in der Altenpflege insgesamt geringere Unterschiede zwischen Schülerstudierenden und Auszubildenden beobachten. Da in den Klassen der Altenpflegeschulen insgesamt weniger Schülerstudierende[3] lernen als in den Klassen der Berufsfachschulen für Gesundheits- und Krankenpflege könnte es daran liegen, dass die Schülerstudierenden sich dort zurücknehmen.

WELCHEN UNTERSTÜTZUNGSBEDARF ÄUSSERTEN DIE BEFRAGTEN PFLEGELEHRER UND PRAXISANLEITER UND WIE KONNTE DIESEM ENTSPROCHEN WERDEN?

Eine Forschungsfrage des hier vorgestellten Projekts besteht darin, den Unterstützungsbedarf aller am Studiengang Beteiligten zu erheben. Bisher wurde dieser Frage insofern nachgegangen, als jede Personengruppe ihren eigenen Unterstützungsbedarf schriftlich formulieren konnte. Geplant ist es jedoch auch, dieser Frage im Rahmen interdisziplinärer Zwischenworkshops nachzugehen. Dort können die Teilnehmer Unterstützungsmaßnahmen auf Basis der Forschungsergebnisse erarbeiten. Ein solcher Zwischenworkshop ist für September 2010 geplant.

In der ersten Befragung vor Studienstart wünschten sich 18% der Pflegelehrer Fortbildung. Als Themen wurden Unterrichtsmethoden und Informationen über den dualen Studiengang genannt. 36% der Praxisanleiter wünschten sich Fortbildung zu Anleitungsmethoden. Beiden Fortbildungswünschen konnte zeitnah entsprochen werden. So begann noch im Oktober 2009 eine Fortbildungsreihe für Praxisanleiter und im März 2010 eine Fortbildungsreihe für Pflegelehrer im dualen Studiengang, die vom Institut für Fort- und Weiterbildung, Forschung und Entwicklung der Katholischen Stiftungsfachhochschule veranstaltet wird. Dies förderte gleichzeitig auch die Vernetzung der Lernorte. Auch Informationen zur Begleitforschung konnten im Rahmen der Fortbildungen vermittelt werden.

In der ersten Befragung hatte ein Drittel der Pflegelehrer den Wunsch nach Informationen über die Lerninhalte der Fachhochschule geäußert. 86% der Praxisanleiter hatten sich Informationen über die Lerninhalte des Studiengangs allgemein gewünscht. Da es zu dem Studiengang ein Modulhandbuch gibt, in dem die Module aller drei Lernorte inhaltlich beschrieben sind, wurde davon ausgegangen, dass dieses entsprechende Fragen beantwortet. Dies war bei den Pflegelehrern jedoch nicht der Fall. Auch in der zweiten Befragung äußerten Pflegelehrer wieder einen Informationsbedarf über die Lerninhalte der Fachhochschule (Neun Nennungen bei einer offenen Frage). Gleiches wiederholte sich in der dritten Befragung. Hier ist zu überlegen, wie diesem Informationsbedarf am besten entsprochen werden kann.

---

[3] Insgesamt gibt es 10 Schülerstudierende in der Altenpflege und 44 Schülerstudierende in der Gesundheits- und Krankenpflege. An einer Altenpflegeschule lernen drei Schülerstudierende, an der zweiten Altenpflegeschule sieben Schülerstudierende. In der Gesundheits- und Krankenpflege gibt es eine Berufsfachschule, die eine gemischte Klasse mit 14 Schülerstudierenden führt, eine Berufsfachschule, die eine heterogene Klasse mit sieben Schülerstudierenden hat und eine Berufsfachschule, die für ihre 23 Schülerstudierenden eine eigene homogene Klasse gebildet hat.

FAZIT

Festzustellen ist, dass sich ein Großteil der Schülerstudierenden in ihrer Entscheidung für den ausbildungsintegrierenden Bachelorstudiengang bestätigt fühlt. Sie scheinen sich mit ihren Berufsfachschulen zu identifizieren und dem Lernort Pflegepraxis eine besonders hohe Bedeutung einzuräumen. Da die Schülerstudierenden in ihrem ersten Studienjahr erst vier Blockwochen am Lernort Fachhochschule verbracht haben, verwundert es nicht, dass dieser bei ihrer Bewertung nicht im Vordergrund steht.

Die dargestellten Ergebnisse zeigen aber auch auf, dass der neue ausbildungsintegrierende Bachelorstudiengang in der Pflege nicht nur positiv gesehen wird. Die Schülerstudierenden berichten beispielsweise davon, dass Pflegende dem Studiengang ablehnend gegenüberstehen. Ursachen dafür lassen sich darin vermuten, dass herkömmlich ausgebildete Pflegende Sorge haben, neben dem akademischen Abschluss eine Abwertung zu erfahren. Sowohl bei ihnen, aber auch bei Pflegelehrern und Führungskräften der Pflege, ist noch Überzeugungsarbeit zu leisten, um den Bedarf akademisch ausgebildeter Pflegenden für die Pflegepraxis zu verdeutlichen. Die Führungskräfte als zukünftige Arbeitgeber sind besonders in den Blick zu nehmen. Bei der derzeit durchgeführten vierten Befragung wurde deshalb an sie die Frage gerichtet, in welchen Aufgabenfeldern und in welchem Tarif sie sich vorstellen können, in ihrer Einrichtung akademisch qualifizierte Pflegende einzusetzen. Darüber hinaus ist ein Dialog mit ihnen über den dualen Studiengang einzuleiten, an dem Vertreter aller drei Lernorte teilnehmen.

Wenn auch die Einführung des ausbildungsintegrierenden Bachelorstudiengangs Pflege Dual nicht vollständig reibungslos verlief, so kann doch auf ein insgesamt gelungenes erstes Jahr zurückgeblickt werden. Dies zeigt sich auch daran, dass nur fünf Schülerstudierende ihren dualen Studiengang aufgegeben haben.

Als wichtigen Schritt in eine weiterhin erfolgreiche Zukunft sieht das Forschungsteam eine engere Vernetzung der Lernorte an. Interdisziplinär könnte dann auch an der Frage gearbeitet werden, welche Spezifika die einzelnen Lernorte aufweisen, welche Kompetenzen dort am besten angebahnt werden können und welche Lern- und Lehrmethoden sich für welchen Lernort eignen.

LITERATUR

Helmke A. (2008): Unterrichtsqualität und Lehrerprofessionalität. Diagnose, Evaluation und Verbesserung des Unterrichts. Seelze-Velber, Klett/Kallmeyer

Kerres, A. (2006): Können, Wollen, Sollen. Kollegiale Beratung für Pflegepädagogen. In: PADUA. Die Fachzeitschrift für Pflegepädagogik, 1(4), 16-20

KSFH – Katholische Stiftungsfachhochschule München (2009): Flyer zum Studium Pflege Dual. http://www.ksfh.de/files/Pflege%20dual/Flyer_Pflegedual_10%202009.pdf (1.9.2010)

Meyer H. (2009): Was ist guter Unterricht? Berlin, Cornelsen Verlag Scriptor

Lernorganisation und neuere Entwicklungen der Didaktik im Kontext von Curriculumentwicklung in der Pflegeausbildung europäischer Länder

Heidrun Behrendt

Was ist Lernorganisation, und worin besteht ihre Wirkungsfunktion in der Curriculumkonstruktion? Was sind neuere Entwicklungen der Didaktik, und wie können sie in der europäischen Pflegeausbildung genutzt werden?

Mit Hilfe der Lernorganisation sollen Lernbedingungen hergestellt werden, die bei den Lernenden die gewünschten Lernwirkungen herbeiführen und helfen, die verlangte Fachkompetenz in der Pflegeausbildung zu erwerben. In diesem Zusammenhang sind die neueren didaktischen Ansätze einzuordnen. Dabei kann auf Ergebnisse der Analyse und dem Vergleich der Pflegeausbildung in 15 europäischen Ländern zurückgegriffen werden (Behrendt, Diss. 2008).

In der vorliegenden Untersuchung wurden Aussagen nur zu Lehr- und Lernformen vorgefunden. Sie sollen erfahrungsbezogenes Lernen ermöglichen und dem Studierenden mehr Handlungsspielraum für den Wissenserwerb einräumen. Es konnte festgestellt werden, dass es zur Lernorganisation keine gemeinsamen Vorstellungen gibt. Daher wurde dieser Bereich eigenständig abgehandelt und neuere Entwicklungen der Didaktik als ein Beitrag zur Europäisierung der Pflegeausbildung vorgestellt. Es wird der „Göttinger Katalog Didaktischer Modelle" (GKDM) vorgestellt. Der Katalog enthält eine Sammlung und Systematisierung alternativer Grundformen des Lehrens und Lernens, erfasst und klassifiziert die Vielfalt didaktischer und autodidaktischer Handlungsmöglichkeiten und ordnet sie nach 20 Grundmodellen, ergänzt durch Überlegungen zur didaktischen Vielfalt des E-Learnings wie auch Blended Learning als eine Form der Lernorganisation. Individuelle Lernstile sowie mögliche Lernwege des Lernenden können berücksichtigt werden. Die Modellbildung des GKDM wurde auf der mesodidaktischen Ebene – der Rekonstruktion von Unterrichtswirklichkeit – vorgenommen, was sich für die Einbindung der didaktischen Modelle in curriculare Konzeptionen als vorteilhaft erweist, da auf der Mesoebene Teilqualifikationen formuliert und Empfehlungen für die Gestaltung der Lehr- und Lernsituationen gegeben werden. An dem konkreten Beispiel des Moduls „Erste Hilfe"/„Notfallmedizin" wird Blended Learning als ein konzeptioneller Ansatz für die Planung und Organisation der Lernsituationen vorgestellt, impliziert in einem kompetenzorientierten Curriculum.

Für den Einsatz von E-Learning und Blended Learning in der Pflegeausbildung europäischer Länder sind vielfältige Ansätze dazu erkennbar und ausbaufähig. Somit sind günstige Voraussetzungen für „europäische" Lerngemeinschaften gegeben.

EINLEITUNG

In diesem Beitrag geht es um **Lernorganisation und neuere Entwicklungen der Didaktik im Kontext von Curriculumentwicklung in der Pflegeausbildung europäischer Länder.** Es wird auf Ergebnisse der Dissertation zum Thema „Analyse, Vergleich und Perspektiven zur Pflegeausbildung in den europäischen Ländern" (Behrendt 2008) zurückgegriffen, die in einer eigenen Untersuchung gewonnen wurden. Im Vergleich wurden die Ergebnisse aus der Befragung und der Dokumentenanalyse berücksichtigt und ein Grundmuster herausgearbeitet, aus dem Muster und Trends erkennbar sind, wie künftige Entwicklungen im Hinblick auf eine europäische Integration der Pflegeausbildung gestaltet werden können.

Es konnte festgestellt werden, dass es zur Lernorganisation keine gemeinsamen Vorstellungen gibt. Daher wurde dieser Bereich eigenständig abgehandelt und neuere Entwicklungen der Didaktik als ein Beitrag zur Europäisierung der Pflegeausbildung aufgezeigt. Es wurde der Versuch unternommen, an die vielfältigen und ertragreichen Diskussionen zur Curriculumentwicklung und Lernorganisation in verschiedenen Bildungsbereichen, insbesondere im Hinblick auf die Pflegeausbildung, anzuknüpfen und neuere Entwicklungen und Perspektiven in der Lehr- und Lernforschung aufzugreifen, die für die Pflegeausbildung eine Rolle spielen könnten. Insbesondere handelt es sich um die Vertiefung des Einsatzes der didaktischen Modelle des „Göttinger Katalog Didaktischer Modelle" (GKDM) und Fragen der Lernorganisation sowie mediale Unterstützung wie die Ansätze von E-Learning und Blended Learning. Am Beispiel des Moduls „Erste Hilfe" /„Notfallmedizin" wird ein kompetenzorientierter Ansatz eines Curriculums dargestellt sowie ein konzeptioneller Ansatz von Blended Learning vorgelegt. Mit Hilfe des Curriculummodells wird der interdependente und interagierende Charakter der Grundelemente eines Curriculums (Lernziele, Lerninhalte, Lernorganisation und Evaluation) aufgezeigt und interpretiert.

Der Beitrag wird ergänzt durch eine Analyse von Planung und Unterricht unter Anwendung didaktischer Modelle des Göttinger Katalogs und des didaktischen Designs als Planungsvorlage.

MATERIAL UND METHODE

Die Untersuchung zur Entwicklung der Pflegeausbildung und Curricula umfasst zwei Analysen: Die Analyse der Europäischen Kommission zur Bestandsaufnahme der Krankenpflegeausbildung in den EU-Ländern vom 1.1.1995, auf deren Grundlage es möglich war, vergleichbare Hypothesen zu formulieren und den Geltungsbereich festzulegen. Die Basis der Auswertung bildet jedoch die Analyse der 18 Ausbildungsdokumente aus 13 von 15 europäischen Ländern (aus zwei Ländern liegt kein Curriculum vor), die ergänzt wird durch die schriftliche Befragung autorisierter Personengruppen dieser Länder. Als Quellenmaterial der vorliegenden Untersuchung dienen die zugesandten Ausbildungsdokumente und von den Institutionen die ausgefüllten Fragebögen.

Als Methoden wurden in der Untersuchung die Befragung und inhaltsanalytische Verfahren zur Ermittlung und Auswertung des Datenmaterials eingesetzt. Als Kategorien für die Analyse der vorgelegten Ausbildungsdokumente wurden Prüfkriterien für die Lehrplananalysen zugrunde gelegt und leicht modifiziert. Die Kategorienbildung erfolgte theoriegeleitet (deduktiv) und empiriegeleitet (induktiv). Das Kategoriensystem umfasst formale, inhaltliche und bewertende Kategorien. Da die Gesamtheit der Daten ein breites Spektrum umfasst, war eine quantitative Inhaltsanalyse begründet. Als quantitatives Verfahren wurden die Häufigkeits- bzw. Frequenzanalyse gewählt und als Messniveau die Nominalskalierung. Die Häufigkeit der Ausprägung eines Merkmals wird als Indikator für bestimmte Trends angesehen. Als Instrumente wurden Fragebogen und Inhaltsanalyse eingesetzt.

ERGEBNISSE

LERNORGANISATION

Ausgehend von der Fragestellung „Was ist Lernorganisation?" und „Worin besteht ihre Wirkungsfunktion in der Curriculumkonstruktion?" werden nachfolgend Begrifflichkeiten und Funktion der Lernorganisation kurz dargestellt.

In Abgrenzung zum Begriff Unterrichtsmethode ist unter Lernorganisation „die Herstellung jener Lernbedingungen zu verstehen, von denen man erwartet, daß sie die gewünschten Lernwirkungen bei den Adressaten herbeiführen" (Flechsig/Haller 1975, S. 187). Es handelt sich bei der Lernorganisation um Tätigkeiten, die bei der Planung und Gestaltung von Unterrichtseinheiten ausgeführt werden und auf der Mesoebene des didaktischen Handelns liegen.

Nach neueren Entwicklungen ist Didaktik nicht primär auf Lehrerverhalten gerichtet, sondern auf Lernorganisation. In diesem Kontext werden folgende Fragen gestellt:

- Wie organisiert man Lernumgebungen, in denen didaktische Handlungen stattfinden?

- Wie sind Lernumgebungen einzurichten, in denen Lehrende und Lernende in Auseinandersetzung die Objekte der Umwelt sind?

Die Lernumgebung steht im Mittelpunkt des didaktischen Designs, sie muss Gestalt und Bedeutung für den Lernenden erhalten. Sie ist Anregungspotenzial, denn durch die didaktische Vielfalt gibt sie Lernangebote und Anregungen, aus denen der Lernende seinem Interesse und Lernstil entsprechend, zwischen den für ihn in Frage kommenden didaktischen Modellen wählen kann. Ziel ist es, dass Lernende durch die Lernumgebung zum Lernen motiviert werden. Die didaktische Vielfalt wird als positiver Wert angesehen. Deutlich wird, dass zwischen Lernumgebung und Lernenden eine Interaktion stattfindet. Dieser Ansatz „Vielfalt und Qualität" charakterisiert die neueren Entwicklungen der Didaktik (Haller 2010, S. 2).

Die Lernorganisation gehört zu den Grundelementen eines Curriculums wie Lernziele, Lerninhalte und Evaluation. Die Elemente eines Curriculums weisen interdependenten und interagierenden Charakter auf, was nachfolgend im Curriculummodell (Abb. 1) dargestellt und interpretiert wird.

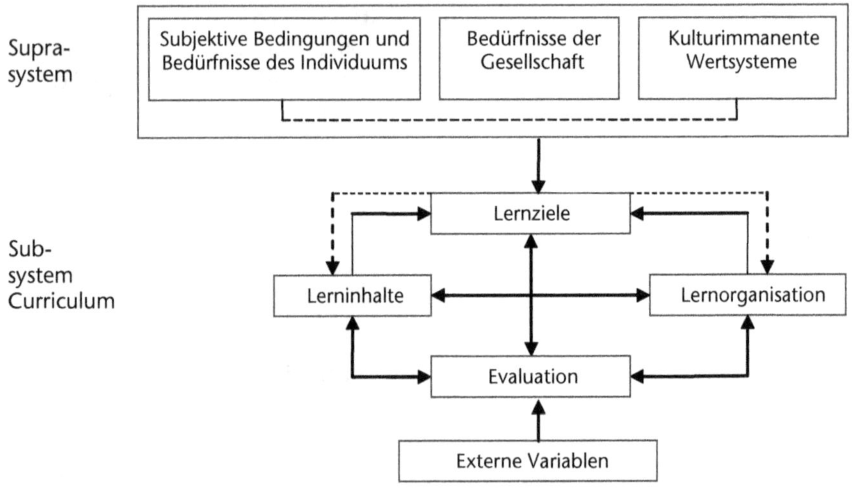

Abb. 1: Curriculummodell (aus: Merkens/Strittmatter 1975, S. 199) (Behrendt 2008, S. 52, Abb. 2)

In Anlehnung an Merkens/Strittmatter lässt sich das Modell wie folgt interpretieren:

Das Modell ist strukturiert als ein Komplex von Elementen, zwischen denen unterschiedliche Relationen bestehen und deren Beziehungen sich unterscheiden in determinierende (---) und beeinflussende (—) Relationen sowohl innerhalb des Systems als auch zwischen den einzelnen Teilsystemen. Die Variablen der Teilsysteme können innerhalb ihres Systems interagieren, aber auch die Variablen des untergeordneten Teilsystems entscheidend beeinflussen. Verdeutlicht wird es daran, dass die Variablen des Suprasystems als übergeordnetes System die Lernziele des Subsystems Curriculum determinieren, so wie z. B. durch die „Bedürfnisse der Gesellschaft" das Ausbildungsziel eines bestimmten Ausbildungsbereiches bestimmt wird, aus dem Lernziele hergeleitet und begründet werden können, die wiederum die Auswahl der Lerninhalte und Lernorganisation bestimmen. Umgekehrt können wiederum auch diese die Struktur der intendierten Lernziele beeinflussen. Die beeinflussenden Relationen der Variablen können also einseitige oder wechselseitige Wirkung aufweisen. Einseitige Wirkung haben Entscheidungen, die extern getroffen werden wie z. B. administrative oder rechtliche Vorgaben, die das Subsystem Curriculum im Ganzen beeinflussen. Wechselseitig ist die Relation zwischen den Variablen des Subsystems, also den Grundelementen eines Curriculums: Lernziele, Lerninhalte, Lernorganisation und Evaluation, die interdependenten Charakter aufweisen.

So sind innerhalb des Subsystems Curriculum die Organisations- und Interaktionsformen, die einerseits die aus den übergeordneten Bildungs- bzw. Leitzielen hergeleiteten Lernziele realisieren; andererseits ist mit Hilfe der Evaluation die Wirksamkeit des Subsystems im Hinblick auf die Realisierung der Ziele überprüfbar. Das Subsystem Curriculum ist in sich organisiert, mit anderen Systemen verbunden und besteht aus einem Komplex einzelner Subsysteme (Elemente des Curriculums). Es enthält und integriert Entscheidungen, die sich auf die Elemente des Curriculums beziehen. Die Entscheidungen sind zu begründen, was aus der Verbundenheit mit dem Suprasystem resultiert (aus: Behrendt 2008).

DIDAKTISCHE MODELLE

„Seit Comenius ist in der Didaktik immer wieder der Versuch unternommen worden, verschiedene Grundformen und Prinzipien des Lehrens und Lernens zu erstellen. Eine einheitliche Systematik, die gewissermaßen als ‚State of the art' im Fach gelten könnte, gibt es nicht. Comenius sprach von Prinzipien, später wurde der Begriff der Lehr- und Unterrichtsmethoden verwendet" (Behrendt 2008, S. 175). Welche Problematik einer fachlichen Einteilung besteht, zeigen die vielen Veröffentlichungen zu dieser Thematik. Den pflegedidaktischen Ansätzen mangelt es oft an Klarheit und Struktur, sie sind meistens ohne Bezug zur Allgemeinen Didaktik, was es schwierig macht, eine einheitliche Sprache in Bezug auf Fachdidaktik zu finden.

In der hier vorgestellten Arbeit wird zurückgegriffen auf die Arbeiten von Karl-Heinz Flechsig, der mit dem „Göttinger Katalog Didaktischer Modelle" einen systematischen Vorschlag zur Kategorisierung grundlegender Formen des organisierten Lehrens und Lernens vorgenommen hat. Auch wenn die analysierten Ausbildungsdokumente europäischer Länder eine Vielfalt an Bezeichnungen für Lehr- und Lernformen vorlegen, die sich nicht in jedem Fall einem bestimmten der von Flechsig dokumentierten 20 didaktischen Modellen zuordnen lassen, wurde dieser Katalog als Orientierungsrahmen hier eingeführt.

Der „Göttinger Katalog Didaktischer Modelle" (GKDM) wurde seit 1975 von K.-H. Flechsig und Mitarbeitern in verschiedenen institutionellen Kontexten der Universität Göttingen entwickelt und weiterentwickelt (1983; 1995). Inzwischen wird der GKDM von einem gemeinnützigen Verein geführt, dem „Institut für Allgemeine und Interkulturelle Didaktik e.V." (AIKUD) (www.gkdm.de).

In der Substanz stellt der GKDM eine theoretisch begründete Systematik grundlegender Formen des organisierten Lehrens und Lernens dar, „zu der Modell-Beispiele (Beschreibung von Unterrichtsverläufen, empirische Studien zu Unterrichtsmethoden etc.) gesammelt und dokumentiert wurden und die in schriftlicher, bildlicher (darunter auch Videos) und enaktiver Form (als Simulationen in sog. Minipraxen) für Trainingsseminare zugänglich gemacht wurden. Eine Computerfassung unter dem Betriebssystem ‚Windows' liegt ebenfalls vor" (Haller 2010, S. 2).

Der GKDM erfasst und klassifiziert die Vielfalt didaktischer und autodidaktischer Handlungsmöglichkeiten, was sich auch in der Nutzung des Katalogs als CEDID (Computerergänztes didaktisches Design) in Trainingsangeboten für Lernende, Lernergruppen u.a. widerspiegelt. Die Modellbildung des GKDM wurde auf der mesodidaktischen Ebene, der Rekonstruktion von Unterrichtswirklichkeit, vorgenommen. Das erweist sich für die Einbindung der didaktischen Modelle in curriculare Konzeptionen als vorteilhaft, da auf der Meso-Ebene Teilqualifikationen formuliert und Empfehlungen für die Gestaltung der Lehr- und Lernsituationen gegeben werden.

Die Didaktischen Modelle beschreiben die Lernumwelt, in der sehr konzentriert Lernaufgaben dargestellt werden. Die didaktischen Modelle sind im GKDM nach 20 Grundmodellen geordnet, denen jeweils mehrere Varianten zugeordnet sind sowie die in dem Modell anvisierten didaktischen Prinzipien. Die didaktischen Prinzipien werden als Empfehlungen für didaktisches Handeln verstanden; sie geben Handlungsorientierungen wie z. B. gelernt werden soll: Spielendes oder antizipatorisches Lernen (Simulation), selbsttätiges Lernen (Arbeitsunterricht), erfahrungsbezogenes Lernen (Erkundung), problemlösendes Lernen (Fallmethode). Didaktische Prinzipien sind gewissermaßen Leitbegriffe für didaktisches Design, die in den didaktischen Modellen des GKDM weitere Differenzierung finden. Werden individuelle Lernstile (z. B. hollistische, serialistische Lernstile) sowie mögliche Lernwege des Lernenden (z. B. visuell, auditiv) berücksichtigt, so lassen sich die 20 didaktischen Modelle in drei Typen differenzieren (Abb. 2).

Aufgabenorientiertes und entdeckendes Lernen ist selbstgesteuertem Lernen implizit, so dass Lernen mit neuen Medien dem Lernenden eigenständiges Lernen an beliebigen Orten ermöglicht (Vorzüge des E-Learnings).

Die Beschreibung eines didaktischen Modells ist wie folgt strukturiert: Definition, Varianten und didaktische Prinzipien (Tabelle 1), während die Gestaltung der Lernumgebung, Lernaufgaben, Rolle der Lernenden und Lernhelfer sowie Phasen als Deskriptoren bei den didaktischen Designs eine wichtige Rolle spielen (Tabellen 4a, 4b). Die Elemente (Lernende, Lernumgebung, Lernaufgaben) und Phasen wurden zueinander in Bezug gesetzt, Beispiele hierfür sind die didaktischen Modelle Arbeitsunterricht, Erkundung, Fallmethode, Simulation u. a. didaktische Modelle des GKDM.

Die Auswahl eines didaktischen Modells in Zusammenhang zu planender Lehr- und Lernprozesse ist nicht ausschließlich darauf gerichtet, ein Modell zu finden, das für die gegebene Lernsituation am besten geeignet ist, vielmehr können in eine Lernsequenz auch mehrere Modelle eingebracht werden (vgl. Tabelle 2).

Darlegendes, erklärendes, expósitorisches Lernen	Aufgabenorientiertes Lernen	Entdeckendes Lernen
Disputation	Arbeitsunterricht	Kleingruppen-Lerngespräch
Fernunterricht	Erkundung	Lerndialog
Frontalunterricht	Fallmethode	Lernkonferenz
Individualisierter Programmierter Unterricht	Famulatur	Lernnetzwerk
Individueller Lernplatz	Lernkabinett	Lernprojekt
Lernausstellung	Tutorium	Simulation
Vorlesung		Werkstattseminar

Abb. 2: (aus: Behrendt 2008, S. 176)

DIDAKTISCHES DESIGN

Der Begriff „didaktisches Design"[1] wurde von K.-H. Flechsig (1975; 1987; 1990) schon in den 70er Jahren eingeführt, und zwar in Anlehnung an den angelsächsischen Begriff „instructional design". Instructional Design beschreibt K.-H. Flechsig (1997) als eine gewisse Methode von Produktion oder Entwicklung für pädagogische Handlungen, und unter dem Prozessaspekt betrachtet, unterscheidet es sich von anderen Methoden der Produktion, was im folgenden Zitat verdeutlicht wird.

„Instructional design according to our understanding is not just a synonym or a variation of educational technology. It reaches beyond this stage of industrialized production of educational settings in the following ways:

1. It is not restricted to one learning culture only, but borrows from many ‚pedagogies' and sciences (‚pluralism') (Reigelut 1996).

didaktisches Modell	Definition	Varianten	didaktische Prinzipien
Arbeits-unterricht	Lerner bearbeiten individuell oder in kleinen Gruppen (schriftlich formulierte) Aufgaben mit möglichst mehreren Aspekten, um Kenntnisse und Fertigkeiten zu üben und anzuwenden.	Gruppenunterricht, -arbeit Projektseminar	• selbsttätiges Lernen • individualisiertes Lernen • ganzheitliches Lernen
Erkundung	Lerner begeben sich in natürliche Umwelten oder Institutionen zur Beobachtung und Datenerhebung, um Zusammenhänge zu überschauen sowie um Interessen und Standpunkte zu gewinnen.	Exkursion Exploration Hospitation Praktikum Feldstudie	• Lernen durch unmittelbare Erfahrung • Lernen durch direkten Umgang • orientierendes Lernen • beiläufiges Lernen
Fall-methode	Lerner bearbeiten einzeln oder in Gruppen rekonstruierte Praxisfälle, um sich Wissen über die betreffende Praxis oder Prozedur anzueignen und ihre Urteils- und Entscheidungsfähigkeit auszubilden.	Fallstudie	• praxisnahes Lernen • problemlösendes Lernen
Lern-konferenz	Lernende kommen mit anderen zusammen, um sich gegenseitig in Vorträgen, Diskussionen und mit anderen vorbereiteten Beiträgen (aktuelles) Deutungs- oder Problemlösungswissen zu vermitteln.	Kongress Symposium Tagung	• kollegiales Lernen • beiläufiges Lernen
Simulation	Lernende übernehmen (oft spielerisch) Rollen und/oder betätigen sich in simulierten Umwelten, um vor allem Handlungs- und Entscheidungsfähigkeit in lebensnahen, jedoch entlasteten Situationen zu entwickeln und zu trainieren.	Planspiel Rollenspiel Simulatortraining	• spielendes Lernen • antizipatorisches Lernen
Tutorium	Lernende übernehmen begrenzte Lehrfunktionen, um es an andere (zumeist jüngere oder Novizen) weiter zu geben.	Lernen durch Lehren Lernhelfer-System	• Lernen durch Lehren • Lernen von Gleichgestellten
Vorlesung	Lernende nehmen als Zuhörende und/oder Zuschauende an mündlichen und teilweise durch Medien unterstützten Informationsdarbietungen eines Redners/einer Rednerin teil, um sich Wissen und Wertvorstellungen anzueignen.	Lesung Vortrag Vorführung bzw. Demonstration	• personale Wissensrepräsentation • Lernen durch mündliche Rede

Tab. 1: Didaktische Modelle (Auszug) Von K.-H. Flechsig: Kleines Handbuch Didaktischer Modelle, Göttingen 1991, 3. Aufl.

2. It reaches beyond the narrow scope of developing relatively isolated ‚culture-free' items (e.g., learning units) by thoroughly analyzing the (cultural, personal, ecological, etc.) contexts into which the units are embedded, a characteristic that may be called ‚contextuality' (Jencks, 1975).

3. It makes an integration of any mode of production (‚integration'). The products delivered by this mode of production have open-ended structures, so that they leave space for self-directed learning by the final ‚users' – that is, learners and falicitiators (‚evolution')" (Flechsig 1997, S. 28) (Behrendt 2008, S. 179).

BLENDED LEARNING DESIGN

Die Einbindung didaktischer Modelle des Katalogs (GKDM) in eine Blended-Learning-Konzeption wird am Beispiel des Moduls "Erste Hilfe"/"Notfallmedizin" dargestellt (Tabellen 2 und 3) und nachfolgend interpretiert. Das Blended Learning Design weist drei Phasen auf: Präsenzphase, Online-Phase und Praxisprojekte (vgl. Tabelle 2).

Submodule	Präsenzunterricht (P)	E-Learning (O)	Praxisprojekte (PP) (Handlungsorientiert)
Propädeutikum:			
(1) Rechtsgrundlagen	Vorlesung	-	-
(2) Basismaßnahmen	Vorlesung mit Demonstration und Übungen	Simulation:	Erkundung:
(3) Erweiterte Maßnahmen		Kardiologischer Patientensimulator (Harvey[2]) Puls, EKG	Differenzierte Praxisaufträge für die Normalpflege, Intensiv- und ambulante Pflege zur Bearbeitung einfacher Fälle
	(HLW-Training am Phantom, Reanimation an Sim-Man[1])		
2. Studienjahr:	Lernkonferenz	Arbeitsunterricht:	Fallmethode:
Fresh up-Kurs I	(Feedback) Praxistraining[3] (HLW)	Vorbereitung auf die Lernkonferenz, Fallbeispiele mit Lösungsansätzen	Fallbearbeitung am konkreten Beispiel in der Praxis entsprechend dem klinischen Einsatz
3. Studienjahr:	Lernkonferenz	Tutorium:	Simulation:
Fresh up-Kurs II	(Feedback) Praxistraining (HLW)	Zur Vorbereitung auf die Bearbeitung komplexer Aufgaben mit problemlösendem Charakter	Notfall-Situationstraining in der Praxis/an Simulator und Phantom mit Bezug auf verschiedene problemlösende Fälle

[1] Sim-Man ist ein rechnergestütztes Simulationsprogramm für Reanimation.

[2] Patientensimulator „Harvey" ist eine Verflechtung von Anatomie/Physiologie und E-Technik für mediales Lernen.

[3] Praxistraining ist im Kontext von Wissen, Fertigkeiten und Einstellungen zur Überprüfung der Verhaltenseigenschaften (kognitiv, affektiv und psychomotorisch) in Bezug auf die jeweils zu erwartende Kompetenzstufe (vgl. Tabelle 3) zu verstehen.

Tab. 2: Konzeption von Blended Learning am Beispiel des Moduls „Erste Hilfe"/„Notfallmedizin" (Mischungsverhältnis) (aus: Behrendt 2008, S. 191, Tabelle 49)

Zusammenfassend ergeben die Vorstellungen zum Blended Learning Design folgendes Bild:

Submodule	Phasen	Didaktische Modelle
Propädeutikum		
(1) Rechtsgrundlagen	P	Vorlesung
(2) Basismaßnahmen und		
(3) Erweiterte Maßnahmen	P-O-PP	Vorlesung – Simulation – Erkundung
2. Studienjahr:	O-P-PP	Arbeitsunterricht – Lernkonferenz – Fallmethode
3. Studienjahr:	P-O-PP	Lernkonferenz – Tutorium – Simulation (Notfall-Training)

Abb. 3

Zur Interpretation:

Im **Propädeutikum** ist der Basiskurs des Moduls „Erste Hilfe"/„Notfallmedizin" vorgesehen mit dem höchsten Stundenanteil (vgl. Tabelle 3).

Die (1) Rechtsgrundlagen werden im Rahmen einer Vorlesung vermittelt.

Die Vermittlung von (2) Basismaßnahmen und (3) erweiterten Maßnahmen ist in drei Phasen gegliedert:

Die erste Phase beinhaltet die Vorlesung mit Demonstration und Übungen am Phantom zur Herz-Lungen-Wiederbelebung (HLW-Training) sowie ein Simulationstraining für Reanimation an Sim-Man. Die zweite Phase ist durch E-Learning charakterisiert. Mit Hilfe des kardiologischen Patientensimulators (Harvey) können Puls- und EKG-Kontrollen durchgeführt werden; Normalwerte wie auch pathologische Werte werden über das Programm simuliert und aufgezeichnet. In der dritten Phase, dem Praxisprojekt, sind differenzierte Praxisaufträge zu erfüllen, deren Ergebnisse im Netz präsentiert werden sollen.

Im **2. Studienjahr** sind die Phasen wie folgt verteilt:

Die erste Phase beginnt mit E-Learning, d.h. es sind Fallbeispiele mit einfachen Lösungsansätzen zu bearbeiten, die in einer Lernkonferenz in der zweiten Phase vorgestellt und diskutiert werden können und eine Vorbereitung auf die dritte Phase bieten, in der eine Fallbearbeitung am konkreten Beispiel als Praxisprojekt folgen soll. Auch hier sollen die Ergebnisse ins Netz gestellt werden.

Im **3. Studienjahr** ist in der ersten Phase eine Lernkonferenz vorgesehen, in der eine Auswertung der Fallbearbeitung aus dem vorherigen Praxisprojekt sinnvoll erscheint. Die einzelnen Fälle können diskutiert und einer abschließenden Betrachtung durch die Lehrperson bzw. den Trainer unterzogen werden. In der zweiten Phase werden die Lernenden durch E-Tutoren in der Bearbeitung komplexer Aufgaben mit problemlö-

Umfang: 60 Stunden (1,5 cr)
Zielsetzung: Wirkungsvolles Handeln bei Notfällen

1. Studienjahr: (40 Stunden)
Zielsetzung: Erwerb der Fähigkeiten als „Kompetente" Pflegende (nach Benner: Stufe 3)
Inhaltliche Schwerpunkte:

1. Rechtsgrundlagen
- Krankenpflegegesetz, Ausbildungsverordnung (Einleitung lebenserhaltender Sofortmaßnahmen bis zum Eintreffen der Ärztin/des Arztes)[1]
- Verordnung über die Weiterbildung in Gesundheitsfachberufen/Intensiv- und Anaesthesiepflege (Reanimation)
- Medizin-Produktegesetz (MPG), Unfallverhütungsvorschriften
- ERC-Leitlinien für Reanimation (2005)
- Bericht und Empfehlung zur verlangten Fachkompetenz der für die allgemeine Pflege verantwortlichen Krankenschwestern/Krankenpfleger der Europäischen Union. Brüssel 1998

2. Basismaßnahmen (ERC[2]: BLS- und AED-Kompetenzen)
- Anatomie/Physiologie der Vitalfunktionen
- Störungen der Vitalfunktionen und deren Versorgung (Bewusstseinslage, Herz-Kreislauf, Atmung)
- Praxistraining:
  Kontrolle der Vitalfunktionen
  Lagerung (Stabilisierung)
  Umgang mit Beatmungshilfe/-beutel
  O_2-Gabe
  Frühdefibrillation (AED)

3. Erweiterte Maßnahmen (ERC[2]: BLS- und AED-Kompetenzen)
- Medikamente und Infusionen
- Mithilfe bei Störungen der Vitalfunktionen und deren Versorgung (Intubation, Absaugen, Reanimation etc.)
- Bilanzierung
- Praxistraining: Notfall an Fallbeispielen
  HLW (Herz-Lungen-Wiederbelebung)
Test

2. Studienjahr:	Fresh up Kurs I (10 Stunden)
Zielsetzung:	Erwerb der Fähigkeiten als „Erfahrene" Pflegende (nach Benner: Stufe 4)
Schwerpunkt:	Kompetenz im Verhaltensbereich erweitern und festigen
Praxistraining:	Notfall-Training am konkreten Fallbeispiel HLW-Training
Test	

3. Studienjahr:	Fresh up Kurs II (10 Stunden)
Zielsetzung:	Erwerb der Fähigkeiten als „Pflegeexperin/Pflegeexperte" (nach Benner: Stufe 5)
Schwerpunkt:	Kompetenz im Verhaltensbereich erweitern und vertiefen
Praxistraining:	Notfall-Training an verschiedenen Fallbeispielen (problemlösend) HLW-Training
Abschluss-Test	

[1] Aufgaben und Kompetenzen der Pflegenden bis zum Eintreffen des Arztes:
- Wahrnehmung der Funktion als Pflegeexperte im berufsübergreifenden Gesundheitsteam und in der Gesellschaft (Koordination)
- Verhalten bei Störungen der Vitalfunktionen und deren Versorgung (Sofortmaßnahmen einleiten)
- Simulation-/Situativ-Training an Fallbeispielen komplexer Notfallsituationen (problemlösend)

[2] ERC (European Resuscitation Council) BLS (Basic life support) AED (Automated extern defibrillator). Online-Recherche. Verfügbar über: http://www.erc.edu/index. [Datum des Zugriffs: 21.02.2006].

Tab. 3: Modul „Erste Hilfe"/„Notfallmedizin" Vorgelegt von: Behrendt, Februar 2006 (aus: Behrendt 2008, S. 263, Tabelle 20, Anhang)

sendem Charakter in Vorbereitung auf das Notfall-Situationstraining im Praxisprojekt unterstützt. (aus: Behrendt 2008, S. 192)

DISKUSSION

Im Rahmen eines Workshops wurde auf der Mikroebene des didaktischen Handelns eine Analyse und Planung von Unterricht unter Anwendung didaktischer Modelle des Göttinger Katalogs vorgenommen und das didaktische Design (Tabelle 4) hierbei eingeführt und als Planungsvorlage genutzt. Beim didaktischen Design handelt es sich um eine differenzierte modellspezifische Beschreibung (z. B. Erkundung) der beabsichtigten Lernumgebungen und ihrer Elemente, der einzuleitenden Lehr- und Lernfunktionen sowie der verschiedenen Phasen und dabei auszuführenden didaktischen Handlungen von Lehrenden und Lernenden. Das didaktische Design dient als Vorstufe für die Planung von Lehr- und Lernsituationen, in der ein Prototyp skizziert wird, später konkretisiert und durchgeführt werden kann.

Die Aufgabe bestand darin, das Design nach dem Modell „Erkundung", Erkundung ist im Modul „Erste Hilfe"/„Notfallmedizin" ein Praxisauftrag (Tabelle 2), anzufertigen. Auf folgende Materialien konnte zurückgegriffen werden: Übersicht der didaktischen Modelle des GKDM (Auszug) (Tabelle 1), Blended-Learning-Konzeption (Tabelle 2) mit Interpretation sowie die Modulbeschreibung (Tabelle 3). Das Ergebnis der Gruppenarbeit liegt vor und ist in Tabellen 4a und 4b dokumentiert.

Bei der Anfertigung des didaktischen Designs sind anfangs Schwierigkeiten aufgetreten, anhand der Deskriptoren die Aufgabenstellung auf das „Pflegefachliche" zu übertragen. Nach Einschätzung der Teilnehmenden dieser Gruppenarbeit bietet das didaktische Design zwar eine gute Planungsvorlage für den Unterricht und sie würden es auch nutzen, aber aus ihrer Sicht bedarf es noch einer ausführlicheren Anleitung (Handling, Schulung).

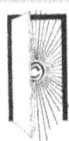

BLock-Design nach dem Modell „Erkundung"

Thema: Wie wird das Notfallmanagement in den entsprechenden Bereichen wie allgemeine Station, Ambulanz und Intensiv gehandhabt?

Skizze:

Wissensbereiche: Anatomie, Pathophysiologie, Erste Hilfe, Rechtskunde, GUK, Grundlagen

Ziele/Kompetenzen: Handlungsmanagement von Pflegepersonen kennen

Verweise extern: Sanitäterkurs, Pflegehelferausbildung

Verweise intern: Zivildienst

Elemente der Lernumgebung:

Informationsmittel	Standard, Handbuch, Guidelines
Kontaktpersonen Berater	Praxisanleiter, Pflegepersonen, Mentoren
Werkzeuge Instrumente	Reanimationswagen, Telefon
weiteres	

Lernaufgaben:

Lerner werden aufgefordert, individuell oder in einer Kleingruppe

- eine Einrichtung oder eine natürliche Umwelt aufzusuchen,
- dort (ggf. vorher angemeldete) Kontakte aufzunehmen bzw. Orte aufzusuchen,
- anschließend spezifische Erhebungen oder Beobachtungen durchzuführen,
- diese zu protokollieren (schriftlich, Tonaufzeichnung, Photo),
- darüber (ggf. mit Checkliste) einen Erkundungsbericht zu erstellen
- und diesen in einem spezifischen Kontext zu präsentieren.

für alle	
für Gruppen	Stationärer Bereich und Ambulant
für einzelne	Intensivpflege

Rolle der Lerner:

Fragen stellen	x
Informationen sammeln	x
Aufzeichnen	x
Auswerten	Richtigkeit der Vorgehensweise

Rollen der Lernhelfer:

Organisation	Information der Station, Materialien
Unterrichten	Matrix „Was will ich?" Ziele
Beraten	Schwerpunkte setzen
Kontrolle	Ergebniskontrolle; Vergleichskontrolle

Tab. 4a: Didaktisches Design

Phasen:	
Vorbereitung	
• Erkundungsfeld	Einsatzort entsprechend dem Praktikumsauftrag
• Kontakte	PA, Mentoren
• Risiken	keine
• Kosten	keine
Klärung	
• Vorerfahrungen	aus dem Unterricht
• Interessen	
• Möglichkeiten	
Planung	
• Informationsbeschaffung	über Reanimationswagen
• Kontakte	zur beauftragten Person des Einsatzortes
• Termine	Terminabsprache
• Aufträge	Praktikumsauftrag
• Instrumente	Materialien
• Leitfaden	Vorgaben im Standard, Handbuch
Interaktion	
• Datenerhebung	Ermitteln zum Notfallmanagement
• beiläufige Erfahrungen	
• Aufzeichnungen	Standard nutzen
• Auswertungen	Überprüfung des aktuellen Standes auf der Grundlage des Standards
• Erkundungsbericht erstellen	Ergebnisse im Netz präsentieren
Bewertung	
• Präsentation der Ergebnisse	X
• Vergleich der Ergebnisse	ggf. mit Ergebnissen vorheriger Bestandsaufnahmen
• Bezug zum Plan	
• Entscheidung über Ertrag	vollständig oder lückenhaft
• Entwicklung von Perspektiven	evt. Auftrag wiederholen
Sonstiges:	

Formular aus CEDID: Computer-ergänztes Didaktisches Design, nach dem „Göttinger Katalog Didatischer Modelle", Copyright: GKDM 2006

Tab. 4b: Didaktisches Design

LITERATUR

Behrendt, H.: Analyse, Vergleich und Perspektiven zur Pflegeausbildung in den europäischen Ländern. Cuvillier, Göttingen, Diss. 2008.

Flechsig, K.-H.: Cultural Transmission, Teaching and Organized Learning as Culture-Embedded Actievies. In: Instructional Design: International Perspectives. Ed By Robert D. Tennyson/F. Schott/N.M. Seel/S. Dijkistra. Vol 1: Theory, Research and Models. Mahawa, NJ [u.a.]: Erlbaum 1997.

Flechsig, K.-H.: Historical and Philosophical Backgrounds of Instructional Design. A. European Views. Internes Arbeitspapier 3/1994. Institut für Interkulturelle Didaktik der Georg-August-Universität Göttingen. 1994.

Flechsig, K.-H.: Kleines Handbuch Didaktischer Modelle. 3. Aufl. Göttingen 1991.

Flechsig, K.-H./Haller, H.-D.: Einführung in didaktisches Handeln. Stuttgart 1975.

Haller, H.-D.: Der „Göttinger Katalog Didaktischer Modelle": Didaktische Vielfalt und Qualität im Lehren und Lernen. Veröffentlichung in Vorbereitung. Göttingen 2010.

Haller, H.-D.: Alternative Instructional Models and Knowledge – Organization and Design – Support With CEDID. In: Instructional Design: International Perspectives. Ed By Robert D. Tennyson/F. Schott/N.M. Seel/S. Dijkistra. Vol 1: Theory, Research and Models. Mahawa, NJ [u.a.]: Erlbaum 1997.

ANMERKUNG

[1] "didaktisches Design": K.-H. Flechsig unterscheidet fünf Ebenen des didaktischen Designs und deren Interdependenz: System-Ebene, Programm-Ebene, Veranstaltungs- oder Kurs-Ebene, Block-Ebene, Phasen-Ebene; didaktisches Design ist in vorausgehenden Stufen integriert und bringt in der Folge eine neue Stufe didaktischer Entwicklung hervor (vgl. Flechsig 1987, S. 5, 10). K.-H. Flechsig definiert „didaktisches Design" als einen „Prozeß, der die Gestaltung von Lernumgebungen zum Ziel hat, die angepaßt sind an Lerner (Zielgruppe), Aufgaben (Anforderungen), Ressourcen und Bezugsystem, und bei dem didaktisches Expertenwissen genutzt wird. Ein didaktisches Design ist aber auch das Produkt eines solchen Prozesses, also die gestaltete Lernumgebung und der Organisationsplan der in ihr stattfindenden Lerntätigkeit" (1990, S. 31).

respectare – respektvolle Berührung in Pflege und Therapie

Zeit für Nähe, Raum für Distanz

Annette Berggötz

respectare ist ein Konzept, das einen wichtigen Beitrag zu einer erneuerten Kultur der Pflege leistet. Pflegekräfte werden zu einer Grundhaltung des Respekts angeleitet, den zu Pflegenden gegenüber und ebenso sich selbst gegenüber. Durch einen Perspektivenwechsel lernen sie sich in den zu Pflegenden zu versetzen. Mit praktischen Methoden von Streichmassage und ritualisierten, respektvollen Berührungsformen erweitern sie ihre Berührungskompetenz. Für die Patienten wie für die Pflegekräfte ist diese Kompetenzerweiterung von großem Gewinn.

WAS IST RESPECTARE?

Eine Fachkrankenschwester (Master of Palliative Care) beschreibt im Artikel „Sanfte Berührung" (Heilberufe 4/2009) „respectare" als eine „Form der Kommunikation, eine Möglichkeit Zuwendung zu geben, Nähe und Vertrauen aufzubauen, Intimität herzustellen zwischen dem Berührenden (Pflegende, Angehörige) und dem Schwerkranken, unserem Patienten ..." Dieses Zitat beschreibt auf treffende Weise: respectare ist ein Konzept zur Entwicklung von Berührungskompetenz und Haltungsarbeit im Pflegealltag. Es geht um das Vermitteln von Geborgenheit und um Präsenz. Der Patient, ebenso auch der Angehörige oder Kollege sucht genau diese Präsenz, ernstgenommen, wertgeschätzt und wahrgenommen zu werden.

Das geschützte Konzept stellt das Berühren mit Respekt in den Mittelpunkt. Berührung im Kontext von respectare meint Arbeit an der inneren Haltung. Es meint nicht nur „mit einander in taktilen Berührungskontakt kommen", sondern auch den anderen Menschen respektvoll wahr zu nehmen, ihm Beachtung schenken, ihn würdigen bis hin zum innerlich berührt sein. Hier kommen große Themen der Pflege ins Spiel, wie „Nähe und Distanz", „Scham und Ekel", „Gewalt und Aggression". Diese Themen können bei Nichtbeachtung große Verletzungen bei Patienten aber auch beim Pflegepersonal verursachen. So arbeitet respectare wesentlich an der Grundhaltung, Sichtweise oder Einstellung des Menschen, der im Gesundheitswesen tätig ist. Diese Haltung muss immer wieder bewusst gemacht und eingeübt werden.

Seit 2003 hat dieses Berührungs- und Haltungskonzept sowohl im praktischen Einsatz der Pflege, als auch im Arbeitsfeld Lehren und Lernen Beachtung und Anerkennung gefunden. Im Rahmen von Workshops und Präsentationen wurde auf den Lernwelten-Kongressen 2008, 2009 und 2010 das Berührungskonzept respectare vorgestellt.

PFLEGESTRESS – KEINE ZEIT FÜR EINE KULTUR DER PFLEGE?

Wie kann auf Berührungskompetenz und Haltungsarbeit im Pflegealltag Rücksicht genommen werden? Wie soll so ein Konzept umgesetzt werden, wenn enger Zeittakt und personelle Unterbesetzung den Alltag in den Pflegeeinrichtungen und auf den Stationen bestimmen? Sind das nicht hehre, aber unerfüllbare Ziele? Der Stellenabbau lässt bei vielen Pflegekräften Sorge aufkommen, dass nur noch Fließbandpflege möglich ist und die Zuwendung zum Patienten auf der Strecke bleibt. Und geraten unsere wohlformulierten, allseits präsentierten Leitbilder durch diese Situation nicht mehr und mehr in Gefahr?

respectare zeigt hier einen Weg auf, wie man den Bedürfnissen und Möglichkeiten sowohl der Pflegenden als auch der Patienten gerecht werden kann. Dieses Konzept ist ein notwendiger Beitrag zur Kultur in den Pflegeeinrichtungen und zeigt, dass unter den vorhandenen Möglichkeiten wieder eine ganz klare respektvolle Haltung gelebt werden kann und muss. Denn Haltung ist nicht eine Frage des Zeithabens neben dem stressigen Alltag. Sie durchdringt vielmehr den stressigen Alltag. Hier ist ein Umdenken gefordert. Wir brauchen eine Kultur der Pflege. Wir brauchen eine respektvolle Grundhaltung den zu Pflegenden gegenüber, aber ebenso eine respektvolle Haltung den Pflegenden gegenüber.

RESPEKT – EINE GRUNDHALTUNG

Der Konzeptname verrät schon sehr viel von der Intention: **respectare** – der Begriff „Respekt" tritt deutlich hervor. Und obwohl es nicht so scheint – die totgesagte Tugend „Respekt" hat wieder Konjunktur.

In der Zeitschrift *„Psychologie heute" (35. Jahrgang Heft 9)* wurde das Titelthema samt Editorial der „Renaissance des Respekts" gewidmet. In der Themabeschreibung wird das Grundproblem so beschrieben: *„Vor den Spielen der Fußball-EM wurden die Stadionbesucher auf „Respekt für das gegnerische Team" eingeschworen. „Mehr Respekt" fordern auch Lehrer von ihren Schülern, Migranten von ihrem Gastland, Angestellte von ihrem*

Chef, Eheleute von ihrem Partner. Doch Respekt lässt sich nicht erzwingen – er muss von Herzen kommen. Wie kann er reifen?"

Jeder Mensch sehnt sich danach, von anderen respektiert zu werden. Jeder fühlt sich verletzt, wenn er respektlos behandelt wird. Doch was ist Respekt eigentlich? Gemeint ist die Haltung, die den anderen als Mensch achtet und seine Menschenwürde anerkennt – egal woher er kommt, wie er aussieht und zu welchem Gott er betet. Für vieles wird dieser Begriff Respekt verwendet. Sagt jemand, er habe Respekt vor einem großen Hund, dann meint er eigentlich: „Ich fürchte mich vor diesem Hund". Manch einer vermisst den Respekt der Jugendlichen vor dem Alter und meint eigentlich die Höflichkeit, aufzustehen um einen Sitzplatz zu überlassen. Gerne wird Verehrung und Bewunderung von Stars mit Respekt gleichgesetzt. Doch Respekt meint etwas anderes. Die Wurzeln dieses Wortes kommen aus dem Lateinischen: „respicere" bedeutet „zurücksehen". So ist die Grundbedeutung von Respekt die „Rücksicht". Respekt meint Rücksicht nehmen auf den anderen, das Achten seiner Bedürfnisse und seiner Verletzlichkeit.

Respekt ist entscheidend für das Gelingen und die Haltbarkeit einer Beziehung. Der Paartherapeut Hartwig Hansen schreibt in seinem Buch „Respekt – Der Schlüssel zur Partnerschaft":

„Dass ohne Respekt gar nichts geht, gilt ja nicht nur für Partnerschaften. Ein jeder von uns fühlt sich unwohl, wenn wir zu wenig oder keine Anerkennung für das erhalten, was wir tun und wie wir sind. Bezogen auf die Arbeit weiß man, dass wir nicht das ausschöpfen was wir leisten könnten, wenn wir in der Arbeit nicht gewürdigt und belohnt werden. Wir werden sogar krank, wenn wir in einem chronischen Wertschätzungsdefizit leben."

Heute wird das Phänomen „Respekt" an der Hamburger Universität untersucht. Dass dies erforscht wird und dass dafür Forschungsgelder gezahlt werden, ist Ausdruck für ein neu erwachtes Interesse an einer Haltung, die seit den 1960 er Jahren als anachronistisch galt. Respekt ist wieder Thema in den Medien, in den Schulen und den gut besuchten und nachgefragten Kursen wie „Stil und Etikette" oder „Moderne Umgangsformen und Tischkultur".

Ingrid Strobl schreibt in dem Artikel „Respekt der von Herzen kommt" *(Psychologie Heute, 35. Jahrgang Heft 9): „Das Thema „Respekt" ist noch lange nicht ausreichend erforscht. Vielleicht ist es auch gar nicht möglich, eine eindeutige Definition von Respekt zu finden. Unsere Welt würde trotzdem eine bessere, und unser Leben einfacher, wenn wir mehr Respekt voreinander hätten."*

RESPEKT IN DER PFLEGE

In der Pflege spielt die Haltung des Respekts eine ganz große Rolle. Sie ist leider durch eine stark belastende Betriebsamkeit aufgrund von aufwändiger Dokumentationen an die Seite gedrängt worden. Die Pflegenden sind angehalten bestimmte Zeiten einzuhalten. Sie kommen dadurch ständig an ihre Grenzen und erleben dies selbst als sehr frustrierend. Rückfragen bei Patienten bestätigen eine wachsende Unzufriedenheit. Oft fühlt sich der Patient durchgeschleust durch den Klinikalltag. Wie oft werden Sätze wie Befehle ausgesprochen: „Legen sie sich hin!" „Ziehen sie sich aus!" Der Patient wird hier zum Objekt. Die persönliche Zuwendung und das Interesse am Menschen wird oft vermisst.

Dabei befinden sich die meisten Patienten in einem Ausnahmezustand. Der Patient ist nicht mehr in seiner häuslichen Umgebung und damit nicht mehr in seinem geschützten Raum, in dem er Sicherheit empfindet. Stattdessen ist er notgedrungen in einer fremden Umgebung, die zugleich höchste Nähe notwendig macht und manchmal auch erzwingt. Diese Nähe wird von manchen Patienten, wie auch vom Pflegepersonal als Zumutung erlebt, doch meist hingenommen.

Der Patient braucht die Haltung des Respekts für seine eigene Sicherheit von Seiten der Pflegenden und der Ärzte. Umgekehrt sind auch die Pflegenden auf Respekt von Seiten der Patienten angewiesen, die aufgrund verschiedener Ursachen, ebenso immer wieder die Grenzen verletzen. Hier ist die Kompetenz der Pflegenden gefordert, Grenzen auf zu zeigen und sich zu schützen.

Die taktile Berührung von Mensch zu Mensch ist in der Pflege ein wesentliches Medium zur Kontaktaufnahme. Berührung greift ein in die Intimität der Person und weckt differenziertes sinnliches Erleben. Pflegende sind angehalten, hier viel Wissen über die Wirkungen ihrer Handlungen zu erwerben. Sie sollten sich selbst bewusst sein, was es bedeutet, berührt zu werden und andere zu berühren. Und es ist wichtig, die eigene „Berührungsgeschichte" zu reflektieren.

EINÜBEN VON RESPECTARE IN UNTERRICHT UND PFLEGEALLTAG

Von Antoine de Saint-Exypéry ist der Satz überliefert: «Um klar zu sehen, genügt oft ein Wechsel der Blickrichtung."

Im Seminar kann jede/r Teilnehmer/in verschiedene Rollen und Blickwinkel, gerade auch die des Patienten, einnehmen und kennen lernen. Er/Sie kann die Möglichkeiten, die Prinzipien und Grundhaltung der respektvollen Berührung ganz nah an sich heran kommen lassen. Berührungserfahrungen in respektvoller, ritualisierter Durchführung an Händen, Kopf, Armen, Beinen, Bauch, Rücken und Füßen ermöglichen neue Erfahrungen und Sichtweisen.

So kann erlebt werden, wie bedeutsam die Erlaubnisfrage für eine Kontaktaufnahme sein kann. Ein bundesweiter Wettbewerb, der PENATEN Förderpreis 2000, wurde von Johnson und Johnson unter Schülerinnen und Schülern von Pflegeschulen und Hebammenschulen ausgeschrieben. Ziel war die Förderung der praktischen und wissenschaftlichen Auseinandersetzung mit dem Thema „Die positive Kraft der Berührung". Hier wurden die Schülerinnen der Kinderkrankenpflegeschule Villingen-Schwenningen unter Leitung von Annette Berggötz (Begründerin von respectare) für ihre Forschungsarbeit ausgezeichnet. Ausgehend von einer Fragebogenaktion wurde neben interessanten Beobachtungen auch eine These bestätigt, dass es sich bei der Erlaubnisfrage im Bezug auf Berührung um den springenden Punkt im Vertrauensaufbau handelt. Erfahrungen aus der Kursleiterarbeit mit Baby- und Kindermassage der Deutschen Gesellschaft für Baby- und Kindermassage (DGBM e.V.) untermauerten diese Forschungsergebnisse.

respectare bietet einen wichtigen Schlüssel zur weiteren Entwicklung der eigenen Berührungskompetenz an. So kann jeder Teilnehmer für sich wertvolle und stärkende Erfahrungen machen. Körperübungen und Berührungstechniken werden über Anwendung beim Anderen -„Ich berühre eine/n Anderen" – und durch eigenes Berührungserleben – „Ich werde in gleicher Weise berührt" – erfahrbar gemacht.

Ein spezielles Methodenrepertoire fördert und vermittelt die Körper- und Berührungserfahrungen z. B. an Kopf, Armen und Händen, Rücken und Bauch, Beinen und Füßen.

Entspannende, langsame und ausstreichende Bewegungen in indischer und schwedischer Tradition, sowie Berührungen aus der Reflexologie finden Anwendung. Besonders hilfreich und beeindruckend sind die Momente, in denen die Hände einen Moment auf dem Körper des Berührten ruhen. Auch die Begrenzung setzenden Berührungen nehmen einen wichtigen Stellenwert ein.

Eckpfeiler und Prinzipien vermitteln über ein rituelles Verhalten viel Sicherheit. Zum rituellen Verhalten gehören die Erlaubnisfrage, die gleiche Abfolge der Berührungsgriffe, das Innehalten im Berührungskontakt, das Kontakthalten während der Berührung und auch während des Zudeckens. Am Ende steht der Dank dem Berührten gegenüber, der sich für die Berührung geöffnet hat und damit Vertrauen geschenkt hat.

Im Seminar wird die Möglichkeit einer Handlungsverzögerung angeboten. Über ein eigenes Erleben in Durchführung und Erspüren wird außerhalb des Pflegealltags inne gehalten und eine Reflexion des tagtäglich Praktizierten ermöglicht. Die Routine wird unterbrochen. Um es mit den Worten von Frau Prof. Dr. Ursula Geißner zu sagen: *„Lernen heißt Handlung zu verzögern und zu reflektieren."*

WAS BRINGT RESPECTARE?

respectare gewinnt mehr und mehr Bedeutung in der Pflegepraxis als Berührungs- und Beziehungskonzept, besonders in der Kinderheilkunde, Onkologie und in der Altenpflege. Auch verstärkt sich das Lernkonzept durch Pflegelehrer und Praxisanleiter, die es in der Ausbildung einsetzen. Es werden dadurch zentrale Haltungen und Kompetenzen der Pflegenden gefördert:

- Respektvoller, achtsamer Umgang

- Nonverbale Kommunikation

- Körper- und Berührungssensibilität

- Entlastung und Entspannung

- Selbstbestimmung und Selbstbewusstsein

- Förderung der Berufsmotivation

Und so wird hier die Präsenz des Personals im Gesundheitswesen durch Achtsamkeit sich selbst gegenüber verändert. Es ist an der Zeit, dass gerade im Blick auf die Haltungsarbeit mehr auf die Pflegenden im Sinne einer Selbstpflege-Förderung geachtet werden sollte.

Damit verändert sich auch die Zuwendung zum Patienten, die Zeit, die ganz bewusst erlebt wird, ebenso wie das Zuhören.

Die Entwicklung der Berührungskompetenz stärkt Mitarbeiter in der Pflegepraxis, Lehrende und Lernende und fördert die selbstbewusste Gestaltung der beruflichen Aufgaben z. B. durch:

- Beachtung individueller Bedürfnisse

- Grenzen setzen, Grenzen anderer achten

- Förderung der Empathiefähigkeit

- Sensiblen Umgang mit Ängsten und Abneigungen der eigenen Person

Mit der Förderung der Berührungskompetenz geht auch die Förderung der Beziehungskompetenz und der Kommunikationskompetenz einher:

- Die menschliche Kompetenz der Teilnehmer wird gefördert. So wird an einem offenen zugewandten Verhalten gearbeitet, mit dem Ziel Präsenz, Echtheit und Kongruenz zu vermitteln und ein wertschätzendes Verhalten dem Fremden und anders denkenden Menschen gegenüber zu leben.

- Die dialogische Kompetenz wird gefördert, indem die eigene Rolle bewusst gemacht wird. Dies meint Zuhören können, Patienten bei der Suche eigener Lösungen begleiten, eigene Grenzen zu kennen und offen zu legen.

- Die fachliche Kompetenz wird gefördert, sodass die Teilnehmer Widerstände respektieren und eine Balance zwischen Nähe und Distanz in der Beziehung zu den Patienten herstellen können.

respectare gilt für die Pflege kranker, sterbender, junger und alter Menschen. Auch Menschen mit Demenz benötigen in besonderer Weise Kontakt über die Sinne durch respektvolle und achtsame Berührungen. Dies wird von professionellen Pflegekräften erwartet.

Durch dieses Konzept wird das kreative Lernen gestärkt durch affektive, kognitive und psychomotorische Erfahrungen. Das individuelle Erspüren der Grenzen und Entwicklungschancen wird in respektvoller und achtsamer Weise ermöglicht. Eigene Erfahrungen können reflektiert und durch Partner- und Gruppenevaluation weiterentwickelt werden.

Die Teilnehmenden werden durch Demonstrationen ermutigt, durch praktische Übungen, methodisch-didaktische Aufgaben und Präsentation der Trainingsergebnisse die Grundlagen des Konzepts **respectare** zu erwerben und damit für ihre Praxis nutzbar zu machen. respectare zeigt einen wertvollen Weg für Gesundheits- und Pflegeberufe.

DIE SEMINARPLANUNG

- **Basismodul** – Zwei Tage Training der Berührungskompetenz und Haltungsarbeit. Nach einigen Wochen ein Vertiefungstag für die Nachhaltigkeit des Erlernten.

- **Aufbaumodule** zu den Themenbereichen (2 Tage):

  - Umgang mit Krisen – eine Schlüsselqualifikation für Gesundheitsberufe

  - Scham und Ekel

  - Gewalt und Aggression

  - Sterben und Tod – Abschied ermöglichen

  - Wenn Geburt und Tod zusammentreffen

- **Multiplikatoren-Schulung** – für PraxisanleiterInnen und LehrerInnen

Jedes Modul ist in sich abgeschlossen. Es werden fundierte Arbeitsmaterialen ausgehändigt, sowie Teilnahme-Einzelnachweise. Nach Abschluss des gesamten Trainings erhalten die Teilnehmer ein Zertifikat.

WO KANN RESPECTARE ERLERNT WERDEN?

Im Dezember 2010 hat das respectare-Kompetenzzzentrum in Lutherstadt-Wittenberg seine Arbeit aufgenommen. Basisseminare und Aufbauseminare vermitteln Grundlagen und ermöglichen eine Kompetenzerweiterung. Die Anmeldung läuft über *post@respectare-kompetenzzentrum.de*

Auf Wunsch gibt es auch Möglichkeiten für Inhouse-Trainings in Kliniken und Fortbildungsinstituten.

Rückmeldungen von Teilnehmer/innen an respectare-Seminaren

1. Der Gewinn für den Patienten:

- Respektvoller Umgang mit der Individualität des Patienten
- Beruhigung und Wohlfühlen des Patienten
- Beziehungsaufbau
- Vermitteln von positiven Erfahrungen
- Möglichkeit der Schmerzlinderung
- Übertragung und Vermittlung von Respekt
- Klärung und Hilfe im Umgang mit Nähe und Distanz
- Verbesserte Sensibilität generell und bei bestimmten Krankheitsbildern (Schlaganfall, Demenz, Amputation, Gefühlsstörungen, Bewegungsstörungen)
- Gute Unterstützung in Krisen und Konflikten
- Besserer Heilungsprozess möglich
- Kann intensiveren Kontakt zwischen Patient und Angehörigen fördern und Berührungsängste abbauen
- Verbesserte Körperwahrnehmung
- Hilft Vertrauen zu Pflegekräften zu gewinnen
- Der Einzelne wird gesehen und wahrgenommen
- Gibt den Pflegenden gute Orientierung: Was tut dem Patienten gut?
- Grenzen werden gesehen und akzeptiert
- Geborgenheit wird geschaffen und gegeben
- Bringt ganz viel Ruhe in den Klinikalltag
- Schafft enormen Respekt für seinen Mitmenschen
- Vermittelt Nähe und Würde zugleich im Klinikalltag

2. Der Gewinn für die Pflegenden

- Überdenken und Selbstreflexion der eigenen Berührungssensibilität
- Nachdenken; Wo, wie, wann, von wem möchte ich berührt werden?
- Sehr feine Selbstpflege
- Positive Wirkung auf die Psyche
- Sehr guter Zugang zu Krisenbewältigung
- Ausgeglicheneres und entspannteres Auftreten
- Fördert das Wohlbefinden
- Besondere Achtung des Gegenübers (gilt für beide)

- Erleichterung in diversen Situationen
- Entspannungsförderung für mich selbst
- Eine wunderbare Schulung zur nonverbalen Kommunikation mit dem Patienten „Ich nehme Signale leichter wahr"
- Vertiefung der Wahrnehmung und Empfindung
- Aufbau der eigenen Selbstachtung und Selbstschätzung
- Selbstfindung bzw. Selbstorientierung
- Entspannungszeit wird geschaffen für Pflegende
- Der eigene Körper wird erfahrbar gemacht
- Intensives Gespür für den eigenen Körper wird entwickelt
- Als Pflegende bekomme ich Wohlbefinden geschenkt und kann es schenken
- Die beste Burnout-Prophylaxe, die ich mir vorstellen kann
- Beste Teamstärkung für ein gutes Miteinander
  → motiviertes Personal

3. Der Gewinn für die Ausbildung:

- Einübung der Grundhaltung im Einführungsblock zur Thematik Berührung;
- Selbstreflexion wird gefördert
- Sehr gut geeignet für Teamfindung in Aus-, Fort- und Weiterbildung, z. B. Praxisanleiter
- Sehr schön bei Prophylaxen zu ergänzen und einzusetzen
- Respectare ist eine wunderschöne Basis und ist kompatibel zusammen mit der basalen Stimulation bei Komapatienten, Desorientierten, Patienten mit Einschränkungen, nach Schlaganfall, Hemiparesen
- Als Grundlage für andere Konzepte gut zu kombinieren mit Basale Stimulation, Kinaesthetik, Bobarth

LITERATUR

Johannes Schopp: Eltern stärken. Die Dialogische Haltung in Seminar und Beratung – Ein Leitfaden für die Praxis. Verlag Barbara Budrich, Opladen 2010

Ingrid Strobl: Respekt, der von Herzen kommt. In: Psychologie heute 9/2008 S. 20-25

Hartwig Hansen: Respekt in der Partnerschaft. In: Psychologie heute 9/2008 S. 26-29

Emotionsarbeit in der End-of-Life Care

Eine quantitative Explorationsstudie zur Erhebung der Emotionsarbeit von diplomiertem Gesundheits- und Krankenpflegepersonen in der End-of-Life Care

Sonja Widegger, Eva Schulc, Christa Them

Für die Interaktions- und Beziehungsarbeit im Dienstleistungsberuf der Gesundheits- und Krankenpflege stellen die Emotions- und Gefühlsarbeit zwei wichtige Hauptkomponenten dar. Diplomierte Gesundheits- und Krankenpflegepersonen, die einen Menschen beim Sterben begleiten, sind stets mit den Emotionen des Sterbenden, aber auch mit den eigenen Emotionen konfrontiert. Die Bedeutung der Emotionsarbeit in der Pflege von Sterbenden besteht darin, dass die Folge geleisteter Emotionsarbeit „Emotionale Dissonanzen" mit sich bringt.

Das vorliegende Schriftstück bezieht sich auf eine an der UMIT in Hall in Tirol erstellte Magisterarbeit der Pflegewissenschaft (Widegger, 2009).

Ziel dieser vorliegenden explorativen Studie ist, die geleistete Emotionsarbeit von diplomiertem Gesundheits- und Krankenpflegepersonen im Setting der End-of-Life Care im Bundesland Oberösterreich zu erheben. Mit dieser Fragebogenuntersuchung werden die Häufigkeit bestimmter gezeigter Emotionen sowie der Aspekt der „Emotionalen Dissonanz" im Rahmen der End-of-Life Care erforscht. Ein weiteres Ziel ist Empfehlungen zur Optimierung des Palliativpflegeunterrichtes hinsichtlich des emotionsbezogenen Lernens und den „Subjektiven Theorien" zu geben.

Diese Fragebogenstudie wurde in einem deskriptiven, quantitativen Querschnittsdesign an zwölf Institutionen durchgeführt. Insgesamt nahmen von 186 diplomierten Gesundheits- und Krankenpflegepersonen 136 diplomierte Gesundheits- und Krankenpflegepersonen (Rücklauf 74,9 %) an der Studie teil. Die statistische Datenanalyse erfolgte mit dem Programm SPSS Version 15, das für die deskriptive Darstellung der Daten und der Beantwortung der Forschungsfragen mittels relevanter statistischer Verfahren angewandt wurde.

Die Ergebnisse zeigen erwartungsgemäß, dass positive Emotionen in hohem Ausmaß und negative Emotionen seltener in der Pflege von schwerstkranken und sterbenden Menschen gezeigt werden. Ein weiteres Ergebnis zeigt, dass diplomierte Gesundheits- und Krankenpflegepersonen mit wenig Berufserfahrung eine höhere emotionale Dissonanz aufweisen, da sie mehr an positiven Gefühlen im Rahmen der End-of-Life Care zeigen. Die Ergebnisse unterstreichen die Bedeutung der Emotionsarbeit im Setting der End-of-Life Care hinsichtlich des Zeigens von positiven Emotionen sowie der Emotionsregulation der diplomierten Gesundheits- und Krankenpflegepersonen um Menschen professionell in ihrer letzten Lebensphase unterstützen zu können.

Bedeutend ist, dass die Erkenntnisse der Studie in die Pflegepraxis sowie in die theoretische Ausbildung implementiert werden. Wichtig ist, dass im Rahmen der Ausbildung Inhalte der Emotionsarbeit theoretisch vermittelt werden, sowie im Unterricht in den Unterrichten Zeit und Raum für Emotionen und emotions- und erfahrungsbezogenes Lernen zu geben. Vor allem prospektiv in Bezug auf die zunehmende Verschiebung der Altersstruktur, muss realisiert werden, dass immer weniger potentielle Pflegende nachkommen, und somit folglich eine geringere Anzahl von Pflegekräften verfügbar sein wird. Um die möglichen negativen Konsequenzen (Burnout) präventiv steuern zu können, ist es von großer Bedeutung die Relevanz der Emotionsarbeit speziell in diesem Setting der Pflege zu erkennen und dementsprechend Handlungen bereits in der Ausbildungszeit anzusetzen.

Als Conclusio kann festgehalten werden, dass es sich bei der Erforschung der Emotionsarbeit um ein höchst bedeutsames Forschungsgebiet handelt. Vor allem in Bezug auf die demographische Entwicklung, die massive Auswirkungen auf die österreichische aber auch internationale Pflegeversorgung haben wird. Die Emotionsarbeit erzielt im Rahmen der End-of-Life Care sowie in der theoretischen Ausbildung hohe Relevanz.

EINLEITUNG

In Österreich kommt es jährlich zu 5248 stationären Aufenthalten und im Bundesland Oberösterreich zu 911 stationären Aufnahmen in palliativmedizinischen Einrichtungen (Statistik Austria, 2007). Unter Berücksichtigung dieser epidemiologischen Zahlen sowie der demographischen Entwicklung begründet sich die Relevanz der Emotionsarbeit in der End-of-Life Care, da besonders in der Betreuung und Pflege von sterbenden Menschen und ihren Angehörigen der Umgang mit Emotionen von großer Bedeutung ist (Li, 2005). Im Rahmen der ganzheitlichen Pflege ist die Fürsorge und Begleitung von sterbenden Menschen ein wesentlicher Teil pflegerischer Arbeit. Demnach können auch Schülerinnen und Schüler in der Ausbildung zum gehobenen Dienst der Gesundheits- und Krankenpflege bereits in ihrem ersten Praktikumseinsatz mit der Thematik Sterben und Tod konfrontiert sein. Pflegepersonen, die einen Menschen beim Sterben begleiten, sind stets mit den Emotionen des Sterbenden, aber auch mit den eigenen Emotionen konfrontiert (Andraschko, 2008; Rastetter, 2008; Begemann, 2006; Gambles et al., 2003). Die Pflegenden haben eine Nähe zum Patienten zu gewährleisten, was auch zwangsläufig zur Konfrontation mit den eigenen Emotionen führen kann und im weiteren Sinne zur Konfrontation mit der eigenen Sterblichkeit (Knipping, 2006;

Oelke et al., 2000). Die Arbeit an den eigenen Emotionen und an den Emotionen der Patienten spielt in dieser konkreten Interaktion der Pflege eine wesentliche Rolle (Resetarics, 2008), da die Anstrengung, die durch die geleistete Emotionsarbeit entsteht, vielen Pflegepersonen nicht bewusst ist. Dieser Aspekt ist hauptsächlich durch das berufliche Rollenverständnis und die gesellschaftlichen Erwartungen an den Pflegeberuf zu begründen (Rastetter, 2008; Fischbach, 2003; Zapf, 2002). Die Problematik besteht in diesem Kontext darin, dass durch das Unterdrücken bzw. das Zurückstellen von Emotionen Pflegende oft innerlich etwas anderes fühlen, als das Gefühl, das sie gegenüber dem Patienten nach außen hin zeigen. Diese „Emotionale Dissonanz" kann für Pflegende sehr anstrengend und / oder belastend sein (Binder, 2008; Rastetter, 2008).

Diese Beziehungsarbeit erfolgt über den Aspekt der Emotionsarbeit, indem Gefühle gezeigt und gelebt werden, die jedoch nicht stets real von der Pflegeperson empfunden werden (Zapf et al., 2000). Demnach stellt eine Begleitung einen Balanceakt dar (Mattke, 1997, zit. aus Knipping, 2006), der eine Regulation der Emotionen der Pflegenden fordert (Zapf et al., 1999). Die Balance soll auch gegenüber den eigenen Gefühlen gehalten werden, damit keine negative Konsequenz (z. B.: Burnout) zwischen den gelebten und gezeigten Gefühlen entsteht (Hochschild, 2006). Wichtig ist, dass im Rahmen der Ausbildung Inhalte der Emotionsarbeit theoretisch vermittelt werden, sowie im Unterricht Zeit und Raum für Emotionen und emotions- und erfahrungsbezogenes Lernen zu geben. Darüber hinaus soll bereits im Rahmen der Ausbildung erhoben werden, wie die angehenden Pflegekräfte Emotionen erleben und wie sie mit ihnen umgehen. Die Emotionsarbeit sowie emotionsbezogenes Lernen ist vor allem auch in der theoretischen Ausbildung zu berücksichtigen, einerseits um die Emotionen der Pflegenden zu thematisieren und zu respektieren und andererseits, um in Folge das Ziel einer optimalen professionellen Pflege und Betreuung von schwerstkranken und sterbenden Menschen sicher zu stellen.

ZIELE

Ein Ziel dieser Studie war, die geleistete Emotionsarbeit von diplomiertem Gesundheits- und Krankenpflegepersonal in der „End-of-Life Care" im Bundesland Oberösterreich zu erforschen. Ein weiteres Ziel bestand darin, die wissenschaftlichen Ergebnisse in die Unterrichtsplanung zu implementieren. Dahingehend ist im Abschnitt des Ausblickes eine exemplarische Unterrichtsplanung für das Unterrichtsfach „Palliativpflege" angefügt.

THEORETISCHER BEZUGSRAHMEN

Um den theoretischen Bezugsrahmen darzustellen wurde eine Literaturrecherche durchgeführt, welche durch einen konkreten systematischen Vorgang erfolgte. Literatur wurde in fachlich orientierten Datenbanken wie Cinahl, Academic Search Elite, Gerolit, Hans Huber Verlagsdatenbank sowie in Medline recherchiert. Unter Einbindung der Boolschen Operatoren wurden Schlüsselwörter in deutscher und englischer Sprache wie End-of-Life Care, Emotionsarbeit, Emotionale Dissonanz, Gefühlsarbeit, Subjektive Theorien zur Identifizierung relevanter Literatur bestimmt.

Die Literatur wurde anschließend gesichtet und systematisch abgegrenzt.

PALLIATIVE CARE

Der Begriff „Palliativ" leitet sich vom dem lateinischen Wort „pallium" ab, welches im antiken Rom einen mantelartigen Überwurf bezeichnete (Pastrana et al., 2008; Pleschberger et al., 2005).

Palliative Care bedeutet die umfassende Behandlung, Pflege sowie Begleitung von Patienten, deren Erkrankung auf keine kurative Therapie mehr anspricht. Laut World Health Organization (WHO) besteht das Ziel der Palliativ Care eine bestmögliche Lebensqualität für den Patienten und seine Angehörigen zu ermöglichen (WHO, 2009). Das Sterben wird als ein natürlicher Vorgang gesehen, der zum Leben dazugehört. Einen wesentlichen Inhalt in der Palliative Care stellt auch die Behandlung und Pflege von psychischen, sozialen und spirituellen Problemen dar sowie die Unterstützung und Förderung der noch vorhandenen Ressourcen (Bausewein et al., 2007; Dröber et al., 2004).

Auch Körber (2006) beschreibt, dass in der Palliative Care die Zeit des Sterbens als eine Zeit des Lebens gesehen wird, in der Linderung und Erleichterung von Symptomen (Körber, 2006) sowie das Wohlbefinden des Patienten im zentralen Mittelpunkt stehen (Abrahamian et al., 2007; Greiner, Knobloch, 2006; Körber, 2006).

Palliativpflege und Palliativmedizin sind die beiden Teildisziplinen der „Palliative Care", die sich ergänzen, um das Ziel der bestmöglichen Lebensqualität für den schwerstkranken und sterbenden Menschen sowie für dessen Angehöre zu erreichen (Nagele, Feichtner, 2009; Kojer, 2009). Eine Abgrenzung zur „End-of-Life Care" besteht darin, dass „Palliative Care" nicht nur maligne Tumorerkrankungen einschließt, sondern auch unheilbare nicht maligne Erkrankungen inkludiert (Jack et al., 2009; Nauck, Jaspers, 2003). Vor allem der Bereich der Geriatrie ist in der „Palliative Care" zu berücksichtigen (Pastrana et al., 2008; Pleschberger et al., 2005; Kojer, 2006), da in diesem Setting die Multimorbidität, die auch unheilbare Krankheiten, wie beispielsweise Demenz, Diabetes Mellitus oder Parkinson mit einschließt, im Mittelpunkt stehen (Kojer, 2009). In diesem Zusammenhang grenzt sich die „Palliative Care" von der „End-of-Life Care" ab (Nauck, Jaspers, 2003).

END-OF-LIFE CARE

Unter „End-of-Life Care" ist das gesamte Spektrum von Handlungen und Verhaltensweisen zu verstehen, die auf einen sterbenden Menschen und seine Angehörigen ausgerichtet sind (Anurag et al., 2009; van der Heide, 2007). Die Betreuung in der Sterbebegleitung fordert einen professionellen Umgang unter Bewahrung der Menschlichkeit, Empathie und Emotionen (Widegger, 2007). Das National Council for Hospice and Specialist Palliative Care Services (NCHSPCS) (1995) definiert die unmittelbare Pflege von sterbenden Menschen mit dem Begriff „Terminal Care", der sich auf die Pflege und Begleitung von Patienten bezieht, die an einer fortschreitenden unheilbaren Krankheit leiden, und deren Tod binnen wenigen Tagen erwartet werden kann (NCHSPCS, 1995, zit. aus Ewers, Schaefer, 2005). Nagele und Feichtner (2009) beschreiben in diesem Kontext die „Terminalphase", die dann einsetzt, sobald ein Mensch als sterbend erkannt wird. Es fehlt jedoch an explizit definierten Kriterien, zu welchem Zeitpunkt diese Phase konkret beginnt. Beschrieben wird sie mit einem verstärkten Rückzug nach innen des Patienten, verbunden mit einer zunehmenden Bewusstseinstrübung und typischer Veränderung der Atmung (Cheyne-Stockes-Atmung; Schnappatmung). Körber (2006) spricht in dieser Lebensphase von der „Finalphase", die der unmittelbaren Sterbephase in den letzten Tagen bzw. Stunden entspricht.

Hinsichtlich des unterschiedlichen Gebrauchs der Begriffe thematisieren Nauck und Jaspers (2003) in einem Kommentar, dass der Begriff „End-of-Life Care" oft in Verbindung mit „Palliative Care" genannt wird. Die beiden Autoren vertreten die Meinung, dass dies sehr unpräzise ist, da eine Zeitperiode beschrieben wird ohne eine Definition darüber zu geben, wann im Grunde das Lebensende beginnt. Es werden Aussagen angeführt, die einerseits meinen, dass das Lebensende nach der Geburt beginnt und andererseits mit dem Tod. Dieser Kommentar appelliert, unter Berücksichtigung der immer älter werdenden Gesellschaft dafür, „Palliative Care" nicht synonym mit „End-of-Life Care" zu verwenden. Begründet wird diese Auffassung damit, dass Palliative Care bereits in den unterschiedlichsten Institutionen, wie beispielsweise Alten- und Pflegeheimen Einzug findet. Somit sind Menschen betroffen, die vielmehr an altersbedingten, oft multimorbiden unheilbaren Krankheiten leiden und nicht sterbenskrank sind. Bedeutend in diesem Zusammenhang ist, dass der Begriff „End-of-Life Care" nicht als Synonym für „Palliative Care" eingesetzt werden soll. Eine klare Trennung der Begrifflichkeiten ist notwendig, um Missverständnissen in diesem Kontext vorzubeugen und sie zu vermeiden (Nauck, Jaspers, 2003).

MERKMALE SOZIALER DIENSTLEISTUNGEN

Nerdinger (1994) unterscheidet die direkte personengebundene (z. B.: Gesundheits- und Krankenpflege, Friseur) von der indirekt personengebundenen (z. B.: Bankpersonal, Restaurantfachkraft) Dienstleistung. Personengebundene Dienstleistungen bestehen darin, dass sie direkt auf die körperliche oder emotionale Befindlichkeit eines Menschen einwirken.

Das Spezifische an Berufen im Dienstleistungssektor ist die direkte Interaktion mit Kunden – im Pflegebereich mit Patienten – und die konkreten Arbeitsanforderungen, die sich daraus ergeben (Decker, Decker, 2008). Diese Anforderungen sind kognitiver Art, aber vor allem auch sozialer und emotionaler Natur (Hochschild, 2006). Ein wesentlicher Grundgedanke ist, dass bei Arbeitsaufgaben in einem Dienstleistungsberuf nicht ausschließlich die Regulation von Kognitionen, sondern auch die Regulation von Emotionen erforderlich ist. Der adäquate Umgang mit Emotionen (Rastetter, 2008; Zapf et al., 2000) sowie die Freundlichkeit der Pflegeperson gegenüber den Patienten (Hulskers, 2001) gehören sozusagen zu den Arbeitsanforderungen im Pflegeberuf. Ebenso bedeutend und wichtig ist aber auch die Fachkompetenz der Pflegepersonen (Brinkmann-Göbel, 2001; Hulskers, 2001).

Im Rahmen einer empathischen intensiven Beziehungsarbeit zwischen Patienten und Pflegenden (Doll, 2007) beschreiben Büssing und Glaser (2003) in ihrem Konzept der Interaktionsarbeit, dass die Gefühls- sowie die Emotionsarbeit als zwei wesentliche Kerndeterminanten gelten.

Gefühlsarbeit bedeutet die Arbeit mit und an den Gefühlen des Patienten (Büssing et al., 2003; Bischoff-Wanner, 2002; Wittneben, 2001). Emotionsarbeit meint die Arbeit mit und an den eigenen Gefühlen (Hochschild, 2006; Zapf, Holz, 2006; Zapf et al., 2005).

EMOTIONALE DISSONANZ ALS REGULATIONSPROBLEM

Die Pflege und Begleitung von schwerstkranken und sterbenden Menschen kann eine schöne, intensive und bereichernde Aufgabe sein, aber auch zu einer emotionalen Überforderung der Pflegenden führen (Begemann, 2006; Körber, 2006). Diese Überforderung resultiert oftmals aus einer zunehmenden belastenden emotionalen Widersprüchlichkeit im Rahmen der geleisteten Emotionsarbeit (Hochschild, 2006). Dieser Spannungszustand kann zu emotionalen Dissonanzen, die von der Pflegeperson bewältigt werden müssen, führen. Die Pflegeperson hat die Möglichkeit ihre Gefühle dahingehend zu ändern, dass sie zu den Normen passen, oder sie verändert ihr Verhalten so, dass zu ihren Gefühlen passt (Hochschild, 2006). Die wesentlichste Größe in Verbindung von Emotionsarbeit und negativen Konsequenzen für den Dienstnehmer (Pflegeperson) stellt die „Emotionale Dissonanz" dar. Die „Emotionale Dissonanz" meint, die Anforderung an Dienstleistende (Pflegepersonen) eine bestimmte Emotion zeigen zu müssen, die jedoch nicht tatsächlich von den Pflegenden gefühlt wird (Zapf et al., 1999). Dieser Aspekt wird als anstrengend und belastend beschrieben (Rastetter, 2008).

„[...] Dieses Phänomen bremst die Motivation der Mitarbeiter und ruft mit der Zeit Verzweiflung bei ihnen hervor. Es handelt sich somit um eine spezifische psychische Belastung in Dienstleistungsberufen" (Hokenbecker-Belke, 2007, S. 81).

Demnach ist unter der „Emotionalen Dissonanz" die Spannung und Differenz zwischen dem, was die Pflegeperson fühlt und dem, was sie fühlen soll (emotionale Anforderung), gemeint.

Eine hohe emotionale Dissonanz wird als Stressreaktion beschrieben, die zu negativen Folgen wie beispielsweise Burnout führen kann (Zapf et al., 1999).

EMOTIONSARBEIT IN DER AUSBILDUNG

Im Rahmen der Ausbildung zur diplomierten Gesundheits- und Krankenpflegeperson in Österreich ist „Palliativpflege" eines von zahlreichen obligatorischen Unterrichtsfächern. Theoretische Lehrinhalte und Lerninhalte dieses speziellen Unterrichtsfaches sind seit der Gesundheits- und Krankenpflege-Ausbildungsverordnung (GuK-AV) BGbl. II Nr. 179/1998 des Gesundheits- und Krankenpflegegesetzes (GuKG) aus dem Jahre 1997 (§§ 57 und 62 des GuKG, BGBl. I Nr. 108/ 1997) als erweiternde und verpflichtende Unterrichtsinhalte gesetzlich festgeschrieben worden (Schwamberger, 2008). Die Ausbildung zur diplomierten Krankenschwester (DKS) und zum diplomierten Krankenpfleger (DKP) vor 1997 hatte Palliativpflege nicht explizit als Unterrichtsfach ausgewiesen. Unterschiede der Lehrinhalte bestehen darin, dass die Pflege von Sterbenden ergänzend, intuitiv und nicht theoretisch fundiert unterrichtet wurde. Ferner wurden institutionsabhängig im Rahmen der theoretischen Ausbildung ein- oder mehrtägige Trauerseminare abgehalten.

Aktuell sind im Anhang GuK-AV (1998) – „Palliativpflege" als Unterrichtsfach sowie „Leben und Sterben", „Einführung in die Palliativpflege", „Pflege und Begleitung von chronisch kranken, terminalkranken und sterbenden Menschen" sowie „Schmerztherapie" als Lehrinhalte explizit definiert. Das Fach „Palliativpflege" stellt ein eigenes Diplomprüfungsfach dar (Schwamberger, 2008).

Ein weiterer Aspekt in der Ausbildung zum Gehobenen Dienst der Gesundheits- und Krankenpflege ist die Entwicklung eines beruflichen Selbstverständnisses (Bischoff-Wanner, 2002). Aus dem beruflichen Selbstverständnis ergeben sich einerseits bestimmte psychosoziale und emotionale Anforderungen und andererseits hat es Folgen für die Bewertung und Bewältigung dieser beruflichen emotionalen Anforderungen (Oelke et al., 2000). Die zentrale Frage ist jedoch, ob die Schüler im Rahmen der Ausbildung entsprechend den Anforderungen an diplomierte Pflegepersonen auf diese emotionalen Anforderungen ausgebildet werden (Körber, 2006).

Ziel des Palliativpflegeunterrichtes ist demnach, dass die Auszubildenden kognitive, soziale aber auch emotionale Lernziele erreichen sollen (Pleschberger et al., 2005). Kulbe (2008) schreibt in diesem Kontext, dass vor allem jüngeren Pflegepersonen persönliche

Erfahrungen im Beruf und im Privatleben mit dem Sterben und Tod fehlen. Jedoch diese Selbsterfahrung sowie die Selbstreflexion bezüglich der eigenen Endlichkeit verschaffen Pflegepersonen die Kompetenz einen Menschen qualitativ und empathisch beim Sterben begleiten zu können.

„Ein professionelles Selbstverständnis erfordert nämlich einen professionellen Umgang mit den beruflichen Anforderungen, was in der Ausbildung bisher häufig vernachlässigt wird. Berufliche Anforderungen, besonders psychosoziale und emotionale Anforderungen müssen in der Ausbildung thematisiert und die Schülerinnen zur Bewältigung beruflicher Anforderungen gezielt gefördert werden" (Oelke, 1998, zit. aus Warmbrunn, 2006, S. 3).

Die Auseinandersetzung mit dem eigenen Tod, welche die Vorstellung, das Erleben aber auch die Ängste des eigenen Sterbens meint, kann helfen, Sterben, Abschied und Tod als Teil des eigenen Lebens anzunehmen (Keller, 2009). Ferner kann auch die Angst der Pflegeperson vor dem Umgang mit Sterbenden reduziert werden und Sterbende dadurch so zu begleiten, dass sie in ihrer Weise von ihrem Leben und ihrer Geschichte Abschied nehmen können (Oelke et al., 2000).

Nach Oelke et al. (2000) bedeutet dies im Einzelnen:

- Sich mit den Vorstellungen, Erlebnissen und **Gefühlen** auseinander zu setzen, die eine Pflegeperson mit dem eigenen und dem Tod anderer verbindet;

- Tabuisierte **Gefühle** bei sich selbst wahrzunehmen und mit ihnen so umgehen zu können, dass sie das Mitgefühl, das Verstehen und die Unterstützung der Kranken nicht behindern;

- Sich die eigenen Projektions- und Abwehrmechanismen in Konfrontation mit dem Tod und den damit verbundenen **Emotionen** bewusst zu machen;

- Die Erlebnisweisen, Bedürfnisse und **Gefühle Sterbender** wahrzunehmen und so damit umgehen zu lernen, dass diese sich als Person ernst genommen fühlen und in ihrer Weise Abschied nehmen können;

- Sich und die eigenen Lebensweisen und Verhaltensmechanismen sowie **Emotionen** in der Begegnung mit Sterbenden zu reflektieren.

Die Pflege von Schwerstkranken und Sterbenden fordert eine intensive Auseinandersetzung mit den eigenen Emotionen in Bezug auf das eigene Sterben und den eigenen Tod, da der Tod eines Patienten stets eine Pflegeperson auch auf ihre eigene Endlichkeit hinweist (Johns, 2004; Klähn,1999). Neben den notwendigen fachlichen Kompetenzen der Pflegenden (Rest, 2006; Brinkmann-Göbel, 2001) ist diese aktive Auseinandersetzung mit dem eignen Tod notwendig, um qualitative Sterbebegleitung zu ermöglichen (Pichler, 2008; Student et al., 2004), die die Fähigkeit zur Empathie voraussetzt (Bausewein et al., 2007; Yates et al., 1998). Student et al. (2004) betonen hinsichtlich der Lehrinhalte auch die Gesichtspunkte der Psychohygiene, Trauerarbeit, Kommunikation mit Sterbenden und deren Angehörigen sowie Konflikte und Aggressionen in der Sterbebegleitung. Auszubildende sollen reflektieren, was für sie physische und psychische

Belastungen sind und wie sie mit diesen Stressoren umgehen. Sie sollen sich bewusst mit dem Aspekt auseinandersetzen, was sie konkret tun, um sich selbst zu pflegen.

Damit Schüler eine berufliche Mündigkeit erlangen, ist es von hoher Bedeutung, dass sich das Lernen nicht nur auf die Vermittlung von Fachkompetenz sondern auch auf den Erwerb der sozialen Kompetenz bezieht (Dörge, 2009). In diesem Kontext kommt den „Subjektiven Theorien" eine große Bedeutung zu (Schwarz-Govaers, 2005a).

BEDEUTUNG DER SUBJEKTIVEN THEORIEN

Die Auszubildenden der Gesundheits- und Krankenpflege kommen mit ziemlich festen, eigenen Theorien in den Palliativpflege – Unterricht. Demnach ist es im Rahmen der Ausbildung von großer Bedeutung den „Subjektiven Theorien" Aufmerksamkeit zu schenken. „Subjektive Theorien" beschreiben das implizite Wissen eines Menschen, das sein Leben und Handeln bestimmt. Die Auszubildenden haben zum Thema Leben, Sterben und Tod bereits eine eigene „Subjektive Theorie", die sie unhinterfragt aus ihrer Kindheit in die Pflegeausbildung mitbringen. Die Problematik liegt darin, dass diese individuellen Theorien während der Ausbildung häufig nicht korrigiert bestehen bleiben. Die Folge ist, dass diese „alten" Theorien dann im Berufsalltag, insbesondere beim „Handeln unter Druck", wieder hervortreten. Um Lernen zu ermöglichen, ist es von hoher Bedeutung die „Subjektiven Theorien" der Schüler „aufzubrechen" , im Sinne von Bewusstmachen, denn nur dann ist die Möglichkeit gegeben, eine „Subjektive Theorie" zu verändern sowie eine Verknüpfung von neuen Theorien gegeben. Damit die handlungsleitenden Strukturen und Prozesse von den Schülern erfasst werden, müssen ihre „Subjektiven Theorien" bewusst gemacht werden. Wege dies zu erreichen, wären beispielsweise Methoden der Selbstreflexion, des nachträglichen lauten Denkens oder der konfrontierenden Fragestellung. Auch simulierte Handlungen, szenarisches Spiel oder die direkte Beobachtung verstärken diesen Bewusstmachungs-prozess. Dieser Prozess bedarf jedoch einer intensiven Begleitung (Wahl, 1995 zit. aus Schwarz-Govaers, 2005a).

EMOTIONSBEZOGENES LERNEN

Pichler (2008, S. 7) betont, dass „[...] mangels aktiver Auseinandersetzung mit dem Tod steigt die Unfähigkeit im Umgang mit dem Thema Leiden und Sterben an. [...] das Nicht-Zeigen von Emotionen, erschwert nicht selten einen offenen Umgang". Krey (2003) betont die Notwendigkeit, dass über das szenarische Spiel Lerneinheiten geschaffen werden, die Gefühle zulassen. Diese Art von Lernen bietet eine Möglichkeit sich mit positiven und negativen Emotionen intensiv auseinander zu setzen.

Oelke et al. (2000) beschrieb unterrichtsrelevante Fragen, die einen hohen Stellenwert in der Auseinandersetzung mit dem eigenen Sterben und somit auch mit eigenen Emotionen haben:

- Welche Erfahrungen hast du mit dem Tod gemacht?
- Wie sind andere Menschen mit dem Sterbenden umgegangen? Welche Situationen sind dir in schmerzhafter und welche in guter Erinnerung?
- Welche Assoziationen hast du, wenn du an das Sterben und an den Tod an sich denkst?
- Was bindet dich an das Leben?
- Hast du Angst vor dem Tod?
- Wie geht es dir in solchen traurigen Situationen und wie verhältst du dich, wenn du alleine bist und wenn andere Menschen dabei sind?
- Wie möchtest du, dass sich andere Personen verhalten, wenn du traurig bist?
- Welche Gefühle löst es bei dir aus, wenn Mitmenschen traurig sind?

Diese Fragestellungen können in der Auseinandersetzung mit den eigenen Emotionen im Rahmen der End-of-Life Care einen hohen Stellenwert einnehmen, da es sich um Fragen handelt, die sehr direkt auf das Empfinden eines Menschen wirken. Anwendung sollten diese Beispiele im Rahmen der Ausbildung zur Gesundheits- und Krankenpflege im Unterrichtsfach „Palliativpflege" sowie in sämtlichen Fort- oder Weiterbildung mit dem Schwerpunkt „Palliative Begleitung" haben. Es ist jedoch unbedingt notwendig, dass für diese Arten von Reflexionen eine geeignete Umgebung sowie Infrastruktur geschaffen werden. Ansonsten kann das Problem entstehen, dass der essentielle Prozess der Auseinandersetzung mit dem Sterben und Tod als störend und belastend empfunden werden kann (Oelke et al., 2000). White und Ferszt (2009) postulieren ferner, dass der Aspekt der Emotion „Trauer" sowie Trauerarbeit vermehrt im Rahmen der Ausbildung Anwendung finden sollen. Andraschko (2008) appelliert in diesem Kontext hinsichtlich der Curriculumentwicklung unter der Berücksichtigung der Komponente der Selbsterfahrung sowie gefühlsbezogene Lehr- und Lernziele Raum zu geben.

In diesem Kontext ist fest zu halten, dass professionelles Handeln nicht alleine durch reproduzierbares Wissen erzielt werden kann, sondern vielmehr durch exemplarisches und emotionsbezogenes Lernen (Dörge, 2009).

METHODIK

Die Untersuchung dieser Arbeit unterliegt einem deduktiven Ansatz. Es wurde ein deskriptives, quantitatives Querschnittsdesign gewählt. Die Erhebung erfolgte mit dem

Fragebogeninstrument „Frankfurt Emotion Work Scales/Frankfurter Skalen zur Emotionsarbeit Version 4.2, Frankfurt: April 2005" (FEWS Version 4.2) (Zapf et al., 2005).

Das Messinstrument

Der Fragebogen „Frankfurt Emotion Work Scales/ Frankfurter Skalen zur Emotionsarbeit Version 4.2, Frankfurt: April 2005" ist das erste Evaluationsergebnis des ursprünglich entwickelten Fragebogens von Zapf et al. (1999). Das Erhebungsinstrument wird vorwiegend im Bereich der Arbeits- und Organisationspsychologie eingesetzt. Zapf et al. (2005) beschreiben explizit, dass dieses Instrument auch in der Krankenpflege geeignet ist. Der Fragebogen erfasst die Emotionsarbeit auf der Grundlage der Handlungsregulationstheorie. Die teststatistischen Ergebnisse fielen im Rahmen der Evaluation zufrieden stellend aus (Zapf et al., 2005). Das Fragebogeninstrument FEWS Version 4.2 nach Zapf et al. (2005) umfasst elf Skalen mit insgesamt 61 Items. Das Instrument beruht auf Selbstbeurteilung. Zur Prüfung der internen Konsistenz der verwendeten Skalen für diese vorliegende explorative Studie wurde das Cronbachs Alpha berechnet. Im Rahmen dieser Studie lagen die Werte zur internen Konsistenz bei den Skalen des Fragebogeninstruments zwischen $\alpha = 0,52$ und $\alpha = 0,83$. Es kann für alle Skalen ein zufriedenstellendes Cronbachs Alpha beschrieben werden, außer für die Skalen „Emotionsbezogene Kontrolle" ($\alpha = 0,52$) und für die Skala „Interaktionsspielraum" ($\alpha = 0,53$) konnten keine zufriedenstellenden Werte festgestellt werden. Für die beiden Skalen „Emotionale Dissonanz" (ED) und „Positive Emotionen" (EP), die in dieser Arbeit zur Beantwortung der Forschungsfragen herangezogen werden, liegt jeweils ein Cronbachs Alpha Wert von $\alpha = 0,83$ vor. Dieser Reliabilitätskoeffizienten gilt als zufriedenstellend (Polit et al., 2004).

Folgende Forschungsfragen wurden in der vorliegenden Fragenbogenstudie untersucht:

Forschungsfrage I:

Wie häufig treten bestimmte Emotionen bei diplomierten Gesundheits- und Krankenpflegepersonen in der End-of-Life Care in Oberösterreich auf?

Forschungsfrage II:

Wie lange ist die durchschnittliche Berufsverweildauer von diplomierten Gesundheits- und Krankenpflegepersonen in der End-of-Life Care in Oberösterreich?

Forschungsfrage III:

Lässt sich feststellen, ob diplomierte Gesundheits- und Krankenpflegepersonen höheren Alters eine höhere „Emotionale Dissonanz" im Kontext der End-of-Life Care aufweisen?

Forschungsfrage IV:

Besteht ein Zusammenhang zwischen der Anzahl der Berufsjahre der diplomierten Gesundheits- und Krankenpflegepersonen in der End-of-Life Care und der „Emotionalen Dissonanz"?

Forschungsfrage V:

Lassen sich Unterschiede in der „Emotionalen Dissonanz" zwischen den diplomierten Gesundheits- und Krankenpflegepersonen, die ihr Diplom vor 2002 beziehungsweise jenen diplomierten Gesundheits- und Krankenpflegepersonen, die ihr Diplom ab 2002 mit dem Gegenstand „Palliativpflege erlangt haben, feststellen?

Forschungsfrage VI:

Lässt sich feststellen, ob jüngere diplomierte Gesundheits- und Krankenpflegepersonen mehr positive Emotionen zeigen im Rahmen der Pflege von schwerstkranken und sterbenden Menschen?

Forschungsfrage VII:

Wie lange dauert durchschnittlich ein Patientenkontakt in der End-of-Life Care in diesem speziellen Setting der Pflege?

Forschungsfrage VIII:

Besteht ein Zusammenhang zwischen dem zeitlichen Umfang eines Patientenkontaktes und der „Emotionalen Dissonanz"?

Aufgrund der Ergebnisse der Forschungsfrage III und der Forschungsfrage VI hatte sich im Verlauf der Datenauswertung eine weitere Forschungsfrage entwickelt, die zusätzlich in der Arbeit aufgegriffen wurde.

Forschungsfrage IX:

Lässt sich in der zu untersuchenden Stichprobe feststellen, ob sich das Alter indirekt über das Zeigen von positiven Emotionen auf die Emotionale Dissonanz auswirkt?

BESCHREIBUNG DER STICHPROBE

In die Stichprobe wurden 186 Diplomierte Gesundheits- und Krankenpflegepersonen von zwölf unterschiedlichen Einrichtungen im Raum Oberösterreich eingeschlossen und schriftlich mit dem Fragebogeninstrument FEWS Version 4.2 (Zapf et al., 2005) befragt.

Von 186 Fragebögen wurden 136 Fragebögen (Rücklaufquote= 74,9%) ausgefüllt retourniert. Die Kontrolle der fehlenden Werte führte zu dem Ergebnis, dass zehn Fragebögen zu über sechs Prozent nicht ausgefüllt waren. Diese zehn Fragebögen wurden nicht in die endgültige Datenauswertung mit eingeschlossen. Es wurden demzufolge

126 Fragebögen in die endgültige Datenanalyse miteinbezogen. Im Rahmen der Sozialdemographischen Daten wurden „Alter", „Geschlecht", „Familienstand", „Jahr der Diplomierung", „Aktueller und letzter Tätigkeitsbereich" sowie die „Anzahl der Berufsjahre als diplomierte Gesundheits- und Krankenpflegeperson" erhoben.

Die Altersspannweite reicht von 22 bis 59 Jahren. Im Durchschnitt sind die diplomierten Gesundheits- und Krankenpflegepersonen der untersuchten Stichprobe 37 Jahre alt. Die häufigste Altersgruppe in der untersuchten Stichprobe ist Pflegepersonal unter 25 Jahren.

Von den befragten Personen dieser Untersuchung waren 114 Frauen (90,5 %) beteiligt und zwölf Männer (9,5 %). Auffallend ist hier der geringe Anteil männlicher Beschäftigter, welcher bei nur 9,5 % der gesamten Stichprobe liegt. Dem ist jedoch beizufügen, dass dies der berufsständischen Verteilung der Geschlechter entspricht.

Die Angaben auf die Frage, an welcher Abteilung zuletzt als Pflegeperson gearbeitet wurde, sind in Tabelle 1 zusammen gefasst. Von den Befragten gaben 43 Personen (34,6 %) an in der Kategorie „andere[r] Abteilung", als in den angeführten gearbeitet zu haben. Es zeigte sich, dass von den 43 Fällen, die diese Kategorie ausgewählt hatten, sich 39 Personen in der Ausbildungszeit befanden.

An welcher Abteilung haben Sie zuletzt als DGKS/P gearbeitet?	N	[%]
Andere	43	34,4
Altenpflege	12	9,6
Anästhesie/OP	3	2,4
Augen-, Haut-, HNO-Station	3	2,4
Chirurgischer Bereich	17	13,6
Konservativer Bereich	22	17,6
Intensivstation/STROKE Unit	4	3,2
Krankenhaus/Praktischer Arzt	2	1,6
Onkologie/Palliativstationen	19	15,2
Gesamt	125	100

Tab. 1: Häufigkeitsverteilung nach dem letzten Tätigkeitsbereich

ERGEBNISSE

ERGEBNISDARSTELLUNG ZUR EMOTIONALEN DISSONANZ UND ALTER

Die Forschungsfrage III geht der Frage nach, ob ältere Pflegepersonen eine höhere Emotionale Dissonanz im Kontext der End-of-Life Care aufweisen. Der Korrelationskoeffizient (r= -0,160) zeigt einen sehr schwachen negativen Zusammenhang zwischen dem „Alter" der Pflegepersonen und der „Emotionalen Dissonanz". Dies bedeutet, je älter die Pflegeperson desto niedriger ist die Emotionale Dissonanz. Und umgekehrt gilt, je jünger die Pflegeperson, desto höher ist die Emotionale Dissonanz. Der Zusammenhang zwischen dem „Alter der Pflegenden" und der „Emotionalen Dissonanz" ist signifikant (p=0,037).

		Emotionale Dissonanz	Alter in Jahren
Emotionale Dissonanz	Korrelation nach Pearson	1	-,160(*)
	Signifikanz (1-seitig)		,037
	N	126	126
Alter in Jahren	Korrelation nach Pearson	-,160(*)	1
	Signifikanz (1-seitig)	,037	
	N	126	126

* Die Korrelation ist auf dem Niveau von 0,05 (1-seitig) signifikant.

Tab. 2: Korrelation Alter und Emotionale Dissonanz

ERGEBNISDARSTELLUNG ZUM ZEIGEN POSITIVER EMOTIONEN

Die Forschungsfrage VI geht der Frage nach, ob jüngere Pflegende mehr positive Emotionen (z. B.: Freude, Freundlichkeit, Mitgefühl) zeigen als ältere Pflegepersonen im Rahmen der Pflege von schwerstkranken und sterbenden Menschen. In der folgenden Korrelationsmatrix wird anhand des Korrelationskoeffizienten nach Pearson der Zusammenhang zwischen dem „Alter" und der „Positiven Emotionen" dargestellt. Der Korrelationskoeffizient (r= -200) zeigt einen negativen Zusammenhang zwischen der Variable „Alter" und der Variable „Positive Emotionen". Dies bedeutet, dass je jünger die Pflegepersonen sind, desto mehr an positiven Emotionen zeigen sie. Je älter die Pflegeperson, desto weniger positive Emotionen werden gezeigt.

		Alter in Jahren	Positive Emotionen
Alter in Jahren	Korrelation nach Pearson	1	-,200(*)
	Signifikanz (1-seitig)		,012
	N	126	126
Positive Emotionen	Korrelation nach Pearson	-,200(*)	1
	Signifikanz (1-seitig)	,012	
	N	126	126

* Die Korrelation ist auf dem Niveau von 0,05 (1-seitig) signifikant.

Tab. 3: Korrelation Alter und Emotionale Dissonanz

ERGEBNISDARSTELLUNG ZUR EMOTIONALEN DISSONANZ UND DAUER EINES PATIENTENKONTAKTES

In der Forschungsfrage VIII wird nachgegangen, ob es einen Zusammenhang zwischen der Dauer eines Patientenkontaktes und der Emotionalen Dissonanz gibt.

			Dauer Patientenkontakt	Emotionale Dissonanz
Spearman-Rho	Dauer Patientenkontakt	Korrelationskoeffizient	1,000	-,354(**)
		Sig. (2-seitig)	.	,000
		N	122	122
	Emotionale Dissonanz	Korrelationskoeffizient	-,354(**)	1,000
		Sig. (2-seitig)	,000	.
		N	122	126

** Die Korrelation ist auf dem 0,01 Niveau signifikant (zweiseitig).

Tab. 4: Korrelation Dauer Patientenkontakt und Emotionale Dissonanz

Der Korrelationskoeffizient (r= -0,354) zeigt einen mittelstarken, negativen Zusammenhang zwischen der Dauer eines Patientenkontaktes und der Emotionalen Dissonanz. Dies bedeutet, dass umso kürzer ein Patientenkontakt ist desto höher ist die Emotionale

Dissonanz. Der Zusammenhang zwischen der „Dauer eines Patientenkontaktes" und der „Emotionalen Dissonanz" ist höchst signifikant (p≤0,001).

ERGEBNISDARSTELLUNG DER ABHÄNGIGKEIT DER EMOTIONALEN DISSONANZ

In dem zusätzlichen und im Verlauf entwickelten Forschungsansatz (Forschungsfrage IX) soll untersucht werden, ob sich die Variable „Alter" indirekt über die Variable „Positive Emotionen" auf die abhängige Variable „Emotionale Dissonanz" auswirkt.

Die Ergebnisse der vorangegangenen Forschungsfragen III und VI legten die Vermutung nahe, dass aus dem gemessenen, signifikanten Zusammenhang zwischen „Alter" und „Emotionaler Dissonanz" nicht der Schluss gezogen werden soll, dass die „Emotionale Dissonanz" direkt vom Alter abhängig ist.

Das Ergebnis der Forschungsfrage VI zeigt, dass jüngere Pflegepersonen mehr an positiven Emotionen zeigen, demnach besteht die Vermutung, dass sich das „Alter" indirekt über das Zeigen von positiven Emotionen auf die „Emotionale Dissonanz" auswirkt.

Diese Forschungsfrage beinhaltet also drei Variable, die in einer bestimmten Hierarchie miteinander in Bezug stehen. Dieser indirekte Bezug wird in Form einer Pfadanalyse modelliert (Denz, 2005). In Abbildung 1 wird dieses Pfadmodell visualisiert.

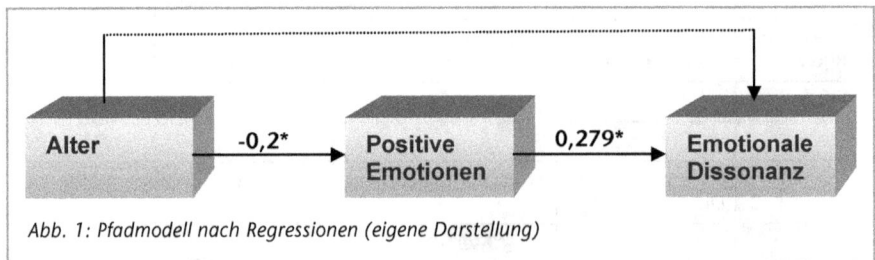

Abb. 1: Pfadmodell nach Regressionen (eigene Darstellung)

Es wurden multiple Regressionsverfahren durchgeführt sowie eine bivariate Regression berechnet. Als Endergebnis dieser Pfadanalyse kann festgehalten werden, dass ein indirekter Einfluss der Variable „Alter" auf die abhängige Variable „Emotionale Dissonanz" vorliegt. Es handelt sich im Rahmen der Korrelation zwischen der Variable „Alter" und der Variable „Emotionale Dissonanz" um eine Scheinkorrelation. Dies bedeutet, dass die emotionale Dissonanz indirekt vom Alter über das Zeigen von positiven Emotionen abhängig ist.

DISKUSSION

Jede Begleitung und Pflege eines Sterbenden weisen die Pflegeperson auch auf ihre eigene Endlichkeit hin (Gaydos, 2004; Johns, 2004; Klähn, 1999). In diesem Kontext ist es nötig, dass diplomierte Gesundheits- und Krankenpflegepersonen über eine fachliche Kompetenz in der Auseinandersetzung mit Sterben und Tod (Bausewein, 2007; Schwarz-Govaers, 2005a; Brinkmann-Göbel, 2001) sowie über menschliche Züge sowie Empathie verfügen (Yates et al., 1998), um eine adäquate Sterbebegleitung ermöglichen zu können (Pichler, 2008; Student et al., 2004).

Boß (1999) betont, dass die Pflege und Begleitung von Sterbenden traditionelle Aufgaben der Pflegenden sind und im Grunde zum beruflichen Selbstverständnis gehören. Auch Schwamberger (2008) deklariert dies im Gesundheits- und Krankenpflegegesetz (1997), in dem explizit die Pflege von Schwerstkranken und Sterbenden im Tätigkeitsbereich der Pflegenden festgehalten ist. Demnach müsste jede pflegende Person über die fachlichen und persönlichen Kompetenzen verfügen einen Menschen beim Sterben begleiten zu können. Boß (1999) hält fest, dass Pflegepersonen, die sich dafür entscheiden in der End-of-Life Care zu arbeiten, sich meist bewusst bewerben. Im Rahmen der Bewerbungsgespräche im palliativen Bereich wird oftmals die ethische Problematik, in der sich Pflegepersonen befinden, deutlich. Diese Problemstellung wird häufig unter anderen Gründen als Bewerbungsgrund genannt. Dieses ethische Problem besteht in der Unzufriedenheit, wie in dem jeweiligen Tätigkeitsbereich der Pflegepersonen, mit der Thematik Tod und Sterben sowie mit den Bedürfnissen Sterbender umgegangen wird (Boß, 1999).

Diese Aspekte scheinen äußerst interessant, wenn betrachtet wird, dass knapp ein Drittel (n=39) der befragten Pflegenden (N= 126) dieser gegenwärtigen Studie, direkt nach ihrer Ausbildung in diesem speziellen Setting zu arbeiten begonnen hat. Es scheint nahe liegend zu hinterfragen, warum sich Personen unmittelbar nach ihrer Ausbildung für diesen Bereich der Pflege entscheiden?

Die Gründe für diese Entscheidung können in persönlichen Erfahrungen liegen, wie die qualitative Studie von Gaydos (2004) zeigt. Pflegende, die in der End-of-Life Care tätig sind, haben meist tiefgreifende, persönliche Erfahrungen mit Trauer, Verlusten und dem Tod gemacht. Körber (2006) betont jedoch in diesem Zusammenhang, dass es vor allem jungen Pflegenden an persönlichen Erfahrungen mit Trauer, Sterben und Tod fehlt und ihnen deswegen der Umgang mit den Emotionen im Rahmen der Pflege von Sterbenden schwer fällt.

Diesem Aspekt ist jedoch ein sehr wichtiger Gedanke hinzuzufügen: Das Abschlussdatum der Diplomausbildung lässt keinen Rückschluss auf das Lebensalter der Person zu. In den Ausbildungen sind auch ältere Personen anzutreffen, die ihre Ausbildung erst im zweiten Bildungsweg absolvieren, und bereits mehr Lebenserfahrung einbringen können, als junge Menschen, die direkt von der Schule in die Ausbildung eintreten. Ein Erklärungsansatz kann möglicherweise in der Ausbildungsänderung durch das

Gesundheits- und Krankenpflegegesetz 1997 liegen. Die Pflegepersonen, die ab 2002 ihr Diplom erlangt haben, hatten im Rahmen ihrer Ausbildung das spezielle Unterrichtsfach „Palliativpflege". Eines der Hauptziele dieses Faches ist das Thematisieren der Emotionen, die im Rahmen der Pflege von sterbenden Menschen auftreten, sowie der Umgang mit diesen Gefühlen (Oelke et al., 2000). Körber (2006) stellt jedoch zur Diskussion, ob die angehenden Pflegepersonen im Rahmen ihrer Ausbildung auf die emotionalen Anforderungen ausreichend und qualitativ ausgebildet werden. Denn es gilt zu beachten, dass ein Mangel an aktiver Auseinandersetzung Unfähigkeit im Umgang mit den Emotionen bedeutet, sowie das nicht Zeigen von Emotionen einen offenen Umgang mit dem sterbenden Patienten erschwert (Pichler, 2008). Diese Faktoren können folglich zu einer emotionalen Überforderung führen (Hochschild, 2006; Sangren et al., 2006; Simon, 2008; Zapf et al., 1999).

In diesem Zusammenhang erlangen die Subjektiven Theorien und das emotionale Lernen (Schwarz-Govaers, 2005b), welche als Inhalte eine aktive Auseinandersetzung mit den Themen Sterben und Tod und den damit verbunden Emotionen bei den Auszubildenden haben, große Bedeutung. Durch diese intensive Auseinandersetzung ist es möglich, dass die jungdiplomierten Gesundheits- und Pflegepersonen einen enttabuisierten Zugang zu der Thematik Sterben und Tod im Rahmen ihrer Ausbildung erzielen können, und somit für den Bereich der End-of-Life Care zugänglicher und offener werden.

AUSBLICK

Empfehlenswert ist, weitere Forschungsprojekte hinsichtlich Emotionstraining- und Evaluationskonzepte im Rahmen von Langzeitstudien auszuführen. Die Emotionsarbeit muss in der End-of-Life Care weiter aufgegriffen werden, einerseits um die Emotionen der Pflegenden zu thematisieren und zu respektieren und andererseits, um in Folge das Ziel einer optimalen professionellen Pflege und Betreuung von schwerstkranken und sterbenden Menschen sicher zu stellen.

Vor allem prospektiv in Bezug auf die zunehmende Verschiebung der Altersstruktur der Gesellschaft, muss realisiert werden, dass immer weniger potentielle Pflegende nachkommen, und somit folglich eine geringere Anzahl von Pflegekräften verfügbar sein wird. Um die negativen Konsequenzen (Burnout) präventiv steuern zu können, ist es von großer Bedeutung die Relevanz der Emotionsarbeit speziell in diesem Setting der Pflege zu erkennen und dementsprechend Handlungen anzusetzen. Benötigt werden in Zukunft, qualitativ professionell ausgebildete Pflegepersonen, die über bestimmte Kompetenzen und Persönlichkeitsmerkmale verfügen, um professionelle End-of-Life Care dauerhaft anbieten zu können.

Wesentlich ist auch, dass wissenschaftliche Erkenntnisse in Unterrichtsplanungen implementiert werden. Anbei ist eine exemplarische Unterrichtsplanung angefügt, welche exemplarisch die ersten Unterrichteinheiten des Unterrichtsfaches Palliativpflege beinhaltet. Die Schwerpunkte liegen in der Erhebung der Subjektiven Theorien sowie in der intensiven Auseinandersetzung mit der eigenen Endlichkeit. Zu empfehlen ist, dass diese Einheiten idealerweise vor dem ersten Praktikumseinsatz stattfinden, da die Auszubildenden bereits im in diesem Einsatz mit dem Sterben und dem Tod konfrontiert sein können.

10 UE	Unterrichtsverlauf/ Unterrichtsinhalte	Sozialform Unterrichts- form	Unterrichtstmittel& Medien	Begründung (Methode/ Ziel)
	Begrüßung; Organisatorisches Tagesplan (5 min)	Lehrer-Vortrag (LV); Sesselkreis	Teelichter, Tücher am Boden, Bilder am Boden, Flipchart für Tagesplan	Einstieg, Ankommen; Transparenz der Tagesgestaltung
7.30-8.00 Uhr	Einstieg: Was bedeutet das Unterrichtsfach „Palliativpflege"? (10 min)	Interaktives Gruppen-gespräch;	Diskussion im Sesselkreis Flip Chart	Brainstorming;. Ideensammlung; Diskussion; Schüler ins Boot holen; Erhebung Subjektiver Theorien zum Unterrichtsfach
	Kurzer theoretischer Input zur Begriffsdefinition+ Überleitung Schritt 1 => Offenheit=> Info wenn persönliche Betroffenheit (15 min)	LV	Flipchart, Moderationskarten	Schüler haben ein Grundverständnis zum Begriff „Palliativpflege"; Schüler weiß, dass sie/ er Raum jederzeit verlassen kann=> erlangt Vertrautheit

Tab. 5: Unterrichtsplanung Teil 1

UE	Unterrichtsverlauf/ Unterrichtsinhalte	Sozialform Unterrichts -form	Unterrichtstmittel& Medien	Begründung (Methode/ Ziel)
	Schritt 1:			
8:00- 8:45 Uhr	Was bedeutet Leben für mich? Was bedeutet Sterben für mich? Was bedeutet Tod für mich? (45 min)	Einzelarbeit (EA) Stillarbeit (SA)	Flipchart Konfrontierende Fragestellungen stehen am Flipchart; Flipchart, Malstifte, Zeichenpapier, Tonpapier, Klebstoff, Scheren; Bilder Konfrontierende Fragestellungen bleiben sichtbar am Flipchart stehen; Radio=> leise Musik (Papaermoon)im Hintergrund	Individuelle Auseinandersetzung mit den Begriffen „Leben", „Sterben" und „Tod" =>Erhebung Subjektiver Theorien zu den Begriffen „Leben", „Sterben" und „Tod" Kreative Gestaltung nach Belieben der Begriffe

Tab. 6: Unterrichtsplanung Teil 2

UE	Unterrichtsverlauf/ Unterrichtsinhalte	Sozialform Unterrichts -form	Unterrichtstmittel& Medien	Begründung (Methode/ Ziel)
8:45- 9:30 Uhr	**Schritt 2:** Austausch und Reflexion: Wie habe ich diese Stillarbeit erlebt? Beantwortung der drei Fragestellungen => Stein geht um, jeder und jede kann erzählen; keiner ist verpflichtet; (45 min)	Sesselkreis Gruppen- gespräch	Teelichter, Bilder am Boden, Taschentücherbox	Offenheit; offenes Sprechen über Leben, Sterben, Tod; Zulassen von Emotionen; Bei Bedarf beginnt Lehrer zu erzählen
9:30- 9:50 Uhr	PAUSE (20 min)			

Tab. 7: Unterrichtsplanung Teil 3

UE	Unterrichtsverlauf/ Unterrichtsinhalte	Sozialform Unterrichts -form	Unterrichtstmittel& Medien	Begründung (Methode/ Ziel)
9:50- 10.45 Uhr	**Schritt 3:** Was würde ich noch tun, erledigen wenn ich nur noch begrenzte Zeit zu leben hätte... Wo möchte ich sterben? Wie möchte ich sterben? Wenn ich bald sterben würde, soll mein Begräbnis.... (55 min)	Einzelarbeit (EA) Stillarbeit (SA)	Arbeitsblatt; freie Ortswahl	Aktive bewusste Auseinander- setzug mit der eigenen Endlichkeit

Tab. 8: Unterrichtsplanung Teil 4

UE	Unterrichtsverlauf/ Unterrichtsinhalte	Sozialform Unterrichts -form	Unterrichtstmittel& Medien	Begründung (Methode/ Ziel)
	Schritt 4: Austausch und Reflexion:	Sesselkreis Gruppen- gespräch	Teelichter, Bilder am Boden, Taschentücherbox	Offenheit; offenes Sprechen über Leben, Sterben, Tod;
10:45- 11:45 Uhr	Fragestellungen => Stein geht um, jeder und jede kann erzählen; keiner ist verpflichtet; (60 min) MITTAGSPAUSE (60 min)			Zulassen von Emotionen; Bei Bedarf beginnt Lehrer zu erzählen

Tab. 9: Unterrichtsplanung Teil 5

UE	Unterrichtsverlauf/ Unterrichtsinhalte	Sozialform Unterrichts -form	Unterrichtstmittel& Medien	Begründung (Methode/ Ziel)
	Schritt 5: Wie stelle ich mir einen schwerstkranken oder sterbenden Menschen vor?	Sesselkreis Gruppen- gespräch	Teelichter, Bilder am Boden, Taschentücherbox	Offenheit; offenes Sprechen über Leben, Sterben, Tod; Zulassen von Emotionen; Bei Bedarf beginnt Lehrer zu erzählen
	Schritt 6: Theoretischer Input	LV; interaktiv		
	Schritt 7: Film Film „Zeit zu gehen"		TV, DVD	Vorbereitung auf das Praktikum
	Schritt 8: Filmreflexion	Gruppen- Gespräch		Inhalte Nachbesprechen; Ängste aufgreifen
	Schritt 9: Abschluss Wovon wurde ich ergriffen? Was nehme ich mir mit? Mit welchen Gefühl gehe ich nach Hause?	Gruppen- gespräch	Moderationskarten	Reflexion des Tages

Tab. 10: Unterrichtsplanung Teil 6

Literatur

Abrahamian H.; Bruns V.; Grünsteudl V. (2007): Den letzten Weg gemeinsam gehen. Hospize und Sterbebegleitung. Wien, Goldegg Verlag

Andraschko H.G. (2008): Palliativpflege. Projekt- und Qualitätsmanagement im Gesundheitswesen. http://www.pqm-online.de/downloads/palliativpflege.pdf (28.11.2008)

Anurag R.; Sheilendra K.; Pahwa R.; Suresh K.; Parijat S.; Deepti M. (2009): Palliative And End Of Life Care. In: The Internet Journal of Pain, Symptom Control and Palliative Care, 2009, Volume 6, Number 2

Bausewein C.; Roller S.; Voltz R. (2007): Leitfaden Palliativmedizin. Palliative Care. 3. Auflage. München, Elsevier

Begemann V. (2006): Hospiz – Lehr- und Lernort des Lebens. Stuttgart, Kohlhammer

Binder C. (2008): Pflege ist Schwer(st)arbeit. In: Pflegenetz, 1/ 2008, S. 20-21

Bischoff-Wanner C. (2002): Empathie in der Pflege. 1. Auflage. Bern, Verlag Hans Huber

Brinkmann-Göbel R. (2001): Handbuch für Gesundheitsberater. Bern, Verlag Hans Huber

Boß C. (1999): Die Arbeit mit Tod und Sterben aus pflegerischer Sicht. Erfahrungen im Spannungsfeld beruflicher Erfüllung und persönlicher Belastung. In: Die Schwester der Pfleger, 9/1999, S. 726-727

Büssing A.; Giesenbauer B.; Glaser J. (2003): Gefühlsarbeit. Beeinflussung der Gefühle von Bewohnern und Patienten in der stationären und ambulanten Altenpflege. In: Pflege. Die wissenschaftliche Zeitschrift für Pflegeberufe, 16/ 2003, S. 357-365

Büssing A.; Glaser J. (Hg.) (2003): Dienstleistungsqualität und Qualität des Arbeitslebens im Krankenhaus. Göttingen, Hogrefe-Verlag

Decker F.; Decker A. (2008): Management in Gesundheits- und Sozialbetrieben. 1. Auflage. Baden-Baden, Nomos

Denz H. (2005): Grundlagen einer empirischen Soziologie: Der Beitrag des quantitativen Ansatzes. Berlin, LIT Verlag

Doll A. (2007): Die Bedeutung der Pflege im Palliative Care Konzept. In: Forum Deutsche Krebsgesellschaft, 3/ 2007, S. 60-62

Dörge C. (2009): Professionelles Pflegehandeln im Alltag. In: Pflegewissenschaft, 6/ 2009, S. 325-336

Dröber A.; Villwock U.; Anderson K.A.; Anderson L.E. (2004): Springer Lexikon Pflege. Pflege von A-Z. 3. Auflage. Heidelberg, Springer Verlag

Ewers M.; Schaeffer D. (Hg.) (2005): Am Ende des Lebens. Versorgung und Pflege von Menschen in der letzten Lebensphase. 1.Auflage. Bern, Verlag Hans-Huber

Fischbach A. (2003): Determinants of Emotion work. Dissertation, vorgelegt an der Mathematischen-Naturwissenschaftlichen Fakultät der Georg-August-Universität zu Göttingen, Göttingen, http://webdoc.sub.gedg.de/diss/2003/fischbach/fischbach.pdf (5.9.2008)

Gambles M.; Wilkinson S.; Dissanayake C. (2003): What are you like? A Personality Profile of Cancer and Palliative Care Nurses in the United Kingdom. In: Cancer Nursing, 2/2003, S. 97-104

Gaydos L. (2004): The living end. Life journeys of hospice nurses. In: Journal of Hospice and Palliative Nursing, 1/2004, S. 17-26

Greiner S.; Knobloch D. (2006): Palliative Care. Schwerstkranke und sterbende Menschen würdevoll begleiten. In: Die Schwester, der Pfleger, 07/2006, S. 496-500

Hochschild A. (2006): Das gekaufte Herz. Die Kommerzialisierung der Gefühle. Frankfurt am Main, Campus Bibliothek

Hokenbecker-Belke E. (2007): Ausgebrannt – Ein Ratgeber für Mitarbeiter und Führungskräfte zur Burnout-Prävention in personenzentrierten Dienstleistungsberufen. Pflege und Gesundheit, Band 2. Berlin, LIT Verlag

Hulskers H. (2001): Die Qualität der pflegerischen Beziehung: Ein Anforderungsprofil. In: Pflege. Die wissenschaftliche Zeitschrift für Pflegeberufe, 14/ 2001, S. 39-45

Jack B.A.; Littlewood C.; Eve A.; Murphy D.; Khatri A.; Ellershaw J.E. (2009):

Reflecting the scope and work of palliative care teams today: an action efine h project to modernise a national minimum data set. In: Palliative Medicine, Volume 23, Issue 1/2009, S. 80-86

Johns C. (2004): Selbstreflexion in der Pflegepraxis. Gemeinsam aus Erfahrungen lernen. 1.Auflage. Bern, Verlag Hans Huber

Keller S. (2009): Pflege zuhause. So organisieren sie die Hilfe. 2. Auflage. Frankfurt am Main, Mabuse Verlag

Klähn S. (1999): Lebensbegleitung bis zum Tod. In: Die Schwester der Pfleger, 9/1999, S. 716-718

Knipping C. (Hg) (2006): Lehrbuch Palliative Care. Bern, Verlag Hans Huber

Kojer M. (2006): Lebensqualität in der Palliativen Geriatrie. In: Pflegenetz, 5/2006, S. 12-13

Kojer M. (Hg.) (2009): Alt, krank und verwirrt. Einführung in die Praxis der Palliativen Geriatrie. 3. Auflage. Freiburg im Breisgau, Lambertus Verlag

Körber E. (2006): Palliativbetreuung im Akutspital aus Sicht der Pflegepersonen. In: Österreichische Pflegezeitschrift, 04/2006, S. 12-16

Krey H. (2003): Ekel ist okay. Ein Lern- und Lehrbuch zum Umgang mit Emotionen in Pflegeausbildung und Pflegealltag. Hannover, Brigitte Kunz Verlag

Kulbe A. (2008): Sterbebegleitung. Hilfen zur Pflege Sterbender. 1. Auflage. München, Urban Fischer Verlag

Li S. (2005): Doing criticism in ‚symbiotic niceness': a study of palliative care nurses' talk. In: Social Science and Medicine, 5/ 2005, S. 1949-1959

Nagele S.; Feichtner A. (2009): Lehrbuch der Palliativpflege. 2. Überarbeitete Auflage. Wien, facultas. wuv, Universitätsverlag

Nauck F.; Jaspers. B. (2003): Is palliative care synonymous with end-of-life care? In: European Journal of Palliative Care, 11/12/2003, S. 223

Nerdinger F.W. (1994): Zur Psychologie der Dienstleistung. Theoretische und empirische Studien zu einem wirtschaftspsychologischen Forschungsgebiet. Stuttgart, Schäffer-Pöschel Verlag

Oelke U.; Scheller I.; Ruwe G. (2000): Tabuthemen als Gegenstand szenischen Lernens in der Pflege. Theorie und Praxis eines neuen pflegedidaktischen Ansatzes. 1.Auflage. Bern, Verlag Hans Huber

Pastrana T.; Jünger S.; Ostgathe C.; Elsner F.; Radbruch L. (2008): A matter of efinetion-key elements identified in a discourse analysis of definitions of palliative care. In: Palliative Medicine, 4/ 2008, S. 222-232

Pichler P. (2008): Angehörigenberatung in der Palliativen Betreuung. In: Österreichische Pflegezeitschrift, 08-09/2008, S. 6-9

Pleschberger S.; Heimerl K.; Wild M. (2005): Palliativpflege. Grundlagen für die Praxis und Unterricht. 2., aktualisierte Auflage. Wien, Facultas

Polit D.F.; Beck Ch. T.; Hugler B. P. (2004): Lehrbuch Pflegeforschung. Methodik, Beurteilung, Anwendung. Bern, Verlag Hans Huber

Rastetter D. (2008): Zum Lächeln verpflichtet. Emotionsarbeit im Dienstleistungsbereich. Frankfurt am Main, Campus

Resetarics P. (2008): Grundlagen pflegerischen Handelns. Wien, Wilhelm Maudrich Verlag

Rest F. (2006): Sterbebeistand Sterbebegleitung Sterbegeleit. Handbuch für den stationären und ambulanten Bereich. 5.Auflage. Stuttgart, Kohlhammer

Sandgren A.; Thulesius H.; Fridlund B.; Pertersson K. (2006): Striving for Emotional Survival in Palliative Cancer Nursing. In: Qualitative Health Research, Vol. 16, No. 1, S. 79-96

Schwamberger H. (2008): Gesundheits- und Krankenpflegegesetz. 5. Aktualisierte Auflage. Wien, Verlag Österreich

Schwarz-Govaers (2005a): Subjektive Theorien als Basis für Wissen und Handeln. Pflegedidaktische Folgerungen für einen lernfeld- und problemorientierten Unterricht. In: PrInterNet, 01/2005, S. 38-49

Schwarz-Govaers (2005b): Subjektive Theorien als Basis für Wissen und Handeln. Ansätze zu einem handlungstheoretisch fundierten Pflegedidaktikmodell. 1.Auflage. Bern, Hans Huber Verlag

Simon J.M. (2008): Anticipatory Grief. Recognition and Coping. In: Journal of Palliative Medicine, 11/ 2008, S. 1280-1281

Statistik Austria (2007): Betten und Bettennutzung in den Krankenanstalten Österreichs 2007 nach Fachrichtungen bzw. speziellen Bereichen sowie nach Bundesländern. http://www.statistik.at/web_de/Redirect/index.htm?dDocName=022343 (26.5.2009)

Student J.C.; Mühlum A.; Student U. (2004): Soziale Arbeit in Hospiz und Palliative Care. München, Ernst Reinhardt Verlag

Van der Heide A.; De Vogel-Voogt E.; Visser A.; Van der Rijt C. C. D.; Van der Maas P. J. (2007): Dying at home or in an institution: perspectives of Dutch physicians and bereaved relatives. In: Support Care Cancer, 3/ 2007, S. 1413-1421

Warmbrunn A. (Hg) (2006): Berufliches Selbstverständnis entwickeln und lernen, berufliche Anforderungen zu bewältigen. 1.Auflage. München, Elsevier

World Health Organization (2009): Definition of Palliative Care. http://www.who.int/cancer/palliative/definition/en/ (1.5.2009)

White P.; Ferszt G. (2009): Exploration of nurse practitioner practice with clients who are grieving. In: Journal of the American Academy of Nurse Practictioners, 4/2009, S. 231-240

Widegger S. (2007): End-of-life Care – Motivationsaspekte und Persönlichkeitsmerkmale einer Pflegeperson. Bakkalaureatsarbeit vorgelegt an der UMIT – private Universität für Gesundheitswissenschaften, medizinische Informatik und Technik, Hall in Tirol

Widegger S. (2009): Emotionsarbeit in der End-of-Life Care. Eine quantitative Explorationsstudie zur Erhebung der Emotionsarbeit von diplomiertem Gesundheits- und Krankenpflegepersonal in der End-of-Life Care. Magisterarbeit vorgelegt an der UMIT – private Universität für Gesundheitswissenschaften, medizinische Informatik und Technik, Hall in Tirol

Wittneben K. (2001): Gefühlsarbeit – Berechenbare Zusatzleistung der Pflege? Teil I. In: Pflege Aktuell, 11/2001, S. 606-609

Yates P.; Hart G.; Clinton M.; McGrath P.; Gartry D. (1998): Exploring empathy as a variable in the evaluation of professional development programs for palliative care nurses. In: Cancer nursing, 12/1998, S. 402-410

Zapf D. (2002): Emotion work and psychological strain: A review of the literature and some conceptual considerations. In: Human Resource Management Review, 12/2002, S. 237-268

Zapf D.; Holz M. (2006): On the positive and negative effects of emotion work in organizations. In: European Journal of Work and Organizational Psychology, 15/ 2006, S. 1-28

Zapf D.; Mertini H.; Seifert C.; Vogt, C.; Isic A.; Fischbach A. (2005): Frankfurt Emotions Work Scales (FEWS, Version 4.2). Frankfurt am Main, Johann Wolfgang Goethe Universität

Zapf D.; Seifert C.; Mertini H.; Voigt C.; Holz M.; Vondran E.; Isic A.; Schmutte B. (2000): Emotionsarbeit in Organisationen und psychische Gesundheit. http://web.uni-frankfurt.de/fb05/psychologie/abteil/ABO/forschung/emoarbeit_lit5.pdf (18.01.2008)

Zapf D.; Vogt, C.; Seifert C.; Mertini H.; Isic A. (1999): Emotion work as a source of stress. The concept and the development of an instrument. In: European Journal of Work and Organizational Psychology, 8/1999, S. 371-400

Autoren

Gernot Adolphi
Lehrer für Pflegeberufe
Freie Krankenpflegeschule an der
Filderklinik e.V.
Haberschlaiheide 1
D-70794 Filderstadt
g.adolphi@fks-filderklinik.de

Annette Berggötz
Institut respectare
Heidelbergerstr.12
D-76199 Karlsruhe
Tel.: 0721 83 154 02
ab@dgbm.de
post@respectare-kompetenzzentrum.de
www.respectare.de

Mag. Dr.
Eva Brunner
Gastprofessorin für Pädagogische
Psychologie und Gesundheitspsychologie
Pädagogische Hochschule Schwäbisch
Gmünd (Deutschland) FH-Professorin für
Angewandte Sozialwissenschaften
Fachhochschule Kärnten
Hauptplatz 12
A-9560 Feldkirchen
e.brunner@fh-kaernten.at

Christine Dörge, MPH, M.A
Pädagogische Hochschule
Schwäbisch Gmünd
Oberbettringer Str. 200
D-73525 Schwäbisch Gmünd
christine.doerge@ph-gmuend.de

Susanne Fesl, MSc
Paul Troger-Gasse 31
A-3003 Gablitz
Mobil: +43 664 433 55 34
susanne.fesl@a1.net

Dr. disc. pol.
Heidrun Behrendt
Diplom-Medizinpädagogin
Am Vogelsang 3
D-37075 Göttingen
Tel.: 0551 372075
HBehren@aol.com

Prof. Dr.
Mathias Bonse-Rohmann
Hochschule Esslingen
Fakultät Soziale Arbeit,
Gesundheit und Pflege
Flandernstr. 101
D-73732 Esslingen
Mathias.Bonse@hs-esslingen.de

Prof. Dr.
Ingrid Darmann-Finck
Grazer Str. 4
D-28359 Bremen
Tel.: 0421 218-68940
darmann@uni-bremen.de

Switlana Endrikat
Hermannstr. 15
D-40233 Düsseldorf
Tel.: 0211 7333478
endrikats@ish.de

Manuela Grieser
Bolligenstrasse 111
CH-3000 Bern 60
Tel.: +41 (0) 31 930 9570
manuela.grieser@gef.be.ch
www.gef.be.ch/site/upd

Prof. Dr.
Christian Grüneberg
Leiter Studiengang Physiotherapie (B.Sc.)
Head of Physical Therapy (B.Sc.)
Hochschule für Gesundheit
University of Applied Sciences
Universitätsstraße 105
D-44789 Bochum
Tel.: +49 234 77727-620
Tel.: +49 234 77727-122
(Kirsten Dommermuth)
christian.grueneberg@hs-gesundheit.de
www.hs-gesundheit.de

Dipl. Med.-Päd.
Marietta Handgraaf
Hochschule für Gesundheit
University of Applied Sciences
Universitätstr. 105
D-44789 Bochum
Tel.: 0234 77727-621
marietta.handgraaf@hs-gesundheit.de

Mag.ᵃ
Elisabeth Haslinger-Baumann
DGKS
Forschungsinstitut des Roten Kreuzes
Nottendorfer Gasse 21
A-1030 Wien
Tel.: +43 (1) 79 580-5426
Fax: +43 (1) 79 580-9730
Elisabeth.Haslinger@w.roteskreuz.at

Mag. Dr.
Franz Hofmann, ao. Univ. Prof.
Fachbereiche Erziehungswissenschaft
und LehrerInnenbildung
Akademiestraße 26
A-5020 Salzburg
Tel.: +43 662 8044 4221
franz.hofmann@sbg.ac.at

Mag. Dr.
Olivia Kada
Fachhochschule Kärnten
Hauptplatz 12
A-9560 Feldkirchen
o.kada@fh-kaernten.at

Dipl. Päd.
Anna-Maria Kamin
Universität Paderborn
Fakultät für Kulturwissenschaften
Warburger Str. 100
D-33098 Paderborn
Tel.: 05251 603722
akamin@mail.uni-paderborn.de

Prof. Dr.
Andrea Kerres
Dipl. Psychologin
Katholische Stiftungs-
fachhochschule München
Preysingstr. 83
D-81667 München
andrea-kerres@web.de

Prof. Dr. med.
Jörg Klewer
Fakultät Gesundheits- und
Pflegewissenschaften, Westsächsische
Hochschule Zwickau, Zwickau
Joerg.klewer@fh-zwickau.de

Monika Kneer
M.A. Pflegewissenschaft
Freie Krankenpflegeschule
an der Filderklinik e.V.
Haberschlaiheide 1
D-70794 Filderstadt
m.kneer@fks-filderklinik.de

Thomas Koch
Mattenweg 4
CH-5503 Schafisheim
Tel. +41 79 326 2560
pflegefilm@me.com
www.pflegefilm.ch

Dr. paed
Peter Krauss-Hoffmann
Bundesanstalt für Arbeitsschutz und
Arbeitsmedizin, Gruppe 1.2
(Politikberatung, Soz. u. wirtschaftl.
Rahmenbedingungen)
Friedrich-Henkel-Weg 1-25
D-44149 Dortmund
Tel.: +49 (0) 231 9071-2264
krauss-hoffmann.peter@baua.bund.de

Stefanie Krebs
Langgasse 63
CH-8400 Winterthur
pflegefilm@me.com
www.pflegefilm.ch

Beatrice Loosli
Bolligenstrasse 111
CH-3000 Bern 60
Tel.: +41 (0) 31 930
beatrice.loosli@gef.be.ch

Katharina Lüftl
Dipl. Pflegewirtin (FH),
Pflegepädagogin (BA)
Katholische Stiftungsfachhochschule
München
Preysingstr. 83
D-81667 München
katharina.lueftl@ksfh.de

Lilli Mühlherr
RN, lic. phil. I.
ZHAW Zürcher Hochschule
für Angewandte Wissenschaften
Technikumstrasse 9
CH-8401 Winterthur
mhli@zhaw.ch

Perdita Neumann
Dipl. Pflegewirtin (FH), MPH
perdita.neumann@t-online.de

Prof. Dr.
Karin Reiber
Hochschule Esslingen
Fakultät Soziale Arbeit,
Gesundheit und Pflege
Flandernstraße 101
D-73732 Esslingen
Karin.Reiber@hs-esslingen.de
www.dr-reiber.de

Emel Susan Rosen
Dipl.-Pflegewissenschaftlerin (FH)
Pädagogische Hochschule Weingarten
University of Education
Leibnizstr.3
D-88250 Weingarten
Tel.: +49 (0) 751 501-8029
rosen@ph-weingarten.de

Sybille Rommel
Dipl. Pflegepäd. (FH)
Hochschule Esslingen
Fakultät Soziale Arbeit,
Gesundheit und Pflege
Flandernstr. 101
D-73732 Esslingen

Dr. rer. nat.
Volker Schneider
Prof. (em.) für Biologie und ihre Didaktik
Pädagogische Hochschule Freiburg
(University of Education)
volker.schneider@ph-freiburg.de

Univ.-Ass. MMag. Dr.
Eva Schulc
Wissenschaftliche Mitarbeiterin am
Institut für Pflegewissenschaft
UMIT – Private Universität für
Gesundheitswissenschaften
medizinische Informatik und Technik
in Hall in Tirol

Univ.-Prof. Dr.
Christa Them
Rektorin der UMIT in Hall in Tirol
Vorstand des Instituts für
Pflegewissenschaft
UMIT – Private Universität für
Gesundheitswissenschaften
medizinische Informatik und Technik
in Hall in Tirol

Dr. phil.
Anja Walter
Wolfshagenerstr. 82
D-13187 Berlin
anjawalter7@gmx.de

Monika Stöhr
Diplom-Pflegepädagogin (FH)
Fachhochschule Hannover
Abteilung Pflege und Gesundheit
Blumhardtstraße 2
D-30625 Hannover
monika.stoehr@fh-hannover.de

Monika Urfer-Schumacher
MPH MAS EBBM
Leiterin Organisationsentwicklung
Careum Bildungszentrum
Gloriastrasse 16
CH-8006 Zürich
Tel.: +41 43 222 51 18
Fax: +41 43 222 52 05
monika.urfer@careum.ch
www.careum.ch

Univ.-Ass. Mag.ª.
Sonja Widegger
Vinzentinum – Allgemeine Schule für
Gesundheits- und Krankenpflege des
Krankenhauses der Barmherzigen
Schwestern Linz
Betriebsgesellschaft m.b.H.
Langgasse 19
A-4010 Linz
Tel.: +43 732 7677-7395
Fax: +43 732 7677-7198
sonja.widegger@bhs-linz.at